儿童头颈肿瘤

Pediatric Head and Neck Tumors

疾病系统论述及综合管理指南

A-Z Guide to Presentation and Multimodality Management

主　编　Reza Rahbar　　Carlos Rodriguez-Galindo
　　　　　John G. Meara　　Edward R. Smith
　　　　　Antonio R. Perez-Atayde

主　译　倪　鑫

副主译　葛文彤　房居高　邰　隽

人民卫生出版社

Translation from the English edition:

Pediatric Head and Neck Tumors, by Reza Rahbar, Carlos Rodriguez-Galindo, John G. Meara, Edward R. Smith, Antonio R. Perez-Atayde

Copyright © Springer Science+Business Media New York 2014

Springer-Verlag New York is a part of Springer Science+Business Media.

All Rights Reserved.

图书在版编目（CIP）数据

儿童头颈肿瘤 /（美）雷扎·拉赫巴尔
（Reza Rahbar）主编；倪鑫主译. —北京：人民卫生
出版社，2019
ISBN 978-7-117-27983-3

Ⅰ. ①儿⋯　Ⅱ. ①雷⋯②倪⋯　Ⅲ. ①小儿疾病－头
颈部肿瘤－诊疗　Ⅳ. ①R739.91

中国版本图书馆 CIP 数据核字（2019）第 021043 号

人卫智网　www.ipmph.com	医学教育、学术、考试、健康， 购书智慧智能综合服务平台	
人卫官网　www.pmph.com	人卫官方资讯发布平台	

版权所有，侵权必究！

儿童头颈肿瘤

主　　译：倪　鑫
出版发行：人民卫生出版社（中继线 010-59780011）
地　　址：北京市朝阳区潘家园南里 19 号
邮　　编：100021
E - mail：pmph @ pmph.com
购书热线：010-59787592　010-59787584　010-65264830
印　　刷：北京盛通印刷股份有限公司
经　　销：新华书店
开　　本：889×1194　1/16　印张：23
字　　数：712 千字
版　　次：2019 年 3 月第 1 版　2019 年 3 月第 1 版第 1 次印刷
标准书号：ISBN 978-7-117-27983-3
定　　价：249.00 元

打击盗版举报电话：010-59787491　E-mail：WQ @ pmph.com
（凡属印装质量问题请与本社市场营销中心联系退换）

译者名单

主　译　倪　鑫

副主译　葛文彤　房居高　邰　隽

审校者　（按姓氏笔画排序）

马　琳	马晓莉	王天有	王焕民	刘伟光	刘原虎	李克义	张　杰	张亚梅
张学军	张福泉	陈后平	邰　隽	范新东	易俊林	季　彤	郑胡镛	房居高
赵　靖	赵军阳	赵振民	赵斯君	倪　鑫	徐震纲	高　明	郭传瑸	唐力行
戚士芹	彭　芸	葛　明	葛文彤	蒋　飞	韩富根	樊孟耘		

译　者　（按姓氏笔画排序）

马　宁	马　琳	马晓莉	王　刚	王　华	王天有	王生才	王伟平	王桂香
王焕民	王蓬鹏	石　金	龙　婷	田永吉	史航宇	冯　林	冯　凌	刘　冰
刘　杰	刘　薇	刘　巍	刘伟光	刘雨薇	刘原虎	刘悄吟	孙　念	牟家宁
苏立新	杜江南	李　丽	李克义	李宏彬	李艳珍	李晓丹	李斯慧	杨　扬
杨　菁	杨小朋	杨小健	杨志国	肖　潇	何雨竹	宋贝贝	张　杰	张　雷
张　蕊	张永红	张亚梅	张学军	张诚玥	张雪溪	张福泉	陈　峰	陈后平
邰　隽	范新东	易俊林	和靖雅	季　彤	郑向前	郑胡镛	房孝莲	房居高
赵　靖	赵军阳	赵振民	赵斯君	赵雅雯	郝津生	耿江桥	倪　鑫	徐震纲
高　明	高　晖	郭传瑸	唐力行	姬婷婷	黄　程	曹　隽	戚士芹	彭　芸
葛　明	葛文彤	蒋　飞	韩　阳	韩富根	楼　毅	樊孟耘		

编者名单

Natasha M. Archer Department of Pediatric Hematology-Oncology, Dana-Farber/Boston Children's Cancer and Blood Disorders Center, Roxbury, MA, USA

Lissa C. Baird Department of Neurosurgery, Oregon Health & Science University, Portland, OR, USA

Jacob R. Brodsky Department of Otolaryngology and Communication Enhancement, Boston Children's Hospital, Harvard Medical School, Boston, MA, USA

Rafael A. Couto Department of Plastic and Oral Surgery, Boston Children's Hospital, Harvard Medical School, Boston, MA, USA

Michael J. Cunningham Department of Otolaryngology and Communication Enhancement, Boston Children's Hospital, Harvard Medical School, Boston, MA, USA

Alfredo A. Dela Rosa Department of Oral and Maxillofacial Surgery, University of the Pacific, School of Dentistry, San Francisco, CA, USA

A. Lindsay Frazier Department of Pediatric Oncology, Dana-Farber Cancer Institute, Boston, MA, USA

Catherine M. Gordon Department of Adolescent Medicine, Hasbro Children's Hospital, Providence, RI, USA

Adam L. Green Pediatric Oncology, Dana-Farber Cancer Institute, Boston, MA, USA

Lillian M. Guenther Department of Medicine, Boston Children's Hospital, Harvard Medical School, Boston, MA, USA

Stephen A. Huang Department of Medicine, Boston Children's Hospital, Harvard Medical School, Boston, MA, USA

Katherine A. Janeway Department of Pediatric Oncology, Boston Children's Hospital, Harvard Medical School, Boston, MA, USA

Dwight T. Jones Department of Otolaryngology - Head and Neck Surgery, University of Nebraska College of Medicine, Omaha, NE, USA

Vikramjit S. Kanwar Pediatric Hematology-Oncology, Albany Medical Center, Albany, NY, USA

Stephen Kieran Department of Otolaryngology, Boston Children's Hospital, Harvard Medical School, Boston, MA, USA

Sang Yoon Kim Department of Oral and Maxillofacial Surgery, INOVA Fairfax Hospital, Vienna, VA, USA

Ilkka Kivekäs Department of Otolaryngology and Communication Enhancement, Boston Children's Hospital, Harvard Medical School Boston, MA, USA

Department of Otorhinolaryngology, Tampere University Hospital and the University of Tampere, Tampere, Finland

Brian Labow Department of Plastic and Oral Surgery, Boston Children's Hospital, Harvard Medical School, Boston, MA, USA

Paul Lennon Department of Otolaryngology and Communication Enhancement, Boston Children's Hospital, Harvard Medical School, Boston, MA, USA

Jennifer W. Mack Dana-Farber Cancer Institute, Boston, MA, USA

Department of Pediatric Hematology/Oncology, Boston Children's Hospital, Harvard Medical School, Boston, MA, USA

Karen J. Marcus Pediatric Radiation Oncology, Dana Farber/Boston Children's Cancer and Blood Disorders Center, Brigham and Women's Hospital, Harvard Medical School, Boston, MA, USA

Trevor McGill Department of Otolaryngology and Communication Enhancement, Boston Children's Hospital, Harvard Medical School, Boston, MA, USA

Brendan McNeish Boston Children's Hospital, Harvard Medical School, Boston, MA, USA

John G. Meara Department of Plastic and Oral Surgery, Boston Children's Hospital, Harvard Medical School, Boston, MA, USA

Biren P. Modi Department of Surgery, Boston Children's Hospital, Harvard Medical School, Boston, MA, USA

Allison O'Neill Department of Pediatric Oncology, Harvard Medical School, Dana-Farber/ Boston Children's Hospital Cancer and Blood Disorders Center, Boston, MA, USA

Darren B. Orbach Department of Radiology, Boston Children's Hospital, Harvard Medical School, Boston, MA, USA

Interventional & Neurointerventional Radiology, Department of Radiology, Boston Children's Hospital, Harvard Medical School, Boston, MA, USA

Padua Jr. Department of Radiology, Boston Children's Hospital, Harvard Medical School, Boston, MA, USA

Horacio M. Padua Department of Radiology, Boston Children's Hospital, Harvard Medical School, Boston, MA, USA

Bonnie L. Padwa Department of Plastic and Oral Surgery, Boston Children's Hospital, Harvard Medical School, Boston, MA, USA

Antonio R. Perez-Atayde Department of Pathology, Boston Children's Hospital, Harvard Medical School, Boston, MA, USA

Dennis Poe Department of Otolaryngology and Communication Enhancement, Boston Children's Hospital, Harvard Medical School, Boston, MA, USA

Sanjay P. Prabhu Department of Radiology, Boston Children's Hospital, Harvard Medical School, Boston, MA, USA

Mark Proctor Boston Children's Hospital, Harvard Medical School, Boston, MA, USA

Melissa S. Putman Department of Endocrinology, Boston Children's Hospital, Harvard Medical School, Boston, MA, USA

Reza Rahbar Department of Otolaryngology and Communication Enhancement, Boston Children's Hospital, Harvard Medical School, Boston, MA, USA

Carlos Rodriguez-Galindo Department of Pediatric Oncology, Dana-Farber/Boston Children's Hospital Cancer and Blood Disorders Center, Harvard Medical School, Boston, MA, USA

R. Michael Scott Boston Children's Hospital, Harvard Medical School, Boston, MA, USA

Raja Shaikh Department of Interventional Radiology, Boston Children's Hospital, Harvard Medical School, Boston, MA, USA

Robert C. Shamberger Department of Surgery, Boston Children's Hospital, Harvard Medical School, Boston, MA, USA

Suzanne Shusterman Department of Pediatric Hematology-Oncology, Dana-Farber/Boston Children's Cancer and Blood Disorders Center, Boston, MA, USA

Edward R. Smith Department of Neurosurgery, Boston Children's Hospital, Harvard Medical School, Boston, MA, USA

Lisa M. Stafford College of Nanoscale Engineering, Albany, NY, USA

Amir Taghinia Department of Plastic and Oral Surgery, Boston Children's Hospital, Harvard Medical School, Boston, MA, USA

Behroze Adi Vachha Department of Radiology, Beth Israel Deaconess Medical Center, Harvard Medical School, Boston, MA, USA

Deborah Vanderveen Boston Children's Hospital, Harvard Medical School, Boston, MA, USA

Christian J. Vercler Department of Plastic and Oral Surgery, Boston Children's Hospital, Harvard Medical School, Boston, MA, USA

Section of Plastic Surgery, University of Michigan, Ann Arbor, MI, USA

Frank W. Virgin Department of Otolaryngology Head and Neck Surgery, Monroe Carell Jr. Children's Hospital at Vanderbilt, Nashville, TN, USA

Mark S. Volk Department of Otolaryngology and Communication Enhancement, Boston Children's Hospital, Harvard Medical School, Boston, MA, USA

Lynda Vrooman Boston Children's Hospital, Harvard Medical School, Boston, MA, USA

Benjamin C. Warf Department of Neurosurgery, Boston Children's Hospital, Harvard Medical School, Boston, MA, USA

Karen Watters Boston Children's Hospital, Harvard Medical School, Boston, MA, USA

Department of Otolaryngology and Communication Enhancement, Boston Children's Hospital, Harvard Medical School, Boston, MA, USA

Christopher Weldon Department of Surgery, Boston Children's Hospital, Harvard Medical School, Boston, MA, USA

Kenneth R. Whittemore, Jr. Department of Otolaryngology and Communication Enhancement, Boston Children's Hospital, Harvard Medical School, Boston, MA, USA

院士序一

1950年新中国第一届全国卫生代表大会上制定了加强妇幼保健工作的政策，诸福棠先生提出小儿外科专业建设，这是在中国第一次正式出现小儿外科的概念。六十余载，春华秋实，在国家的大力扶持下，小儿外科事业蓬勃发展，跻身国际先进行列。

从开展小儿麻醉，以普外病种快速手术抢救生命为主，到以泌尿外科、心血管外科为代表的精细手术技术；从提高手术成活率为重点到防治畸形、功能恢复为目标，直至今日多科协作、微创领域的发展；我很欣慰看到小儿外科日新月异的变化和成长。但与此同时，我们也面临时代的挑战。21世纪以来，小儿恶性肿瘤发病率逐年上升，并且有其特点。老年患者的带瘤生存现状，对孩子只是延长疾病痛苦，对家庭又平添经济负担。因此改进儿童肿瘤工作势在必行。

头颈外科原为普外科的重要分支。在小儿，头颈部器官解剖娇弱，管道纤细，严重影响生命。组织间富于淋巴结及生长活跃的腺体，为小儿肿瘤好发部位。因此小儿头颈部肿瘤外科学，客观上形成一门新兴的交叉学科。内容要求精准深新，特别是外科手术技术与艺术性，为一般小儿外科学之所不及也。其发展也相对滞后。然而为了使儿童头颈部疾病诊治精细化和专业化，儿童头颈外科的建立确有其必然性，是大势所趋。

Pediatric Head and Neck Tumors 作为一本儿童头颈肿瘤专著，是目前国际公认的儿童头颈外科的经典著作。全书共45章，涵盖基础研究及临床前沿。从宏观的肿瘤综合治疗原则到具体的疾病专业描述，其内容详实，涉及面广而深。窃喜在北京儿童医院倪鑫院长等头颈外科专家的牵头下，将此书译成中文。便于我国临床医生案头参阅，成为我国儿童头颈专业同道的宝贵财富。

喜出望外，我荣幸地受邀为本书作序。欢庆之余，颇有感触与惭愧。我国小儿外科自20世纪50年代成立至今已60余年，头颈外科至今尚未建立系统全面的临床科研体系，专业人才梯队建设也一度缺失。至今也尚无一本儿童头颈外科学专著以供参考。长期以来，竟成为我国小儿外科的空白。愧对国人，颇为憾事。

新世纪，从根深蒂固的生物医学观念转变为人文医学，新旧之交是一场历史性的革命。行医模式从旧时经验医学也逐步转化为循证医学。儿童头颈肿瘤诊治防控的系列工作同时需要顺应时代发展，规范改进。小儿头颈肿瘤也可按病情简单划分为"未病、已病、病深、衰竭"四种不同情况，分别沿用四级战略。

第一级战略：针对健康无瘤儿童（包括手术后患儿），应开展早期随诊筛查，包括从基因水平研究肿瘤的防治。通过宣教，强调家庭洗澡自查，以求避免漏诊，耽误治疗。

第二级战略：对于明确诊断为肿瘤，但肿瘤边界局限的患儿，争取达到无痛无恐，无瘤生存的状态。在肿瘤治疗的同时强调注意患儿的生长发育及长远健康功能。

第三级战略：针对"病深"指即肿瘤已扩散或转移，但一般生命情况尚可。这是最难解决的问题。应该反对无限期给予无效的常规治疗，反复失败。事先认真深思熟虑，找根据、创条件，将希望寄托于超常规突击综合疗法。避免拖拉，要有确能根除原发与继发肿瘤的可能性。孤注一掷，失败后及时转入第四级战略，力求患儿安适恢复。

第四级战略：针对肿瘤已扩散和生命器官衰竭的终末期患儿。战略核心为顺势疗法，维护"安乐回生"。摒弃一切损害性治疗。解除患儿痛苦，保护生命。人们经验中，胜过肿瘤细胞自然凋亡的病例并非罕见。医护人员和妈妈一起，千方百计安抚患儿，鼓励妈妈决不放弃万一希望。

路漫漫其修远。儿童头颈肿瘤工作刚刚起步，任重道远。如何达到儿无痛、母无忧的理想境界，需要未来几代人的共同努力。老一辈的专家们老骥伏枥，仅仅是个开端。更欣喜青年才俊层现迭出，期待在不久的将来，由我国学者自行主编的、更适合我国医疗实际情况的《儿童头颈肿瘤》著作问世，为儿童头颈肿瘤事业的发展带来勃勃生机。

张金哲

中国工程院院士

院士序二

头颈肿瘤学是在现代肿瘤医学基础上发展起来的新兴学科。广泛关联学科有耳鼻咽喉头颈外科、口腔颌面外科、肿瘤学科等。在现代肿瘤医学的理论研究和临床实践中占有重要地位。

我国头颈肿瘤外科起步于 20 世纪 50 年代中期，至 80 年代已初具规模。作为见证者，我有幸参与了初具规模的成长历程。从带血管蒂的外科皮瓣移植技术应用于修补头颈肿瘤切除后缺损的功能再造、喉癌功能性手术、以 CO_2 激光治疗早期声门癌为代表的微创外科技术，到大数据、人工智能时代背景下的肿瘤精准综合治疗理念。我国头颈肿瘤学紧跟时代步伐，代代相传，在业界产生了重要影响。

在大众健康飞速发展的新时代，"儿童"头颈肿瘤防治已经提到重要议事日程，成为临床以及全社会的关注要点。据 2010 年第六次人口普查，14 岁以下儿童及青少年占我国总人口的 16.6%，约 2.67 亿人。相应儿科专科医师约有 6.2 万名。资源和人才的匮乏对社会与家庭带来了巨大的压力。儿童因其独特的生长发育特点，头颈肿瘤疾病异于成人。"麻雀虽小，五脏俱全"，究其疾病的复杂性、多样性和危重性又不亚于成人。现实情况是，儿童头颈肿瘤疾病时常面临"谁都可以治，又专注不够"的困境，病人散落于普痛外科、肿瘤科、儿科及耳鼻咽喉科等科系中，不成体系，影响了有效工作。

《儿童头颈肿瘤》的主译倪鑫教授是我国儿童头颈外科的领军人物，作为北京儿童医院院长、中国抗癌协会头颈肿瘤专业委员会主任委员，多次呼吁头颈肿瘤防治要"从娃娃抓起"。2013 年以来先后提出"儿童头颈外科"的学科发展理念，指出"儿童不是小大人，不是成人的缩小版"等，并规划建立了全国儿童头颈肿瘤防治网络，推动了儿童头颈肿瘤事业的健康发展。

引进国外名著，翻译出版发行，为国内同道开启了一扇窗，折射进来的思维方法与不同的视觉感悟对加深认识发展儿童头颈肿瘤的重要性，以及推广新技术，无疑于雪中送炭。对于构建我国完整的儿童头颈肿学知识体系和搭建专业设置，促进规范化发展具有重要的历史意义。

山以石俊，海为川归，译者团队的专家和同道们在倪鑫教授的带领下为本书译制完成倾注了不少心血。相信努力付出，一定会迎来丰厚回报，亿万儿童及家庭无尽的福祉将为证，以此为序。

韩德民

中国工程院院士

院士序三

人体的头颈部集中了诸多重要器官，解剖关系极其复杂，肿瘤种类繁多且独具特色，所以在现代肿瘤学基础上逐渐发展起来一门新的学科——头颈肿瘤学。20世纪40年代美国Hayes Hartin 首次组建"头颈外科医师学会"。1985年，我国成立了第一个头颈肿瘤外科学组织——中国抗癌协会头颈肿瘤专业委员会。此专业委员会主要由口腔颌面外科、耳鼻咽喉头颈外科和头颈外科三个专业的医师组成。目前，我国头颈肿瘤的诊治主要由口腔颌面外科、耳鼻咽喉头颈外科、普外科医生中的头颈外科、肿瘤内科专业医师、放疗、化疗及其他相关医师完成。其中专门诊治儿童头颈部肿瘤的医师少之又少，客观上导致专业学科发展缓慢，造成了患儿和家长的看病难。

儿童肿瘤因涉及儿童生长发育、儿童心理等诸多问题，有着自身的特点，所以有别于成人，应该培养专业的医师团队进行诊治。近年来，儿童头颈肿瘤学才逐渐成为一门亚专业，本书的原著 *Pediatric Head and Neck Tumors* 是一本专门介绍儿童头颈肿瘤的著作，主要是在波士顿儿童医院和丹娜法伯癌症研究院的合作下由多专业学科的专家于2014年完成出版。我国的儿童头颈肿瘤外科起步更晚，倪鑫院长于2012年来到北京儿童医院之后，才在原耳鼻喉科的基础上成立了全国首个儿童头颈外科专业组，推动了我国儿童头颈肿瘤专业的快速发展。

学习西方先进的医疗技术和经验是一种快速有效地提升我国医疗水平的方式。目前，国内还没有专门关于儿童头颈部肿瘤的著作。由中国抗癌协会头颈肿瘤专业委员会主任委员倪鑫院长及时组织一些优秀的中青年专家译著的这本《儿童头颈肿瘤》正是出于这样一种殷切的期望。希望这本书的出版能够成为国内外同行们沟通的桥梁，能够为培养国内专业的儿童头颈部肿瘤医师团队助力，尽早编著出中国版的儿童头颈肿瘤专著。

在医学的道路上没有捷径可走，只有耐得住寂寞、敢于付出、勇于奉献才有收获。我认为当一个人能踏踏实实做事情，那些看似遥远的目标就不会那么遥不可及，因为机遇总是留给有准备的人。"春蚕到死丝方尽，蜡炬成灰泪始干。"这本译著就是献给立志为中国儿童头颈部肿瘤事业发展而默默奉献的人们。

中国工程院院士

13

译者前言

头颈肿瘤学是在现代肿瘤学科与耳鼻咽喉学科的基础上发展起来的一门交叉学科，是为适应头颈部与耳鼻咽喉相关恶性肿瘤的临床诊治与科研的需要而逐步发展起来的。在国内，经过学科前辈以及几代头颈肿瘤人的不懈努力，头颈肿瘤学科在近半个世纪以来取得了长足的发展，至今已建立起相对完善的诊疗体系，在国际上也有一席之地。

我从事成人头颈肿瘤的临床和基础研究出身，近五年开始深入接触儿童头颈肿瘤，发现儿童因其生长发育的特殊性，其疾病谱、发病原理、病生理表现和疾病发展预后均异于成人，儿童头颈肿瘤学在国内是一个巨大的、尚属空白的研究领域，值得我们深入探索。

然而现阶段，我国儿童头颈肿瘤诊疗面临医疗资源匮乏、诊疗欠规范、临床数据缺失、专业人员缺乏等诸多亟待解决的问题；由于儿童头颈部肿瘤涉及颅底、鼻咽、喉－气道、上段食管、颈鞘等重要解剖结构，手术和综合治疗对接诊医师有着更高的要求，而长期的临床"忽视"和"边缘化"理念，更加重了其预后差、治疗周期长、费用高的治疗现状，严重影响到患儿的身心健康和家庭的幸福稳定，形势严峻。目前，我国严重缺乏专门从事儿童头颈外科工作的医师，这与成人医院相对完善的头颈外科专业体系形成鲜明对比；同时，限于成人医院相关科室对头颈肿瘤患儿接诊的承受能力和治疗风险，儿童头颈肿瘤"谁都可以治，谁都不重视"的局面日益加剧，这不但延误患儿的最佳治疗时机，而且导致相关临床数据分散，严重制约了临床科研工作的开展，不利于诊疗水平的快速提升，因此发展儿童头颈肿瘤专业任重而道远。

2015 年 5 月 18 日，国家卫计委发布了《关于加强儿童医疗卫生服务改革与发展的意见》，指出儿童健康事关家庭幸福和民族未来，加强儿童医疗卫生服务改革与发展，是健康中国建设和卫生计生事业发展的重要内容，对于保障和改善民生、提高全民健康素质具有重要意义。我于 2012 年来到北京儿童医院工作之后，在原耳鼻咽喉头颈外科的基础上，结合儿童普外科和肿瘤外科的诊疗现状，首次提出"建立儿童头颈外科"的概念，并成立了全国首个儿童头颈外科专业组，期待借力国家儿童医学中心和福棠儿童医学发展研究中心的平台，团结全国有志同道，实现以儿童头颈肿瘤为主的儿童头颈外科真正起步。从头颈外科专业组设置以来，就诊患儿与日俱增，数量和病种超出我们原有的想象，可见这一领域需求之大。然而，遗憾的是，时至今日我国尚无关于儿童头颈部肿瘤的系统专业著作供广大医师参考。

本书原著是由世界知名的美国医疗机构波士顿儿童医院和丹娜法伯癌症研究院共同合作完成的。美国在全世界儿童肿瘤研究领域处于领先地位，研发规模之大，研究论文质量之高，国际合作研究之广泛，对国际儿童肿瘤的发展具有很高的影响力。美国癌症协会（ACS）2015 年发布的《全球癌症事实与数据》（第 3 版）显示，自 1970 年以来，欧美地区儿童头颈部肿瘤的总发病率持续升高,但是 5 年生存率从 20 世纪 70 年代中期到 2006—2012 年得到了显著提高,各种类型的儿童头颈部肿瘤 5 年生存率均高于我国,因此美国的经验值得借鉴与学习。本书涉及儿童头颈肿瘤疾病的种类、疾病的评估与管理三部分内容,详细阐述了 45 类儿童头颈部相关肿瘤,以及相对应的辅助检查和治疗手段。希望这本书的中文译本可以为我国儿童头颈部肿瘤诊疗水平的提高和儿童头颈肿瘤相关专业医疗人员的培养提供帮助,同时由衷希望本书的出版能够乘着我国儿童医疗改革的春风,助力中国儿童头颈肿瘤更好更快的发展。

感谢为本书提供资料的患者及其家属,他们对我们工作的肯定是我们前进的动力。感谢原著的作者同意我们将此书译为中文版,他们无私的分享是国内医生和患儿的福音。感谢所有为编译此书而付出辛勤汗水的儿童耳鼻咽喉头颈外科医师、博士与硕士研究生,以及负责审校批改的各位专家学者,在此一并致谢。

翻译编纂仓促,书中难免有疏忽和纰漏之处,殷切期望广大同道和读者给予批评指正。

倪　鑫

原著前言

  儿童头颈肿瘤的治疗,例证了现代儿科医疗多学科协作的综合性。无论良性肿瘤还是恶性肿瘤,每一种疾病甚至每一位患儿都需要由对疾病有充分了解的专科医疗团队负责,确定最佳处理方案并采取最有效的治疗措施,从而获得最佳治疗效果并最大限度减少不良反应。要达成以上目标,需要实现病理学、诊断学、影像学、耳鼻喉咽喉头颈外科学、颅底外科学、整形外科学、眼外科学、儿科肿瘤学和放射肿瘤等多学科间的协作。

  波士顿儿童医院和丹娜法伯癌症研究所开展了头颈部肿瘤项目,其目的在于向患有严重、复杂头颈肿瘤的患儿提供多学科的综合治疗方法。在本书中,邀请到该项目的专家团队分享其在临床实践中遇到的肿瘤案例、涉及的诊断与治疗方法以及目前存在的问题。希望本书能够作为一份全面的实践指南,在简明论述各种肿瘤概况的同时,为其治疗提供借鉴。

  本书是团队协作努力的成果,谨在此向所有不吝宝贵时间向我们慷慨分享专业知识的同道以及编辑人员致以诚挚谢意。最重要的是,感谢我们的患儿及其家人,他们的勇气和决心不断激励着我们,让我们继续工作、学习,在疾病治疗过程中取得不断的进步。

Reza Rahbar, MD

Carlos Rodriguez-Galindo, MD

John G. Meara, MD, DMD, MBA

Edward R. Smith, MD

Antonio R. Perez-Atayde, MD, PhD

目 录

第一部分

评估和管理

第一部分

平时和管理

影 像 学

Behroze Adi Vachha and Sanjay P. Prabhu

1

概述

头颈部肿物在儿童中较为常见。成年患者的颈部病变多为恶性，与其不同的是，儿童颈部肿物通常为良性病变（90%以上）。颈部肿物的病因可分为先天性、感染性、炎症性、外伤、淋巴血管病变以及肿瘤等[1, 2]。

临床医生需要基于患儿的症状以及临床检查结果，制定个体化的颈部肿物影像学检查方案。影像学检查的目标在于，在尽可能合理地减少电离辐射暴露（ALARA 原则）的情况下，缩小鉴别诊断范围，或对某些病例中，确定某一的明确诊断依据。

如果诊断某一病变为肿瘤，做出进一步影像学检查的目的在于确定肿瘤表征并提供更精确的鉴别诊断依据，如病变为恶性肿瘤，则还应评估病变范围、邻近结构受累情况并确定是否发生扩散转移。影像学检查是制定诊疗计划和判断恶性肿瘤预后所必需的。影像学检查还可用于引导穿刺活检，以随访患者的治疗效果。需要注意的是，虽然影像学检查能够缩小儿童头颈肿瘤的鉴别诊断范围，但仍需采用组织活检和（或）切除进行病因治疗。

头颈肿瘤并不常见，儿童原发恶性肿瘤仅有 5%发生于头颈部[3]。影像学检查对于区分良、恶性肿瘤具有重要作用。多数儿童头颈恶性肿瘤易于治疗，若能及早发现，利用现有的内外科治疗方法通常可治愈，因此早期诊断至关重要。

本章简要介绍儿童头颈良、恶性肿瘤评估中使用的各种影像学技术，并论述常见儿童良、恶性肿瘤的影像学表现。

影像学概述

合理利用由超声（US）、计算机断层扫描（CT）、磁共振成像（MRI）和放射性核素成像组成的多模式个体化影像学方法，利于判断儿童头颈肿瘤影像学表现并制定合适的治疗方案。

超声（ultrasound，US）

对于评价临床查体可触及的儿童头颈肿瘤及甲状腺、涎腺等浅表腺体结构，超声是首选的影像学方法[2]。

由于儿童颈部体积较小、皮下脂肪相对少，而超声具有良好穿透性和较高分辨率，因此超声检查对于儿童更为有利[4]。超声是鉴别实性和囊性病变、区分结节和非结节性肿物的重要手段[5]。与 CT和 MRI 相比，超声能够实现实时、快速、无创成像，价格便宜，且不会产生电离辐射。超声设备便于携带，可在病床旁实施，且多数情况下无需给患儿使用镇静剂。

超声的缺点包括：对操作者的技术和经验具有依赖性，与断面成像技术相比，固有空间分辨率和组织对比度较差。优化超声技术有助于提高图像质量、辅助诊断。

超声检查时患儿最好取仰卧位，颈部稍伸展，以便获得最佳视野。儿童颈部超声的优化方法包括：采用高频线阵探头评估颈部浅表结构（7～12MHz），采用高频小探头对婴幼儿进行评估，采用弧形或扇形探头（6～8MHz）可提高对颈部深层结构的分辨率[3, 4]。利用彩超和频谱跟踪评估肿物内是否有血流以及血流分布[5]。

计算机断层扫描（computed tomography，CT）

CT 的优点包括：急诊时使用方便，对肿物造成的骨质变化（例如骨质增生或破坏）以及病灶内部钙化的检出能力优于 MRI 和超声。多排 CT（MDCT）

扫描可快速获取图像，同时保证图像质量，尤其适用于无法屏息的重症患儿。此外，快速扫描功能可减少因运动导致的伪影，而且无需使用镇静剂。利用 MDCT 图像可以进行 3D 容积重建，制定手术计划、评估肿瘤治疗效果。

儿童 CT 的主要局限性在于 CT 导致的电离辐射风险，尤其是其致癌性 [4, 6-8]。新型 CT 扫描仪增加了新技术，以降低 CT 检查的辐射剂量。这些技术包括 X 线束过滤和准直，根据患儿体型和适应证进行管电流调节，优化千伏峰值，提高探测器效率、降噪算法等 [9, 10]。坚持 ALARA 理念，在不影响诊断准确性的前提下，采取措施降低 CT 对患儿造成的辐射，或可尝试 MRI、超声等替代影像学方法 [11]。与 MRI 相比，CT 的组织对比分辨率较低。

为确保 CT 扫描能够获取最大信息量，还需要考虑到一些技术问题。颈部软组织 CT 扫描时，患儿通常取仰卧位，颈部稍微伸展，以排除眼眶的干扰。多数扫描可在患儿平静呼吸时完成。扫描区域通常从颅底一直延伸到主动脉弓上方。若无禁忌证，应静脉注射造影剂，以便更好地区分肿物与邻近组织结构、确定肿瘤的强化模式。造影剂增强扫描时采用分次团注法（即先注射一半造影剂，3 分钟后，边注射另一半，边获取图像）对病灶和血管的强化效果更佳，且无需行多相扫描，从而降低辐射剂量 [5]。可用原始数据生成多平面重建图，以避免重复扫描。

磁共振成像（magnetic resonance imaging，MRI）

对于颈部肿物，MRI 是理想的影像学检查方法，不仅软组织分辨率高，还可避免电离辐射。MRI 增强扫描能够更好地确定病变范围和边界，而且能显示肿瘤的周围神经及颅内侵犯情况。CT 能够更好地显示细微的骨皮质侵蚀，但 MRI 能更早、更清楚地发现骨质浸润、软骨破坏等软组织病变。

儿童 MRI 的主要缺点在于，图像序列较多，要求患儿静止不动的时间比 CT 更长，因此常常需要给患儿使用镇静剂，减少运动伪影。用金属装置进行手术修复重建后，会导致磁敏感性伪影，从而影响 MRI 成像，尤其是采用脂肪抑制和回波平面成像技术时伪影更明显。

临床应该根据患儿的年龄及颈部肿物的位置来优化 MRI 技术和序列选择。6 岁以上患儿取仰卧位，颈部稍微伸展，在患儿呼吸平稳后扫描。婴儿可在检查前喂食，并用襁褓包裹，以减少运动伪影。6 岁以下患儿通常需要使用镇静剂，便于检查 [4]。

应根据适应证选择扫描方案，确保用最少的图像序列、在尽可能短的时间内做出诊断。这样有助于减少镇静时间、避免未镇静患儿的活动。多数头颈部扫描方案包括多平面 T1、脂肪抑制 T2 或 STIR 图像、流敏感梯度回波序列和多平面脂肪抑制 T1 加权增强序列。对于颞下颌关节、舌底、鼻咽和气道附近的病变，可考虑矢状位扫描 [12]。

弥散加权成像（diffusion-weighted imaging，DWI）在儿童头颈部占位性病变的鉴别中有一定的应用价值。根据经验，儿童恶性肿瘤的表观扩散系数（apparent diffusion coefficient，ADC）小于良性实性和囊性病变，这很可能是由细胞密度增大 [13] 造成的。例如，横纹肌肉瘤（RMS）的 ADC 值最低，而黏液表皮样癌的 ADC 值大于肉瘤 [13]。

对于儿童头颈部肿瘤的初步诊断和治疗效果评价，DWI 检查的价值尚需进一步研究。

放射性核素扫描（positron emission tomography，PET 和 PET-CT）

与成人不同，PET 对儿童实性肿瘤的诊断作用甚微。但 18 氟 - 脱氧葡萄糖 PET（FDG-PET）和 FDG-PET-CT 可对个别种类的儿童恶性肿瘤（如淋巴瘤和部分肉瘤）的无创检查、初步分期和持续监测发挥重要作用 [3, 14, 15]。

相比 MRI 或 CT，FDG-PET-CT 的主要优势在于可判断肿瘤治疗后的复发或残余状态 [14]。

PET 和 PET-CT 可致电离辐射，此外，因 PET 和 CT 图像对解剖位置的精确性要求较高，因此要求患儿在整个检查过程中保持静止不动的状态。检查的持续时间可能较长，因此，需对年龄较小的患儿使用镇静剂，有时还可能需要行全身麻醉，避免解剖位置失准 [14, 15]。

患儿体内的 FDG 生理分布差异：胸腺、腺样体和扁桃体及代谢活跃的棕色脂肪组织、骨髓、脾脏的 FDG 摄取较高 [16, 17]；如骨髓和脾脏发生 FDG 摄取，可误诊为转移性疾病 [14, 18, 19]。此外，棕色脂肪组织的 FDG 活性较高，可掩盖患儿颈部、锁骨上和腋窝病变 [15]。

尽管 PET-CT 存在上述局限性，人们仍将其视作较有潜力的肿瘤治疗效果评价方法之一。

鉴别诊断

后续章节将详细描述各种肿瘤,需注意,对儿童患者而言,感染性、炎性和淋巴血管病变更常见,鉴别头颈部肿物时应考虑这一点。

具体肿瘤类型

其他章节将详细探讨不同类型肿瘤的临床和病理学特点,本章内容主要围绕常见儿童头颈部良、恶性肿瘤的影像学特点。

良性肿瘤

血管瘤(hemangioma)

血管瘤是最常见的脉管瘤,婴儿为常见发病群体。患儿出生后第一年,血管瘤迅速增殖,并在随后几年逐渐消失。

增殖期间,血管瘤超声检查图像呈软组织肿物影,伴明显血管和动静脉波形。静脉峰值流速低于动静脉畸形(arteriovenous malformation,AVM);消退期间,病灶内可见纤维脂肪组织增加。

增强CT(CECT)示分叶状软组织肿物影,呈弥漫性强化,肿物内部及其周围可见明显血管。

增殖期MRI图像示病灶和肌肉等信号;消退期,T1加权序列示病灶有脂肪;T2加权图像呈稍高信号;脂肪抑制T1加权增强序列呈明显强化,肿瘤内部和邻近部位可见蚯蚓状流空影(参见图1.1)。

应注意脑部和胸部是否有异常,如颅后窝畸形、血管瘤、动脉异常、主动脉缩窄和心脏缺损、眼部异常、胸骨畸形及脐上裂(PHACES综合征)等。

血管瘤需要和低流速脉管畸形(静脉和淋巴管畸形)、动静脉畸形、丛状神经纤维瘤和肉瘤进行鉴别诊断。

畸胎瘤(teratoma)

畸胎瘤是最常见的头颈部肿瘤。产前超声和(或)MRI检查对面颈部畸胎瘤的检出率越来越高。畸胎瘤的临床表现为较大的颈部肿物,胎儿出生时可引起致命性气道压迫。

超声图像示实性或囊实混合结构。

通常,出现钙化可提示畸胎瘤;但一般仅一半病

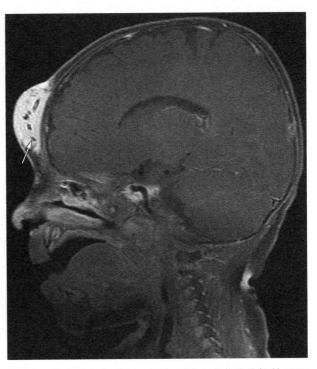

图1.1 血管瘤患儿,男,6个月,图为矢状位脂肪抑制T1W增强图像,示前额中线皮下血管瘤,呈明显强化,内部见血管流空信号(箭所示)

例会出现钙化,且CT显示更清晰。CT图像显示不均匀肿物,伴脂肪衰减和钙化影。

MRI信号强度可因病变的内部结构组成不同而异。预饱和脂肪抑制图可确定是否存在脂肪(见图1.2)。

囊性畸胎瘤需要与淋巴管畸形和罕见的婴儿肌纤维瘤病进行鉴别诊断,如发生先天舌骨下肿物并致甲状腺受累,几乎大部分均为畸胎瘤(部分研究者认为畸胎瘤起源于甲状腺)[20]。

神经鞘膜瘤(nerve sheath tumors)

丛状神经纤维瘤是一种良性周围神经鞘膜瘤,可确诊为神经纤维瘤病1型。头颈部颅外丛状神经纤维瘤多源于眶尖处的三叉神经[21]。其临床表现为多发周围神经源性肿物或梭状膨大,可呈"蠕虫袋"状[22]。通过MRI检查,病变T2加权图像呈高信号,T1加权图像呈低信号(图1.3)。深部病灶通常呈结节状,浅表病灶则更分散、浸润更深,可累及皮下组织和皮肤。

青少年鼻咽纤维血管瘤(juvenile nasopharyngeal angiofibroma,JNA)

一般情况下,可通过影像学检查(CT或MRI)确

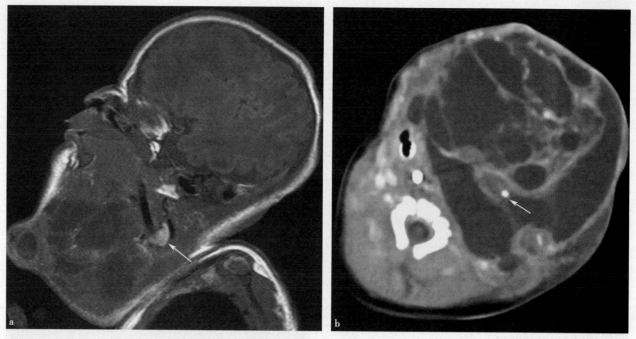

图 1.2 畸胎瘤。a. 矢状位 T1W 图像示新生儿面颈部较大肿物，呈囊性实性混合。注意，颈部的高信号结构为甲状腺右叶（箭所示）。肿物累及甲状腺左叶。b. CECT 轴位图像示病灶内散在钙化（箭所示）

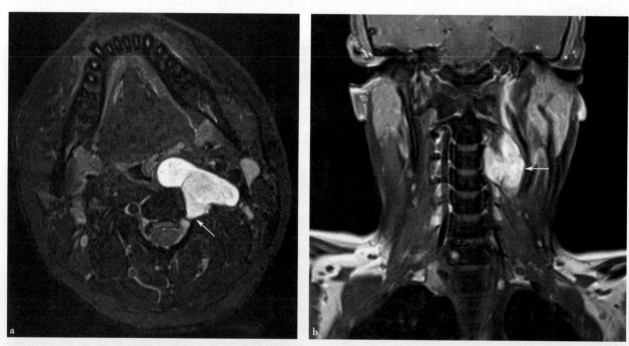

图 1.3 神经纤维瘤。a. 神经纤维瘤 1 型患者，男性，16 岁，图为快速自旋回波反转恢复（FSEIR）轴位图像，示起源于左侧 C3-4 神经孔边缘清晰的分叶状 T2 高信号病灶（箭所示）。b. 冠状位 T1W 脂肪抑制图像示病灶明显强化（箭所示）

诊 JNA，而且可尽量避免活检。应在 JNA 术前进行 CT 和 MRI 检查，协助制定手术计划。MRI 可用于评估软组织的范围，而 CT 可用于确定是否存在颅底侵蚀。

理想的影像学分期方案和术前规划包括颌面部 CT、多平面重建、颌面部 MRI 和 T1 加权预饱和脂肪抑制增强序列以及颈内、颈外动脉（ECA、ICA）导管血管造影（确定供血血管）。可利用 MR 血管成像（MRA）评估是否需要行血管造影，需要时，还可在术前确定栓塞位置，协助制定血管造影方案。

图 1.4 青少年鼻咽纤维血管瘤（JNA）。a. 鼻出血患者，男性，12岁，轴位脂肪抑制 T1W 增强图像示鼻咽部肿物，呈明显强化，肿物侵蚀蝶骨和筛窦，致翼腭窝增大，穿翼上颌裂至颞下窝（箭所示）。b. 增强冠状位 CT 重建图像示肿物延伸至圆孔和眶下裂（箭所示），造成广泛的骨质破坏

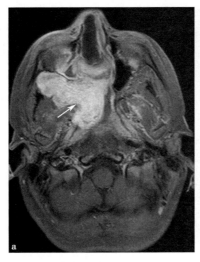
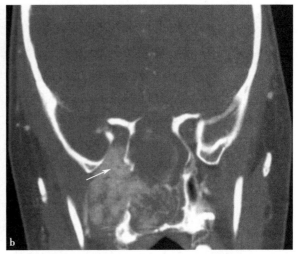

CT 检查常可见弥漫性强化软组织肿物影，起于蝶腭孔，沿后鼻孔入鼻腔、鼻咽和翼腭窝（见图 1.4）；可见同侧鼻腔和翼腭窝扩大及上颌窦后壁。

MRI 检查时，JNA 的 T1 和 T2 加权序列呈不均匀信号。注射造影剂后肿瘤呈明显强化，其内常可见蚯蚓状流空信号。应通过冠状位 T1 加权图像查看肿瘤向海绵窦、蝶窦和颅底延伸的情况。

导管血管造影显示，肿瘤向颅底或海绵窦延伸时，由颈外动脉或颈内动脉的血管（通常是指咽升动脉或颌内动脉）供血的毛细血管充盈。

该疾病应和上颌窦后鼻孔息肉、RMS 及血管瘤进行鉴别诊断。

朗格汉斯细胞组织细胞增生症（langerhans cell histiocytosis，LCH）

LCH 的 CT 影像特征为强化软组织肿物影，伴骨质破坏，常呈"穿凿样"溶骨性病变。但是骨质破坏还可能呈现不规则硬化缘或骨碎片，并伴较小或不明显的软组织。

MRI 检查时，LCH 病灶边缘不清晰，T1 加权序列呈等信号至低信号，T2 加权序列呈等信号至高信号，均匀强化。MRI 示强化肿物，有助于鉴别颞骨 LCH 和其他侵蚀性颞骨病变[5]。

该疾病应和获得性胆脂瘤、胆固醇性肉芽肿、急性乳突炎及横纹肌肉瘤进行鉴别诊断。

恶性肿瘤

常见的小儿头颈部恶性肿瘤包括淋巴瘤、横纹肌肉瘤、甲状腺恶性肿瘤、鼻咽癌（NPC）、涎腺恶性肿瘤、神经母细胞瘤和恶性畸胎瘤。

霍奇金淋巴瘤（Hodgkin lymphoma，HL）和非霍奇金淋巴瘤（non-Hodgkin lymphomas，NHL）

超声检查可用于评估颈部浅表淋巴结。恶性淋巴瘤的图像特征为体积增大、由正常的椭圆形变为圆形以及淋巴门结构消失[4,5]。多普勒超声可示血管移位、被膜下血管、畸形血管或无血管灶。

CECT 可用于评估肿瘤及其淋巴结外转移的范围，尤其是肺部受累时。CECT 扫描的范围应包括颈胸部、腹部和盆腔，该范围有利于病变分期的精确性；也有利于 PET 扫描图像的精确匹配。检查前，患者应口服造影剂，有利于评估腹部病变情况。

该病淋巴结强化程度不统一（参见图 1.5）。根据标准判断，短轴直径小于 1cm 的淋巴结为正常淋巴结。如出现中央低密度影，则表明可能发生坏死。如强化不明显，则应考虑淋巴瘤，而非感染性淋巴腺炎[5]。Burkitt 淋巴瘤的 CT 表现为软组织肿物、下颌骨受累和"浮齿"[5]。

MRI 检查时，病变呈圆形肿大淋巴结，T1 加权序列呈等信号至低信号（和肌肉相比），T2 加权序列呈稍高信号，注射含钆造影剂后强化程度小于反应性淋巴结。

经验证，FDG-PET 在肿瘤分期、治疗效果评估和肿瘤复发评估等方面优于镓 -67 扫描[23]。

横纹肌肉瘤（rhabdomyosarcoma，RMS）

一般 RMS 可破坏和压迫周围骨骼结构。CT 检查可清晰显示骨骼结构的变化。RMS 在 CT 和 MRI 图像上均表现为不同程度强化的软组织肿物；T1 加权序列呈等信号至低信号（和肌肉相比），T2 加权序列上呈高信号（和肌肉相比），增强检查呈中度至明

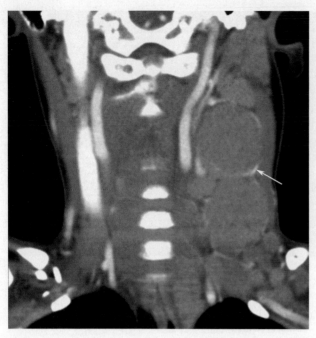

图 1.5　霍奇金淋巴瘤。CECT 冠状位重建图示颈部多个连续的圆形肿大淋巴结，呈边缘强化（箭所示）

显强化（见图 1.6）。脂肪抑制 T1 加权图像可用于检测眼眶肿物和脑膜旁肿瘤。MRI 可示脑膜旁 RMS 在颅内的延伸情况。

患者应在接受治疗至少 6 周后采用相同的影像学手段进行跟踪检查，防止治疗后变化和残留病灶发生混淆。如治疗后 6 周见病灶强化，应考虑肿瘤复发或存在残余肿瘤[4]。

因肿瘤位置不同，影像学的鉴别诊断有所差异，如淋巴瘤、鼻咽癌、转移性神经母细胞瘤、青少年鼻咽血管纤维瘤和朗格汉斯细胞组织细胞增生症等。

甲状腺恶性肿瘤（thyroid malignancies）

儿童和青少年甲状腺癌患者约占所有甲状腺癌患者的 2%。约 20% 的儿童和青少年单发性甲状腺结节为恶性，而成人恶性率仅为 5%[24]。应先测量患者的血清促甲状腺激素（thyroid-stimulating hormone，TSH）和降钙素（用于诊断甲状腺髓样癌），然后再选择颈部超声检查。

恶性肿瘤的超声特点为边缘模糊、微钙化及回声强度差异较大。细针抽吸活检（超声引导或非超声引导均可）可用于鉴别良、恶性结节，但有关儿童细针抽吸活检方面的数据较少。

局部颈淋巴结转移多见于甲状腺乳头状癌，90% 的患儿可发生局部淋巴结转移[25]。

鼻咽癌（nasopharyngeal carcinoma，NPC）

儿童 NPC 较为罕见，约占小儿头颈部恶性肿瘤的 5%。一般，患儿的肿物尺寸越大，脑神经、淋巴结和颅底受累程度相对越高[4, 5]。

在咽隐窝原发的不对称肿物影是 NPC 特有的影像学表现。CECT 图像呈均匀强化的软组织肿物影，位于鼻咽部外侧咽隐窝，常伴颈淋巴结病变和颅底侵蚀。

MRI 检查时，肿物 T1 加权序列呈等信号至低信号（与肌肉相比），T2 加权序列上呈稍高信号，增强后呈均匀强化（图 1.7）。冠状位 T1 加权增强图像可清晰显示肿瘤经颅底孔向颅内延伸的情况。PET-CT 可示 FDG 摄取明显增高。

图 1.6　鼻咽部横纹肌肉瘤。a. 男性患者，28 个月，轴位 T2W 图像示鼻咽部存在边界清晰的较大肿物影（箭所示），T2 信号稍低。b. 轴位脂肪抑制 T1W 增强图像示肿物不均匀强化（箭所示）

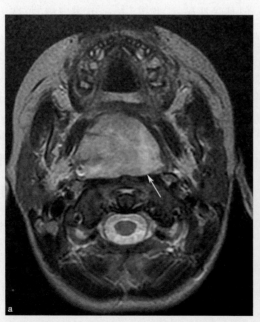
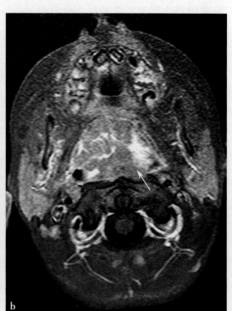

图 1.7 鼻咽癌。a. 男性患者，15 岁，轴位 FSEIR 图像示鼻窦肿物（箭所示），位于左上颌窦内侧壁和筛窦，T2 呈低到中信号；T2 高信号所示为左上颌窦侧面分泌物（黑色箭）。b. 冠状位脂肪抑制 T1W 增强图示肿物不均匀强化，并经左筛板和筛骨延伸至颅内脑膜外（箭头所示）后入左眼眶（黑色箭所示）

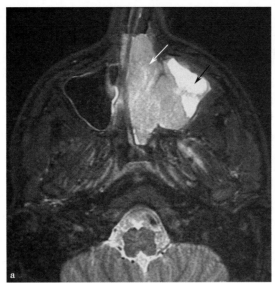
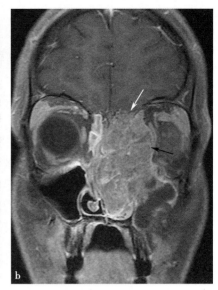

就诊时，80%～90% 的患者存在颈淋巴结受累，其中 50% 的患者两侧淋巴结均受累。与成人 NPC 不同，儿童转移淋巴结内部坏死不常见。

从病变位置角度分析，该疾病应该和淋巴瘤、良性 - 混合性瘤、小涎腺恶性肿瘤及淋巴样增生进行鉴别诊断。

涎腺肿瘤（salivary gland tumors）

儿童原发性涎腺肿瘤并不常见，但儿童涎腺源性的恶性肿瘤和良性病变的比例却稍高于成人。肿瘤多起源于腮腺，其中黏液表皮样癌是最常见的原发恶性肿瘤；此外，结外 NHL 也可在涎腺发病。

可采用超声、CT 和 MRI 评估涎腺病变。超声可评估腺体的大小、鉴别弥漫性和局灶性病变及评估病灶及邻近组织的血管分布；此外，还可鉴别囊性和实性病变及引导细针抽吸活检。

如病变可能为炎性肿物，则应行 CT 检查；CT 可评估病变的钙化情况；相比 CT，MRI 能够更清晰的显示涎腺肿物的边界情况。

良性涎腺肿瘤的边缘清晰，增强后无明显强化。若 CT 检查显示肿物内钙化，则肿物可能为良性 - 混合性瘤（多形性腺瘤）。多数肿瘤呈分叶状。MRI 检查时，Warthin 瘤呈均匀囊性或实性病变，边界清晰，多位于腮腺尾叶。

黏液表皮样癌是最常见的儿童恶性涎腺肿瘤；其 CT 和 MRI 表现可因肿瘤分度而异。低度恶性肿瘤和多形性腺瘤相似；高度恶性肿瘤边缘模糊，可见浸润，均匀程度高，强化程度不均匀（见图 1.8）。

图 1.8 黏液表皮样癌。a. 轴位 FSEIR 图像示右腮腺浅层和深层有一边缘清晰的不均匀肿物影（箭所示）。b. 轴位脂肪抑制 T1W 增强图像可见病灶明显强化（箭所示）

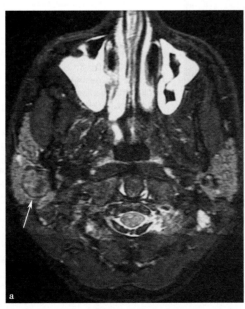
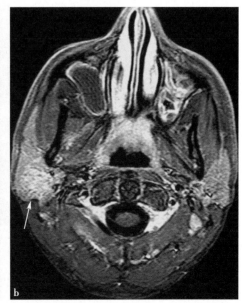

神经母细胞瘤（neuroblastoma）

儿童头颈部原发神经母细胞瘤较罕见；该区域常因转移病变受累。

可通过 CT 评估病变的钙化情况。但相比腹部神经母细胞瘤，颈部神经母细胞瘤很少发生钙化[4, 5]。CECT 图像呈强化不均匀的软组织肿物影，常可见骨髓受累所致的板障间隙扩大和骨膜反应（图 1.9）。

MRI 检查时，肿物的 T2 加权图像呈高信号，注射含钆造影剂后，呈不均匀强化。间碘苄胍（metaio-dobenzylguanidine, MIBG）扫描可评估骨和骨髓受累的情况并可监测治疗效果[4]。

转移

儿童头颈部肿瘤多发生骨骼转移。CT 图像呈溶骨性和穿凿样病变，常伴骨膜反应和软组织肿物；颈淋巴结有不同程度受累。神经母细胞瘤多见于 2 岁以下的婴幼儿。对于年龄较大的儿童，白血病浸润更为常见。肉瘤和其他肿瘤的转移病变多为单发或多发肿物影。MRI 检查时，该等病变的 T2 加权图像呈高信号，并在增强后呈明显强化。

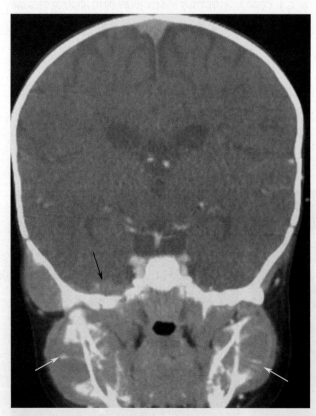

图 1.9　神经母细胞瘤。CECT 冠状位重建图示面部和颈部周围多个软组织肿物影，伴针状骨膜反应（箭所示）。女性患者，11 个月，面部肿胀、两侧眶周肿胀和贫血，病情不断加重。注意颅内受累情况（黑色箭所示）

结论

影像学在获取诊断信息、术前评估、制定治疗方案、判断预后、后期疗效监测和肿瘤复发检测方面的作用越来越显著。通过专业设计的多模式影像学方法，结合病史和临床检查，可获得精确的诊断，并可指导患者的管理。

郝津生　李晓丹 译
彭　芸 校

参考文献

1. Turkington JR, Paterson A, Sweeney LE, Thornbury GD. Neck masses in children. Br J Radiol. 2005 Jan;78(925):75–85.
2. Friedman ER, John SD. Imaging of pediatric neck masses. Radiol Clin North Am. 2011 Jul;49(4):617–32, v.
3. Lloyd C, McHugh K. The role of radiology in head and neck tumours in children. Cancer Imaging. 2010;10:49–61.
4. Fefferman NR, Milla S. Ultrasound imaging of the neck in children. Ultrasound Clin. 2009;4(4):553–69.
5. Robson CD. Imaging of head and neck neoplasms in children. Pediatr Radiol. 2010 Apr;40(4):499–509.
6. Lauer MS. Elements of danger—the case of medical imaging. N Engl J Med. 2009 Aug 27;361(9):841–3.
7. Amis ES Jr, Butler PF. ACR white paper on radiation dose in medicine: three years later. J Am Coll Radiol. 2010 Nov;7(11):865–70.
8. Amis ES Jr, Butler PF, Applegate KE, et al. American college of radiology white paper on radiation dose in medicine. J Am Coll Radiol. 2007 May;4(5):272–84.
9. Mayo-Smith W. Protocol design. Image Wisely. 2010. p. 1–3.
10. Strauss KJ, Goske MJ, Kaste SC, et al. Image gently: ten steps you can take to optimize image quality and lower CT dose for pediatric patients. AJR Am J Roentgenol. 2010 Apr;194(4):868–73.
11. American College of Radiology. ACR-ASNR-SPR Practice guideline for the performance of computed tomography (CT) of the extracranial head and neck in adults and children. 2011.
12. American College of Radiology. ACR-ASNR Practice guideline for the perfomance of magnetic resonance imaging (MRI) of the head and neck. 2007.
13. Abdel Razek AA, Gaballa G, Elhawarey G, Megahed AS, Hafez M, Nada N. Characterization of pediatric head and neck masses with diffusion-weighted MR imaging. Eur Radiol. 2009 Jan;19(1):201–8.
14. Jadvar H, Connolly LP, Fahey FH, Shulkin BL. PET and PET/CT in pediatric oncology. Semin Nucl Med. 2007 Sep;37(5):316–31.
15. McCarville MB. PET-CT imaging in pediatric oncology. Cancer Imaging. 2009;9:35–43.
16. Patel PM, Alibazoglu H, Ali A, Fordham E, LaMonica G. Normal thymic uptake of FDG on PET imaging. Clin Nucl Med. 1996 Oct;21(10):772–5.
17. Weinblatt ME, Zanzi I, Belakhlef A, Babchyck B, Kochen J. False-positive FDG-PET imaging of the thymus of a child with Hodgkin's disease. J Nucl Med. 1997 Jun;38(6):888–90.
18. Hollinger EF, Alibazoglu H, Ali A, Green A, Lamonica G. Hematopoietic cytokine-mediated FDG uptake simulates the appearance of diffuse metastatic disease on whole-body PET imaging. Clin Nucl Med. 1998 Feb;23(2):93–8.
19. Sugawara Y, Fisher SJ, Zasadny KR, Kison PV, Baker LH, Wahl RL. Preclinical and clinical studies of bone marrow uptake of fluorine-1-fluorodeoxyglucose with or without granulocyte col-

ony-stimulating factor during chemotherapy. J Clin Oncol. 1998 Jan;16(1):173–80.

20. Riedlinger WF, Lack EE, Robson CD, Rahbar R, Nose V. Primary thyroid teratomas in children: a report of 11 cases with a proposal of criteria for their diagnosis. Am J Surg Pathol. 2005 May;29(5):700–6.

21. Khanna G, Sato Y, Smith RJ, Bauman NM, Nerad J. Causes of facial swelling in pediatric patients: correlation of clinical and radiologic findings. Radiographics. 2006 Jan–Feb;26(1):157–71.

22. Lin J, Martel W. Cross-sectional imaging of peripheral nerve sheath tumors: characteristic signs on CT, MR imaging, and sonography. AJR Am J Roentgenol. 2001 Jan;176(1):75–82.

23. Hudson MM, Krasin MJ, Kaste SC. PET imaging in pediatric Hodgkin's lymphoma. Pediatr Radiol. 2004 Mar;34(3):190–8.

24. Dinauer CA, Breuer C, Rivkees SA. Differentiated thyroid cancer in children: diagnosis and management. Curr Opin Oncol. 2008 Jan;20(1):59–65.

25. Dähnert W. Radiology review manual. 7th ed. Philadelphia: Wolters Kluwer/Lippincott Williams Wilkins. 2011.

2

重 建 外 科

Brian Labow and Amir Taghinia

概述

本章主要探讨通过修复重建手术治疗儿童头颈部肿瘤。由于肿瘤性质以及解剖位置的不同，重建外科强调患者个体化。因此，本章的内容主要围绕重建外科临床思路和应用原则，重点讨论术前计划、术中管理及修复重建所涉及的专业领域；此外本章还详细介绍各种缺损和常用皮瓣技术。

重建外科有以下重点注意事项：头颈部肿瘤导致的损伤在儿童较为罕见，其临床表现也比较特殊。因此，一般情况下，临床医生并非基于临床证据提出修复重建治疗的建议，而是更加依赖肿瘤的发生发展原理和临床经验。重建方法的支持性文献较少，儿童患者相关的文献数量更少，且已有的文献通常缺少前瞻性对照试验。本书的作者认为临床医师可选择的重建方法很多，选择过程中，患儿、患儿父母及外科医生是否了解治疗风险和收益，以及对手术方法的主观印象（是否主观接受）会影响重建方法的选择。因此，本文下述内容仅作为参考，不作为明确的治疗建议。

术前规划：一般注意事项

详细周密的术前准备对于成功实施儿童头颈部重建手术十分重要[1]。一旦确定需行修复重建，应立即邀请重建外科医生的参与，且尽量在肿瘤切除手术前便开始参与治疗；以便医师全面了解疾病诊断、辅助治疗和预后等情况，也利于跨学科交流（包括放射科）。对重建外科医生而言，需了解的内容包括：术中可能涉及的解剖结构，是否需要即刻修复重建，如何评估手术切缘，是否需再次切除，局部复发和二次切除的概率等。治疗医生应充分考虑并讨论

上述问题，对重建的类型和时机选择有重要意义。

同时，还需要充分考虑辅助治疗及其时机。辐射将对重建术式的选择产生重大影响。如肿瘤切除和重建术前行放疗，则可致局部组织水肿和微循环不良[1,2]；这种情况下，局部组织修整或局部转移皮瓣的失败率较高。反之，如重建后做放疗，则可造成长期的有害变化，重建外科医生可因此将一些重建的手术步骤延后，避免辐射的直接影响（见图 2.1）。某些情况下，新辅助化疗可显著降低患者对长期重建手术（如游离组织移植）的耐受力，此时须改行微创手术。此外，重建手术并发症所致的伤口愈合延迟对术后化疗的影响较大，此时，应首先选择复杂程度较低的术式，以便伤口早日愈合，避免手术并发症。

重建外科医生充分了解病变解剖位置及治疗所采用的其他治疗方式后，应提出可供选择的重建方法方案，并按照优先推荐等级提供选择方案。

任何情况下均须准备至少一种备选方案，供术中情况有变时（如出现意料以外的肿瘤进展、患者情况不稳定）或原重建方法失败（如皮瓣部分或全部失败）时应急。重建外科医生向患者及其家属交代病情时，应充分讲述和探讨可选方案的原理及各重建方案的固有优点和缺点。

患者父母必须参加术前讨论，患者酌情参与。术前计划和医疗会诊同等重要。得知诊断结果时，患者家属可能不知所措，心中焦虑，希望尽快实施手术治疗；患者家属可能获悉需行"整形手术"或"修复重建"，重建外科医生应和患者家属妥善沟通，让患者家属看到希望，但不能让患者家属对重建抱有不切实际的期待；除确定患者的缺损和重建需求外，医生还应提出首选治疗方案。医生须对患者进行充分体格检查，根据解剖位置和社会心理需求对治疗方案做出相应调整。例如，一旦需要微血管手术，对供区组织和受区血管进行评估，从以前的手术瘢痕可以排除特定的供区。与成人头颈部肿瘤患者不

12

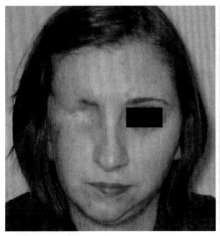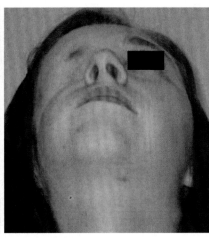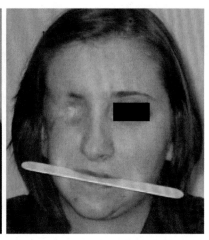

图 2.1　放疗的影响。图示患者，女，4 岁时行眶内横纹肌肉瘤切除术治疗，放疗后行游离组织移植；放疗对患者颌面骨生长和发育造成严重不良影响，导致患侧下颌骨、上颌骨和眼眶严重发育不良

同，儿童患者很少受吸烟、糖尿病和其他慢性合并症的影响。但是，临床医生必须考虑患者的社会心理学影响，尤其是青少年患者。重建外科医生必须评估患者家属和患者对待行重建手术的认知程度和耐受性，如患者或其家人不能接受手术风险、恢复时间或术后并发症，则最好选用美容效果欠佳的简单重建方案。

患者及其家人应知晓所有组织供区或潜在供区、瘢痕区、继发畸形及术后供区和受区可能出现的功能缺陷和美容损伤。此外，因患儿年龄不同，应注意对患儿手术部位的生长造成的影响。多数患儿后期还需接受其他手术，解决重建术区的生长差异。如预计患儿需再次手术，应让其家人充分了解。有时为达到最佳重建效果，需在一段时间内完成一系列分期手术。临床医生应将每位患者及其家人视为拥有特定解剖结构和社会心理问题的独特个体。重建治疗团队应提供长期的个性化临床服务，其持续时间和程度可能远超所有其他治疗团队。

术中注意事项

时机和顺序

多学科协作方案可以最大程度降低患者麻醉风险，并缓解医生疲劳。这种方案，可以同时行游离组织皮瓣和病灶切除术。肿瘤切除医生和重建外科医生在术中的充分沟通畅通至关重要；尤其是游离皮瓣时，如沟通不畅可造成皮瓣过小。最安全的方法

是完全确定缺损大小后再采集皮瓣。但是，根据我们的经验，双组协作方案适用于多数病例。

麻醉

如同时行头颈部肿瘤修复重建术和切除术，手术持续时间较长。为优化治疗，减少并发症，富有经验的麻醉团队必不可少。

气道　如涉及口咽部，须使用经鼻 RAE 气管导管；并可用丝线缝合导管，将其固定在鼻中隔末端；整个鼻导管装置应略下移，固定在患者额头的泡沫垫上，避免鼻翼缘皮肤坏死；可使用可折叠延长管加长导管回路，避免导管扭结；麻醉机导管可在头枕背面加固。完成导管固定后，医生可通过左右转动患者头部检查导管装置是否完整。

体位　患者体位取决于具体的修复方案。对带蒂皮瓣和多数游离组织皮瓣，取仰卧位即可。如估计缺损较大并考虑使用背阔肌肌瓣修复，可先取侧卧位取肌瓣，待闭合供区后再将患者换至仰卧位行肿瘤切除术。

导管和置管　儿童头颈部肿瘤切除和修复术中，患者较少出现血流动力学不稳定，但大血管畸形尤其是动静脉畸形患者例外。因此，临床常对动脉导管和至少一个（通常为两个）静脉导管行有创监测。如预计患者术后需化疗或频繁采血，可手术初始时行中心静脉置管。对于曾接受 porta-cath ™或长期中心静脉置管的患者，如术中涉及该部位，则须谨慎妥善处理，务必与术者、家长及负责所涉导管护理的医师明确说明。术中常使用鼻胃管或口胃管，主要

目的为胃部减压或营养支持。

药物治疗

常规使用针对口鼻菌落的广谱抗生素，并在围术期持续使用。术后为缓解患者痛苦，可使用止吐剂和止痛药等。医生应提前和麻醉师就血管加压药的使用进行沟通，如开放动脉吻合术后发现血管升压药导致皮瓣发白。通常采用一线治疗方法，如输注液体、胶质或血液制品。

技术问题

手术过程中需要注意以下几点重要技术问题，是否能够妥善处理该问题，将影响手术效果。

口腔隔离 瘘是口咽部修复重建术最棘手的并发症[3-12]。口咽部和鼻腔或皮肤之间可形成瘘管，常见发生部位为皮瓣和原有黏膜的间隙。为降低发生瘘的风险，需要从其诱发因素如愈合不良、腔隙关闭不充分等着手。愈合不良可能原因是缺血、感染或愈合环境不适宜（例如浸泡在唾液中或组织床受辐射）。如发生缺血，可将正常、带血管的组织移植到缺损处，并清除所见供血不良的组织。腔隙关闭不充分的原因多为手术计划不周或操作不当。齿龈、颚和口腔后部最易出现关闭不充分的问题。肿瘤侵及口腔、受到辐射或口腔卫生较差者的黏膜较脆弱。正确的处理方法是清除修复区所有脆弱和坏死的组织，确保新移植皮瓣和周围组织愈合良好。

大脑组织-黏膜分离 修复颅底受累的缺损时，须严格封闭，隔离脑组织和黏膜[13]。切除颅底受累的肿瘤时，常留下较大的软组织缺损，必须修复该类缺损，使用肌瓣和筋膜皮瓣，前者用于填塞空缺，后者则用于黏膜重建，避免形成脑脊液漏和造成感染。

显微手术 应保留充足的血管，以便微血管吻合，血管口径越大，成功率越高。颈部血管的解剖结构变异较小，对头皮或眼眶等处的缺损，与这些血管距离较远，此时可采用面部或表浅的颞部血管进行吻合[14]。头颈部修复重建中，一般可找到合适的动脉，但是，却很难找到合适的静脉。肿瘤切除和重建术者应在手术初始便充分沟通，便于找到并保留合适的受区血管。如手术区域有严重瘢痕或曾接受放疗，则应考虑（a）将静脉移植到对侧或（b）使用同侧头静脉。对有瘢痕或辐照损害的区域，使用不理想血管的风险较大，应考虑对侧或同侧头静脉移植；我们发现，血液流出困难的情况下可使用头静脉，可在同侧手臂做多个切口获取一段静脉；该供区的并发

症发病率低、解剖结构稳定、长度合适，使其成为困难时的理想"应急"方案。关于立即使用还是延迟使用动静脉袢，文献对此尚存争议。有文献认为，无需对动静脉袢行分期处理[15]。

皮瓣

本节主要介绍头颈部修复重建的常用皮瓣。这些皮瓣的解剖结构稳定、供区并发症发生率低、血管蒂长，能达诸多头颈部位，使其成为头颈部修复重建的主要皮瓣[16]。

前臂桡侧皮瓣[17, 18] 该皮瓣较薄，蒂长，组织灌注良好，可用于修复小到中等缺损。因其解剖结构稳定，易获取，修复效果也较理想[6, 7, 11, 12, 16, 19-21]。该皮瓣可作为筋膜皮瓣或筋膜下皮瓣。切取时，如附带前臂内侧或外侧皮神经，则可得具有感觉神经的皮瓣，用于恢复上颚等区域的感觉。如取小皮瓣，则可对供区创面行线性缝合；取较大皮瓣时则需植皮。如剥离桡侧腕屈肌腱的腱旁组织，则移植皮肤愈合较困难[21-24]。取皮瓣前须先做艾伦试验，确认掌浅弓的完整性。

股前外侧皮瓣 该皮瓣靠旋股外侧动脉的降支，作为万能皮瓣，可提供大面积的皮肤，用于头颈部大面积缺损的修复重建[16, 25-30]。皮瓣和蒂的解剖结构可靠而稳定。切取皮瓣时可得大量皮肤和皮下脂肪，且供区的并发症发生率极低[31]。有时，血管蒂沿股直肌和股外侧肌间筋膜交界前行。多数情况下，血管蒂在肌肉内走行，因此分离较慢。对体型较大的患者，该皮瓣和头颈部的距离相对较远，再加上其位于身体前面，因此适用于双组医生协作手术。

腹直肌（肌肉或肌皮） 该皮瓣可用于各种解剖位置，在头颈部修复重建中可用来修复皮肤缺损或填充较大空腔（图 2.2～图 2.7）[6, 8, 13, 32]。于下腹部切取该皮瓣，如只需肌肉组织，则可考虑行低位横向切口；如用作皮肤层或内衬，则应同时切取肌肉、皮肤和脂肪组织。皮瓣由腹壁下血管供血，血管蒂长、易分离。根据同时切取的筋膜大小，确定直接修补腹部缺损或是否需借助小网片修复。需注意的是，必须妥善关闭供区，否则可能导致切口疝。只要对侧腹直肌功能完好，腹壁功能和躯干支撑不受影响。如切取位置足够低，则供区瘢痕不明显。

腓骨瓣（骨瓣或骨筋膜皮瓣） 该皮瓣是头颈部修复重建的另一个主要皮瓣，尤其适用于需要骨骼

图 2.2 女，10 岁，右侧
下颌体高分化骨源性肉
瘤，图为患者接受新辅助
化疗和放疗后（a，b）。颌
面部 3D CT 扫描（c，d）可
见肿瘤延伸并累及相邻患
侧颅底

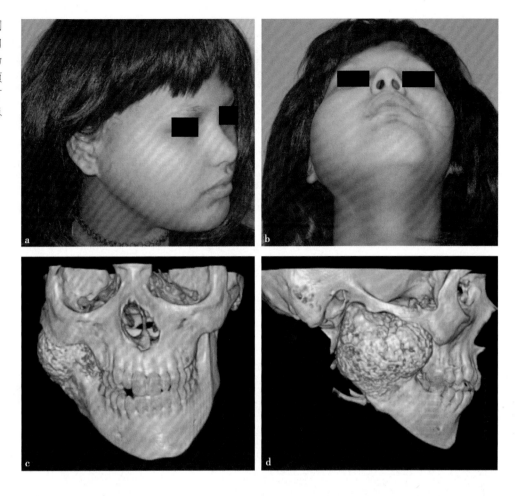

图 2.3 a. 行扩展 Weber-
Ferguson 切口摘除肿瘤后，
软组织和骨缺损在颞下窝
附近形成较大空腔（黑色
细箭所示）。右半下颌体
缺损处置入重建钢板（黑
色粗箭所示）；b. 颅底缺
损处嵌入腹直肌肌瓣（黑
色细箭所示），微血管吻
合完成（黑色粗箭所示）；
c. 修剪后腓骨筋膜皮瓣
固定于下颌骨重建钢板，
术前将钢板按对侧形状弯
曲（黑色细箭所示）。下方
可见皮岛和软组织（黑色
短箭所示）；d. 两个皮瓣
均已置入。皮肤闭合前完
成口腔内衬层的闭合，方
便直视下仔细行两层缝合
（黑色粗箭所示）

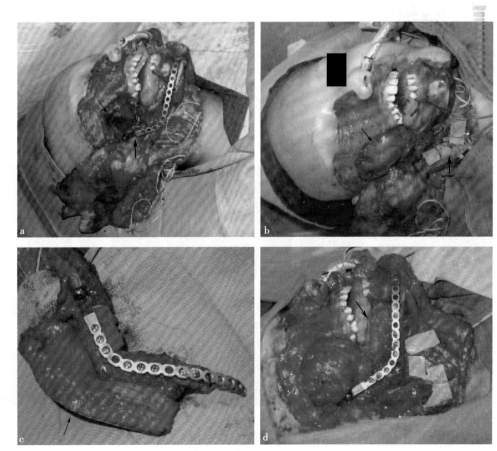

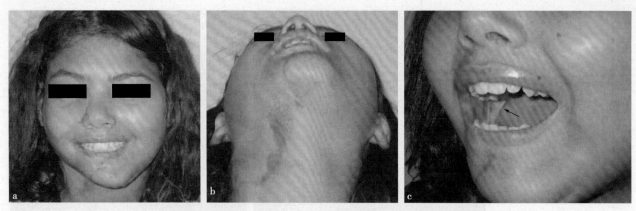

图2.4 术后3年。a. 前后位视图显示，因左右下颌骨体生长差异和右侧软组织缺损致下巴不对称；b. 颏下视图示瘢痕扩大，因原皮瓣缺损，需行局部组织修整；c. 颞下颌关节略僵硬，最大开口距离23mm。皮瓣皮肤部分（黑色细箭头所示）和邻近的粉红色口腔黏膜愈合良好

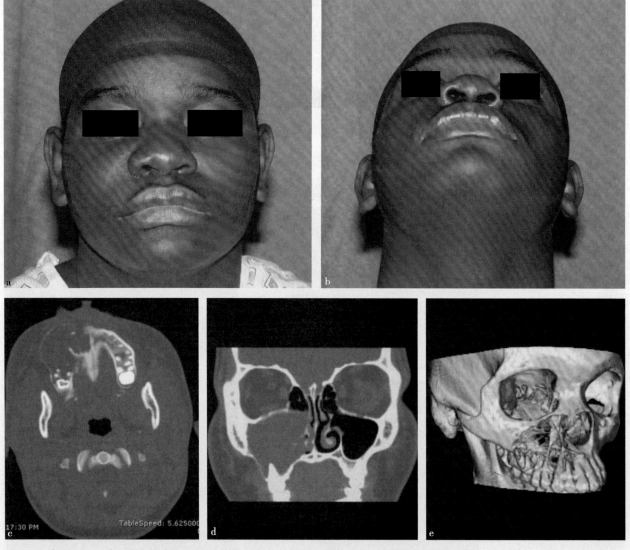

图2.5 患者，男17岁，呈右脸肿胀（a，b）。轴位（c）和冠状位（d）CT示右上颌窦内膨胀性占位。3D CT（e）图像示病变范围，可见下颌骨明显变薄。经齿龈活检显示患者为牙源性黏液瘤

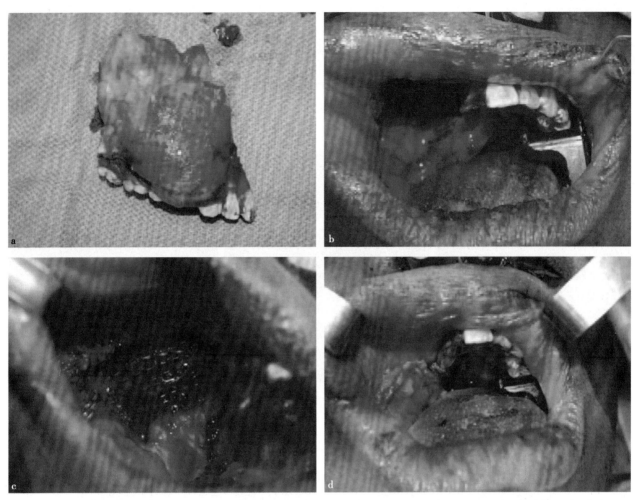

图2.6 a. 经口咽完全切除术取出标本；b. 切除术致巨大缺损，延伸到眶底（包括眶底）；c. 置入钛网板支撑眼球，腹直肌肌皮瓣填充上颌窦并分隔上颌窦、口腔与金属（图上未显示）；d. 闭合后观

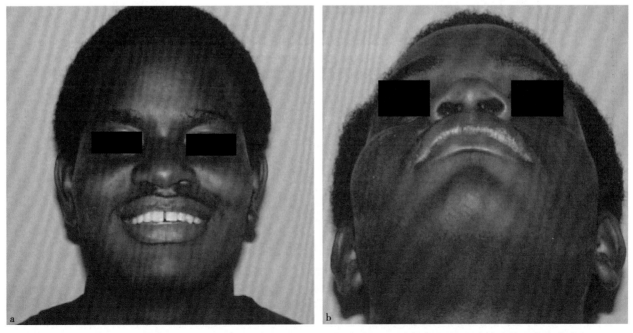

图2.7 术后一年，戴局部义齿（a）。颏下视图（b）示右脸颊稍扁平，眼球轻度下陷，但上述症状没有临床意义

的情况（图 2.8～图 2.10）[3, 6, 16, 33-35]。腓骨瓣由腓骨血管蒂供血。分离腓骨瓣时，须充分了解下肢及其神经血管结构的解剖结构，获取健康腓骨瓣的同时避免损伤正常结构。带骨皮瓣中间有一层将结构隔

开的薄筋膜，再加上筋膜的穿支数量少、口径小，因此分离带骨皮瓣（骨筋膜皮瓣）的操作较麻烦。但是，鉴于筋膜足够长，手术中易于将皮瓣妥善安置在缺损的合适位置。

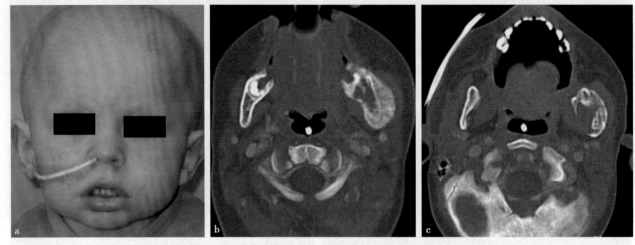

图 2.8   患儿，男性，两岁，左下颌骨尤因肉瘤，图为患儿接受新辅助化疗术后(a)。化疗前(b)和化疗后(c)轴位 CT 可见左下颌体受累。因肿瘤和口腔内衬层相距较近，需对患者实施自体重建，而非使用临时钢板重建

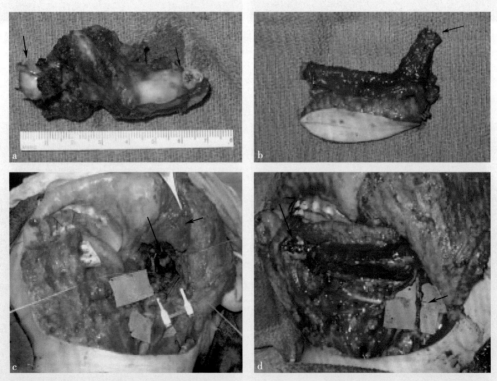

图 2.9   a. 摘除术所得标本，可见髁突（黑色粗箭所示）及口腔内衬和齿列（黑色细箭所示）。b. 切取并修建腓骨筋膜皮瓣；完成新髁突修整，用带血管蒂肌肉和骨膜覆盖，降低关节强直的可能性（黑色箭所示）。截骨部位用可吸收板固定，以利后期撑开。c. 用颊脂肪垫（黑色短箭所示）和可吸收缝线行颞下颌关节重建，固定新髁突。切口深处的关节窝（黑色长箭所示）未受累。d. 嵌入皮瓣，可见左侧接合处远端固定（黑色长箭所示）。图中可见腓动脉及其两静脉与面动脉、面静脉和颈外静脉的微血管吻合（黑色短箭所示）

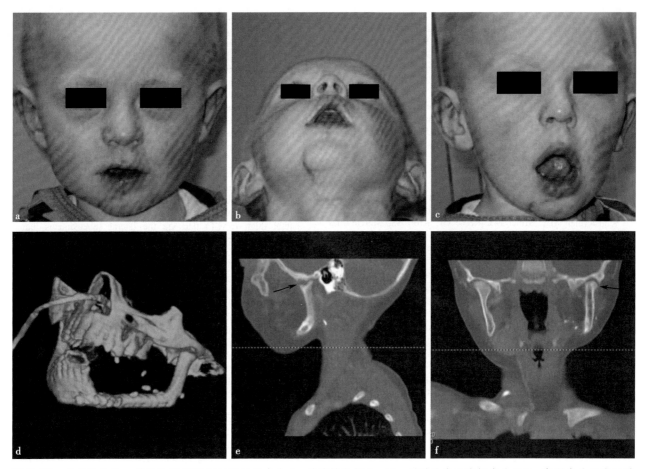

图2.10 术后7个月。前后和额下视图示切口正在愈合,对称性良好(a,b)。通过检查及询问患儿父母,发现患儿无张口受限(c)。下颌骨术后3D-CT(d)。矢状位(e)和冠状位(f)CT示,重建后髁突和关节窝的相对位置合理,关节间隙大小适宜(黑色长箭所示)

总结

重建手术是儿童头颈部肿瘤治疗不可或缺的一部分。为了提高治愈率,重建外科医生在治疗之初便参与进来,有利于多学科综合治疗,同时也使重建治疗成为长期治疗计划的一部分。肿瘤切除医生可详细描述重建的解剖要求,确定辅助疗法的时机。重建外科医生可在术前会诊获得大量患者信息(如合并症、可选供区、家庭支持等),有助于选出最合适的重建类型。术者和麻醉医生的术中协作也至关重要,此外,还需进一步确定患者的体位、导管类型和位置及是否同时行切除和重建术。修补皮瓣虽然有诸多局部、区域和远端皮瓣供选择,但最常用的还是上述这些皮瓣。另外,还应注意易修补的缝合,如口腔、窦或颅骨等。儿童患者的重建过程不因患者出院而结束,而是常持续多年。随患儿年龄的增长,常因生长和时间影响需要修正重建部位,因此,在首次就诊时向患者父母说明这一点尤其重要。虽治愈肿瘤是治疗的首要目标,但也应注意精心计划和重建手术的设计,提高患者的生活质量。

张 雷 李晓丹 译
郭传瑔 校

参考文献

1. Markowitz BL, Calcaterra TC. Preoperative assessment and surgical planning for patients undergoing immediate composite reconstruction of oromandibular defects. Clin Plast Surg. 1994; Jan;21(1):9–14.
2. Duncan MJ, Manktelow RT, Zuker RM, Rosen IB. Mandibular reconstruction in the radiated patient: the role of osteocutaneous free tissue transfers. Plast Reconstr Surg. 1985 Dec;76(6):829–40.
3. Cordeiro PG, Disa JJ, Hidalgo DA, Hu QY. Reconstruction of the mandible with osseous free flaps: a 10-year experience with 150 consecutive patients. Plast Reconstr Surg. 1999 Oct;104(5):1314–20.
4. Cordeiro PG, Hidalgo DA. Soft tissue coverage of mandibular reconstruction plates. Head Neck. 1994 Mar–Apr;16(2):112–5.
5. David DJ, Tan E, Katsaros J, Sheen R. Mandibular reconstruction with vascularized iliac crest: a 10-year experience. Plast Reconstr Surg. 1988 Nov;82(5):792–803.

6. Hidalgo DA, Disa JJ, Cordeiro PG, Hu QY. A review of 716 consecutive free flaps for oncologic surgical defects: refinement in donor-site selection and technique. Plast Reconstr Surg. 1998 Sep;102(3):722–32 (discussion 733–24).

7. Hidalgo DA, Pusic AL. Free-flap mandibular reconstruction: a 10-year follow-up study. Plast Reconstr Surg. 2002 Aug;110(2):438–49 (discussion 450–31).

8. Kroll SS, Baldwin BJ. Head and neck reconstruction with the rectus abdominis free flap. Clin Plast Surg. 1994 Jan;21(1):97–105.

9. Kroll SS, Goepfert H, Jones M, Guillamondegui O, Schusterman M. Analysis of complications in 168 pectoralis major myocutaneous flaps used for head and neck reconstruction. Ann Plast Surg. 1990 Aug;25(2):93–7.

10. Panje W. Immediate reconstruction of the oral cavity. In: Thawley S, Panje W, editors. Comprehensive management of head and neck tumors. Vol I. Philadelphia: Saunders; 1987. p. 563.

11. Schusterman MA, Miller MJ, Reece GP, Kroll SS, Marchi M, Goepfert H. A single center's experience with 308 free flaps for repair of head and neck cancer defects. Plast Reconstr Surg. 1994 Mar;93(3):472–8 (discussion 479–80).

12. Urken ML, Weinberg H, Buchbinder D, et al. Microvascular free flaps in head and neck reconstruction. Report of 200 cases and review of complications. Arch Otolaryngol Head Neck Surg. 1994 Jun;120(6):633–40.

13. Carty MJ, Ferraro N, Upton J. Reconstruction of pediatric cranial base defects: a review of a single microsurgeon's 30-year experience. J Craniofac Surg. 2009 Mar;20(Suppl 1):639–45.

14. Hansen SL, Foster RD, Dosanjh AS, Mathes SJ, Hoffman WY, Leon P. Superficial temporal artery and vein as recipient vessels for facial and scalp microsurgical reconstruction. Plast Reconstr Surg. 2007 Dec;120(7):1879–84.

15. Oswald TM, Stover SA, Gerzenstein J, et al. Immediate and delayed use of arteriovenous fistulae in microsurgical flap procedures: a clinical series and review of published cases. Ann Plast Surg. 2007 Jan;58(1):61–3.

16. Lutz BS, Wei FC. Microsurgical workhorse flaps in head and neck reconstruction. Clin Plast Surg. 2005 Jul;32(3):421–30, vii.

17. Song R, Gao Y, Song Y, Yu Y. The forearm flap. Clin Plast Surg. 1982 Jan;9(1):21–6.

18. Yang G, Gao Y, Chan B. Forearm free skin transplantation. Nat Med J China. 1981;61:139.

19. Soutar DS, Scheker LR, Tanner NS, McGregor IA. The radial forearm flap: a versatile method for intra-oral reconstruction. Br J Plast Surg. 1983 Jan;36(1):1–8.

20. Urken ML, Weinberg H, Vickery C, Biller HF. The neurofasciocutaneous radial forearm flap in head and neck reconstruction: a preliminary report. Laryngoscope. 1990 Feb;100(2 Pt 1):161–73.

21. Evans GR, Schusterman MA, Kroll SS, et al. The radial forearm free flap for head and neck reconstruction: a review. Am J Surg. 1994 Nov;168(5):446–50.

22. Bardsley AF, Soutar DS, Elliot D, Batchelor AG. Reducing morbidity in the radial forearm flap donor site. Plast Reconstr Surg. 1990 Aug;86(2):287–92 (discussion 293–84).

23. Chang SC, Miller G, Halbert CF, Yang KH, Chao WC, Wei FC. Limiting donor site morbidity by suprafascial dissection of the radial forearm flap. Microsurgery. 1996;17(3):136–40.

24. Lutz BS, Wei FC, Chang SC, Yang KH, Chen IH. Donor site morbidity after suprafascial elevation of the radial forearm flap: a prospective study in 95 consecutive cases. Plast Reconstr Surg. 1999 Jan;103(1):132–7.

25. Ali RS, Bluebond-Langner R, Rodriguez ED, Cheng MH. The versatility of the anterolateral thigh flap. Plast Reconstr Surg. 2009 Dec;124(6 Suppl):e395–407.

26. Kua EH, Wong CH, Ng SW, Tan KC. The island pedicled anterolateral thigh (pALT) flap via the lateral subcutaneous tunnel for recurrent ischial ulcers. J Plast Reconstr Aesthet Surg. 2011 Jan;64(1):e21–3.

27. Kuo YR, Yeh MC, Shih HS, et al. Versatility of the anterolateral thigh flap with vascularized fascia lata for reconstruction of complex soft-tissue defects: clinical experience and functional assessment of the donor site. Plast Reconstr Surg. 2009 Jul;124(1):171–80.

28. Moiyadi AV, Ghazwan QA, Pai PS, Kelkar G, Nair D, Yadav PS. Free anterolateral thigh flap for reconstruction of complex craniofacial defects after resection of tumors of the fronto-orbitomaxillary complex. J Craniofac Surg. 2012 May 4;12(14):2378–90.

29. Park CW, Miles BA. The expanding role of the anterolateral thigh free flap in head and neck reconstruction. Curr Opin Otolaryngol Head Neck Surg. 2011 Aug;19(4):263–8.

30. Wong CH, Wei FC. Anterolateral thigh flap. Head Neck. 2010 Apr;32(4):529–40.

31. Casey WJ 3rd, Rebecca AM, Smith AA, Craft RO, Hayden RE, Buchel EW. Vastus lateralis motor nerve can adversely affect anterolateral thigh flap harvest. Plast Reconstr Surg. 2007 Jul;120(1):196–201.

32. Kroll SS, Reece GP, Miller MJ, Schusterman MA. Comparison of the rectus abdominis free flap with the pectoralis major myocutaneous flap for reconstructions in the head and neck. Am J Surg. 1992 Dec;164(6):615–8.

33. Anthony JP, Ritter EF, Young DM, Singer MI. Enhancing fibula free flap skin island reliability and versatility for mandibular reconstruction. Ann Plast Surg. 1993 Aug;31(2):106–11.

34. Hidalgo DA. Fibula free flap: a new method of mandible reconstruction. Plast Reconstr Surg. 1989 Jul;84(1):71–9.

35. Hidalgo DA. Fibula free flap mandibular reconstruction. Clin Plast Surg. 1994 Jan;21(1):25–35.

化　疗

Carlos Rodriguez-Galindo

概述

儿童头颈肿瘤的治疗需要多学科综合治疗,包括外科、放疗科、肿瘤内科及护理支持。对良性和恶性度低的肿瘤,一般选择手术治疗达到局部控制,保守治疗能够降低损伤、保护功能,是治疗的基础。恶性程度高的肿瘤需采用更积极的治疗方法,以确保局部完全控制;而且,目前认为大多数儿童肿瘤患者确诊时已发生微小转移。因此,化疗对于儿童头颈肿瘤的治疗是至关重要的。

化疗原则

虽然在分子靶向药物的研究方面取得进展,但多数儿科癌症的标准治疗仍以传统的非选择性药物为主。在儿科肿瘤治疗的早期,人们已认识到,多种药物联合治疗的效果优于单一药物。化疗药物联合治疗可产生累加(疗效相加)或协同(强于各成分单纯累加)效应,实现最大协同效应和最小毒性的联合用药是极为必要的。多数癌症的标准疗法中包括多种药物,并使用药物的最大耐受剂量进行治疗。标准疗法依据多年临床试验结果确定其药物组合、剂量和给药时间。对多数儿童恶性肿瘤而言,可据其生物学、病理学和临床特征进行危险度分级,然后根据其危险程度确定选择的药物、剂量及疗程[1]。

根据实施化疗与局部病灶控制的时间关系,化疗可分为以下三类(表3.1):

a. 新辅助化疗:指确诊后、局部病灶控制前进行的化疗,适用于不宜手术切除或必须实施致残或致畸根治性手术才能完全控制的患者。对于头颈部恶性肿瘤而言,这种情况较常见,肿瘤解剖位置常限制手术实施,而化疗有助于肿瘤切

表 3.1　儿童头颈部肿瘤及化疗方式

化疗方式		
新辅助化疗	同步放化疗	辅助化疗
神经母细胞瘤	鼻咽癌	神经母细胞瘤
横纹肌肉瘤	尤因肉瘤	横纹肌肉瘤
软组织肉瘤	软组织肉瘤	软组织肉瘤
骨肉瘤	横纹肌肉瘤	尤因肉瘤
尤因肉瘤		视网膜母细胞瘤
鼻咽癌		黑色素瘤
视网膜母细胞瘤		

除和减少副作用。多数儿童恶性肿瘤对化疗敏感,患者化疗效果反应好,从而达到更好的局部控制。

b. 同步放化疗:同时实施化疗和放疗,产生协同效应并提高局部控制率;某些情况下还有利于开展二次探查手术。头颈部放化疗对口咽部黏膜有明显毒性,因此需对同时接受放化疗的患者密切监控,并给予最佳的支持治疗。

c. 辅助化疗:指局部控制(手术、放疗或两者皆有)后进行化疗,主要用于控制全身系统性疾病。对于近期完成放疗的患者,辅助化疗可致黏膜炎复发,尤其是使用阿霉素时。

化疗药物的类型

根据作用机制,标准化疗药物可分为四大类:抗代谢药、烷化剂、拓扑异构酶抑制剂和微管蛋白结合类药物。此外,癌症生物学的研究进展也有利于新药研发,如单克隆抗体、促分化药和酪氨酸激酶抑制剂等(表3.2)[1]。

多数化疗药物通过在不同水平上干预 DNA 和 RNA 的合成或功能发挥作用:

a. 抗代谢药：指核苷前体类似物或叶酸，通过清除前体或与 DNA 或 RNA 结合发挥作用。这类药物仅在细胞周期 S 期发挥抑制作用，因此，为获得最佳疗效，治疗时须持续输注（如甲氨蝶呤治疗急性白血病和淋巴瘤或骨肉瘤，或 5- 氟尿嘧啶治疗鼻咽癌）或每日长期给药（如阿糖胞苷或 5- 巯嘌呤治疗急性白血病）。

b. 烷化剂：此类药物可在核酸碱基间形成共价键，使 DNA 双链交联，从而破坏 DNA。与抗代谢药不同，烷化剂对细胞周期的依赖性较小，其疗效对给药时间的依赖性不高。儿童头颈部肿瘤中，最常用的烷化剂包括氮芥类环磷酰胺和异环磷酰胺（多用于肉瘤），最常用的铂类药物是顺铂和卡铂（多用于神经母细胞瘤和视网膜母细胞瘤等胚胎型肿瘤）。

c. 拓扑异构酶抑制剂：拓扑异构酶是 DNA 拓扑学中的关键酶，可促使 DNA 单链结合（拓扑异构酶Ⅰ）或双链（拓扑异构酶Ⅱ）断开，促进解螺旋和重组。这些酶抑制剂可使 DNA 断裂。最常用的拓扑异构酶Ⅰ抑制剂是拓扑替康和伊立替康，此类药物连续 5 天以上给药可达最佳效果。拓扑替康是高危神经母细胞瘤的一线治疗药物，伊立替康则多用于高危或复发尤因肉瘤和横纹肌肉瘤。拓扑异构酶Ⅱ抑制剂是一大类，包括阿霉素、博来霉素、更生霉素等抗肿瘤抗生素和依托泊苷等表鬼臼毒素。这类药物适用于所有儿童恶性肿瘤。

d. 微管蛋白结合类：微管蛋白作为微管前体，是形成有丝分裂纺锤体的关键高活性蛋白质。它们还参与细胞内的细胞器移动并可影响细胞的支撑和形状。长春花碱类（长春新碱、长春碱、长春瑞滨）可阻滞微管聚合，从而抑制微管蛋白；这类药物常与烷化剂联合应用于儿童癌症。紫杉烷（紫杉醇和多西他赛）可抑制微管解聚，尽管紫杉醇和多西他赛分别作为生殖细胞瘤和鼻咽癌的二线治疗药物，但是紫杉烷在儿童癌症中应用较少。

e. 单克隆抗体：作为新兴药物，单克隆抗体在一些儿童恶性肿瘤治疗中的作用越来越重要。其原理是识别恶性肿瘤细胞表面的选择性抗原，作为抗体治疗靶标。目前认为可能和儿童头颈部恶性肿瘤相关的单克隆抗体有三种，分别为：抗 GD2 抗体、抗 IGF1R 抗体和抗 CTLA4 抗体。单克隆抗体可以结合在神经母细胞瘤中表达的肿

表3.2　儿科肿瘤中使用的抗癌药物

类型	药物
抗代谢药	**叶酸拮抗剂**
	甲氨蝶呤
	嘌呤类似物
	6- 巯嘌呤
	硫鸟嘌呤
	氟达拉滨
	嘧啶类似物
	阿糖胞苷
	5- 氟尿嘧啶
烷化剂	**氮芥类**
	美法仑
	环磷酰胺
	异环磷酰胺
	铂类
	顺铂
	卡铂
	白消安
	替莫唑胺
	甲基苄肼
	达卡巴嗪
拓扑异构酶抑制剂	**拓扑异构酶Ⅰ抑制剂**
	拓扑替康
	伊立替康
	拓扑异构酶Ⅱ抑制剂
	多柔比星
	柔红霉素
	伊达比星
	米托蒽醌
	博莱霉素
	更生霉素
微管蛋白结合类	**长春花碱类**
	长春新碱
	长春碱
	长春瑞滨
	紫杉烷类
	紫杉醇
	多西他赛
其他	泼尼松
	地塞米松
	门冬酰胺酶
单克隆抗体	抗 GD-2 抗体
	抗 IGF-1R 抗体
	抗 CTLA-4 抗体
促分化药物	全反式维 A 酸
	顺维 A 酸
酪氨酸激酶抑制剂	伊马替尼
	舒尼替尼
	索拉非尼
	克唑替尼

瘤相关的二唾液酸神经节苷脂 GD2，提高高危神经母细胞瘤患者的生存率，目前该药物已成为高危神经母细胞瘤的一线治疗药物 [2]。抗 IGF1R 单克隆抗体对复发尤因肉瘤有效，目前正评估其作为一线治疗药物与标准化疗药物联合治疗高危尤因肉瘤和横纹肌肉瘤患者的效果 [3]。易普利姆玛是一种抗细胞毒性 T 淋巴细胞相关抗原 -4（T-lymphocyte-associated antigen 4，CTLA4）抗体，可延长晚期黑色素瘤患者的生存期 [4]，目前研究者正研究其对儿童黑色素瘤的治疗作用。

f. 分子靶向药物：随着对癌症生物学的不断深入理解，研究者不断研制出抑制或激活特定通路的新型选择性药物。和儿童头颈肿瘤相关且报道有确切疗效的药物包括克唑替尼（间变性大细胞淋巴瘤、神经母细胞瘤和炎性肌成纤维母细胞瘤）[5]，索拉非尼（甲状腺癌）[6]，威罗菲尼（恶性黑色素瘤和甲状腺癌）[7] 等激酶抑制剂及顺式维 A 酸（神经母细胞瘤）等促分化药物 [2]。

化疗药物的药代动力学

抗肿瘤药物的用药剂量，给药时间和给药途径取决于药物的药代动力学特征，包括药物吸收、分布、代谢和排泄 [1]。

a. 吸收：很少有儿童抗肿瘤药是经口服的；但口服给药是急性淋巴细胞性白血病（acute lymphoblastic leukemia，ALL）的主要方式，其中口服给予甲氨蝶呤和 6- 巯嘌呤是主要的维持治疗方式。药物吸收的局限性包括：胃肠道内降解、无法穿过黏膜、肠上皮或肝脏内代谢。

b. 分布：药物一旦通过静脉注射进入全身循环系统，即被转运并分布到组织液和细胞内液，包括肿瘤。各器官和组织的药物分布不同，这主要取决于血管的通透性、局部和全身血流量、血浆蛋白质结合率、药物与组织结合的能力以及脂溶性。

c. 代谢：药物代谢指通过特定酶系对抗肿瘤药物进行生物化学修饰。代谢是决定抗癌药物药代动力学变化的最重要因素；易受体内药物代谢酶水平和活性变化及与其他药物的相互作用的影响。药物代谢酶可分成两大类；Ⅰ 相反应常通过氧化、水解、还原或去甲基化反应，在药物分子中引入官能团或使药物分子暴露出官能团，降低药物活性；但也有一些药物可通过 Ⅰ 相反应活化，如环磷酰胺和异环磷酰胺。CYP（细胞色素 P450）超家族可催化许多药物的氧化和去甲基化反应；具有广泛和交叉的底物特异性；因 CYP 基因的多态性，不同患者的药物代谢差异显著。CYP 酶易被其他药物抑制或诱导，引起药物间的相互作用，从而影响抗癌药物的疗效 [8]。Ⅱ 相结合反应指将轭合物（如葡萄糖醛酸或谷胱甘肽等）和药物共价结合；结合后的药物具有强极性，很快被排出体外。

d. 消除：抗癌药物经肾脏或胆道排泄，也可经生物转化或自发分解生成无活性的代谢产物。全身的药物及其代谢产物的全身暴露量取决于清除速率。肝功能或肾功能改变（儿童癌症患者常见）可能严重影响药物清除率。儿童头颈部肿瘤常用药物的清除途径见表 3.3。

化疗药物的毒性

活跃的正常分裂细胞易受抗癌药物的影响；这些影响可以是急性和可逆的或迟发（长期）、不可逆转的。

a. 急性毒性：多数药物可产生共同的急性副作用，多为可逆的，如恶心呕吐、黏膜炎、脱发和骨髓

表 3.3　儿童头颈部肿瘤治疗中常用抗肿瘤药物的清除方式

药物	清除方式
抗代谢药	
甲氨蝶呤	肾脏排泄
6- 巯嘌呤	肝脏生物转化
5- 氟尿嘧啶	生物转化
烷化剂	
环磷酰胺和异环磷酰胺	肝脏生物转化
顺铂	肾排泄、分解
卡铂	肾排泄、分解
拓扑异构酶抑制剂	
蒽环类药物	肝脏生物转化、胆道排泄
更生霉素	肾脏和胆道排泄
依托泊苷	生物转化、肾脏排泄
拓扑替康	肾脏排泄
伊立替康	生物转化、胆道排泄
微管蛋白结合类	
长春花碱类	肝脏生物转化、胆道排泄
紫杉烷类	肝脏生物转化

抑制。但是，也有一些药物可引起器官和组织特异性副作用（表3.4）。骨髓抑制十分常见，可以导致三系细胞减少。虽然输血制品可缓解贫血和血小板减少，但是一般不输白细胞，患者必须忍受不同时期严重的中性粒细胞减少症。非格司亭（粒细胞集落刺激因子，granulocyte-colony-stimulating factor，G-CSF）等生长因子可刺激骨髓祖细胞增殖，从而缩短中性粒细胞减少症的病程。化疗后24～72小时开始给予粒细胞集落刺激因子，一天一次，直至中性粒细胞减少症好转。也可用聚乙二醇化粒细胞集落刺激因子，单次给药即可。出血性膀胱炎是因尿路上皮暴露于环磷酰胺和异环磷酰胺的活性代谢产物所致。为避免发生出血性膀胱炎，可以积极补水和利尿，稀释毒性代谢产物，降低其与膀胱壁的接触时间，也可在化疗期间同时使用美司那，可迅速灭活尿液中的代谢产物。某些药物可引起肾毒性，因此需密切监测化疗患者的肾功能和电解质平衡。异环磷酰胺可引起类似于范可尼综合征的近端肾小管病。顺铂可致肾小球滤过率和肾小管功能发生明显改变；积极的高渗盐水化和甘露醇渗透性利尿有助于预防顺铂所致的严重肾功能不全。治疗急性淋巴细胞性白血病或骨肉瘤时使用高剂量甲氨蝶呤，可引起甲氨蝶呤及其代谢物在酸性尿中沉淀，致肾毒性。因此，使用甲氨蝶呤时需积极水化和碱化治疗。众所周知，阿霉素和其他蒽环类药物可致心脏毒性。急性心脏毒性的表现可能以传导异常的形式发生，常表现为迟发性心肌病；此类药物可引起长期累积毒性，与右丙亚胺合用可减轻心脏毒性。多种头颈部癌症的治疗药物可致神经毒性；周围神经病变是长春花碱类药物的常见副作用；临床表现为深部腱反射消失、神经痛、足下垂、重度便秘或声带功能障碍。顺铂也可致周围神经病变，多表现为对称性感觉异常。高剂量甲氨蝶呤可致神经毒性，常为急性，表现为嗜睡、定向障碍或癫痫发作，或亚急性表现为一过性卒中样综合征。

b. 长期毒性：不幸的是，抗肿瘤药物可致多种长期不良反应。化疗合并头颈部放疗可增加某些长期毒性的风险，常见的长期毒性包括心脏毒性（蒽环类药物）、听力丧失（顺铂）、性腺毒性（烷化剂）、神经毒性（甲氨蝶呤、长春花碱类）、肾毒性（异环磷酰胺和顺铂）以及继发恶性肿瘤（烷化剂和拓扑异构酶Ⅱ抑制剂）。因此，儿童癌症幸存者在专门的生存项目中接受全面的多学科护理十分重要[9]。

儿童头颈部肿瘤治疗中的常用抗癌药物概览

长春新碱

标准剂量	12个月以下患儿：0.05mg/kg静脉输注；12个月以上患儿：1.5mg/m² 静脉输注，第一天（最大剂量2mg）
禁忌证	对长春新碱或其任何成分过敏；脱髓鞘型腓骨肌萎缩症患者
主要药物相互作用	细胞色素P450同工酶CYP3A3/4和CYP3A5-7底物；同工酶CYP2D6抑制剂。同时使用伊曲康唑可致神经肌肉副作用加重；伏立康唑可提高长春新碱的血浆浓度。
主要副作用	剂量限制性神经毒性。表现为便秘和（或）麻痹性肠梗阻、上睑下垂、声带麻痹、下颌疼痛、腹痛、周围神经病变、深部腱反射消失和"足下垂"。
特殊注意事项	长春新碱是一种起疱剂，如果外渗，可致严重组织损伤。
适应证	神经母细胞瘤、视网膜母细胞瘤、横纹肌肉瘤、尤因肉瘤、恶性血液病

卡铂

标准剂量	常用剂量560mg/m² 静脉输注，第

表3.4　儿童头颈部肿瘤治疗中常用抗癌药物特异的器官和组织副作用

毒性	药物
耳毒性	顺铂
黏膜炎	蒽环类药物、5-氟尿嘧啶
心脏毒性	蒽环类药物
肝脏毒性	甲氨蝶呤
肾毒性	顺铂、异环磷酰胺
出血性膀胱炎	环磷酰胺、异环磷酰胺
神经毒性	甲氨蝶呤、长春花碱类、顺铂

	1天(12个月以下患儿,18.6mg/kg)	特殊注意事项	依托泊苷与继发性白血病的发生相关
禁忌证	对卡铂或顺铂过敏		
主要药物相互作用	氨基糖苷类(增加耳毒性和肾毒性);肾毒性药物(增加肾毒性);降低苯妥英钠的血清浓度	适应证	视网膜母细胞瘤、神经母细胞瘤、横纹肌肉瘤、尤因肉瘤、生殖细胞瘤、骨肉瘤
主要副作用	骨髓抑制伴血小板明显减少。中度恶心呕吐、耳毒性、周围神经病变,可逆的肾毒性也比较常见	**阿霉素**	
		标准剂量	常用剂量为45~60mg/m²(12月以下患儿1.5~2mg/kg)。阿霉素可以采用静推、短期输注或24~48小时连续输注给药
特殊注意事项	如肾功能降低,可根据清除率调整剂量,AUC曲线下面积为6~8	禁忌证	对阿霉素或其任何成分过敏;严重充血性心力衰竭或心肌病;已输注550mg/m²阿霉素或阿霉素使用量已达到400mg/m²,或同时用蒽环类药物、环磷酰胺或心脏部位辐照治疗的患者
适应证	视网膜母细胞瘤、神经母细胞瘤、生殖细胞瘤		
顺铂			
标准剂量	常用剂量20~60mg/(m²·d),共2~5天,根据疾病情况和化疗方案确定		
禁忌证	对顺铂或含铂化合物过敏;有肾或听力损害者	主要药物相互作用	细胞色素P450同工酶CYP3A3/4底物;同工酶CYP2D6抑制剂。阿霉素会降低卡马西平、地高辛和苯妥英钠水平;苯巴比妥会提高阿霉素的清除
主要药物相互作用	卡铂化疗时可致血浆抗惊厥剂浓度低于治疗剂量		
主要副作用	严重恶心呕吐,常迟发性起病。骨髓抑制伴明显血小板减少,听力损失(高频),肾毒性,周围神经病变	主要副作用	骨髓抑制和心脏毒性。急性毒性会表现为心律失常、心传导阻滞或心包炎,有可能是致命的。慢性心脏毒性与总累积剂量有关,主要表现为心力衰竭。一般来说,终生总剂量不应超过450~550mg/m²
特殊注意事项	建议在治疗前和治疗过程中监测肾小球滤过率。治疗过程中和治疗后,经常做听力评估		
		特殊注意事项	如外渗,可致严重组织损伤和坏死。可发生严重的放射治疗回忆反应。每次输注阿霉素前使用右丙亚胺可降低心脏毒性
适应证	转移性视网膜母细胞瘤、神经母细胞瘤、骨肉瘤、鼻咽癌		
依托泊苷(VP-16)			
标准剂量	常用剂量为100mg/(m²·d)(12个月以下患儿3.3mg/(kg·d))静脉输注,共3~5天	适应证	神经母细胞瘤、骨肉瘤、尤因肉瘤、软组织肉瘤、恶性血液病
		环磷酰胺和异环磷酰胺	
禁忌证	对依托泊苷或者它的任何成分过敏;怀孕	标准剂量	环磷酰胺的常用剂量是单次给药1.2g/m²,或分次给药250~500mg/(m²·d),共5天。异环磷酰胺的常用剂量是1.8g/(m²·d),共5天
主要药物相互作用	细胞色素P450同工酶CYP3A3/4底物。环孢菌素可能会增加血浆依托泊苷水平		
主要副作用	骨髓抑制。快速输注时可发生高血压。依托泊苷注射剂含苯甲醇时,可引起易感患者过敏反应	禁忌证	对环磷酰胺或异环磷酰胺,或它们的任何成分过敏
		主要药物相互作用	细胞色素P450同工酶CYP2B6、CYP2D6和CYP3A3/4底物

别嘌呤醇（增加骨髓毒性）；苯巴比妥、苯妥英钠和水合氯醛可能会促进环磷酰胺和异环磷酰胺转化为活性代谢产物。吩噻嗪类和丙咪嗪会抑制环磷酰胺的代谢；环磷酰胺会延长琥珀胆碱的神经肌肉阻滞作用

主要副作用	骨髓抑制和心脏毒性。可能发生出血性膀胱炎，需要暂停治疗
特殊注意事项	建议大剂量水化并使用美司钠，以预防出血性膀胱炎
适应证	神经母细胞瘤、骨肉瘤、尤因肉瘤、横纹肌肉瘤、软组织肉瘤、恶性血液病

甲氨蝶呤

标准剂量	用于恶性血液病治疗时，常用剂量为 $1\sim3g/m^2$，输注 24 小时；用于骨肉瘤治疗时，剂量为 $12g/m^2$，输注 4 小时
禁忌证	严重肝脏和肾脏功能障碍。甲氨蝶呤过敏
主要药物相互作用	输注大剂量甲氨蝶呤之前或期间，不得使用非甾类抗炎药，否则会影响肾清除率。甲氨蝶呤与血清白蛋白部分结合，若被水杨酸、苯妥英钠和磺胺类药物置换，毒性就会增强。丙磺舒会损害肾小管的转运功能青霉素会降低甲氨蝶呤的肾清除率。含叶酸或其衍生物的维生素制剂会降低甲氨蝶呤的效果。酞司普林片/磺胺甲噁唑可通过减少肾小管分泌和抗叶酸作用加重骨髓抑制
主要副作用	肾毒性、肝脏毒性。急性和亚急性（卒中样）脑炎
特殊注意事项	大剂量甲氨蝶呤化疗时，需要密切监测甲氨蝶呤的清除率，积极水化和碱化，使用亚叶酸解救。有（腹腔、胸腔、硬膜下）积液的患者的药物清除会有延迟
适应证	骨肉瘤、恶性血液病

伊立替康

标准剂量	伊立替康应分次给药。最常用

的剂量是 $50mg/(m^2\cdot d)$ 静脉输注，共 5 天。或者，$20mg/(m^2\cdot d)$ 共 5 天，连续两周

禁忌证	对伊立替康或辅料过敏
主要药物相互作用	伊立替康是 CYP3A4 底物。用伊立替康治疗前至少 2 周内不能使用 CYP3A4 强诱导剂、至少 1 周内应停止使用 CYP3A4 强抑制剂
主要副作用	骨髓抑制通常为轻度。主要副作用是腹泻，由于胆碱能反应，可表现为早期、一过性腹泻，或者更常见的是在给药超过 24 小时以后发生迟发性腹泻
特殊注意事项	早发腹泻可用阿托品皮下注射来治疗和预防。迟发腹泻可采用选择性肠道抗感染预防，通常使用头孢克肟或头孢泊肟，从化疗周期开始前 2～5 天一直持续到最后一剂伊立替康输注结束后 1～2 天
适应证	横纹肌肉瘤、尤因肉瘤

拓扑替康

标准剂量	分次给药，常用剂量为 $0.75\sim1.5mg/(m^2\cdot d)$ 静脉给药，共 5 天。
禁忌证	对拓扑替康过敏。严重肾功能不全。
主要药物相互作用	无 P450 酶相关的药物相互作用
主要副作用	中到重度骨髓抑制比较多见。皮疹和发热也很常见
特殊注意事项	对于肾功能不全患者，采用靶向全身暴露法给药，这种方法需要药代动力学评估。在随后的给药中，皮疹并非禁忌证
适应证	神经母细胞瘤、尤因肉瘤

5- 氟尿嘧啶

标准剂量	治疗鼻咽癌时，常用剂量为 $1g/(m^2\cdot d)$ 持续静脉输注，共 4～5 天。
禁忌证	对 5- 氟尿嘧啶过敏
主要药物相互作用	亚叶酸钙会增强氟尿嘧啶的毒性
主要副作用	中度骨髓抑制、黏膜炎和腹泻，光敏感，急性小脑综合征
特殊注意事项	5- 氟尿嘧啶通常在鼻咽癌的新

辅助化疗（诱导）期使用。与放
疗同时使用会导致严重的黏膜炎

适应证　　　　　鼻咽癌

李斯慧　宋贝贝 译

马晓莉 校

参考文献

1. Widemann BC, Adamson PC. Fundamentals of cancer chemotherapy. In: Carroll WL, Finlay JL, editors. Cancer in children and adolescents. Boston: Jones and Bartlett; 2010. pp. 95–112.

2. Yu AL, Gilman AL, Ozkaynak MF, et al. Anti-GD2 antibody with GM-CSF, interleukin-2, and isotretinoin for neuroblastoma. N Engl J Med. 2010;363:1324–34.

3. Pappo AS, Patel SR, Crowley J, et al. R1507, a monoclonal antibody to the insulin-like growth factor 1 receptor, in patients with recurrent or refractory Ewing sarcoma family of tumors: results of a phase II sarcoma alliance for research through collaboration study. J Clin Oncol. 2011;29:4541–7.

4. Hodi FS, O'Day SJ, McDermott DF, et al. Improved survival with ipilimumab in patients with metastatic melanoma. N Engl J Med. 2010;363:711–23.

5. Carpenter EL, Mosse YP. Targeting ALK in neuroblastoma-preclinical and clinical advancements. Nat Rev Clin Oncol. 2012;9:391–9.

6. Gild ML, Bullock M, Robinson BG, Clifton-Bligh R. Multikinase inhibitors: a new option for the treatment of thyroid cancer. Nat Rev Endocrinol. 2011;7:617–24.

7. Bollag G, Tsai J, Zhang J, et al. Vemurafenib: the first drug approved for BRAF-mutant cancer. Nat Rev Drug Discov. 2012;11:873–86.

8. Haidar C, Jeha S. Drug interactions in childhood cancer. Lancet Oncol. 2011;12:92–9.

9. Kremer LCM, Mulder RL, Oeffinger KC, et al. A worldwide collaboration to harmonize guidelines for the long-term follow-up of childhood and young adult cancer survivors: a report from the international late effects of Childhood Cancer Guideline Harmonization Group. Pediatr Blood Cancer. 2013;60:543–9.

4 放 射 治 疗

Karen J. Marcus

放射治疗（radiation therapy）是指利用电离辐射杀伤肿瘤细胞的治疗方法。放射肿瘤学是使用放射治疗作为治疗肿瘤的方法的临床学科，放射治疗常与化疗和手术治疗联合使用。电离辐射可损伤癌细胞和正常细胞。电离辐射通过直接作用于 DNA 或间接作用于细胞（例如启动凋亡通路、利用水电离产生自由基等）来损伤细胞。有些细胞可修复电离辐射造成的损伤，有些则不能。放射治疗的生物学基础是恶性肿瘤细胞和周围正常组织对电离辐射的敏感性不同。恶性肿瘤细胞常可被电离辐射杀死。但是，某些肿瘤需要较高的伤害量才能根除。此外，对周围正常组织的毒性限制了对肿瘤的安全放疗剂量。放射治疗可精确的照射靶区，保护周围正常组织。

照射后，细胞内可立即呈现电离辐射的生物效应，其可直接导致 DNA 损伤，也可通过电离水所产生的羟自由基产生多种间接效应而损伤 DNA。直接 DNA 损伤具有剂量依赖性，包括致死性双链断裂、亚致死性单链断裂、交叉链接和碱基损伤。亚致死性损伤可经特定的遗传机制修复（例如断链修复、错配修复、核苷酸切除修复和碱基切除修复），这种修复一般需要 4～5 个小时[1]。亚致死性损伤是分次放疗的理论依据。如 DNA 损伤未修复的细胞进入有丝分裂阶段，其会在有丝分裂过程中或之后的细胞分裂过程中死亡[2]。

辐射敏感度取决于内在和外在特征。内在因素包括辐射时细胞所处的细胞周期、凋亡通路的激活、DNA 损伤修复能力、抑癌基因的基因突变累积等。外在因素与组织的微环境（例如氧合作用、营养和血供）有关。有些患者受潜在遗传条件影响，对辐照更敏感。这些遗传条件可致辐射敏感度增高和基因不稳定，同时与癌症易感性相关，例如共济失调 - 毛细血管扩张症、Li-Fraumeni 综合征、遗传性视网膜母细胞瘤和 Nijmegan 断裂综合征[3-5]。

外照射放疗是最常用的放疗方式，光子是外照射最常用的射线类型。光子是一种电磁辐射，包括 X 射线和伽马射线两种。X 射线由电产生。低能 X 射线（5～140kV）可用于影像诊断，高能 X 射线（6～25MV）可用于放射治疗。高能光子由直线加速器产生。电子加速后撞击靶，从而产生 X 射线或韧致辐射，射线经准直后成为治疗用光子束。光子束能量可被组织吸收，并呈指数衰减。吸收速率和穿透深度取决于光子束的能量。电子束也可用于放射治疗，其生物学效应和光子束相似，但其穿透力较低，大部分被人体表面吸收。质子是高能带电粒子，由回旋加速器产生。质子的生物学效应与光子类似，但其剂量分布比光子更好。质子照射时，正常组织只受到最大放疗剂量的 20%～30%。质子到最大射程时，可释放 100% 的潜在剂量（布拉格峰），此后不再具有穿透力或出射剂量。质子的这一特性（不再有出射剂量）在放射治疗中非常有优势，并使其在儿科放射治疗中应用越来越广泛。此外，还有一些重粒子放射线，如碳离子和中子，但是并未纳入小儿肿瘤的标准治疗，本文不再赘述。

放射治疗自 20 世纪发展起来，并建立分次治疗的模式，这一模式可最大程度破坏肿瘤并降低对周围正常组织的损伤。辐射的国际计量单位是 Gray（Gy），1Gy 是表示使 1 焦耳能量沉积到 1 千克组织中的辐射量。1Gy 等于 100rad；rad 是早期表示辐射吸收剂量的单位，1rad 等于 1 厘戈瑞（centigray，cGy）或 0.01Gy。在此期间，还确定了正常组织的放射耐受量。剂量和时间的关系可影响放疗的生物效应。而该关系又取决于总剂量、分次数、分次剂量和总治疗时间。组织耐受量取决于具体的分次剂量、总剂量和总治疗时间。已经获得反映上述变量间关系的公式，可使用该公式修正分次计划。

放射疗法常适用于无法手术切除的肿瘤，如横纹肌肉瘤（RMS）位于脑膜周围时常无法手术切除，因此需行放射治疗。某些情况下，如肿瘤在其原发部位复发的可能性很高，也可采用放射治疗防止复发。癌症治疗中最常用的放疗类型是外照射。

放疗治疗儿童头颈部肿瘤的适应证取决于多种因素，如患儿年龄、疾病分期、范围及手术切除的可能性。不同肿瘤的具体放疗适应证请参阅各章节具体论述。本章主要论述放射疗法的一般原则、现有技术及几种适用于放疗的常见小儿头颈部肿瘤，此外本章还讨论放疗的急性效应和远期效应。

正常组织接受放疗后的反应

放疗对正常组织的影响包括急性反应、亚急性反应和远期效应。急性效应是指治疗过程中或治疗刚结束时发生的反应；亚急性效应是指治疗后 3～9 个月内发生的反应。远期效应是指治疗结束一年后发生的反应。很多因素可对放疗毒性造成影响，放疗效应相关的因素包括总剂量、分次剂量、分次方案及总治疗时间；宿主因素包括辐射损伤的遗传易感性、年龄、组织氧合作用及营养状况；此外，同步化疗也是放疗效应的影响因素之一。

因组织细胞增殖速率不同，正常组织可分为早期反应组织和晚期反应组织。早期反应或急性反应组织增殖速度快，治疗过程中即表现出损伤；皮肤、黏膜和造血组织属于早期反应组织。急性效应发生于治疗过程中，受分次剂量、剂量率和同步化疗等因素的影响，急性反应与是否发生远期反应不相关。

刚进行照射后，可出现一过性皮肤红斑。初次治疗后数小时内可发生涎腺炎，可致腮腺疼痛肿胀。治疗开始后数天内可发生恶心、呕吐、疲乏等急性反应，因治疗部位和累及剂量不同，其严重程度和发生率不同。累积剂量受照射体积和分次剂量的影响。患者年龄及其合并症对这些效应也可产生影响。

治疗 3 周左右可发生皮肤色素过度沉着及严重干性脱皮等皮肤反应。如头皮受照射，则在治疗三周左右可发生脱发。多数发生湿性脱皮的重度皮肤反应是由大剂量放疗和同步化疗（如放射菌素 D）所致。

治疗头颈部肿瘤时，放疗第二至三周后口腔、口咽部、下咽部和食管可出现黏膜反应。如果放疗联合同步化疗（如顺铂、甲氨蝶呤和放线菌素 D 等），则可加重上述反应。治疗头颈部恶性肿瘤时，黏膜反应更严重，其严重程度和所需放射剂量及同步化疗情况相关，常需给予局部和全身止痛药物缓解症

状。治疗过程中，如出现黏膜破损，可引起念珠菌感染，致严重疼痛，因此，治疗时还需预防和治疗念珠菌感染。对于头颈部照射的患者，应考虑治疗前插胃管提供营养支持。

增殖速率较慢器官和组织常发生亚急性和远期效应。这些器官和组织的损伤出现较晚，但后果严重，影响包括肾、肺、脊髓、大脑、小肠、肝脏和心脏等器官[6-7]，严重者甚至可以致命。研究者已经明确成人重要器官正常组织的耐受剂量；对小儿治疗，可采用相同标准；但是，考虑到儿童对放疗的敏感度比成人高，因此小儿放疗时应更加谨慎。

放疗技术

现代放射治疗设备是指可产生高能量（兆伏级）X 射线的直线加速器。高能量 X 射线组织穿透能力强，可治疗深部肿瘤。这种治疗技术的皮肤吸收剂量比早期使用的低能 X 射线低。CT 和 MRI 影像技术也已经应用在放射治疗计划中。目前的放射野设计是适应肿瘤外形的多野治疗，可降低正常组织受到的辐射剂量，该技术为三维适形放疗。制定放疗计划时，首先应勾画大体肿瘤靶区（gross target volume，GTV）。靶区为肿瘤侵犯范围，在某些情况下还包括术后瘤床区。靶区周围区包括镜下可见受累组织的范围，称为临床靶区（clinical target volume，CTV）。临床靶区是一种解剖学 - 临床概念，又可分为大体靶区和疑似病灶（或亚临床病灶）。若有相应的指征，临床靶区还可包括淋巴结引流区。在勾画完靶区和临床靶区后，还应适当扩大其范围，确保在患者摆位发生变化和实际治疗过程中患者移动时也能充分照射临床靶区，该区域称为计划靶区（planning target volume，PTV）。除靶区勾画外，还须勾画可能被照射到的重要器官。正常器官的耐受剂量是根据早期动物实验和既往患者治疗的毒性确定的；小儿的耐受剂量和范围与成人相似。

调强放射疗法

调强放射治疗（intensity-modulated radiation therapy，IMRT）是一种更为高级的三维适形放疗方法，其可增加小照射野的数量，通过多叶光栅或准直器避开治疗区域的某些部分，从而确保肿瘤受到

高剂量照射，减少周围正常组织的照射剂量。由于调强放射治疗对肿瘤和正常组织的范围勾画高度精确，因此患者的固定很重要。另外还可使用影像引导技术追踪治疗过程中肿瘤和器官的移动。调强放射治疗可给予不同的组织不同剂量照射，并将重要结构的受照射剂量限制在规定范围内（图4.1）。调强放射治疗可限制重要结构的受照辐射剂量，降低放疗对吞咽和语言功能的远期影响（表4.1）。

粒子射线

质子、电子等带电粒子束也可用于肿瘤放射治疗。粒子在体内的射程取决于加速后入射粒子的能量。质子和重离子的能量更高，可照射体内更深层组织，在其射程的末端时，能量可迅速达到峰值，在峰值之后，剩余的能量在极短的距离内消失，这导致该区域内吸收剂量急剧升高，称为布拉格峰。布拉格峰之后，剂量迅速降为零。布拉格峰较窄，但可展宽，使其覆盖距离更长。质子放疗的剂量在人体内的分布特点如下：肿瘤附近的正常组织为低剂量；

肿瘤区为均匀高剂量；肿瘤后区域低剂量。这与光子照射不同，光子照射的射线能量可穿过肿瘤影响到其后的正常组织。质子的出射剂量少，因此更适合治疗辐射耐受较低的重要结构附近的肿瘤（如脊髓）或小儿患者；这种情况下，质子可避免正常组织受到照射，显著降低远期副作用。

质子束治疗恶性小儿头颈部肿瘤可避免出射剂量进入大脑，降低或限制视交叉、涎腺和耳蜗受到的照射（图4.2和图4.3）。目前可用的质子束设备较少，但是研究者正研发更多适用设备。总之，这种技术在小儿治疗中的优越性十分显著。

碳离子等其他粒子束与质子束的物理特点相似。相比质子，碳离子的优势在于其对增殖缓慢的肿瘤效果较好。但是，目前小儿肿瘤的治疗中碳离子应用较少。

具体范例：横纹肌肉瘤和鼻咽癌

不同肿瘤的放疗适应证、照射野、剂量和分割模式不同。本节主要介绍两种常见的儿童头颈部肿瘤

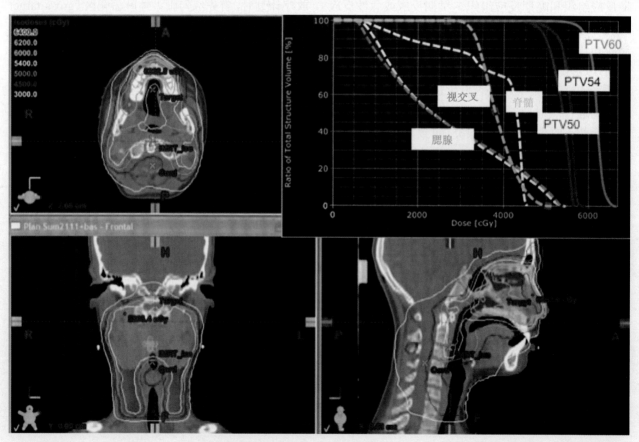

图4.1   鼻咽肿瘤调强放射治疗（IMRT）计划。右上图：靶区和危及器官（视交叉、腮腺、脊髓）的剂量体积直方图

表4.1　调强放射治疗剂量限定

结构	剂量限定	PRV剂量限定
脑干	最大剂量54Gy	>60Gy的体积不超过1%
脊髓	最大剂量45Gy	>50Gy的体积不超过1%
视神经，视交叉	最大剂量50Gy	最大剂量54Gy
下颌骨，颞下颌关节	70Gy，若达不到，则>75Gy的体积不超过1cc	
臂丛神经	最大剂量66Gy	
口腔（计划靶区除外）	平均剂量<40Gy	
耳蜗（目标，而非硬性规定）	>55Gy的体积不超过5%	
眼	最大剂量<50Gy	
晶状体	最大剂量<25Gy	
声门喉	平均剂量<45Gy	
食管/环状软骨后	平均剂量<45Gy	
腮腺（注：尽量降低下颌下腺和舌下腺的剂量）	至少一侧腮腺的平均剂量<26Gy，且（或）20cc<20Gy，且（或）50%<30Gy	

PRV（planning organ at risk volume，计划危及器官区）：重要危及器官的外放，以确保危及器官剂量在规定范围之内

图4.2　儿童眼眶横纹肌肉瘤光子和质子放疗计划。剂量云图显示质子束的出射剂量明显小于X射线[8]（经Elsevier许可）

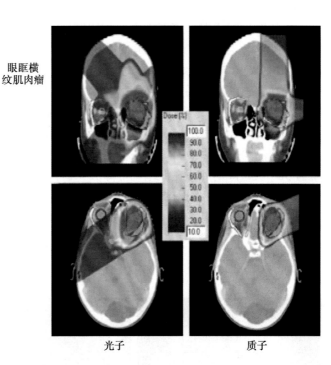

眼眶横纹肌肉瘤

光子　　　　　质子

实例。很多头颈部横纹肌肉瘤患儿采用放射治疗。目前的建议是，对于肿物切除不彻底或蜂窝状的横纹肌肉瘤患儿可采用放射治疗[9]。原发瘤的照射野应在瘤体基础上外放1.5～2cm。除非临床表现或病理检查显示有淋巴结受累，否则照射野不包括淋巴结引流区。对于临床疑似淋巴结，应先做活检确认。除眼眶处的放射剂量限制在45Gy外，其他大体残留病变（Ⅲ类）部位均为50.4Gy。对镜下呈淋巴结阴性和淋巴结阳性的患儿，镜下残留病变的照射剂量分别为36Gy和41.4Gy。

如头颈部横纹肌肉瘤累及副鼻窦、鼻腔、鼻咽部、中耳、颞下/翼腭窝和咽旁区，则属于脑膜旁横纹肌肉瘤。来源于眼眶、头皮、口咽部、下咽部、口腔、颈部、甲状腺、腮腺和喉部横纹肌肉瘤均属于非脑膜旁头颈部横纹肌肉瘤。这种分类法具有重要的预后意义。脑膜旁横纹肌肉瘤预后较差，非脑膜旁则预后较好。无论脑膜旁还是非脑膜旁，常无法行手术切除，因此需放射治疗。

放疗技术已经从过去的二维放疗发展到高度适形的三维放疗、调强放疗和质子放疗。其目的是改

视网膜母细胞瘤

光子　　　　　　　　　　　　　　　　　　　　　　　　　　　　质子

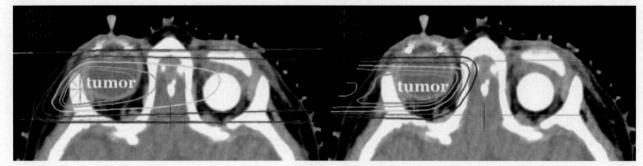

图 4.3　双侧视网膜母细胞瘤切除术后患儿光子（左侧）和质子（右侧）放疗计划。质子照射计划可避免对侧眼睛照射；图片由 Judith Adams 和 Shannon MacDonald 提供

善局部病变控制、降低远期毒性。脑膜旁横纹肌肉瘤的质子放疗计划可限制周围脑组织的吸收剂量（图 4.4）。

鼻咽癌也因原发部位的解剖结构限制，一般无法手术切除。但是，制定和实施鼻咽癌放疗计划比较复杂，因需考虑正常组织的敏感度和治疗区内的扩散途径。治疗区包括鼻咽部、后鼻腔、后组筛窦、颅底、上颌窦后三分之一、卵圆孔、扁桃体窝中部、口咽壁、淋巴结引流区（咽后、双侧颈部和锁骨上）。应根据肿瘤范围调整治疗区。10 岁以上患儿的放疗剂量为 50～72Gy，幼儿应在此基础上降低 5%～10%。在鼻咽部放疗中应用 IMRT 等高度适形技术，有利于提高局部控制率和降低短、长期毒副作用[10]。

放疗的远期毒性

头颈部照射的远期后果和正常组织受到的辐射剂量和患儿年龄相关。涎腺、甲状腺和脑垂体均可受到影响。对某些恶性肿瘤行放疗可致永久性口干症，虽不危及生命，但严重影响患者的生活质量。甲状腺和脑垂体照射可致激素缺乏的远期副作用[11]。

儿童头颈部放疗可引发一些在成人患者中见不到的远期副作用，并造成严重的并发症甚至死亡。例如，婴幼儿视网膜母神经瘤经放射治疗后，患儿生长过程中常出现明显的颅面骨畸形。其他远期毒性还包括神经认知和神经发育问题。剂量超过 60Gy

质子放疗计划：脑膜旁横纹肌肉瘤

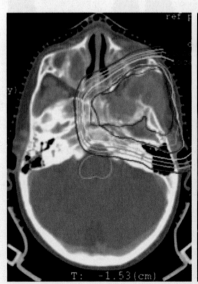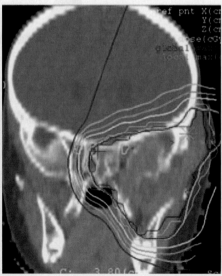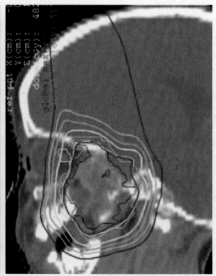

图 4.4　脑膜旁横纹肌肉瘤质子放疗计划，可最大程度降低正常组织受到的照射；图片由 Torunn Yock 提供

可致局部脑组织坏死。大脑血管狭窄可致后期血管损伤。颅咽管瘤或视交叉区肿瘤治疗时,鞍上区受辐射后可引起 Willis 环的六支大血管(之一)狭窄[12]。放疗 3～4 年后,狭窄可致小侧支血管形成,这种病变称为烟雾综合征。烟雾病患儿发生中风的风险明显升高。年龄较小及 NF-1 患儿得烟雾病的风险较高。放疗对血管的另一个远期副作用为良性海绵状血管瘤[13],虽然是良性的,但较大的血管瘤存在出血风险。

众所周知,放疗可对神经认知产生远期影响,且已有文献证明。该影响和患儿年龄、放疗剂量、大脑照射体积相关[14]。全脑或学习和记忆区照射(尤其是不足 5 岁的幼儿)可致注意力不集中、记忆力下降和知识获取困难。

放疗的耳蜗毒性可致听力损失(失聪)。35Gy 及以上剂量可致一定程度的听力损失。放射相关的耳毒性作用是一种远期毒性,一般发生在治疗数年后或更晚。这种作用不可逆。如放疗合并顺铂等耳毒性化疗药物,低剂量放疗即可造成治疗后数年出现听力损失。

放疗最严重的后果是继发恶性肿瘤(指与原有肿瘤组织学类型不同、发生在放疗射野内且数年潜伏后出现的恶性肿瘤)。放疗后继发恶性肿瘤的风险是一种终生风险。对 14 358 名儿童癌症幸存者的研究发现,30 年累积继发恶性肿瘤发生率为 9.3%。多因素分析显示,放疗、确诊年龄、癌症家族史和原发肿瘤的种类是继发恶性肿瘤的危险因素[15]。

王伟平　郝津生 译

张福泉 校

参考文献

1. Powell S, McMillan TJ. DNA damage and repair following treatment with ionizing radiation. Radiother Oncol. 1990;19(2):95–108.
2. Prise KM, Schettino G, Folkard M, et al. New insights on cell death from radiation exposure. Lancet Oncol. 2005;6(7):520–8.
3. Painter RB, Young BR. Radiosensitivity in ataxia-telangiectasia: a new explanation. Proc Natl Acad Sci U S A. 1980;77(12):7315–7.
4. Taylor AM, Harnden DG, Arlett CF, et al. Ataxia telangiectasia: a human mutation with abnormal radiation sensitivity. Nature. 1975;258(5534):427–9.
5. Demuth I, Digweed M. The clinical manifestation of a defective response to DNA double-strand breaks as exemplified by Nijmegen breakage syndrome. Oncogene. 2007;26(56):7792–8.
6. Rubin P, Casarette GW. Clinical radiation pathology. Philadelphia: Saunders, 1968.
7. Miller AR, Martenson JA, Nelson H, et al. The incidence and clinical consequences of treatment-related bowel injury. Int J Radiat Oncol Biol Phys. 1999;43(4):817–25.
8. Yock T, Schneider R, Friedmann A, Adams J, Fullerton B, Tarbell N. Proton radiotherapy for orbital rhabdomyosarcoma: clinical outcome and a dosimetric comparison with photons. Int J Radiat Oncol Biol Phys. 2005;63(4):1161–8.
9. Wolden SL, Anderson JR, Crist WM, et al. Indications for radiotherapy and chemotherapy after complete resection in rhabdomyosarcoma: a report from the Intergroup Rhabdomyosarcoma Studies I to III. J Clin Oncol. 1999;17(11):3468–75.
10. Wolden SL, Chen WC, Pfister DG, et al. Intensity-modulated radiation therapy (IMRT) for nasopharynx cancer: update of the Memorial Sloan-Kettering experience. Int J Radiat Oncol Biol Phys. 2006;64(1):57–62.
11. Hancock SL, McDougall IR, Constine LS. Thyroid abnormalities after therapeutic external radiation. Int J Radiat Oncol Biol Phys. 1995;31(5):1165–70.
12. Ullrich NJ, Robertson R, Kinnamon DD, et al. Moyamoya following cranial irradiation for primary brain tumors in children. Neurology. 2007;68(12):932–8.
13. Lew SM, Morgan JN, Psaty E, et al. Cumulative incidence of radiation-induced cavernomas in long-term survivors of medulloblastoma. J Neurosurg. 2006;104(2 Suppl):103–7.
14. Mulhern RK, Merchant TE, Gajjar A, et al. Late neurocognitive sequelae in survivors of brain tumours in childhood. Lancet Oncol. 2004;5(7):399–408.
15. Meadows AT, Friedman DL, Neglia JP, et al. Second neoplasms in survivors of childhood cancer: findings from the Childhood Cancer Survivor Study cohort. J Clin Oncol. 2009;27(14):2356–62.

5 介入放射学

Raja Shaikh, Darren B. Orbach and Horatio M. Padua Jr.

概述

儿科介入放射学（interventional radiology，IR）是一个新兴专业。如果从广义上来看，将非肿瘤性增长纳入在"肿瘤"的范围，则肿瘤诊断、治疗和症状管理的所有方面都将有儿科介入放射科医师的参与。传统上，肿瘤相关儿科介入放射学在肿瘤性疾病中的应用局限于诊断、并发症管理和开放手术的辅助治疗。小儿肿瘤介入治疗已经进入新的发展阶段，但标准尚未制定。虽然成人和小儿介入中有许多原则是大体相通的，但是一些专门针对儿童的具体问题值得探讨。

知情同意　大多数 18 岁以下的患儿具有法定监护人或父母，术前需要和其进行详细的讨论，向他们说明可能发生的、甚至会伴随终生的并发症。很多青少年患者能够积极参与决策过程。

镇静和麻醉　不像成年人可以在轻度镇静和局部麻醉下接受大多数操作，几乎所有患儿都需要全身麻醉或较高程度的镇静，目的是减少操作过程中患儿的移动、提高疼痛耐受性、方便摆体位。深度镇静或全身麻醉可能会导致术后记忆障碍。

设备　现有大多数设备都是专为成年人设计的。因此，在治疗儿童时常常需要对设备进行改造以适应儿童的体型。

造影剂和辐射　限制造影剂和辐射剂量对儿童来说至关重要。必须仔细监测稀释后的非离子造影剂用量，以降低肾毒性。对于肾小球滤过率低于 $30ml/(min\cdot1.73)$ 者，注射造影剂后做透析的风险明显增高[1]。由于儿童血管管径较小，因此经皮注射过程中可能会发生造影剂或药物外溢，引起患者不适或间室综合征。鉴于以上原因，在儿童诊疗中，必须使用比成年人更低的剂量达到相同的效果。

同样的，我们必须尽最大努力限制辐射剂量，因为辐射的累积效应对儿童来说是个重大问题。大多数介入放射科医师在面对成年患者时，主要关注的是辐射的确定性效应，它与辐射剂量和照射时间有关。确定性效应通常表现为骨髓、胃肠道黏膜或皮肤损害。然而，对于儿童来说，随机性效应才是更应该关注的问题，它可能发生在任何电离辐射的照射中，而与照射时间和剂量无关[2]。随机性效应的发生没有最小辐射剂量阈值，而且随机性辐射效应（主要与 DNA 损伤有关）可能几十年都不会表现出来。儿童的寿命还很长，随机性损伤暴发出来的可能性更高，因此他们最需要关注这些问题。另外，许多肿瘤患者需要接受高剂量外照射治疗，使风险进一步增加。"辐射防护最优化"（as low as reasonably achievable，ALARA）理念已经被普遍运用于放射学领域中，但是它在小儿影像诊断和小儿介入放射实践中的标准被大大提高，在每个影像引导的操作中，都必须仔细权衡辐射的风险和受益，并尽一切努力降低辐射剂量。积极降低剂量的方法包括控制透视检查时间、采用低剂量脉冲式透视技术、积极运用锥束和滤波技术、尽量缩小照射区[2]，并最大限度地利用超声或磁共振成像（MRI）等非电离成像模式。这些应当成为儿科医疗中心的常规诊疗标准。

生理学反应　儿童对介入治疗的生理学反应与成人不同。例如，儿童介入治疗中经常发生血管痉挛，导致简单的血管穿刺或进一步的血管内操作难度加大。这种情况下，可在血管附近轻轻按摩、升高室内温度或合理使用血管舒张剂来解除痉挛。儿童对体液失衡和药物的反应比成人更快。因此，在介入治疗过程中，必须根据患儿的体重或体表面积密切监测体液平衡和药物用量；专业儿科护士和儿科麻醉团队也必须保持警惕。

疾病谱　头颈部肿瘤的鉴别诊断病种复杂，具体取决于患者的年龄。血管畸形和先天性缺陷通常出现较早，可能需要长期的多疗程治疗，一直持续到成年。儿童群体中几乎不存在动脉粥样硬化等退行性病变。

血管介入

概述

一般来说，血管内介入可分为两类：①扩张血管通道（例如：狭窄血管的球囊成形术）；②堵塞血管管腔（即硬化疗法和栓塞术）。无论在儿童还是成人中，大多数血管介入都主要集中在后一种类型，目的是减少流向特定病灶的血流，使病灶局部缺血，以增强直接注射治疗的效果，或减少脉管畸形体积和血流量。

本文重点讨论影像引导下的硬化疗法和栓塞治疗，因为这是目前小儿头颈部肿瘤和畸形治疗中最常用的血管介入方法。我们会选择几种比较常见的疾病，来讨论这些介入操作。

头颈部脉管畸形和脉管肿瘤

病变从功能上可分为高流量型和低流量型病变。

高流量型病变

这类病变都存在固有的动静脉分流，呈红色、发热、坚硬和搏动性，伴有皮肤缺血、溃疡和（或）出血症状。这些病变大多分布在面颊（31%）（见图5.1a），其次是耳（16%）和鼻（（11%）[1]。症状通常与区域累及有关，例如巨耳畸形（耳部病变），牙科手术中发生致命性出血（下颌或上颌病变），咀嚼时出血（舌头病变），除此之外，任何部位的高流量血管畸形都伴有疼痛、杂音或震颤。这些病变常因激素变化（例如青春期或孕期）或创伤而增大。

MRI具有良好的软组织的空间分辨率最好，而当病变与骨骼关系密切时，计算机断层扫描（CT）能更好地显示骨骼异常。导管血管造影的空间分辨率最好，而且还能提供重要的血流动力学信息，是评估这类病变的金标准（图5.1b，c）。然而，导管血管造影经常是作为治疗的一部分来使用，而非单纯用于诊断。高流量血管畸形往往比较复杂，治疗的目标是控制症状、保护重要功能（例如视力、听力或咀嚼功能）或美容修复，而非治疗。不过，对于局部病变，联合使用术前单次或多级栓塞和手术切除，有时候可以达到治疗的目的[1, 3, 4]。

血管内栓塞的目的是为了闭合病灶和静脉回流起始段。操作方法包括经动脉穿刺和经皮直接穿刺病灶或引流静脉。术前栓塞有利于保持手术术野干燥，降低围术期的失血量。术前暂时栓塞可使用明胶海绵粉末、聚乙烯颗粒或栓塞微球作为栓塞材料。对于非手术病例，应选用能够渗透动静脉畸形病灶的永久性液体栓塞剂，例如无水乙醇、N-丁基氰基丙烯酸盐（黏合剂）或Onyx栓塞剂，进行栓塞（图5.1d-f）。

对于动静脉瘘，血管内栓塞无论是用于术前辅助治疗还是作为独立的治疗手段，都非常有效。相反，对于有多个小供血动脉的局灶性动静脉畸形，通常采用术前病灶栓塞和手术切除进行治疗[5]。

低流量畸形

这类病变被大致分为毛细血管畸形、静脉畸形和淋巴管畸形。

毛细血管畸形（capillary malformations, CM） 毛细血管畸形呈扁平状、界限清楚、真皮层血管扩张，与神经支配减弱有关，常沿三叉神经V1分布[6, 7]。它和Sturge-Weber综合征、Klippel-Trenaunay综合征、Parkes Weber综合征、巨头畸形-毛细血管畸形综合征、毛细血管畸形-动静脉畸形综合征（CM-AVM）等有关。标准的治疗方法是脉冲染料激光，但只有15%～20%的病变能够彻底清除[8]。

静脉畸形（venous malformations, VMs） 静脉畸形是先天性异常，表现为管腔内皮不规则，管壁变薄、平滑肌缺乏，一般呈青紫色，扪之柔软、可压缩。40%发生在头、颈和四肢[9]。偶尔会发生局灶性血栓或静脉石，引起肿胀和疼痛。发生在面部的较大病变会导致左右脸不对称。外伤或激素变化会导致静脉畸形增大，它们会从筋膜内延伸到更深处，导致眼眶、口腔等解剖腔隙发生占位效应。静脉畸形包括球形细胞静脉畸形、皮肤黏膜静脉畸形、蓝色橡皮疱痣综合征等疾病[10, 11]。静脉畸形在增强MRI中的典型特征是呈不均匀的斑驳样明显强化。静脉石在MRI图像上表现为低信号影，在CT图像上则表现为钙化灶（图5.2d）[12]。

淋巴管畸形（lymphatic malformations, LM） 淋巴管畸形可分为巨囊型、微囊型和混合型，表现为柔软、不可压缩的半透明的肿物，表面皮肤正常或呈淡蓝色，浅表常有干燥或渗出性囊泡。巨囊型淋巴管畸形好发于头颈部，通常会在感染或病灶内出血后突然增大，然后自行消退。与淋巴管畸形有关的综合征包括Klip-pel-Trenaunay综合征、Turner综

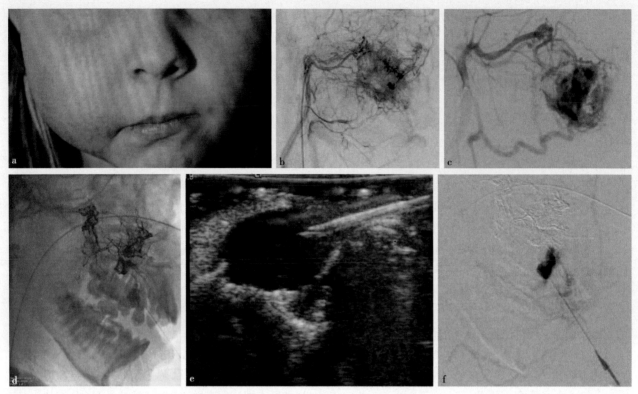

图 5.1 动静脉畸形（AVM）：a. 右侧脸颊搏动性肿物；b、c. 右颈外血管造影动脉期（b）和静脉期（c）图像显示有大引流静脉的高流量型动静脉畸形；d. 未减影侧位透视图显示了供血血管中的不透明 Onyx 栓塞剂；e. 经皮穿刺异常静脉的超声图像；f. 异常静脉对比剂注射造影图

合征、Noonan 综合征、13 和 18 号染色体三体综合征等[9]。在影像上，巨囊型淋巴管畸形呈现大小各异的囊肿，内部有碎片或液体——因反复出血，导致液体信号不均匀（图 5.2a）。只有巨囊型的间隔呈现强化。微囊型淋巴管畸形在超声图像上表现为边界模糊的肿物，带有不明显的小囊肿。在增强 MRI 图像上，微囊型病变不一定会呈现强化，在发生炎症或感染时强化的可能性增加。

低流量畸形的治疗：经皮硬化治疗 大多数介入放射学引导下的低流量血管畸形治疗都包含经皮硬化治疗。硬化治疗是将药剂注入体内，诱发血管内皮损伤、引起强烈的炎症反应并最终导致血栓形成（静脉畸形内）和纤维化。儿童治疗中常借助影像，尤其是超声，来引导异常血管的穿刺。在注射组织硬化剂之前，应采用透视技术获取数字减影血管造影片，以评估针刺的位置、畸形的不同组成部分之间的交通以及局部血管解剖，包括静脉回流的血流动力学特征。X 线透视技术还有助于估测硬化剂的用量。

组织硬化剂中常加入造影剂，包括水溶性、亲脂性（例如乙碘油）或阴性（空气或二氧化碳）造影剂，以便利用透视或超声技术监测注射过程[12]（图 5.2b，e，f）。注射过程中必须密切注意防止外溢，以免损伤组织或神经。注射过程中利用止血带直接在静脉回流路径上施加压力，或采用双针技术，形成一个低压出口阀，可以防止液体进入重要回流静脉。在头颈部病变的治疗中，硬化剂进入静脉回流有可能会导致眼部、海绵窦或颅内静脉血栓。

常用 3% 的十四烷基硫酸钠（sodium tetradecyl sulfate，STS）作为硬化剂。有报道称，注射前先将溶液发泡可以提高疗效，原因可能是可以增加药剂和病变血管内皮之间的接触面积。乙醇是最有效的硬化剂，也是我们常规、合理使用的硬化剂，文献报道它所导致的严重并发症（如皮肤坏死、神经损伤、中枢神经系统衰退、急性肺动脉高压、血栓栓塞、弥散性血管内凝血（disseminated intravascular coagulation，DIC）、体温过高、心律失常、心血管性虚脱、死亡）的发生率也是最高的[13]。不过，STS 及相关硬化剂也会引起严重不良反应。在对较大的病变进行硬化治疗时，可使用铂线圈或液态栓塞材料作为辅助，主要起到闭合重要血管或回流静脉的作用。利用这些栓塞剂能够达到术前短期闭塞的目的[12]。博来霉素

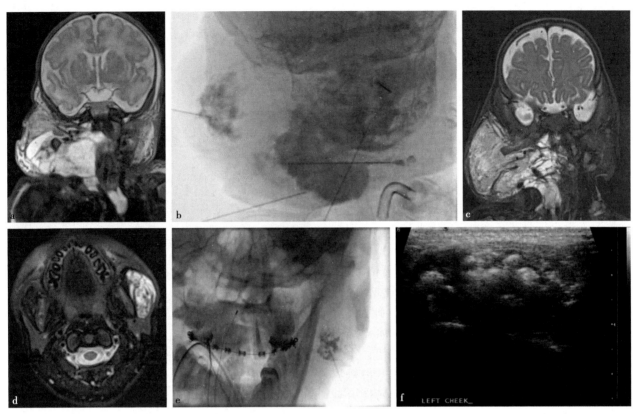

图 5.2 低流量病变：a. 新生儿颈面部多囊性大肿物的冠状位 T2 加权 MRI，符合巨囊型淋巴管畸形的表现；b. 多发性巨囊的经皮硬化治疗过程中获取的颈部正位透视图；c. 硬化治疗后的 MRI 图像显示巨囊变小而微囊型病变依然存在；d. 反转恢复序列 MRI 轴位图像显示左侧脸颊静脉畸形；e. 静脉畸形经皮硬化治疗过程中获取的正位透视图；f. 注射硬化剂后获取的静脉畸形的超声影像。回声是硬化剂发泡时产生的空气

是一种具有细胞毒性的抗生素，由于使用后水肿的发生率比使用其他药剂时明显降低，因此特别适用于眶内和气道病变[14]。对于发生在眼眶和气道的畸形，硬化治疗前必须使用类固醇来减少术后水肿，以免造成眼内压升高或气道压迫。注射硬化剂后会立刻引起局部溶血，从而导致血红蛋白尿，不过，头颈部病变一般比较小，发生溶血后也很少会引起全身性疾病。硬化治疗后，建议给患者大量补水（硬化治疗后 4 小时内加倍维持输液）、监测排尿量并静脉注射碳酸氢钠以碱化尿液[12]。

硬化疗法治疗局限性静脉畸形时效果最好。弥漫性畸形完全缓解率较低，因此，治疗应针对症状最明显的部位。除极小的病变之外，几乎所有病变都需要重复硬化治疗。在淋巴管畸形中，硬化疗法治疗巨囊型的效果较好，而治疗微囊型时，操作比较困难，效果也不好（图 5.2c）。文献报道的可用于治疗巨囊型淋巴管畸形的硬化剂包括乙醇、强力霉素、博来霉素、醇溶蛋白和 OK-432。最常用的一线硬化剂是浓度为 10mg/ml 的强力霉素。治疗大囊肿时，先用猪尾状导管抽吸其内容物并测量体积，然后注射硬化剂并引流。硬化剂在囊肿内停留 2～3 小时后再引流出来。在第 2 天和第 3 天，利用留置导管重复这个过程。治疗时最好将内部的隔膜破坏掉，以增加硬化剂与囊肿的接触面。治疗大约 6 周后评估囊肿的萎缩情况。对于微囊型淋巴管畸形，通常使用博来霉素或 OK-432 进行硬化治疗。有人还报道过其他治疗方法，包括柱内电凝法、二氧化碳激光切除术和射频消融术（RFA）[14-16]。采用硬化疗法治疗静脉畸形时，并发症的总发生率为 12%[13]。大约 1% 的患者会发生外周神经病变，但如果注射过程中小心操作、避免外溢，这种并发症是可以避免的；神经病变通常是一过性的。有些患者，特别是病变位置较浅的患者，皮肤会起水疱，极少数情况下还会发生皮肤坏死，形成永久性瘢痕。病变累及舌、颊面、软腭或气道时，治疗后会有明显水肿，引起短暂性吞咽困难和呼吸困难。很多这类患者会在治疗前做气管切开。其他较少见的不良反应包括硬化剂渗入组织导致的肌肉萎缩和挛缩[12]。

青少年鼻咽纤维血管瘤（juvenile naso-pharyngeal angiofibroma，JNA）

青少年鼻咽纤维血管瘤是一种良性血管瘤，由纤维组织基质包绕丰富的血管网组成[17]，好发于青春期前和青春期男性的鼻咽后外侧（图 5.3a）。青少年鼻咽纤维血管瘤具有侵袭性，容易频发出血，常常会扩展到颅骨、鼻和鼻旁窦[17, 18]。青少年鼻咽纤维血管瘤手术过程中会有大量出血，导致切除不彻底及肿瘤复发，而术前经动脉肿瘤栓塞可以改善这种情况。青少年鼻咽纤维血管瘤主要由远端颌内动脉分支供血（图 5.3b），也可以从附近的任何同侧或对侧血管看到动脉血供，具体情况需要做双侧颈内、外动脉造影来确定。在制定超选择栓塞计划时，必须考虑颈外和颈内动脉分支之间的接合及血管痉挛的影响。硅橡胶球、明胶海绵、硬脑膜和聚乙烯醇（polyvinyl alcohol，PVA）颗粒（图 5.3c）都可以用作瘤床和供血血管的栓塞材料[19]，其中聚乙烯醇颗粒因其高效、低廉的特点而更受欢迎。如果被注射到颈外动脉中的颗粒通过接合处或回流进入眼动脉、颈内动脉或椎动脉，可能会引起视网膜或大脑缺血性损伤，因此栓塞前和操作过程中必须仔细观察血管造影。

血管球瘤（glomus tumors）

副神经节瘤（paragangliomas），又称血管球瘤，是发生在神经嵴的高度血管化肿瘤，起源于头颈部的血管壁或神经上的化学感受器。可发生在中耳（鼓室球瘤）、颅底颈静脉孔（颈静脉球瘤）或头颈部其他区域（颈动脉球体瘤、迷走神经球瘤）。这类肿瘤通常是良性的，但具有局部破坏性[20-23]。利用术前栓塞阻断供血可以将围术期的失血量减少到原来的 1/2 至 1/3，将术后输血的需求量降低到 50% 以下[24]。不过，栓塞过程中必须极其小心。尤其需要注意的是，在颈动脉体瘤的栓塞中，特别是使用粒径＜150μm 的颗粒进行栓塞时，这些颗粒可能会逸入颈内动脉，导致中风。治疗 JNA 时，必须利用血管造影仔细探查颅内外循环之间的接合。椎动脉与 C1、C2、C3 肌肉骨骼分支之间常常形成侧支循环。如果不注意将面神经、舌下神经等低位脑神经的滋养血管栓塞，则有可能导致神经缺血。栓塞血管球瘤之前通常需要注射 α 受体阻滞剂，以降低儿茶酚胺能受体的活性。很多时候，栓塞并不能完全阻断瘤床的动脉血供。最近有好几个研究组报道了采用

直接穿刺和缓慢注射丙烯酸盐黏合剂，使栓塞剂渗透血管瘤床，同时避免其进入静脉侧或回流到正常动脉区[25]。

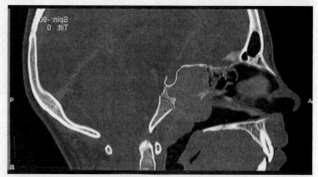

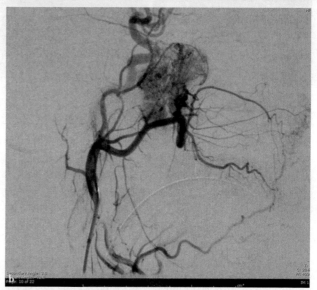

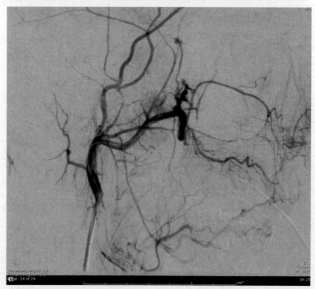

图 5.3　青少年鼻咽纤维血管瘤（JNA）：a. 矢状位头部 CT 重建图显示强化的鼻咽部大肿瘤；b. 选择性颌内动脉注射显示鼻咽部高血运肿物；c. 用 PVA 颗粒进行选择性栓塞后，流向肿物的血流几乎被完全阻断，而保留了正常循环

非血管介入（nonvascular interventions）

概述

在大多数儿科诊疗中心，比起血管介入，一些影像引导的、无需血管穿刺的操作更为常用。在小儿头颈部肿瘤的诊疗中，这些操作可分为两类：①获取组织用于诊断；②采用微创、影像引导的方法初步治疗肿瘤或肿瘤样病变。下面介绍几种较为常用的方法。

经皮穿刺活检

几乎所有颈部肿物都可以采用超声引导下的经皮穿刺活检法进行初步活检。活检中使用 14～20G 自动或半自动切割针。选择超声进行引导是因为它具有实时成像能力。大多数活检针都在超声下可见，能够实时精确定位大多数肿物，包括邻近重要结构的肿物（图 5.4a-c）。经皮穿刺活检的风险包括出血、感染和损伤目标周围结构，不过这些风险相对于颈部手术活检来说要小一些。可以采用其他影像引导来定位目标，包括 CT 和 MRI（图 5.4d～f）；这些

操作几乎都需要全身麻醉。如上所述，CT 中的辐射对儿童具有影响。

颈部最需要活检的结构包括淋巴结、甲状腺和甲状旁腺，以及软组织和骨髓。头颈部深层穿刺难度较大，而且存在潜在危险。以前接受过手术或照射的颈部组织会增加影像诊断的难度，如果这些组织位于血管、神经和骨骼的深处，则穿刺针很难进入。盲式穿刺活检不仅成功率低，而且存在潜在危险[26]。难以穿刺的部位包括颞下窝、翼腭窝、翼突上颌窝、咽旁间隙、眶内、颅底、喉气管旁和食管旁间隙、咽后区、腮腺、甲状腺和棘突旁。但在横断面成像的引导下，包括这些区域在内的大多数病变都能用粗针活检或细针抽吸（fine needle aspiration，FNA）进行取样。能够通过口腔直视的病变，例如某些咽旁间隙病变，可以采用经口穿刺活检，文献报道的准确率为 78%～86%[27-29]。根据病变位置可以选择不同的经皮进路，包括下颌后、上颌旁、乳突下、颧下、经口、后方、后外侧和前外侧进路[30]。

骨骼病变的活检难度更大。发生在头颈部的常见良性骨肿瘤包括骨"血管瘤"（准确地说是骨静脉畸形）、骨瘤、皮样瘤和表皮样瘤，以及嗜酸性肉芽肿。恶性肿瘤包括肉瘤、软骨瘤和转移瘤。活检时最好从软组织肿物、骨肿物及其交界处取样。细针抽吸

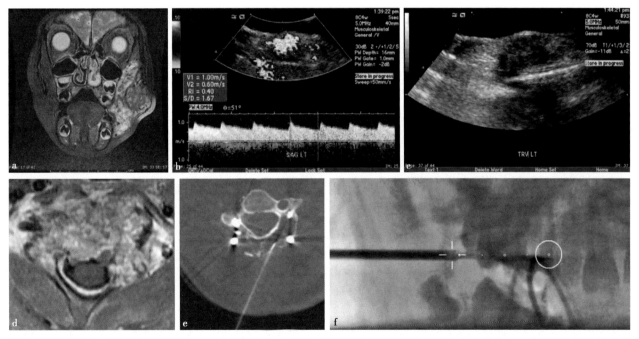

图 5.4 影像引导下的经皮穿刺活检：a. 头部冠状位 T2 MRI 图像显示左侧面部有一不均匀大肿物；b. 肿物超声图像显示中到高度血供；c. 超声引导下的经皮穿刺活检，穿刺针瞄准血管较少的病变部分。该病变被诊断为错构瘤；d. C2 的轴位 MRI 图像，显示不均匀肿物累及椎体和后部，椎管上可见占位效应；e、f. CT（e）和 iGuide 透视（f）引导下的经皮穿刺活检，结果表明该病变为动脉瘤样骨囊肿

活检时使用 20～22G 针与 18～19G 针进行同轴穿刺。11 或 13G 针可以和 Ackermann 环钻针（分别为 15 和 16G）同轴穿刺，完成骨骼活检。也可以使用更小尺寸的同轴活检系统，如 Bonopty 系统。MRI 或氟脱氧葡萄糖正电子发射断层显像（fluorodeoxyglucose positron emission tomography，FDG PET）可用来定位肿瘤的活性部分。

射频消融术

射频消融术（radiofrequency ablation，RFA）是通过探针向病变局部释放电磁能量，使靶点附近产生高热反应，致其凝固坏死的一种技术。射频消融探针通常是在影像引导下经皮置入，因此射频消融术是介入放射领域的一种常用治疗方法。如上文所述，射频消融常被用于治疗微囊型淋巴管畸形[15, 16]。在外部血管畸形中，射频消融术主要用于骨样骨瘤的治疗。

骨样骨瘤（osteoid osteoma，OO）是一种良性骨肿瘤，多见于 10～30 岁的男性[31-33]。颈椎是最为常见的受累部位，其次是腰椎[34]。主要症状包括中到重度疼痛，大多发生在夜间，一般使用非甾体类抗炎药后就能缓解。它在影像学中的典型表现是位于骨皮质内的直径 1cm 以下病灶。

骨样骨瘤的经皮射频消融通常是在 CT 或具有 Dyna CT 功能的 X 线透视的引导下完成的，以获得对骨骼病变和探针轨迹的最佳分辨率。射频消融术一般会和穿刺活检同时进行。接地电极板必须正确放置，与皮肤完全接触，不能有任何气泡，否则会造成烧伤[35]。目标温度一般是 90℃。消毒后，在皮肤上做一个小切口，在影像引导下将一支 11G 或 13G 同轴针进至病灶边缘。将一支带 7-mm 或 1-cm 活动针尖的 17G 单极射频（monopolar radiofrequency，RF）探针穿过同轴针，使针尖位于病灶中心。将同轴针尽量向后退，与活动针尖隔开，以免射频电流沿同轴针传导，造成皮肤烧伤。将发生器时钟设置成一个周期 6 分钟，能量在 1～2 分钟内会逐渐增加，直至针尖温度达到 90℃。直径较大的病灶需要多个靶点。几乎所有骨样骨瘤患者在治疗后两周内疼痛消失。对于临床改善不明显的患者，可能需要对施术过程中的影像进行评估，确定射频消融探针的位置是否符合要求，并调整骨样骨瘤的诊断。据文献报道，脊椎骨样骨瘤的初次治疗成功率为 76%，最终成功率高达 97%[36]。

动脉瘤样骨囊肿（aneurysmal bone cysts，ABC）的经皮硬化治疗

有研究者对头颈部以外的动脉瘤样骨囊肿的硬化治疗和全切进行过比较[37]。头颈部动脉瘤样骨囊肿可发生在颈椎，导致疼痛、颈部活动受限，以及严重的脊柱不稳（图 5.5a）。这类病变可以从后方或后外侧入路经皮穿刺，在锥束 CT（图 5.5d）和超声成像的引导下进入囊肿区域。穿刺针的选择范围是从 18G 的脊椎穿刺针到 23G 的千叶针，具体取决于骨皮质穿透的难易程度。使用细针可降低硬化剂沿针孔回流的可能性。如果外皮质很难穿透，则用 18G 脊椎穿刺针和 23G 针同轴穿刺，后者可进一步穿刺病变的囊肿部分。硬化治疗可使用不同的硬化剂，其中最常用的是十四烷基硫酸钠或强力霉素，或两者联合使用。治疗时首先将造影剂注射到囊肿内，以显示病灶内的交通和引流模式（图 5.5e）；需要特别注意的是，颈部治疗中，药剂经常会进入收集脊髓静脉和颅内深静脉或与脊髓静脉和颅内深静脉相连的静脉。膨胀性病变侵犯骨缘或注射过程中部分针头进入硬膜外腔可能会导致药剂外溢进入椎管。颈椎动脉瘤样骨囊肿经常伴有明显的基线脊髓占位效应（图 5.5b），而椎管内注射很可能会加重占位效应，这种情况下应静脉注射大量类固醇。除此之外，治疗后应该将患者送到重症监护室（ICU）过夜，并做细致的神经病学评估；同时告知患者，一旦发生术后水肿，需要行紧急减压。颈椎动脉瘤样骨囊肿硬化治疗中需要注意的另一个问题是，如果无意中损伤椎动脉，则硬化剂可能被注射到动脉内并进入脑干[38]，或导致血管夹层，还有可能导致血栓和栓塞性脊髓梗死。治疗前行颈部 CT 血管造影可清晰显示椎动脉的确切走行及管径，及其与骨骼病变之间的关系（图 5.5c）。必须做基线和治疗后神经病学检查。治疗效果根据症状缓解情况和后续横断面成像显示的间隔性纤维化和骨生成情况进行评估（图 5.5f）。

结论

总而言之，介入放射科医师广泛参与到头颈部肿瘤患者管理从诊断到确定性治疗、开放手术的辅助治疗以及症状改善的各个方面。随着新型影像引导治疗方法的不断发展，治疗头颈部病变的其他专科医生与介入放射科医师之间的密切合作关系会不断加深。

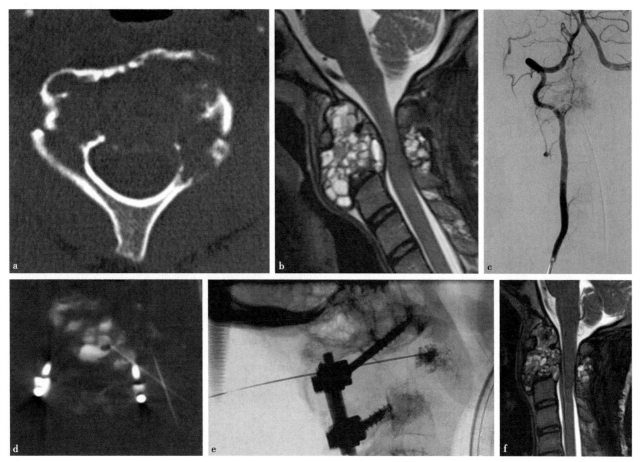

图 5.5 C2 动脉瘤样骨囊肿: a. 轴位 CT 显示膨胀性、溶骨性肿物, 累及 C2 的大部分椎体; b. 矢状位 T2 加权 MRI 图像显示病变的多囊性和椎管前壁占位效应; c. 右椎动脉造影片显示病变部位有少量血管; d、e. dynaCT (d) 和 X 线透视 (e) 引导下的经皮硬化治疗; f. 术后 4 周随访 MRI 显示椎管占位效应间隔性改善。肿物上还有低信号, 表明硬化治疗后有间隔性纤维组织生成

刘 冰　刘雨薇 译

彭 芸 校

参考文献

1. Kohout MP, Hansen M, Pribaz JJ, et al. Arteriovenous malformations of the head and neck: natural history and management. Plast Reconstr Surg. 1998;102:643–54.

2. Miller DL, Balter S, Schueler BA, Wagner LK, et al. Clinical radiation management for fluoroscopically guided interventional procedures. Radiology. 2010;257:321–32.

3. Kim BS, Lee SK, terBrugge KG. Endovascular treatment of congenital arteriovenous fistulae of the internal maxillary artery. Neuroradiology. 2003;45:445–50.

4. Turowski B, Zanella FE. Interventional neuroradiology of the head and neck. Neuroimaging Clin N Am. 2003;13:619–45.

5. Wu IC, Orbach DB. Neurointerventional management of high-flow vascular malformations of the head and neck. Neuroimaging Clin N Am. 2009;19:219–40.

6. Tallman B, Tan OT, Morelli JG, et al. Location of portwine stains and the likelihood of ophthalmic and/or central nervous system complications. Pediatrics. 1991;87:323–7.

7. Hennedige AA, Quaba AA, Al-Nakib K. Sturge-Weber syndrome and dermatomal facial port-wine stains: incidence, association with glaucoma, and pulsed tunable dye laser treatment effectiveness. Plast Reconstr Surg. 2008;121:1173–80.

8. Katugampola GA, Lanigan SW. Five years' experience of treating port wine stains with the flashlamp- pumped pulsed dye laser. Br J Dermatol. 1997;137:750–4.

9. Dubois J, Garel L. Imaging and therapeutic approach of hemangiomas and vascular malformations in the pediatric age group. Pediatr Radiol. 1999;29:879–93.

10. Boon LM, Mulliken JB, Enjolras O, et al. Glomuvenous malformation (glomangioma) and venous malformation: distinct clinicopathologic and genetic entities. Arch Dermatol. 2004;140:971–6.

11. Garzon MC, Huang JT, Enjolras O, et al. Vascular malformations. Part II: associated syndromes. J Am Acad Dermatol. 2007;56:541–64.

12. Choi DJ, Alomari AI, Chaudry G, Orbach DB. Neurointerventional management of low-flow vascular malformations of the head and neck. Neuroimaging Clin N Am. 2009;19(2):199–218.

13. Burrows PE, Mason KP. Percutaneous treatment of low flow vascular malformations. J Vasc Interv Radiol. 2004;15:431–45.

14. Muir T, Kirsten M, Fourie P, et al. Intralesional bleomycin injection (IBI) treatment for haemangiomas and congenital vascular malformations. Pediatr Surg Int. 2004;19:766–73.

15. Grimmer JF, Mulliken JB, Burrows PE, et al. Radiofrequency ablation of microcystic lymphatic malformation in the oral cavity. Arch Otolaryngol Head Neck Surg. 2006:1251–6.

16. Kim SW, Kauvanough K, Orbach DB, Alomari AI, et al. Long-term outcome of radiofrequency ablation for intraoral microcys-

tic lymphatic malformation. Arch Otolaryngol Head Neck Surg. 2011;137:1247–50.

17. Huang RY, Damrose EJ, Blackwell KE, et al. Extranasopharyngeal angiofibroma. Int J Pediatr Otorhinolaryngol. 2000;54:59–64.

18. Specter JG. Management of juvenile angiofibroma. Laryngoscope. 1988;98:1016–26.

19. Koç C, Ozdem C, Arıkan OK, Beriat K. Clinical value of pre-operative polyvinyl alcohol embolization in juvenile nasopharyngeal angiofibroma. Turk Arch Otolaryngol. 2001;39:267–72.

20. Erickson D, Kudva YC, Ebersold MJ, et al. Benign paragangliomas: clinical presentation and treatment outcomes in 236 patients. J Clin Endocrinol Metab. 2001;86:5210–16.

21. Bishop GB Jr, Urist MM, el Gammal T, et al. Paragangliomas of the neck. Arch Surg. 1992;127:1441–5.

22. Van Den Berg G, Rodesch G, Lasjaunias P. Management of paragangliomas: clinical and angiographic aspects. Intervent Neuroradiol. 2002;8:127–34.

23. Somasundar P, Krouse R, Hostetter R, et al. Paragangliomas: a decade of clinical experience. J Surg Oncol. 2000;74:286–90.

24. LaRouere MJ, Zappia JJ, et al. Embolization of Glomus Jugulare Tumors. Skull base surgery. 1994;4:21–5.

25. Abud DG, Mounayer C, Benndorf G, Piotin M, Spelle L, Moret J. Intratumoral injection of cyanoacrylate glue in head and neck paragangliomas. Am J Neuroradiol. 2004;25:1457–62.

26. DelGaudio JM, Dillard DG, Albritton FD, et al. Computed Tomography–Guided Needle Biopsy of head and neck lesions. Arch Otolaryngol Head Neck Surg. 2000;126:366–70.

27. Das DK, Gulati A, Bhatt NC, Mandal AK, et al. Fine needle aspiration cytology of oral and pharyngeal lesions: a study of 45 cases. Acta Cytol. 1993;37:333–42.

28. Mondal A, Raychoudhur BK. Peroral fine needle aspiration cytology of parapharyngeal lesions. Acta Cytol. 1993;37:694–8.

29. Castelli M, Gattuso P, Reyes C, Solans EP. Fine needle aspiration biopsy of intraoral and pharyngeal lesions. Acta Cytol. 1993;37:448–50.

30. Gupta S, Henningsen J, Wallace M, Madoff D, et al. Percutaneous biopsy of head and neck lesions with CT guidance: various approaches and relevant anatomic and technical considerations. RadioGraphics. 2007;27:371–90.

31. Cernesal P. Benign tumor of bone. In: Canale ST, editor. Campbell's operative orthopaedics. Philadelphia: Mosby; 2003. S 801–3.

32. Freeman BL. Scoliosis and kyphosis. In: Canale ST, editor. Campbell's operative orthopaedics. Philadelphia: Mosby; 2003. S 1921–3.

33. Choen MD, Harrington TM, Ginsburg WW. Osteoid osteoma: 95 cases and review of literature. Semin Arthritis Rheum. 1983;12:265–80.

34. Linville DA. Other disorders of spine. In: Canale ST, editor. Campbell's operative orthopaedics. Philadelphia: Mosby; 2003. S 2106–7.

35. Owen RP, Silver CE, Ravikumar TS, et al. Techniques for radiofrequency ablation of head and neck tumors. Arch Otolaryngol Head Neck Surg. 2004;130:52–6.

36. Vanderschueren GM, Obermann WR, Dijkstra SP, et al. Radiofrequency ablation of spinal osteoid osteoma: clinical outcome. Spine. 2009;34:901–4.

37. Varshney MK, Rastogi S, Khan SA, Trikha V. Is sclerotherapy better than intralesional excision for treating aneurysmal bone cysts? Clin Orthop Relat Res. 2010;468:1649–59.

38. Turowski B, Schellhammer F, Herdmann J, et al. Fatal ethibloc embolization of vertebrobasilar system following percutaneous injection into aneurysmal bone cyst of the second cervical vertebra. Am J Neuroradiol. 2005;26(7):1883–4.

前哨淋巴结活检

Christopher Weldon

概述

前哨淋巴结活检（sentinel lymph node biopsy，SLNB）在头颈部肿瘤诊疗中的作用表现在两个方面：①用于某些易于侵犯淋巴系统并转移至区域淋巴结的恶性肿瘤，特别是在通过查体和（或）影像学检查没有发现肿大淋巴结或可疑的病理性淋巴结时；②需要明确肿瘤是否已经扩散到最近的"上游"淋巴结引流区，以确定肿瘤分期并制定最佳治疗方案时。自该技术问世近 40 年来，已经被运用到各种恶性肿瘤的诊疗中，取得了极大的成功。现在，它已经成为黑色素瘤 [1]、乳腺癌 [2]、某些肉瘤 [3]，以及头颈部鳞状细胞癌 [4] 分期的重要工具。它在儿童癌症治疗和预后中的作用尚缺乏前瞻随机对照试验的支持。但是，如果将同一种癌症的成年患者的试验结果外推到儿童，并评估它在儿童中的使用情况的现有数据，则可以认为它在儿科中应该同样具有重要作用。

要点

- 前哨淋巴结活检是一个安全有效的手术技术，可在门诊完成，主要用于明确某些儿童头颈部恶性肿瘤（黑色素瘤；各种肉瘤［横纹肌肉瘤、上皮样肉瘤、滑膜细胞肉瘤］）有无隐匿性淋巴结转移。
- 这项技术依靠术前（采用 ^{99m}Te- 硫胶体淋巴闪烁显像进行淋巴绘图）和术中（使用蓝色染料［异硫蓝］）检测，通过目视检查变色淋巴结和（或）用手持式 γ 探针探测放射性标记的示踪剂（^{99m}Te- 硫胶体），找出第一个（批）"上游"淋巴结，并切除后送病理检查。每次可采集一个或多个淋巴结，具体数目取决于术中探测结果。

目的

本文不会深入探讨前哨淋巴结活检技术在具体癌症类型中的应用数据。这项技术在一些小儿肿瘤的精确分期和管理中起到重要作用，包括黑色素瘤 [5]、其他黑色素细胞病变 [6]、横纹肌肉瘤和某些非横纹肌软组织肉瘤（上皮样肉瘤、滑膜细胞肉瘤、透明细胞肉瘤、腺泡状软组织肉瘤、纤维肉瘤）和乳腺癌 [7]。

临床表现

患者确诊时表现各异，其症状除了与具体的肿瘤类型有关外，还和肿瘤的大小、位置或原发器官相关，尤其是可能导致功能丧失的肿瘤所在的解剖区域。此外，发生在皮肤的癌症（黑色素瘤），通常除了出现皮损以及可能出现病变大小、边界、颜色、厚度或整体外观的变化之外，没有其他症状。询问病史并进行体格检查，记录功能障碍及肿物或病变的解剖边界及特征。在初次检查和所有后续随诊中，应当对所有可能的淋巴结引流区作细致评估。检查方法除体格检查外，还应包括影像学［超声（US）、计算机断层扫描（CT）或磁共振成像（MR）］和核医学［正电子发射扫描（PET）］检查。通常认为颈淋巴结是头颈部病变（尤其是黑色素瘤）唯一可能累及的淋巴转移部位，但也有例外。因此，对于头颈部病变，尤其是位于颈根部的病变和肿瘤，很有必要在术前利用示踪技术来确定精准的淋巴引流区域。有时，头颈部黑色素瘤可能出现腋窝、腹股沟和胸廓内淋巴结转移。

诊断和评估

体格检查

- 在头颈部恶性肿瘤患儿前来就诊时，应该对所有可能的淋巴结引流区通过深入的体格检查进行评估，包括颈前、颈后，以及锁骨上、腋窝和腹股沟。尽可能触知所有肿大的淋巴结，即临床阳性淋巴结。需仔细触诊病变或原发肿瘤与可能的引流淋巴结之间的皮肤和皮下组织，以除外跳跃式转移。此外，一些体积较大的肿瘤（肉瘤），可能因为阻塞鼻窦或其他原因引起继发感染而出现触诊或影像学可见的肿大淋巴结。因此，临床医生必须对头颈部做彻底检查，找出与可能导致淋巴结肿大的活动性感染相符的其他体征和症状。

实验室数据

- 术前完善凝血功能、血象和血小板检查。其他实验室检查项目因肿瘤类型而异。

影像评估

- 影像评估中应对肿瘤进行全面分期，分期标准依肿瘤类型而不同。大多数情况下都需要获取受累解剖区域的轴位图像（MR 或 CT），而其他用于评估大脑、肺、骨髓或其他器官受累情况的检查项目则取决于肿瘤类型。PET 扫描也适用于某些类型的肿瘤。但是，在推荐 CT 和 PET 用于患儿检查时，对于电离辐射的致癌风险，必须格外谨慎[8]。对首站引流淋巴结进行影像学分期时，可以选用 MR 或 CT。检查前应当和放射科医生沟通，确保他们采集到评估淋巴结区域所需的所有图像序列。如果发现放射学阳性淋巴结，针对该区域的细致超声扫描，有助于确保轴位图像的准确性。最后，核医学检查（PET）单独或联合轴位图像，可进一步提高清晰度和准确度[9]。

病理学检查

对手术切除的前哨淋巴结（sentinel lymph node,

SLN），需要病理学家和外科医生在手术室面对面的共同评估。对于术中切除的所有淋巴结，都应在记录颜色（若使用染料，则记录"蓝色"的深浅）和（或）术中记录的 γ 射线计数之后，直接送病理科进行适当的处理。淋巴结组织病理学处理和评估的具体过程不属于本文的讨论范围，但能合理且熟练的对标本和肿瘤类型进行病理学评估是非常重要的[10]。

治疗

手术治疗

- 前哨淋巴结活检可以和初步诊断活检一起完成，也可以分开进行。一次麻醉下完成所有检查确实更具优势，但是常常无法预知哪些病例需要用前哨淋巴结活检进行恰当分期以精确诊断，以及患者是否适合做这项检查。

- 对于患有容易扩散到区域淋巴结的癌症、临床和放射学检查淋巴结阴性的患者，可同日在门诊予 99mTe- 硫胶体皮内或瘤周注射（取决于肿瘤的类型和位置）做术前淋巴结显像。精确测定引流淋巴结后送入手术室。术前可以在核医学科完成计数，并在皮肤上标示淋巴结的确切位置。

- 完成淋巴显像操作后，患者被送到手术室准备手术。如果准备联合使用 1% 异硫蓝染料，则在备皮之前使用结核菌素注射器和 30G 针头在肿瘤周围每个部位注射 0.5cc（共四个部位，在原发肿瘤周围呈放射状）

- 备皮完成后，切开被标记的淋巴结部位，并根据颜色（蓝色）和计数增加情况（一般来说比切口部位的本底计数高出 10 倍）找出所有阳性淋巴结，切除后送病理分析。每一个淋巴结都作单独标记。一般来说，会有一个或数个淋巴结被切除。

- 一旦找出并切除所有相关淋巴结后，关闭切口并用无菌敷料包扎。

并发症

- 常见并发症包括出血、感染、瘢痕和美观问题、伤口部位麻木或疼痛、血肿 / 血清肿 / 淋巴囊肿形成，手术过程中造成解剖结构损伤以及无法找到前哨淋巴结等。该技术的精准度因肿瘤类型而异，不属于本文的讨论范围，但可以确定的是，它对于黑色素瘤、乳腺癌和横纹肌肉瘤来说，是一种有效、合适的分期方法[7]。此外，该技术在某些非横纹肌肉瘤中的应用效果可靠。

- 虽然有报道称使用染料会导致过敏反应[7, 11]，但是这种情况很少发生，不能因此而否认这项技术。

结果

前哨淋巴结活检在儿童中的应用尚无大型多中心随机试验的数据。事实上，支持这项技术数据大多来自已发表的类似/同种癌症的成人患者的试验结果。现有关于儿科前哨淋巴结活检的应用数据大多来自一些针对多种类型癌症的单中心长期研究。*Memorial Sloan-Kettering Cancer* 中心（*Memorial Sloan-Kettering Cancer Center*, MSKCC）的 Kayton 等人[7]评估了他们在 10 年间做过的 30 例前哨淋巴结活检。在所有患者中都发现了前哨淋巴结，其中 97%（30/31）是在术前淋巴显像中发现的。没有一例并发症。1/9 的横纹肌肉瘤患者和 2/5 的乳腺癌患者为前哨淋巴结阳性。在中位随访时间为 48 个月的随访中，没有出现复发。

在小儿黑色素瘤方面，Mu 等人[5]检索了 SEER 数据库，分析前哨淋巴结活检在儿童和青少年黑色素瘤患者中的使用情况。结果发现，在其他因素不变的情况下，儿童（20 岁以下）前哨淋巴结活检阳性的可能性比青少年（20～24 岁）更大，尤其是病变厚度为 1～2mm 的队列。事实上，这些患儿的前哨淋巴结活检阳性率是青少年（20～24 岁）对照组的六倍。另外，这些患者死于黑色素瘤可能性更大，这与先前一项澳大利亚的研究结果一致[12]。

冯 林 何雨竹 译

房居高 校

参考文献

1. Lee CCF, Ollila D, Moschos S. Historical review of melanoma treatment and outcomes. Clin Dermatol. 2013;31(2):141–7.
2. Kumar APR, Gadgil PV, Jatoi I. Sentinel lymph node biopsy in primary breast cancer: window to management of the axilla. World J Surg. 2012;36(7):1453–9.
3. Andreou D, Tunn PU. Sentinel node biopsy in soft tissue sarcoma. Recent Results Cancer Res. 2009;179:25–36.
4. Thompson CFSJM, Lawson G, Grogan T, Elashoff D, Mendelsohn AH. Diagnostic value of sentinel lymph node biopsy in head and neck cancer: a meta-analysis. Eur Arch Otorhinolaryngol. 2013;270:2115–22.
5. Mu ELJ, Strouse JJ. Comparison of the use and results of sentinel lymph node biopsy in children and young adults with melanoma. Cancer. 2012;118(10):2700–7.
6. Mills OLMS, Zager JS, Sondak VK, Messina JL. Sentinel node biopsy in atypical melanocytic neoplasms in childhood: a single institution experience in 24 patients. J Cutan Pathol. 2012;39(9):331–6.
7. Kayton MLDR, Busam K, Cody HS III, Athanasian EA, Coit D, La Quaglia MP. Experience with 31 sentinel lymph node biopsies for sarcomas and carcinomas in pediatric patients. Cancer. 2008;112(9):2052–9.
8. Shah DJSR, Wilson DJ. Radiation-induced cancer: a modern view. Br J Radiol. 2012;85(1020):e1166–73.
9. Krause BJSS, Souvatzoglou M. FDG PET and PET/CT. Recent Results Cancer Res. 2013;187:351–69.
10. Mathew R, Messina JL. Recent advances in pathologic evaluation and reporting of melanoma. Semin Oncol. 2012;39(2):184–91.
11. Montgomery LLTA, Van Zee KJ, Fey J, Heerdt AS, Gemignani M, Port E, Petrek J, Cody HS III, Borgen PI. Isosulfan blue dye reactions during sentinel lymph node mapping for breast cancer. Anesth Analg. 2002;95(2):385–8.
12. Howman-Giles RSH, Scolyer RA, Murali R, Wilmott J, McCarthy SW, Uren RF, Thompson JF. Sentinel lymph node biopsy in pediatric and adolescent cutaneous melanoma patients. Ann Surg Oncol. 2010;17(1):138–43.

第二部分
疾病分类介绍

第二部分

疾病分类介绍

动静脉畸形：颅外

Rafael A. Couto and Arin K. Greene

7

概述

动静脉畸形（arteriovenous malformation，AVM）是一种高流速型血管畸形，以动脉血直接回流到静脉循环为特点。分流致组织毛细血管网的供氧减少，可引起局部缺血。动静脉畸形可引发畸形、溃疡、出血、充血性心力衰竭和（或）重要组织损伤（见图 7.1a）。其治疗方法包括栓塞术和（或）切除术。部分动静脉畸形是构成遗传性综合征的一部分（见图 7.1b，c），如：①毛细血管 - 动静脉畸形（capillary malformation-arteriovenous malformation，CM-AVM）；②遗传性出血性毛细血管扩张症（hereditary hemorrhagic telangiectasia，HHT）；③ PTEN 相关血管畸形（PTEN-associated vascular anomaly，PTEN-AVA）。

要点

- 颅外动静脉畸形，多见于头颈部，其次是四肢、脏器和躯干[1]。
- 动静脉畸形随时间不断恶化，可根据 Schobinger 分期系统进行分类（见表 7.1）[2, 3]。
- 栓塞术和（或）切除术可缩小动静脉畸形病灶，缓解疼痛和出血，但复发率较高。
- 动静脉畸形患者应在血管病中心接受多学科团队的治疗。

生物学和流行病学

动静脉畸形是胚胎形成过程中血管发育异常所致。缺乏毛细血管床可致动脉血经瘘（动脉与静脉的直接连接）或病灶（连接供血动脉和引流静脉的异

常通路）直接进入静脉循环[4]。动静脉畸形可先天存在，但病变增大和加重才是导致患者发病的主要原因[3]。

病理生理学

- 不断增大的组织团块需要新生血管支持其扩展，血管生成（从已有血管中生出新的血管）[5, 6] 或血管发生（重新形成血管）可实现血管新生[7-9]。导致动静脉畸形扩大的是血管发生，而非血管生成[10]。
- 血管生成是促进动静脉畸形生长的基本因素，但缺血也可引起此畸形。缺血是血管新生的强刺激因子，近端动脉结扎或创伤可致动静脉畸形增大[2, 11, 12]。动静脉分流引起血流量增大，也可促进血管内皮生长因子（VEGF）的产生和内皮细胞增殖[13, 14]。
- 男性和女性患者青春期病情进展的风险均加倍；该时期循环血液中的激素水平升高，可促进动静脉畸形扩张[3]。

分子 / 遗传病理学

- 毛细血管畸形 - 动静脉畸形是一种常染色体显性遗传，因 p120RasGAP 蛋白的编码基因 *RASA1* 功能丧失突变引起。该蛋白可抑制 RAS p21 对细胞增殖、存活和分化的调控[15]。
- 遗传性出血性毛细血管扩张症由内皮糖蛋白和激活素受体样激酶 1（ALK-1）的改变引起，这两种物质可影响转化生长因子 -β（TGF-β）的信号传导[16, 17]。
- PTEN 相关血管畸形是一种常染色体显性遗传，由 *PTEN*（磷酸酶和张力蛋白同源物）基因突变引起[18]。该基因可编码介导细胞周期阻滞和细

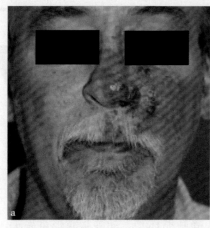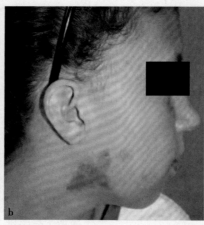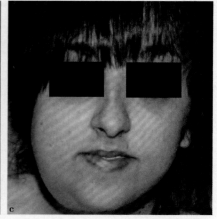

图 7.1　动静脉畸形的类型。a. 男性，51 岁，左脸、鼻和眼眶部 Ⅱ 期动静脉畸形；b. 女性，9 岁，毛细血管畸形 - 动静脉畸形（RASA-1 突变阳性），右侧脸颊和颈部可见快流速型色斑；c. 女性，21 岁，PTEN 相关血管畸形（PTEN 突变阳性），右侧脸颊和下颌下可见病灶不断肿大

胞凋亡的抑癌脂质磷酸酶 [19]。PTEN 突变可致 PTEN 错构瘤综合征（PHTS）[18]。

发病率和患病率

- 血管病中心所治疗的脉管畸形案例中，动静脉畸形占 14.3%[20]。
- 据估计，白种人毛细血管畸形 - 动静脉畸形的患病率为十万分之一 [15]。

年龄分布

- 动静脉畸形出生时即发生，但临床表现可能在儿童或青少年时期出现 [3]。
- 约四分之三的动静脉畸形患者需要在儿童或青少年时接受治疗；其余患者在成年前无需介入治疗 [3]。

表 7.1　动静脉畸形 Schobinger 分期

分期	临床表现
Ⅰ（静止期）	皮温升高，呈粉 - 蓝色，多普勒超声示动静脉分流
Ⅱ（扩张期）	肿物增大，可触及搏动、震颤，听诊可闻及杂音，静脉迂曲扩张
Ⅲ（破坏期）	营养不良性皮肤病变、溃疡、出血、疼痛
Ⅳ（失代偿期）	心力衰竭

性别差异

- 男女患病率无显著差异。

风险因素

- 毛细血管畸形 - 动静脉畸形或 PTEN 相关血管畸形患者的后代获得突变基因的几率为 50%；家庭成员间常呈表型异质性 [15, 18, 21]。
- 因雌激素的促血管生成作用建议使用只含黄体酮的口服避孕药，因为雌激素的促血管生成作用比黄体酮大 [1, 22-25]。
- 患 Ⅰ 期动静脉畸形的妊娠女性的病情进展率并不比未妊娠患者高 [3]。但是，目前还没有关于 Ⅱ～Ⅳ 期动静脉畸形患者怀孕的报道，因此怀孕有可能会加重病情。

与其他疾病、综合征的关系

- Parkes Weber 综合征（PWS）是四肢弥漫性动静脉畸形伴表层毛细血管畸形（CM）[26]。本病主要表现为四肢过度生长，多见于下肢 [26]。患者有可能出现下肢长度不一和充血性心衰 [26]。

表现

动静脉畸形

- 病变呈粉红色、皮肤温度升高，触诊可及震颤，听诊可闻及杂音，有可能被误诊为毛细血管畸形或血管瘤[1]。

- 手持式多普勒流速仪显示该病为高流速型。

毛细血管畸形 - 动静脉畸形

- 虽然毛细血管畸形很少引发问题，但 30% 的患者会合并动静脉畸形，导致严重疾病：帕克斯韦伯综合征（12%）、颅外动静脉畸形（11%）或颅内动静脉畸形（7%）[21]。
- 患者的病灶数目可多达 53 个，大小从 1cm 到 15cm 不等，但 6% 的患者只有一个病灶[21]。
- 毛细血管畸形 - 动静脉畸形与脊髓动静脉病变之间存在相关性[27]。
- 5% 的患者合并良性或恶性肿瘤，大多累及神经系统（神经纤维瘤、视神经胶质瘤、前庭神经鞘膜瘤）[21]。
- Parkes Weber 综合征患者应当由心脏病科医生跟踪监测充血性心衰征象。另外还需要进行骨科评估，以排除双下肢长短不一致的情况[21]。

PTEN 相关血管畸形

- PTEN 基因突变会导致 PTEN 错构瘤综合征。大约一半（54%）患者有独特的高流速型血管畸形伴动静脉分流[18]。
- PTEN 相关血管畸形患者可能有多个病灶（57%），其中 85% 为肌肉内血管畸形[18]。
- PTEN 错构瘤综合征患者需要跟踪检测肿瘤，特别是内分泌和胃肠道恶性肿瘤[1, 18]。

症状

- 动静脉分流会引起局部缺血，导致疼痛、溃疡、出血和充血性心衰。
- 动静脉畸形还可能引起畸形、组织破坏和重要组织栓塞。
- 高压力的异常血液分流可导致静脉出血和动脉薄弱部分（如动脉瘤）破裂。
- 动脉出血大多发生在皮肤或黏膜表面，从侵蚀部分进入病变浅表部分。

鉴别诊断

毛细血管畸形（capillary malformation，CM）
先天性血管瘤（congenital hemangioma，CH）
婴幼儿血管瘤（infantile hemangioma，IH）
卡波西血管内皮瘤（kaposiform hemangioendothelioma，KHE）
淋巴管畸形（lymphatic malformation，LM）
化脓性肉芽肿（pyogenic granuloma，PG）
静脉畸形（venous malformation，VM）

诊断和评估

体格检查

动静脉畸形

90% 的动静脉畸形是根据病史和体格检查诊断出来的[28, 29]。

检查发现

- 病变部位一般温度较高，呈粉红色，可触及震颤或闻及杂音。
- 与婴幼儿血管瘤不同，动静脉畸形在婴儿期之后开始扩张。
- 手持式多普勒流速仪显示病变血流速度快，排除了低流速型血管畸形（如毛细血管畸形、淋巴管畸形、静脉畸形等）。

毛细血管畸形 - 动静脉畸形

可根据病史和体格检查进行诊断。对于多发性毛细血管畸形患者，尤其是有类似病变家族史的患者，应评估他们是否患有动静脉畸形。告知患者常染色体显性遗传的规律。

检查发现

- 非典型性毛细血管畸形有多个圆形小病灶，呈粉红色，周围有白色晕圈（50%）[15, 21]。
- 与散发的毛细血管畸形不同，毛细血管畸形 - 动静脉畸形的多普勒检查通常显示快流速。
- 肢体过度生长伴毛细血管畸形提示帕克斯韦伯综合征[26]。

PETN 相关血管畸形

PETN 相关血管畸形，一般是在行磁共振成像（MRI）或血管造影检测动静脉畸形时发现端倪。在发现血管畸形伴快流速型病变，符合 PTEN 相关血管畸形的表现时，应评估患者是否患有 PTEN 综合征。PTEN 相关血管畸形是一种常染色体显性遗传病；应告知患者，该基因有遗传给后代的可能。

检查发现

- 与典型动静脉畸形不同，PTEN 相关血管畸形可能有多个病灶，这与脂肪组织异位有关，而且它的引流静脉会呈不成比例的节段性扩张[4, 18]。
- PTEN 错构瘤综合征患者大多有巨头畸形（>97

百分位），并且所有男性患者都有阴茎色素斑[18]。

- PTEN 错构瘤综合征可能合并精神发育迟缓 / 自闭症（19%），甲状腺病变（31%）或胃肠道息肉（30%）[18]。

实验室数据

- 利用 *RASA1* 基因检测可以确诊毛细血管畸形 - 动静脉畸形（CM-AVM）。但是，并非所有毛细血管畸形 - 动静脉畸形临床表现的患者都有 *RASA1* 基因突变，说明某些未知的 *RASA1* 或其他基因突变也会导致同样的表现型[21]。
- *PTEN* 基因检测具有确定性；但是，临床诊断为 PTEN 错构瘤综合征的家庭中有 9% 没有发现胚系突变[30]。

影像评估

动静脉畸形

超声（US）	显示高血运病变伴动静脉分流，无明显的实质肿物。彩色多普勒可显示供血动脉和大引流静脉。
计算机断层扫描（CT）	病变累及骨骼时使用。
磁共振成像（MRI）	显示扩张的供血动脉和引流静脉、强化和流空图像[4]。MRI 常用于：①明确诊断；②确定病变范围；③制定治疗计划。使用增强、脂肪抑制及 T2 加权 MRI 可对病变进行充分评估[1,4]。
血管造影	显示扭曲、扩张的动脉和动静脉分流，以及扩张的引流静脉[4]。病灶为结构异常的扭曲小静脉和边界不清的、扩大的血管周围间隙。血管造影适用于：①超声和 MRI 检查后诊断不明确；②计划做栓塞或切除时。

毛细血管畸形 - 动静脉畸形

毛细血管畸形 - 动静脉畸形的影像学特征与非综合征性动静脉畸形相似。毛细血管畸形 - 动静脉畸形患者有发生颅内和脊髓高流速型病变的风险；

应考虑脑和（或）脊髓 MRI[31]。目前尚未发现颅外动静脉畸形累及脏器，因此不需要对其他解剖区域进行影像学探查[21]。

PTEN 相关血管畸形

与典型动静脉畸形不同，PTEN 相关血管畸形可有多个病灶，这与脂肪组织异位有关，而且它的引流静脉会呈现不成比例的节段性扩张[4, 18]。肌肉内病变中杂乱的脂肪取代了原有结构，这与非综合征性肌肉内动静脉畸形相反[18]。

病理学

动静脉畸形

动静脉畸形一般都具有粗大、扭曲的动脉和扩张的厚壁静脉[32]。在疾病早期，静脉有肥厚的肌层。随着病变的发展，平滑肌被胶原质取代，血管逐渐纤维化（见图 7.2）[32]。

毛细血管畸形 - 动静脉畸形

毛细血管畸形 - 动静脉畸形的组织病理学特征大多与非综合征性动静脉畸形相同。

PTEN 相关血管畸形

与非综合征性动静脉畸形相似，PTEN 相关血管畸形有扭曲的、肌层增生的动脉和成团的、平滑肌畸变的异常静脉[18]。但是，骨骼肌脂肪浸润、纤维束和淋巴集结是 PTEN 相关血管畸形独有的特征。

治疗

动静脉畸形并无药物疗法，需要采用栓塞和（或）切除术进行治疗。治疗的目标通常是控制病变；极少能够治愈。介入治疗的目的是为了减轻症状（如出血、疼痛、溃疡）、保护重要功能（如视力、咀嚼）以及改善畸形。对于无症状动静脉畸形，除非能够以微小的损伤达到治愈目的，否则应先作观察；对无症状动静脉畸形进行栓塞或次全切除可能会刺激它增大，引发疾病。治疗方法应根据①病变的大小和位置；②患者的年龄；③ Schobinger 分期来确定。Ⅰ期动静脉畸形切除实现长期控制的几率最大，但必须根据切除和重建可能导致的畸形来进行个性化治疗[1, 3]。例如，对于位于非解剖学重要部位（例如躯干、四肢

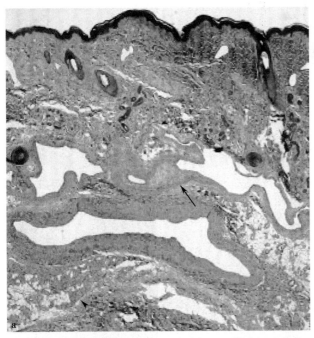

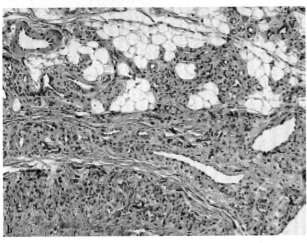

图7.2　动静脉畸形，头皮。a. 畸变大动脉和静脉侵占浅表和深层真皮及皮下组织。箭头指示的是高流量静脉通路、高压性改变。左下角的箭头指示的是小血管部分；b. 皮下组织中的动静脉畸形小血管部分在高倍镜下可见排列紧密的小通路及饱满的内皮

近端）的大型Ⅰ期动静脉畸形，可立即切除而不会发生严重并发症，否则等它发展到更高分期时，操作会更复杂，复发率也会增高[1,3]。同样的，对于位于复杂部位（例如面部、手）的小型局限性动静脉畸形，可以在它扩张到无法根除之前切除[1,3]。

相反，对于位于解剖学敏感部位（例如面部）的大型无症状病变，尤其对无法承受大手术的小患儿[1,3]，最好先作观察[1,3]。这类病变切除后可能会导致更为严重的畸形，而且有可能会复发。有些动静脉畸形患儿（17.4%）一直到成年后才有明显症状[3]。

Ⅱ期动静脉畸形与Ⅰ期的介入方法类似。不过，如果动静脉畸形增大会导致更严重的畸形，或有可能引发功能性问题，则应将治疗的标准降低[1,3]。Ⅲ期和Ⅳ期动静脉畸形必须进行治疗，目的是控制疼痛、出血、溃疡或充血性心衰[1,3]。

非手术管理

对于浅表动静脉畸形，患者应使用含水甘油来防止干燥及溃疡[1]。对于四肢病变，使用弹力套可减少疼痛和肿胀，但也有可能加重症状[1]。一旦发生出血，可立即压迫止血；基本上不需要进一步介入治疗[1]。

栓塞

通过动脉导管将惰性物质送入病变部位，以堵塞血流和（或）填充血管间隙。纤维化可进一步减少动静脉分流并缩小病变。栓塞后即使血流量没有明显减少，症状也会有所减轻[1]。禁止栓塞病灶的供血动脉，因为会发生再通，导致没办法再对病变做进一步栓塞[4]。应告知患者及家属，动静脉畸形有可能再次扩张，将来可能需要再次栓塞。

栓塞时可使用液态[N- 丁基氰基丙烯酸盐（n-BCA)、Onyx、乙醇]或固态[聚乙烯醇颗粒（PVA)、线圈]栓塞剂[4]。栓塞剂的选择取决于栓塞是被用作基本治疗还是切除术前的辅助治疗[1,4]。如果被用作基本治疗，则应使用能够渗透病灶的永久性液态栓塞剂（乙醇、n-BCA、Onyx)。我们喜欢用Onyx，它是一种乙烯 - 乙烯醇共聚物（EV3 Neurovascular, Irvine, CA)，接触血液后会在表面形成沉淀[1,4,33]。由于它能够维持一个非黏附性的液体核心，不会迅速凝固堵住导管，因此医生可以选择多个部位进行多次注射。术前栓塞使用暂时性栓塞物（明胶海绵粉末、PVA、微球)。注入多种粒径的栓塞颗粒能够先闭塞细小的远端血管，然后用较大的栓塞颗粒堵塞近端分支。目前，我们在术前栓塞中使用的是Onyx[1,4,33]。

患者一般需要住院观察一晚。如果出现肿胀，可在围术期使用地塞米松[1,4,33]。如果气道或眼眶病变被堵塞，则需要密切监测治疗后肿胀。栓塞四肢深部病灶有间室综合征风险。溃疡是栓塞，尤其是浅层病变的栓塞，最常见的并发症[1,4,33]。栓塞后做局部伤口护理，促进伤口愈合。

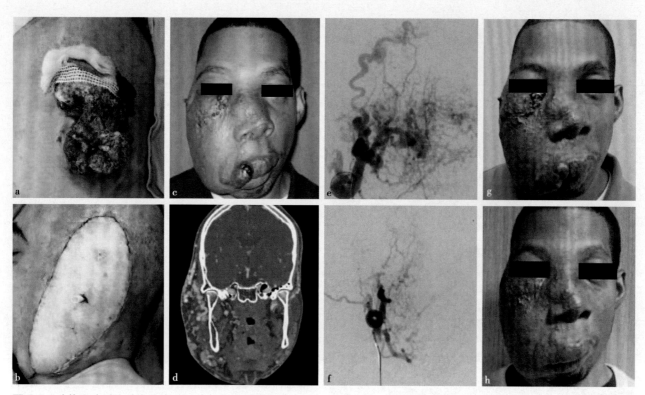

图 7.3　动静脉畸形的手术治疗。a. 患耳部Ⅲ期动静脉畸形的 22 岁男性，疾病导致疼痛、出血和感染；b. 栓塞和广泛切除术后，使用游离背阔肌肌皮瓣闭合缺损处；c. 患Ⅲ期动静脉畸形的 25 岁男性，疾病导致严重畸形、疼痛、出血和溃疡。由于病变累及面部所有结构（包括眼眶、上颌、下颌），因此根治性切除会导致比动静脉畸形更严重的畸形。对溃烂、出血的嘴唇和脸颊部位的病变进行了栓塞和次全切除；d. 冠状位 CT 血管造影图显示了明显的弥漫性血管畸形伴软组织增大；e. 血管造影片显示弥漫性病灶；f. 栓塞后大多数动静脉畸形病灶消失；g. 六次栓塞后嘴唇溃疡愈合、出血灶消退；h. 上唇和脸颊次全切除后的外观改善。本组图是在 Elsevier 的许可下，转载自 Clinics in Plastic Surgery，38/1，Greene AK，Orbach DB，Management of Arterio- venous Malformations，100-101，2011.

硬化疗法

将药剂经皮注射到畸形部位会导致内皮损伤和血栓。随后发生的纤维化可缩小病变、改善症状。硬化疗法适用于无法经动脉穿刺的或局限性动静脉畸形[1, 4]。在高流量型病变的硬化治疗中，硬化剂有可能进入体循环[1, 4]。我们会优先选择十四烷基硫酸钠（STS）和无水乙醇[1, 4]。乙醇比十四烷基硫酸钠更有效，但并发症发生率也更高，因此应谨慎用于邻近有重要结构（例如面部神经）的病变，应谨慎使用[1, 4]。

切除

动静脉畸形切除术后的复发率比栓塞术低。局限性病变可以考虑使用切除术，以矫正局部畸形（例如出血或溃疡区域、嘴唇肥厚等）（见图 7.3）[1]。对

于大型弥漫性动静脉畸形，应谨慎使用广泛切除和重建，因为①治愈病例很少而复发率较高；②治疗导致的畸形通常比动静脉畸形更加严重；③切除会引起大量失血和医源性损伤[3]。

术前栓塞可缩小病变体积、减少失血，有利于病变的切除。切除术应在栓塞 24～72 小时之后、血流再通恢复之前进行，尤其是在使用 PVA 等颗粒栓塞剂时[3]。用含肾上腺素的麻醉剂对整个手术区进行局麻可减少失血。对于小型局限性，或无法栓塞的动静脉畸形，可仅行切除术治疗。

测定手术切缘最好的方法是评估创口边缘的出血量[2]。大多数缺损可以使用局部皮瓣进行修复重建。溃疡区域皮肤移植的失败率很高，因为该区域下面的组织缺血，可以通过切除和区域皮瓣移植进行修复[1]。游离皮瓣重建为广泛切除和复杂缺损的一期关闭提供了保障，但它不能改善长期控制[2, 3, 12, 34]。

预后

栓塞

栓塞治疗不能清除动静脉畸形；治疗后，几乎所有病变最终都会扩张。虽然研究发现多次栓塞并不能降低复发率，但使用新型栓塞剂（如 Onyx）可以延长治疗效果[3]。Ⅰ期动静脉畸形的复发率比高分期的病变低。以往的栓塞剂的试验结果显示，复发大多是在栓塞后一年内发生，98.0% 的病变会在 5 年内再次扩张[1, 3]。PTEN 相关血管畸形栓塞后的复发率比非综合征性动静脉畸形更高[1]。尽管栓塞治疗的复发率高，但它能够有效减轻动静脉畸形。

切除

采用次全切除和所谓的"完全"切除治疗后，大多数动静脉畸形还是会复发[3]。复发大多是在切除后一年内发生的，86.6% 的病变会在 5 年内再次扩张[3]。根据我们的经验，PTEN 相关血管畸形的复发率比非综合征性动静脉畸形高，可能是因为肿瘤抑制蛋白更适应增殖性环境[1]，治疗后 5 年内没有复发的患者达到长期控制的可能性更大[3]。但是，其中 5.2% 的患者在术后 10 年以后病变会再次扩张[3]。医生应告知患者及家属，动静脉畸形切除后很可能会复发，将来可能需要进一步介入治疗。

刘　冰　苏立新　译
范新东　校

参考文献

1. Greene AK, Orbach DB. Management of arteriovenous malformations. Clin Plast Surg. 2011;38(1):95–106.
2. Kohout MP, Hansen M, Pribaz JJ, et al. Arteriovenous malformations of the head and neck: natural history and management. Plast Reconstr Surg. 1998;102:643–54.
3. Liu AS, Mulliken JB, Zurakowski D, et al. Extracranial arteriovenous malformations: natural progression and recurrence after treatment. Plast Reconstr Surg. 2010;125:1185–94.
4. Wu IC, Orbach DB. Neurointerventional management of high-flow vascular malformations of the head and neck. Neuroimag Clin N Am. 2009;19:219–40.
5. Folkman J. Tumor angiogenesis: therapeutic implications. N Engl J Med. 1971;285:1182–86.
6. Folkman J. Is tissue mass regulated by vascular endothelial cells? Prostate as the first evidence. Endocrinology. 1998;139:441–2.
7. Asahara T, Murohara T, Sullivan A, et al. Isolation of putative progenitor endothelial cells for angiogenesis. Science. 1997;275:964–67.
8. Takahashi T, Kalka C, Masuda H, et al. Ischemia- and cytokine-induced mobilization of bone marrow-derived endothelial progenitor cells for neovascularization. Nat Med. 1999;5:434–8.
9. Tepper OM, Capla JM, Galiano RD, et al. Adult vasculogenesis occurs through in situ recruitment, proliferation, and tubulization of circulating bone marrow-derived cells. Blood. 2005;105:1068–77.
10. Lu L, Bischoff J, Mulliken JB, et al. Increased endothelial progenitor cells and vasculogenic factors in higher-staged arteriovenous malformations. Plast Reconstr Surg. 2011;128(4):260e–9e.
11. Young AE, Mulliken JB. Arteriovenous Malformations. In: Mulliken JB, Young AE, editors. Vascular birthmarks: hemangiomas and malformations. Philadelphia: Saunders;1988. p. 228–45.
12. Wu JK, Bisdorff A, Gelbert F, et al. Auricular arteriovenous malformation: evaluation, management, and outcome. Plast Reconstr Surg. 2005;115:985–95.
13. Masuda H, Zhuang YJ, Singh TM, et al. Adaptive remodeling of internal elastic lamina and endothelial lining during flow-induced arterial enlargement. Arterioscler Thromb Vasc Biol. 1999;19:2298–307.
14. Karunanyaka A, Tu J, Watling A, et al. Endothelial molecular changes in a rodent model of arteriovenous malformation. J Neurosurg. 2008;109:1165–72.
15. Eerola I, Boon LM, Mulliken JB, et al. Capillary malformation-arteriovenous malformation: a new clinical and genetic disorder caused by RASA1 mutations. Am J Hum Genet. 2003;73:1240–9.
16. Urness LD, Sorensen LK, Li DY. Arteriovenous malformations in mice lacking activin receptor-like kinase-1. Nat Genet. 2000;26:328–31.
17. Thomas B, Eyries M, Montagne K, et al. Altered endothelial gene expression associated with hereditary haemorrhagic telangiectasia. Eur J Clin Invest. 2007;37:580–8.
18. Tan WH, Baris HN, Burrows PE, et al. The spectrum of vascular anomalies in patients with PTEN mutations: implications for diagnosis and management. J Med Genet. 2007;44:594–602.
19. Sansal I, Sellers WR. The biology and clinical relevance of the PTEN tumor suppressor pathway. J Clin Oncol. 2004;22:2954–63.
20. Greene AK, Liu AS, Mulliken JB, et al. Vascular anomalies in 5621 patients: guidelines for referral. J Peditr Surg. 2011;46(9):1784–9.
21. Revencu N, Boon LM, Vikkula M. From germline towards somatic mutations in the pathophysiology of vascular anomalies. Hum Mol Genet. 2009;18:65–75.
22. Johanisson E, Oberholzer M, Swahn ML, et al. Vascular changes in the human endometrium following the administration of the progesterone antagonist RU 486. Contraception. 1989;39:103–17.
23. Hyder SM, Huang JC, Nawaz Z, et al. Regulation of vascular endothelial growth factor expression by estrogens and progestins. Environ Health Perspect. 2000;108(Suppl 5):785–90.
24. Heryanto B, Rogers PA. Regulation of endometrial endothelial cell proliferation by oestrogen and progesterone in the ovariectomized mouse. Reproduction. 2002;123:107–13.
25. Kayisli UA, Luk J, Guzeloglu-Kayisili O, et al. Regulation of angiogenic activity of human endometrial endothelial cells in culture by ovarian steroids. J Clin Endocrinol Metab. 2004;89:5794–802.
26. Mulliken JB, Fishman SJ, Burrows PE. Vascular anomalies. Curr Probl Surg. 2000;37:517–84.
27. Thiex R, Mulliken JB, Revencu N, et al. A novel association between RASA1 mutations and spinal arteriovenous anomalies. Am J Neuroradiol. 2010;31(4):775–9.
28. Mulliken JB, Glowacki J. Hemangiomas and vascular malformations in infants and children: a classification based on endothelial characteristics. Plast Reconstr Surg. 1982;69:412–22.
29. Finn MC, Glowacki J, Mulliken JB. Congenital vascular lesions: clinical application of a new classification. J Pediatr Surg. 1983;18:894–900.
30. Marsh DJ, Coulon V, Lunetta KL, et al. Mutation spectrum and genotype-phenotype analyses in Cowden disease and Bannayan-Zonana syndrome, two hamartoma syndromes with germline PTEN mutation. Hum Mol Genet. 1998;7:507–15.
31. Limaye N, Boon LM, Vikkula M. From germline towards somatic mutations in the pathophysiology of vascular anomalies. Hum Mol Genet. 2009;18:65–75.

32. Gupta A, Kozakewich H. Histopathology of vascular anomalies. Clin Plast Surg. 2011;38(1):31–44.

33. Thiex R, Wu I, Mulliken JB, et al. Safety and clinical efficacy of onyx for embolization extracranial head and neck vascular anomalies. Am J Neuroradiol. 2011;32:1082–6.

34. Upton J, Coombs CJ, Mulliken JB, et al. Vascular malformations of the upper limb: a review of 270 patients. J Hand Surg Am. 1999;24:1019–35.

动静脉畸形：颅内

Brendan McNeish，Edward R. Smith

8

概述

脑动静脉畸形（arteriovenous malformations，AVMs）是儿童神经系统中最常见的血管畸形，一般都需要治疗。脑动静脉畸形是指脑动脉和静脉不经过毛细血管而直接连通，可以发生在大脑半球、脑干和脊髓[1]。动静脉畸形临床可表现为颅内出血、癫痫、头痛、进行性缺血（"盗血"），或无临床表现而偶然被发现。治疗可通过手术、放疗、栓塞或联合治疗来实现清除病灶。

要点

- 脑动静脉畸形是最常见的症状性颅内血管畸形[2]。在一项大宗尸体解剖研究中，脑动静脉畸形的总检出率是 1.4%[3]。
- 儿童期脑动静脉畸形引起的出血造成的死亡率达 25%[4]。
- 计算机断层扫描血管造影（computed tomography angiography，CTA）被越来越多地用于儿童非创伤性颅内出血急诊患者的初步筛查。如果 CTA 发现动静脉畸形，再进一步完善磁共振成像（MRI）和数字减影血管造影（digital subtraction angiography，DSA）检查[5]。
- 小儿脑动静脉畸形的治疗应当在专业的诊疗中心、由能够随时提供所有相关治疗（手术、栓塞和放疗）的多学科诊疗小组来完成。

生物学和流行病学

脑动静脉畸形的动脉和静脉不经过毛细血管而直接连通；这类病变可以发生在大脑半球、脑干和脊髓。病灶内神经组织无功能[1]。

病理生理学

- 关于脑动静脉畸形的扩张机制一直存在争议。一种机制可能是分化不良的血管血流量增加及侧支动脉供血导致的"机械"扩张。缺血和周围的微量出血破坏周围脑组织，促进胶质细胞增生，从而促使动静脉畸形扩大。
- 脑动静脉畸形扩张也有可能是现有分支再生新血管的过程导致的。血管再生是一个复杂的过程，由多种不同蛋白质调节，包括金属蛋白酶和血管内皮生长因子（VEGF）等相关生长因子[6-12]。大脑动静脉畸形标本的免疫组织化学检查结果显示 VEGF 上调，且在介入栓塞后更为明显；这个结果说明后天因素会影响动静脉畸形的发生发展[10, 12-14]。

分子/遗传病理学

- 脑动静脉畸形和大脑海绵状血管畸形（cerebral cavernous malformation，CCMs）能够表达 VEGF，并且内皮和内皮下层的结构蛋白水平以及内皮和血管周围层的转化生长因子 α 表达水平升高[8]。
- 在少数家族中，症状性大脑动静脉畸形与引起家族性动静脉畸形和（或）皮肤毛细血管畸形的 RASA1 基因突变有关[14]。
- 遗传性出血性毛细血管扩张症（hereditary hemorrhagic telangiectasia，HHT）患者更容易合并患有脑动静脉畸形。缺失内皮糖蛋白基因（引起 HHT 的基因）的转基因小鼠表现出进行性毛细血管床破坏，这与内皮细胞一氧化氮合成酶缺乏有关[15]。

发病率和流行病学

- 脑动静脉畸形是最常见的症状性颅内血管畸形[2]。
- 在一项大宗尸体解剖研究中，脑动静脉畸形的总检出率是 1.4%（3200 例脑肿瘤患者共检出 46 例）[3]。
- 另一项报道指出，每年症状性脑动静脉畸形的发生率为 1.1/100 000[16]。
- 各大医疗中心的所有脑动静脉畸形患者中儿童占 12%～18%，该病在儿童中的总患病率大约为 0.02%[17-20]。

年龄分布

- 大多数脑动静脉畸形在成人期发病，平均发病年龄大约为 30～40 岁。约有 20% 的症状性动静脉畸形是在 15 岁之前发病[21]。

性别倾向

- 儿童动脑静脉畸形的男女发病率没有差异。

地域分布

- 脑动静脉畸形的患病率大约是囊性动脉瘤的七分之一；在亚洲人群中可能更多见[22]。

危险因素——环境、生活方式

- 无

与其他疾病、综合征之间的关系

- 35% 的患者合并 HHT。23% 的患者为多发性动静脉畸形，平均发病年龄为 35 岁[16]。
- 在少数家庭中，症状性脑动静脉畸形与引起家族性动静脉畸形和（或）皮肤毛细血管畸形的 RASA1 基因突变有关[14]。

临床表现

症状

- 最常见的症状是出血和癫痫，还包括头痛、局灶

性神经功能障碍和认知功能减退，也可能没有任何症状。
- 出血
    - 80%～85% 的小儿脑动静脉畸形有出血症状，可伴有癫痫、头痛或局灶性神经功能障碍。
    - 由于脑动静脉畸形位于脑实质内，因此引起的出血通常为脑实质出血（IPH）。出现非创伤性 IPH 时，应考虑动静脉畸形或肿瘤。
    - 据报道，大出血的发生率为每年 4.0%，死亡率为每年 1.0%。
    - 出血性动静脉畸形引起的死亡率为 25%。
- 占位效应 / 缺血
    - 占位效应或大脑局部缺血［血液从正常大脑循环分流进入动静脉畸形血管团（"盗血"）］导致。

病程进展

- 脑动静脉畸形急性症状表现为脑出血或癫痫，通常在几分钟到几小时内发生，慢性症状表现为与盗血相关的症状或头痛，可持续数个月。

病情的评估

- *CT*：如果患儿的初步检查中发现无明显病因的脑实质出血，应考虑动静脉畸形，紧急情况下可采用 CTA 确定是否存在扩张血管或病灶。
- 如果没有发现明确病灶，应在 4～6 周内血凝块吸收后用 MRI 评估出血部位。
- 应根据患儿的病情及一般状况来决定进一步的检查。一般来说，MRI 可以显示病灶的三维解剖结构，尤其是畸形与深层脑组织之间的关系（图 8.1）。数字减影造影是明确血管结构的重要方法（见评估部分）（图 8.2）。
- 标准术前实验室检查［全血细胞计数（CBC）、凝血酶原时间 / 部分凝血活酶时间测定（PT/PTT）、血型与交叉配血试验（T&C）、血生化检查（血生化七项）］。

干预

- 初步治疗方法的选择取决于患儿的临床表现。对于健康或有慢性症状（癫痫、发育迟缓）的儿童，一般不需要立即进行干预、治疗（除外抗癫

图 8.1 MRI（轴位 T2 相）显示 2 岁患儿的右额叶动静脉畸形。提示右额叶的扩张血管，包括大脑前动脉（ACA）和中动脉（MCA）分支，以及扩张的引流静脉，包括浅层和深层静脉（尤其是最终汇入的脑底静脉 Rosenthal 环）。此外，还可见脑萎缩、脑沟加深、脑室代偿性扩大

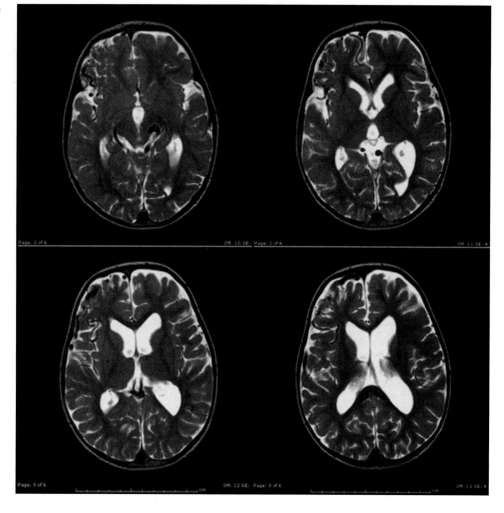

病药物治疗癫痫发作）。对于有颅内出血的患儿，应采取进一步手段治疗。需要注意的是，由于不同患儿的病情严重程度相差很大，因此，必须根据每个患儿的具体情况进行个体化治疗。

基础准备

- 通道：建立大静脉通路 Ⅳ（至少 2 个）、动脉导管、导尿管（如果无法保护气道则需气管插管）
- 血压控制（拉贝洛尔或硝普钠），将血压控制在相应年龄的正常范围内。
- 颅内压控制—如果有脑积水，应采用脑室外引流（NB：注意避免脑脊髓液（CSF）过度引流，以防止再次破裂，一般每次不超过 5cc），床头（HOB）抬高。
- 如果考虑癫痫发作，应采用抗癫痫药物预防。

治疗前准备，非紧急性

- 如前文所述，不同患者的非紧急治疗方法相差

很大，主要取决于患者的临床表现。对于择期治疗的患者，需要完善术前实验室检查和影像学检查。对于有出血但病灶小的患者，需要送重症监护室控制血压并完善术前影像学检查（对于紧急情况的处理措施，上文有详细说明）。

治疗前准备，紧急性

- 除了完成基础准备部分的操作外，还应通知手术室为手术做准备。设备包括手术显微镜、多个吸引器、双极电凝器、一组动静脉畸形 / 血管瘤夹、开颅器（开颅钻）和脑牵开系统。
- 麻醉师需要进行会诊并采取适当措施，以确保有多个大静脉通路，并保证手术室内有充足的血制品。
- 手术开始前消毒铺巾，并准备好显微镜和血管夹，以便在开颅过程中发生意外出血时，能够快速夹闭血管（图 8.3）。

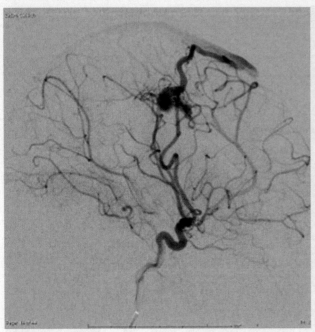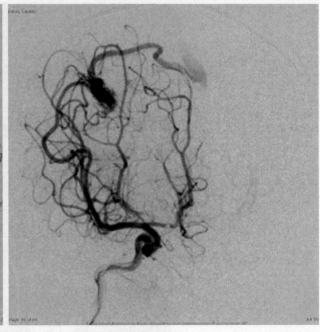

图 8.2 经左颈内动脉血管造影显示：1 岁患儿，右额叶高血流量型动静脉畸形。大脑中动脉扩张，可见其供血动脉和表层引流静脉

鉴别诊断

很多患者没有任何临床症状，在检查时偶然发现病变。如果发现自发性脑实质 / 脑室内或蛛网膜下腔出血，应考虑与以下疾病鉴别诊断：

- 动静脉畸形
- 脑肿瘤
- 动脉瘤（包括感染性动脉瘤）
- 出血 / 凝血障碍
- 静脉血栓
- 烟雾病
- （创伤，如果并非"自发性"，应根据最近一段时间内的现病史排除诊断）

诊断和评估

体格检查

- 很多患者在检查时没有任何症状。但是，对每个患儿都必须询问病史并进行细致的神经病学专科查体。注意病史中是否有神经功能障碍征象（见下文列表）。

颅内病变的可能临床表现

- 清晨头痛或患者睡眠中被痛醒
- 呕吐
- 头痛持续 6 个月以下
- 意识或行为改变
- 神经病学专科查体异常
  （病理体征数量与颅内病变风险正相关）

这些检查结果可能由以下原因引起：①局部效应（局部无力、视力变化等）；②颅内压升高（视盘水肿、头围增大等）；③高血流量（头皮血管扩张、听诊时闻及杂音、心力衰竭）。

病史或体征中的"危险信号"

- 心动过缓、高血压、呼吸减弱（库欣反应）
- 瞳孔扩大、偏瘫（钩回疝）
- 固定向下凝视（Parinaud 综合征）
- 嗜睡、婴儿前囟张力增高
- 共济失调伴恶心呕吐
- 突发动眼神经麻痹，累及瞳孔（扩大）
- 突发剧烈头痛

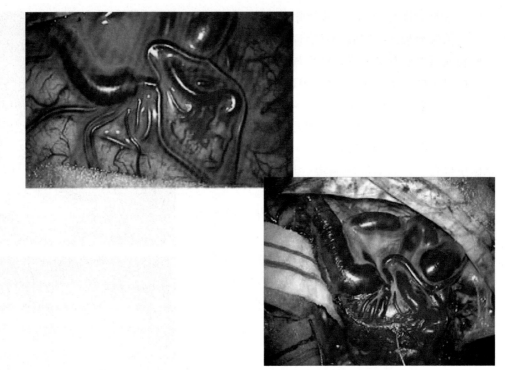

图 8.3 大脑皮层浅表动静脉畸形的术中图像：第一张图片示扩张、动脉化的引流静脉。第二张图片示动静脉畸形的环周切开及保留引流静脉至最末端的方法。可见动脉供血阻断后，引流静脉管径缩小，变成瘀滞的无氧静脉血管

实验室检查

- 标准术前实验室检查（全血细胞计数、凝血时间测定（PT/PTT）、血型鉴定与交叉配血试验（T&C）、血生化检查（血生化七项）。

影像学评估

- CT：如果患儿初次检查中发现无明显病因的出血，应考虑动静脉畸形，并在 4～6 周内血肿吸收后行 MRI 检查评估出血腔。
- 动静脉畸形典型表现为混杂的不均匀密度影，注射造影剂后，可见蚓状强化。患侧有时可见脑萎缩。大病灶或颅内血肿可能会使正常颅内解剖结构发生改变。
- MRI 可用于显示三维解剖结构、查找"盗血"导致的局部慢性缺血灶；在 MRI FLAIR 或 T2 相上，动静脉畸形的周围脑组织呈高亮信号影（图 8.1）。
- 动静脉畸形 MRI 的典型表现呈网状分布的无信号流空血管影，在 T1 和 T2 加权序列上均与周围脑组织形成鲜明对比，与各种信号影（包括不同出血时期的信号）混杂，偶见钙化和含铁血黄素信号[23,24]。蚓状流空血管影很容易辨认，相关解剖结构可以用 MR 血管造影清晰显示。

磁敏感加权成像能够显示陈旧性出血灶，即出血灶周围可见低信号环[25]。在 MRI FLAIR 或 T2 相上，"盗血"或静脉高压导致的慢性缺血性改变的周围组织呈高亮信号影。

- 数字减影血管造影可用于动静脉畸形的确诊检查。它能够确定病变的性质和范围，及其供血和引流血管[26]（图 8.2）。动静脉畸形血管造影要求在所有可能的供血动脉双侧注射造影剂，包括软脑膜和硬脑膜（15% 的大脑动静脉畸形接受同侧或对侧脑膜动脉的供血[27]）动脉：一般至少包括双侧颈内动脉，以及同侧颈外动脉和椎动脉。三维血管造影和计算机重建被越来越多地用于显示病灶的解剖结构。动静脉畸形的典型血管造影表现：扩张弯曲的引流血管注入不规则的畸形血管病灶，血液循环速度快，即动静脉分流。其他血管或结构一般不会发生移位，除非存在颅内血肿，即无血供的团块。
- 最近一项针对 241 个患儿的随访显示，干预治疗过程中的并发症发生率为 0%，治疗后并发症发生率为 0.4%。评估中应注意寻找：
  - 高灌注和低灌注病灶对比。
  - 流出血管狭窄。
  - 蛛网膜下腔或脑室静脉曲张。
  - 供血动脉的数量和位置。
  - 动脉瘤：动静脉畸形很少并发血流相关性动

脉瘤。即使存在，这些动脉瘤也大多会在动静脉畸形治疗完成、血流量减少后自行消失。

- 普通人群没有必要进行动静脉畸形筛查。遗传性出血性毛细血管扩张症（HHT）患者需要在儿童时期接受中枢神经系统的 MRI/A 检查，以筛查动静脉畸形，因为 HHT 患儿合并动静脉畸形的发生率高达 5%～10%。

核医学检查	动静脉畸形一般不需要做这项检查。
电生理检查	如果发生癫痫，可以采用脑电图检查。
神经心理学检查	动静脉畸形一般不需要做这项检查，但可以作为患儿的基线研究，帮助医生制定康复方案。

病理学

脑动静脉畸形是指动、静脉不经过毛细血管而直接连通，主要发生在大脑半球、脑干和脊髓。病灶内无功能性神经组织（图 8.4）[1]。

治疗

目标　消除出血或生长的风险。

目前还没有任何药物治疗能够作为动静脉畸形的一线治疗。虽然辅助药物治疗（抗癫痫药物治疗、止痛药物治疗等）能对症起效，但只有手术切除或放疗能够消除动静脉畸形。

- 治疗的目标是完全清除 / 消除病灶。可以采用两种治疗方法——手术或放疗。选择手术治疗的基于以下几个因素：①是否位于大脑皮质的功能区（语言、运动功能和感觉中枢）；②静脉引流模式；③病变大小；④是否合并动脉瘤；⑤近期出血情况；⑥临床恶化；⑦采用其他疗法时出现的并发症风险（例如放疗损伤生长发育阶段的大脑）[28, 29]。这些因素中有几项包含在 Spetzler-Martin 分级系统中 [30]，包括是否位于功能区、静脉引流模式以及病变大小，这些因素可以预测手术预后。Spetzler-Martin 评分可以预测手术风险。如果评分较低（1～3），应考虑手术。评分较高（4～5 分）的病变则通常需要多学科联合治疗，也可能考虑放疗。

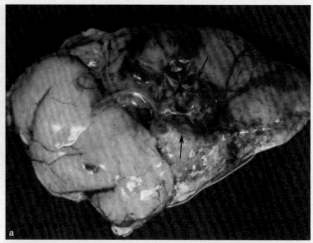

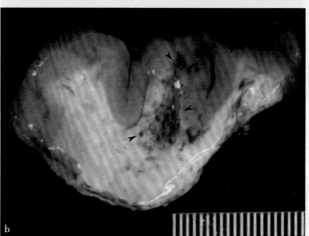

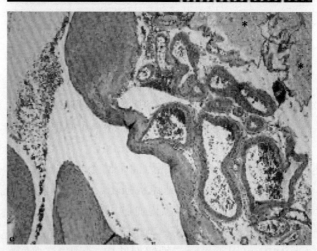

图 8.4　中枢神经系统动静脉畸形的病理学特征。a. 额叶动静脉畸形（两个箭头之间），是蚓状扩张的大血管组成的一个局限性血管团；b. 切片观察可见脑白质上的异常血管和出血点（箭头所示）；c. 粗大畸形的动脉和静脉。静脉管壁不均匀增厚，符合高灌注、高压力病理特点

Spetzler-Martin 动静脉畸形分级量表	
大小	
0～3cm	1
>3～6cm	2
>6cm	3
位置	
非功能区	0
功能区	1
深静脉引流	
无	0
有	1

手术治疗

时机：如果患儿出现颅高压症状，应当立即手术。如果血管造影发现危险因素（如高灌注病灶伴脑室内静脉曲张或动脉瘤），应当立即安排手术。若未出现上述情况，可再次完善影像检查，明确解剖关系，制定完善的手术或放疗计划，等到血块吸收后也更利于手术的实施。

- 动静脉畸形切除的主要手术原则：依次栓塞供血动脉，引流静脉，因为过早栓塞静脉可能会导致动静脉畸形破裂，造成不可控的出血。
- 动静脉畸形通常呈楔形或圆锥形，切除时可采用环形切除，紧贴病灶切缘但不进入病灶。应尽量保持切除深度一致，避免穿"洞"，同时要小心操作，减少切开过程中对引流血管的牵拉。
- 反复检查周围脑组织是否有肿胀或出血，尽早发现放置不当的牵开器或血管夹，有助于预防并发症（图 8.3）。
- 动静脉畸形的血管可能存在凝血问题，如果双极电凝不能控制出血，应考虑使用血管夹或轻柔的填塞出血血管（出血量小的情况下）。应尽可能避免在病灶内部操作。

并发症

- 出血是最紧急的手术并发症，患儿越小，血液储备量也越小，危险性就越大。儿童失去四分之一血量时就会引发休克，快速失代偿，这种情况下手术组必须仔细监测患儿情况并及时补充血制品。
- 高灌注的动静脉畸形切除后可能会引发正常灌注血管内的压力急骤升高，这是因为之前通过

动静脉瘘流通的血液引流至正常的小血管，而这些血管无法处理增加的血流量。这种情况会导致脑水肿、颅内压增高、癫痫、神经功能障碍或出血。术前分期栓塞和术后严格控制血压可以减少这些并发症的发生。

- 动静脉畸形切除后可能会出现神经功能缺损，但由于动静脉畸形的大小和位置不同，因此很难确定具体的发生率。
- 总的说来，Spetzler-Martin 低评分（1～3）的病灶，术后并发症发生率也低（0～12%），且完整切除率很高（100%），说明手术切除是必要的，尤其是在专业的、有经验的诊疗中心进行[29, 31-33]。

放射治疗

传统的分次放疗对于大多数动静脉畸形来说作用微乎其微，但立体定向放疗对于 3cm 以下病变的治愈率高达 90%。这种方法适用于无法手术或手术风险较高的患者。该方法缺点：病变消除需要 3 年时间，以及患儿会受到辐射。对于 3 岁以下的小患者，放疗危险性增高，故不建议使用。

并发症

采用放射治疗消除病灶，治疗周期长，在此期间，患儿随时有出血风险。病灶小（直径 <3cm）、位置深（基底节、内囊和丘脑）的患者最适合采用放射治疗。一项针对 42 例存在深层病灶的患儿的研究表明，2 年内血管造影确认的治愈率为 62%[34]。但是，这些部位的病变放疗后再出血的风险高于大脑其他区域[35]。

年幼患儿有可能受到辐射而诱发损伤，包括损伤正在发育的周围脑组织、继发恶性肿瘤。由于这些风险的存在，大多数情况下放疗的使用只局限于年龄较大的患儿。

栓塞治疗

传统上，除了极少数病灶体积小、供血血管数量少的病例外，临床很少单独应用栓塞术治疗动静脉畸形，但是，越来越多的文献报道肯定了新型栓塞剂（Onyx）在成人大脑动静脉畸形的治疗中的地位。不过，儿童的病情比较复杂，很少有人单独用栓塞术进行治疗，因为其复发率较高，而且栓塞后，血管造影无法显示完整的病灶。无论如何，栓塞术仍是动静

脉畸形治疗中的重要治疗方法，它可以减少动静脉畸形的供血，为手术创造条件（通常在术前 72 小时内完成）。同时通过栓塞有出血风险的区域，例如动脉瘤或高危（发生在脑室内的）曲张静脉，在非手术病灶靶向治疗中发挥重要作用。

预后

手术预后

- 采用手术切除治疗 Spetzler-Martin Ⅰ～Ⅲ期小儿动静脉畸形时 [33]，90% 的患儿恢复良好，死亡率为 5%。影像学病灶消除率为 89%。

- 虽然缺少Ⅰ期或Ⅱ期临床数据，但是Ⅲ期临床数据强烈支持将手术切除治疗作为 Spetzler-Martin 1 期或 2 期动静脉畸形的首选治疗方法。这类病变的术后并发症发病率相对较低（0～12%），完全切除率很高（高达 100%），说明远期定位放疗控制并无必要 [29, 31-33]。

非手术治疗预后

- 作为对照，一组相似患者仅用放射治疗，36 个月后，病灶消除率 80%，53 名患者中有 4 人治疗后复发出血 [36]。

- 一项针对 40 名动静脉畸形患儿的大型研究证实，影像学病灶清除率为 35%[37]。治疗后累计出血发生率：第一年每人每年 3.2%，前三年每人每年 4.3%[37]。病灶清除率明显低于成人数据，可能是因为这些患者的动静脉畸形病灶体积大于平均水平。相反，另一项研究根据动静脉畸形的病灶大小对 53 名患者进行了分组（< 3cm³、3～10cm³ 和 > 10cm³），在最小组和中等大小组，病灶清除率分别为 80% 和 64.7%[36]。

- 尽管缺少Ⅰ期和Ⅱ期数据，但是Ⅲ期临床数据强烈支持将放疗应用于小病灶（直径 < 3cm）、位于运动性语言中枢深部病灶的治疗。对于 Spetzler-Martin Ⅰ期和大多数Ⅱ期病变，除非患者存在手术禁忌，不适合手术切除，一般建议手术治疗。放疗只能用于病灶体积大的动静脉畸形（Ⅱ～Ⅴ期）的治疗，且治疗的目的是彻底根除病变 [38]。

多学科联合治疗预后

- 多位研究人员都提倡多学科联合治疗动静脉畸形（图 8.2）[29, 31, 39, 40]。神经介入科、肿瘤放疗科和神经外科共同制定最佳治疗方案。有报道称，采用多学科联合治疗后，血管造影评估的病灶清除率为 92.9%。

- 体积大、复杂病灶的多学科联合治疗效果已经得到研究证实，53 名直径 6cm 以上的动静脉畸形患儿随访 3 年后，治愈率达 58%[41]。

- 总之，应用多学科联合治疗小儿动静脉畸形不仅病灶清除率高，而且并发症发病率低。尽管缺少Ⅰ期和Ⅱ期临床数据的直接支持，但是Ⅲ期临床数据足以证明多学科联合治疗的优势，并且将相关学科联合应用也是明智的选择。

随访

复诊频率

- 术后约一个月患者需要随访一次，之后每年一次。放疗患者也需要每年随访一次。

影像学复查频率

- 除了在围术期接受血管造影检查，以确认病灶是否清除，患者还需在术后 6 个月时做一次 MRI/A 作为基线检查，之后每年做一次 MRI/A，并与基线检查结果进行比较。可行的话，影像学检查应持续 5 年。

- 患者需要在术后 1 年应用数字减影血管造影复查，以确认治愈持续时间。

动静脉畸形与妊娠

- 已确诊的动静脉畸形患者应尽可能在妊娠前完成治疗。关于孕期颅内动静脉畸形的报道很少。出现这种情况，或是患者未在妊娠前解决动静脉畸形问题，或是患者出现神经系统后遗症时才发现。这类患者的数据，尤其是关于孕期出血发生率的数据，都是不确定的 [42-48]。应用 MRI 初步评估病灶的解剖结构是安全的 [49]。对于在孕期被诊断出动静脉畸形的患者，我们无法给出具体建议。因为这需要综合评估患者的利弊关系。如果动静脉畸形患者未经治疗或未完成治疗前分娩，建议选择剖宫产 [1, 40, 46, 48, 50]。

杨小朋 杜江南 译
葛 明 校

参考文献

1. Friedlander RM. Clinical practice. Arteriovenous malformations of the brain. N Engl J Med. 2007;356:2704–12.
2. Brown RD Jr, Wiebers DO, Torner JC, O'Fallon WM. Incidence and prevalence of intracranial vascular malformations in Olmsted County, Minnesota, 1965 to 1992. Neurology. 1996;46:949–52.
3. Olivecrona H, Riives J. Arteriovenous aneurysms of the brain: their diagnosis and treatment. Arch Neurol Psychiatry. 1948;59:567–603.
4. Altschuler E, Lunsford LD, Kondziolka D, et al. Radiobiologic models for radiosurgery. Neurosurg Clin N Am. 1992;3:61–77.
5. Tan CL, Li DT, Shen SB. Detection of brain vascular diseases with CT angiography. Hunan Yi Ke Da Xue Xue Bao. 2001;26:460–2. Chinese.
6. Sonstein WJ, Kader A, Michelsen WJ, Llena JF, Hirano A, Casper D. Expression of vascular endothelial growth factor in pediatric and adult cerebral arteriovenous malformations: an immunocytochemical study. J Neurosurg. 1996;85:838–45.
7. Rothbart D, Awad IA, Lee J, Kim J, Harbaugh R, Criscuolo GR. Expression of angiogenic factors and structural proteins in central nervous system vascular malformations. Neurosurgery. 1996;38:915–24; discussion 24–5.
8. Kilic T, Pamir MN, Kullu S, Eren F, Ozek MM, Black PM. Expression of structural proteins and angiogenic factors in cerebrovascular anomalies. Neurosurgery. 2000;46:1179–91; discussion 91–2.
9. Hashimoto T, Emala CW, Joshi S, et al. Abnormal pattern of Tie-2 and vascular endothelial growth factor receptor expression in human cerebral arteriovenous malformations. Neurosurgery. 2000;47:910–8; discussion 8–9.
10. Sure U, Butz N, Schlegel J, et al. Endothelial proliferation, neoangiogenesis, and potential de novo generation of cerebrovascular malformations. J Neurosurg. 2001;94:972–7.
11. Shenkar R, Elliott JP, Diener K, et al. Differential gene expression in human cerebrovascular malformations. Neurosurgery. 2003;52:465–77; discussion 77–8.
12. Gault J, Sarin H, Awadallah NA. Pathobiology of human cerebrovascular malformations: basic mechanisms and clinical relevance. Neurosurgery. 2004;55:1–17.
13. Sure U, Butz N, Siegel AM, Mennel HD, Bien S, Bertalanffy H. Treatment-induced neoangiogenesis in cerebral arteriovenous malformations. Clin Neurol Neurosurg. 2001;103:29–32.
14. Boon LM, Mulliken JB, Vikkula M. RASA1: variable phenotype with capillary and arteriovenous malformations. Curr Opin Genet Dev. 2005;15:265–9.
15. Jerkic M, Rivas-Elena JV, Prieto M, et al. Endoglin regulates nitric oxide-dependent vasodilatation. Faseb J. 2004;18:609–11.
16. Jessurun GA, Kamphuis DJ, van der Zande FH, Nossent JC. Cerebral arteriovenous malformations in The Netherlands Antilles. High prevalence of hereditary hemorrhagic telangiectasia-related single and multiple cerebral arteriovenous malformations. Clin Neurol Neurosurg. 1993;95:193–8.
17. Celli P, Ferrante L, Palma L, Cavedon G. Cerebral arteriovenous malformations in children. Clinical features and outcome of treatment in children and in adults. Surg Neurol. 1984;22:43–9.
18. Kahl W, Kessel G, Schwarz M, Voth D. Arterio-venous malformations in childhood: clinical presentation, results after operative treatment and long-term follow-up. Neurosurg Rev. 1989;12:165–71.
19. Kader A, Goodrich JT, Sonstein WJ, Stein BM, Carmel PW, Michelsen WJ. Recurrent cerebral arteriovenous malformations after negative postoperative angiograms. J Neurosurg. 1996;85:14–8.
20. D'Aliberti G, Talamonti G, Versari PP, et al. Comparison of pediatric and adult cerebral arteriovenous malformations. J Neurosurg Sci. 1997;41:331–6.
21. Di Rocco C, Tamburrini G, Rollo M. Cerebral arteriovenous malformations in children. Acta Neurochir (Wien). 2000;142:145–56; discussion 56–8.
22. Tay CH, Oon CL, Lai CS, Loong SC, Gwee AL. Intracranial arteriovenous malformations in Asians. Brain. 1971;94:61–8.
23. Leblanc R, Levesque M, Comair Y, Ethier R. Magnetic resonance imaging of cerebral arteriovenous malformations. Neurosurgery. 1987;21:15–20.
24. Smith HJ, Strother CM, Kikuchi Y, et al. MR imaging in the management of supratentorial intracranial AVMs. AJR Am J Roentgenol. 1988;150:1143–53.
25. Chappell PM, Steinberg GK, Marks MP. Clinically documented hemorrhage in cerebral arteriovenous malformations: MR characteristics. Radiology. 1992;183:719–24.
26. Pott M, Huber M, Assheuer J, Bewermeyer H. Comparison of MRI, CT and angiography in cerebral arteriovenous malformations. Bildgebung. 1992;59:98–102.
27. Newton TH, Cronqvist S. Involvement of dural arteries in intracranial arteriovenous malformations. Radiology. 1969;93:1071–8.
28. Fisher WS 3rd. Therapy of AVMs: a decision analysis. Clin Neurosurg. 1995;42:294–312.
29. Hoh BL, Chapman PH, Loeffler JS, Carter BS, Ogilvy CS. Results of multimodality treatment for 141 patients with brain arteriovenous malformations and seizures: factors associated with seizure incidence and seizure outcomes. Neurosurgery. 2002;51:303–9; discussion 9–11.
30. Spetzler RF, Martin NA. A proposed grading system for arteriovenous malformations. J Neurosurg. 1986;65:476–83.
31. Humphreys RP, Hoffman HJ, Drake JM, Rutka JT. Choices in the 1990s for the management of pediatric cerebral arteriovenous malformations. Pediatr Neurosurg. 1996;25:277–85.
32. Morgan MK, Rochford AM, Tsahtsarlis A, Little N, Faulder KC. Surgical risks associated with the management of Grade I and II brain arteriovenous malformations. Neurosurgery. 2004;54:832–7; discussion 7–9.
33. Kiris T, Sencer A, Sahinbas M, Sencer S, Imer M, Izgi N. Surgical results in pediatric Spetzler-Martin grades I-III intracranial arteriovenous malformations. Childs Nerv Syst. 2005;21:69–74; discussion 5–6.
34. Andrade-Souza YM, Zadeh G, Scora D, Tsao MN, Schwartz ML. Radiosurgery for basal ganglia, internal capsule, and thalamus arteriovenous malformation: clinical outcome. Neurosurgery. 2005;56:56–63; discussion 63–4.
35. Pollock BE, Gorman DA, Brown PD. Radiosurgery for arteriovenous malformations of the basal ganglia, thalamus, and brainstem. J Neurosurg. 2004;100:210–4.
36. Levy EI, Niranjan A, Thompson TP, et al. Radiosurgery for childhood intracranial arteriovenous malformations. Neurosurgery. 2000;47:834–41; discussion 41–2.
37. Smyth MD, Sneed PK, Ciricillo SF, et al. Stereotactic radiosurgery for pediatric intracranial arteriovenous malformations: the University of California at San Francisco experience. J Neurosurg. 2002;97:48–55.
38. Ogilvy CS, Stieg PE, Awad I, et al. Recommendations for the management of intracranial arteriovenous malformations: a statement for healthcare professionals from a special writing group of the Stroke Council, American Stroke Association. Circulation. 2001;103:2644–57.
39. Ter Brugge K, Lasjaunias P, Chiu M, Flodmark O, Chuang S, Burrows P. Pediatric surgical neuroangiography. A multicentre approach. Acta Radiol Suppl. 1986;369:692–3.
40. Lee BB, Do YS, Yakes W, Kim DI, Mattassi R, Hyon WS. Management of arteriovenous malformations: a multidisciplinary approach. J Vasc Surg. 2004;39:590–600.
41. Chang SD, Marcellus ML, Marks MP, Levy RP, Do HM, Steinberg

GK. Multimodality treatment of giant intracranial arteriovenous malformations. Neurosurgery. 2003;53:1–11; discussion 11–3.

42. Horton JC, Chambers WA, Lyons SL, Adams RD, Kjellberg RN. Pregnancy and the risk of hemorrhage from cerebral arteriovenous malformations. Neurosurgery. 1990;27:867–71; discussion 71–2.

43. Lanzino G, Jensen ME, Cappelletto B, Kassell NF. Arteriovenous malformations that rupture during pregnancy: a management dilemma. Acta Neurochir (Wien). 1994;126:102–6.

44. Karlsson B, Lindquist C, Johansson A, Steiner L. Annual risk for the first hemorrhage from untreated cerebral arteriovenous malformations. Minim Invasive Neurosurg. 1997;40:40–6.

45. Yih PS, Cheong KF. Anaesthesia for caesarean section in a patient with an intracranial arteriovenous malformation. Anaesth Intensive Care. 1999;27:66–8.

46. Trivedi RA, Kirkpatrick PJ. Arteriovenous malformations of the cerebral circulation that rupture in pregnancy. J Obstet Gynaecol. 2003;23:484–9.

47. Piotin M, Mounayer C, Spelle L, Moret J. [Cerebral arteriovenous malformations and pregnancy: management of a dilemma]. J Neuroradiol. 2004;31:376–8. French.

48. English LA, Mulvey DC. Ruptured arteriovenous malformation and subarachnoid hemorrhage during emergent cesarean delivery: a case report. Aana J. 2004;72:423–6.

49. Shojaku H, Seto H, Kakishita M, Yokoyama M, Ito J. Use of MR angiography in a pregnant patient with thalamic AVM. Radiat Med. 1996;14:159–61.

50. Terao M, Kubota M, Tamakawa S, Kawada K, Ogawa H. [Anesthesia for cesarean section in a patient with intracranial A-V malformation]. Masui. 1995;44:1700–2. Japanese.

毛细血管畸形

Rafael A. Couto，Arin K. Greene

9

概述

毛细血管畸形（capillary malformation，CM）是普通人群中最常见的血管畸形，大约每 300 个新生儿中就有一例毛细血管畸形[1]。它是一种低流速型血管畸形，特点是真皮浅层内扩张的小静脉通路（见图 9.1）。毛细血管畸形出生时即发病，颜色会随时间

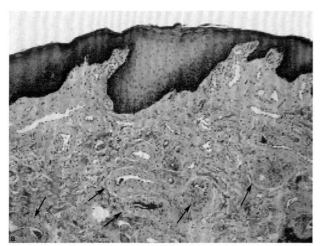

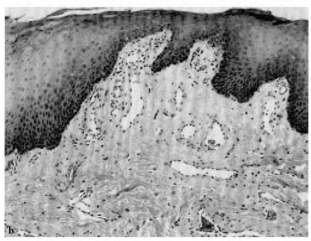

图 9.1 毛细血管畸形，面部。a. 唇肥厚及黏膜下浅层的大量薄壁小静脉、黏膜下深层有明显平滑肌的厚壁静脉（箭头所示）；b. 高倍镜下显示的黏膜下浅层的薄壁小静脉

逐渐加深[2, 3]。毛细血管畸形会引起软组织和骨骼过度生长，从而导致社会心理和功能性问题[2]。毛细血管畸形是多种综合征的组成部分，例如毛细血管畸形-动静脉畸形（capillary mal- formation-arteriovenous malformation，CM-AVM），先天性毛细血管扩张性大理石样皮肤（cutis marmorata telangiectatica congenital，CMTC），大头-毛细血管畸形（macro- cephaly-capillary malformation，M-CM）和 Sturge-Weber 综合征（SWS）[3]。白种人患者的额头和（或）枕后头皮/颈部常出现毛细血管斑，这些色斑颜色会不断变浅，一般在 2 岁时吸收消失（见图 9.2）[3]。

关键点

- 大多数毛细血管畸形病灶小而散发，不需要治疗。
- 一部分毛细血管畸形患者可能伴发某些综合征。
- 脉冲染料激光（pulse dye laser，PDL）是毛细血管畸形的首选治疗方法。
- 大多数毛细血管畸形可以由专科医生治疗，但是伴发某些综合征或血管畸形过度增生的患者建议在血管病中心由多学科小组进行治疗。

生物学和流行病学

病理生理学

- 毛细血管畸形的发病机制尚不清楚。扩张的薄壁血管阻塞可引起进行性血管扩张和软组织增厚[4, 5]。由于血流缺乏神经控制或血管壁失去结缔组织支持[4, 9]，血管可能出现鹅卵石样改变[6-8]。
- 骨骼过度生长的机制未明。可能继发血流量增加、局部生长因子或骨内毛细血管畸形所致[2]。

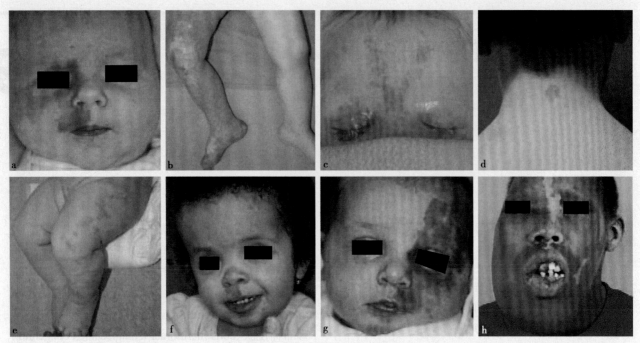

图 9.2　毛细血管畸形的类型。a. 1 个月女婴，散发毛细血管畸形；b. 2 岁男孩，下肢弥漫性毛细血管畸形伴下肢过度生长；c. 6 个月男婴，额头及右眼睑毛细血管斑；d. 3 岁男孩，后颈部的毛细血管畸形 - 动静脉畸形（CM-AVM），病灶为快流速型，伴周围红晕；e. 3 个月女孩，先天性毛细血管扩张性大理石样皮肤（CMTC）。左下肢迂曲血管、青紫斑；f. 2 岁女孩，巨头、前额隆起、人中处有毛细血管畸形—符合巨头 - 毛细血管畸形（M-CM）的特征；g. 2 周女婴，Sturge-Weber 综合征；h. 16 岁男孩，Sturge-Weber 综合征，伴软组织、骨骼过度增生

分子 / 遗传病理学

- 毛细血管畸形 - 动静脉畸形是一种常染色体显性遗传病，它是由编码 p120RasGAP 蛋白的 RASA1 基因突变所致。这种蛋白可以抑制 RAS p21，控制细胞增殖、分化和凋亡[10]。

- 先天性毛细血管扩张性大理石样皮肤、巨头 - 毛细血管畸形和 Sturge-Weber 综合征病因未明；这些疾病多为散发[3]。

发病率和患病率

- 高加索人婴儿的毛细血管斑发病率可达 40%[3]。

- 毛细血管畸形的出生患病率约为 0.3%[1]。

- 血管病中心治疗的血管畸形病例中毛细血管畸形占 11%[11]。

- 高加索人毛细血管畸形 - 动静脉畸形的发病率估计为 1/100 000[10]。

- 每 50 000 活产婴儿中会有一人患 Sturge-Weber 综合征[12-14]。

年龄分布

- 毛细血管畸形出生时即发病。

性别偏好

- 毛细血管畸形的男女发病率相同[1, 11]。

风险因素

- 毛细血管畸形 - 动静脉畸形患者的后代有 50% 的可能性会遗传到这种病；家庭成员之间经常存在表型异质性[10, 15, 16]。

与其他疾病、综合征之间的关系

- Parkes-Weber 综合征（PWS）继发于过度增生的弥漫性动静脉畸形（AVM）同时伴表层毛细血管畸形[17]。

- Klippel-Trénaunay 综合征（KTS）表现为毛细血管 - 淋巴管 - 静脉畸形（CLVM）伴软组织和（或）骨过度增生[2]。

临床表现

毛细血管斑

- 幼儿期自行吸收的血管斑块[3]。
- 当斑块位于额头，被称为"天使之吻"，位于枕部头皮/后颈部，则被称为"鹳咬斑"。

毛细血管畸形

- 毛细血管畸形出生时即发病；但是血管斑可能会被新生儿发红的皮肤红斑所掩盖。
- 面部毛细血管畸形常伴有嘴唇肥大、头面部水肿或前额隆起；唇部肥大最为常见[2]。
- 不伴有综合征的毛细血管畸形，尤其是病变位于三叉神经第二、三支分布区域的患者中，有10%～24%合并纤维血管瘤、皮肤增厚和鹅卵石样改变[18-20]。
- 18%的患者的病灶内继发化脓性肉芽肿[2]。
- 上颌骨或下颌骨增生可引起咬合面倾斜（上颌骨垂直增生）及牙齿外露、咬合不正[2]。

毛细血管畸形-动静脉畸形

- 单纯毛细血管畸形一般不会出现严重问题；但是，30%的患者合并动静脉畸形，导致严重疾病：Parkes-Weber综合征（12%）、颅外动静脉畸形（11%）或颅内动静脉畸形（7%）[16]。
- 同一患者可能存在多发毛细血管畸形病灶；6%的患者只有一个病灶[16]。
- 5%的患者会合并良性或恶性肿瘤，大多累及神经系统（神经纤维瘤、视神经胶质瘤、前庭神经鞘膜瘤）[16]。

先天性毛细血管扩张性大理石样皮肤

- 网状青斑，皮损不随温度变化而消失，低温或哭闹时尤其明显[21]。
- 常累及四肢；33%～68%的患者病灶呈不对称分布[3, 21]。
- 大多数患儿在1岁前症状有所缓解，一直持续至青春期[22, 23]。
- 皮肤萎缩、色素沉着和浅表静脉扩张一般会持续到成年。
- 合并髂静脉和股静脉发育不良[24]。

大头-毛细血管畸形

- 网状毛细血管畸形，多见于面部，合并发育迟缓和神经系统异常[25]。

Sturge-Weber综合征

- 由①上面部毛细血管畸形；②眼部异常（例如青光眼、脉络膜血管畸形）；③柔脑膜血管畸形组成[26]。
- 病灶位于三叉神经第一分支（V1）分布区域的毛细血管畸形患者，约6%～10%合并Sturge-Weber综合征[27]。
- 毛细血管畸形伴同侧柔脑膜血管畸形会引起癫痫和发育迟缓[26]。

毛细血管畸形的鉴别诊断

> 动静脉畸形（arteriovenous malformation，AVM）
> 先天性血管瘤（congenital hemangioma，CH）
> 婴幼儿血管瘤（infantile hemangioma，IH）
> 卡波西型血管内皮瘤（Kaposiform hemangioen-dothelioma，KHE）
> 淋巴管畸形（lymphatic malformation，LM）
> 静脉畸形（venous malformation，VM）

诊断和评估

体格检查

毛细血管斑

- 检查发现：
  - 点状红斑，通常在2岁内会自行消退。
  - 好发于眼睑、眉间、鼻、人中和后颈部；位于面部的血管斑一般会自行消退，但位于颈部的有可能持续存在[3]。

毛细血管畸形

- 检查发现：
  - 毛细血管畸形最初可能呈粉色、红色或紫色。

随时间推移，颜色加深、皮损增厚 [2, 3]。
- 病灶分布：四肢（43.9%），头颈部（32.8%）或躯干（23.3%）[11]。
- 便携式多普勒流速仪检测，毛细血管畸形血流正常，而血管瘤和动静脉畸形血流速度加快。

毛细血管畸形 - 动静脉畸形

- 检查发现：
  - 非典型性毛细血管畸形表现为多发圆形小病灶，50% 伴有外周白晕（50%）[10, 16]。
  - 与非综合征性毛细血管畸形不同，毛细血管畸形 - 动静脉畸形的多普勒检查通常血流速度加快。
  - 肢端过度生长伴毛细血管畸形可能提示 Parkes-Weber 综合征。

先天性毛细血管扩张性大理石样皮肤

- 检查发现：
  - 皮肤凹陷，呈网状青斑。
  - 血管斑可表现为局限性、节段性或弥漫性。
  - 常累及四肢，大多呈单侧分布（65%），并累及下肢（69%）[21]。

大头 - 毛细血管畸形

- 检查发现：
  - 与先天性毛细血管扩张性大理石样皮肤不同，巨头 - 毛细血管畸形的皮肤血管斑呈片状分布，一般不会继发溃疡或自行消退 [3, 28]。
  - 血管病变大多位于眉间、人中或鼻，但也有可能出现在四肢或躯干 [3]。

Sturge-Weber 综合征

- 检查发现：
  - 面部毛细血管畸形伴眼部异常（如青光眼、脉络膜血管异常）和柔脑膜血管畸形 [2, 26]。
  - 可能合并难治性癫痫、偏瘫、运动和认知发育迟缓。
  - 55%～70% 的患者伴有软组织过度增生：唇部（28%～64%），面部（14%）和前额（5%～6%）[2]。
  - 22%～45% 的患者伴有骨增生肥大：下颌骨（6%～17%），上颌骨（48%～72%）和二者皆有（22%～35%）[2]。
  - Sturge-Weber 综合征患者可能合并颅外毛细血管畸形（29%）和肢端肥大（14%）[2]。

实验室检查

- RASA1 基因检测可确诊毛细血管畸形 - 动静脉畸形（CM-AVM）。但是，并非所有 CM-AVM 患者都存在 RASA1 基因突变，说明可能还存在某些未知的 RASA1 或其他基因突变 [16]。

影像学评估

　　90% 以上的毛细血管畸形可根据病史和体格检查诊断；很少需要影像学检查。

超声（US）：	无需镇静。毛细血管畸形 - 动静脉畸形显示血流速度加快。
计算机断层扫描（CT）：	可用于评估骨骼过度生长情况。
磁共振成像（MRI）：	毛细血管畸形 - 动静脉畸形患者，应考虑大脑和（或）脊柱 MRI 检查，因为这些患者可能合并颅内和（或）脊髓血流加快改变 [29]。造影剂钆用于增强 MRI 诊断 Sturge-Weber 综合征；可见软脑膜血管强化、脑萎缩和皮质钙化 [3]。

病理学

　　毛细血管畸形很少需要组织病理学诊断。儿童病理学检查可见浅层真皮中扩张的毛细血管 [30]。

　　随着年龄增长，真皮乳突层和网状层中的扩张的小静脉样血管更加突出 [30]。血管管径和密度随年龄增加而增长 [4, 30]。毛细血管畸形 - 动静脉畸形的病变中可见粗大、迂曲的动脉和扩张的厚壁静脉（见图 9.1）[30]。

治疗和预后

非手术治疗

　　毛细血管畸形尚无有效的药物治疗。Sturge-Weber 综合征患者眶周和脉络膜的异常血管可诱发青光眼，导致失明 [2]。患儿应每六个月做一次眼科检查直至两岁，之后每年一次[3]。

75% 的 Sturge-Weber 综合征患者合并癫痫，通常在婴儿期出现[31]。这些患者需要抗惊厥治疗，并于神经内科定期随访[31]。严重癫痫、药物治疗失败或抗癫痫药物禁忌的患者需神经外科介入干预[32]。

激光治疗

脉冲染料激光（pulsed dye laser，PDL）

PDL（595nm 波长）最初应用于血管病变的择期消融，现已成为毛细血管畸形的主要治疗方法[3]。激光的穿透深度只有 0.75～1.2mm，因此不会影响深层的大血管。使用时设置脉冲宽度为 0.45～1.5m/s，能量密度 6～10J/cm²，光斑 7～10mm[3]。这种治疗方法效果好，而且留疤的风险也低[3, 33-36]。幼儿期建议使用 PDL 治疗，原因是：①淡化血管斑效果佳[37, 38]；②降低血管斑暗化、皮损增厚的风险[37]；③减少社会心理问题。PDL 通常需要多次治疗，隔 6 周治疗一次，直到毛细血管畸形不再进展[3]。

大约 15% 的患者的血管斑可淡化 90%，65% 的患者得到 50%～90% 改善，20% 的患者效果不佳（见图 9.2）[39]。病变越小，患者年龄越小，效果也越好[37, 40]。病灶范围大、伴软组织过度增生的患者，PDL 治疗效果较差[3]。病灶位于头颈部 PDL 的治疗效果优于四肢[41-43]。亚洲面部毛细血管畸形患者治疗效果欠佳；只有 14% 的患者达到 50% 及以上的淡化[44]。毛细血管畸形在激光治疗后病变颜色常再次加深[45]。肤色较深的患者经常发生色素改变[44, 46]。治疗可能激活潜在单纯性疱疹病毒[47]，传染性软疣重复感染[48] 以及继发疣[49]。

长脉冲 Nd：YAG 激光（Long-Pulsed Nd：YAG，LP-Nd：YAG）

长脉冲 Nd：YAG 激光波长 1064nm，穿透深度高于 PDL[3]。它是毛细血管畸形的二线疗法，适用于深层、病变范围大和（或）皮肤增厚，PDL 治疗无效的病变[3, 50]。与 PDL 相比，LP-Nd：YAG 治疗后留疤的风险更高[3]。

脉冲染料激光（PDL）+ 长脉冲 Nd：YAG 激光（LP-Nd：YAG）

连续双波长系统，可交替发射 595nm（PDL）和 1064nm（LP-Nd：YAG）的脉冲[43]。PDL 可以将血管内的氧合血红蛋白转化成高铁血红蛋白[43]，而高

铁血红蛋白的吸收峰约为 1064nm，因此增强了 LP-Nd：YAG 的消融效果。适用于 PDL 治疗无效的毛细血管畸形[51, 52]。

翠绿宝石激光（alexandrite laser）

波长为 755nm，对氧合血红蛋白和脱氧血红蛋白有选择性，被用于治疗畸形内部血管[53]。对肥厚、深层的毛细血管畸形有效[3]。用这种方法治疗，继发水肿、大疱和瘢痕的风险很高[3, 53]。

强脉冲光（intense pulsed light，IPL）

即非相干普通光，对任意管径的血管畸形均有效[54]。尽管这种治疗方法紫癜发生率、并发症低于 PDL，但治疗效果不如 PDL[55, 56]。

光动力疗法（photodynamic therapy，PDT）

全身或局部应用光敏剂（例如血卟啉、苯并卟啉、氨基酮戊酸）聚集在毛细血管畸形内的异常血管内皮。这些化合物的光反应会产生氧自由基，引起内皮损伤和毛细血管消融[3, 57]。全身应用光敏剂后，铜蒸气激光器（波长 510 和 578nm）照射，可有效治疗[3, 57-59]。局部应用氨基酮戊酸并不能提高 PDL 对毛细血管畸形的治疗效果[60]。

手术治疗

单纯毛细血管畸形一般不需要手术干预。手术一般不用于切除皮肤血管斑，多用于矫正血管畸形诱发的组织过度增生（例如化脓性肉芽肿、纤维血管瘤、软组织 / 骨肥大；见图 9.3）。由于组织过度增生并非在出生时即出现，大多数患者直至青春期或成年后才整形修复。

患者一般需要做唇部减容术（61%）、局限性皮赘切除术（33%）、颧骨减容术（11%）、眼睑血管瘤切除术（11.0%）和正颌矫正手术（11.0%）[2]。皮肤重度增生肥厚和鹅卵石样改变切除后，可用线性缝合、皮肤移植或局部皮瓣进行重建。咬合不正可以在青春期通过口腔正畸改善。如果矫正困难，可在骨骼生长完全后行正颌手术。可考虑行做 Le Fort 1 截骨术或双颌手术[2]。颧骨、上颌骨或下颌骨过度生长引起的面部不对称可采用磨骨手术改善[2]。躯干或四肢毛细血管畸形可能会引起皮下脂肪组织增多，联合应用负压抽脂术，可降低长切口瘢痕。

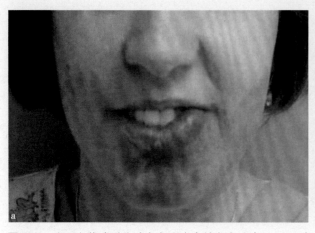 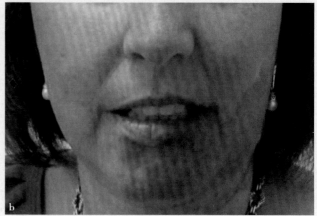

图 9.3 毛细血管畸形的手术和脉冲染料激光治疗。a. 42 岁女性患者，下唇和面颊处毛细血管畸形，继发唇部肥厚；b. 脉冲染料激光治疗后，横向黏膜切口，行次全切除术后唇型得到改善

杨 扬 苏立新 译

范新东 校

参考文献

1. Jacobs AH, Walton RG. The incidence of birthmarks in the neonate. Pediatrics. 1976;58:218–22.
2. Greene AK, Taber SF, Ball KL, et al. Sturge-Weber syndrome: soft-tissue and skeletal overgrowth. J Craniofac Surg. 2009;20 (Suppl 1):617–21.
3. Maguiness SM, Liang MG. Management of capillary malformations. Clin Plast Surg. 2011;38(1):65–73.
4. Barsky SH, Rosen S, Geer DE, et al. The nature and evolution of port-wine stains: a computer-assisted study. J Invest Dermatol. 1980;74:154–7.
5. Finley JL, Noe JM, Arndt KA, et al. Port-wine stains: morphologic variations and developmental lesions. Arch Dermatol. 1984;120:1453–5.
6. Smoller BS, Rosen S. Port-wine stain: a disease of altered neural modulation of blood vessels? Arch Dermatol. 1986;122:177–9.
7. Rydh M, Malm M, Jernbeck J, et al. Ectatic blood vessels in port wine stains lack innervation: possible role in pathogenesis. Plast Reconstr Surg. 1991;87:419–22.
8. Del Pozo J, Pazos JM, Fonseca E. Lower lip hypertrophy secondary to port-wine stain: combined surgical and carbon dioxide laser treatment. Dermatol Surg. 2004;30:211–4.
9. Sanchez-Carpintero I, Mihm MC, Mizeracki A, et al. Epithelial and mesenchymal hamartomatous changes in a mature port-wine stain: morphologic evidence for a multiple germ layer field defect. J Am Acad Dermatol. 2004;50:608–12.
10. Eerola I, Boon LM, Mulliken JB, et al. Capillary malformation-arteriovenous malformation: a new clinical and genetic disorder caused by RASA1 mutations. Am J Hum Genet. 2003;73:1240–9.
11. Greene AK, Liu As, Mulliken JB, et al. Vascular anomalies: 5621 patients: guidelines for referral. J Peadiatr Surg. 2011;46(9):1784–9.
12. Sturge WA. A case of partial epilepsy apparently due to a lesion of one of the motor centers of the brain. Trans Clin Soc London. 1879;12:112.
13. Parkes-Weber F. Right sided hemihypertrophy resulting from right-sided congenital spastic hemiplegia with a morbid condition of the left side of the brain revealed by radiogram. J Neurol Neurosurg Psychiatry. 1922;37:301–11.
14. Thomas-Sohl KA, Vaslow DF, Maria BL. Sturge Weber syndrome. J Child Neurol. 2003;30:303–10.
15. Tan WH, Baris HN, Burrows PE, et al. The spectrum of vascular anomalies in patients with PTEN mutations: implications for diagnosis and management. J Med Genet. 2007;44:594–602.
16. Revencu N, Boon LM, Vikkula M. From germline towards somatic mutations in the pathophysiology of vascular anomalies. Hum Mol Genet. 2009;18:65–75.
17. Mulliken JB, Fishman SJ, Burrows PE. Vascular anomalies. Curr Probl Surg. 2000;37:517–84.
18. Mills CM, Cooper PH, Fechner RE. Lobular capillary hemangioma: the underlying lesion of pyogenic granuloma. Am J Surg Pathol. 1980;4:471–9.
19. Klapman MH, Yao JF. Thickening and nodules in port-wine stains. J Am Acad Dermatol. 2001;44:300–2.
20. Sheehan DJ, Lesher JL. Pyogenic granulomas arising within port wine stain. Cutis. 2004;73:175–80.
21. Amitai DB, Fichman S, Merlob P, et al. Cutis marmorata telangiectatica congenita: clinical findings in 85 patients. Pediatr Dermatol. 2000;17:100–4.
22. Mulliken JB, Young A. Vascular Birthmarks: hemangiomas and malformations. Philadelphia:Saunders; 1988.
23. Devillers AC, de Waard-van der Spek FB, Oranje AP. Cutis marmorata telangiectatica congenita: clinical features in 35 cases. Arch Dermatol. 1999;135:34–8.
24. Morgan JM, Naisby GP, Carmichael AJ. Cutis marmorata telangiectatica congenita with hypoplasia of the right iliac and femoral veins. Br J Dermatol. 1997;137:119–22.
25. Moore CA, Toriello HV, Abuelo DN, et al. Macrocephaly-cutis marmorata telangiectatica congenita: a distinct disorder with developmental delay and connective tissue abnormalities. Am J Med Genet. 1997;70:67–73.
26. Comi AM. Pathophysiology of Sturge-Weber syndrome. J Child Neurol. 2003;18:509–16.
27. Tallman B, Tan OT, Morelli JG, et al. Location of port-wine stains and the likelihood of ophthalmic and/or central nervous system complications. Pediatrics. 1991;87:323–7.
28. Toriello HV, Mulliken JB. Accurately renaming macrocephaly-cutis marmorata telangiectatica congenital (M-CMTC) as macrocephaly-capillary malformation (M-CM). Am J Med Gen. 2007;143A:3009.
29. Greene AK, Orbach DB. Management of arteriovenous malformations. Clin Plast Surg. 2011;38(1):95–106.
30. Gupta A, Kozakewich H. Histopathology of vascular anomalies. Clin Plast Surg. 2011;38(1):31–44.
31. Comi AM. Sturge-Weber syndrome and epilepsy: an argument for aggressive seizure management in these patients. Expert Rev Neurother. 2007;7:951–6.
32. Bourgeois M, Crimmins DW, de Oliveira RS, et al. Surgical treatment of epilepsy in Sturge-Weber syndrome in children. J Neuro-

surg. 2007;106(Suppl 1):20–8.

33. Tan E, Vinciullo C. Pulsed dye laser treatment of port-wine stains: a review of patients treated in Western Australia. Med J Aust. 1996;164:333–6.

34. Wimmershoff MB, Wenig M, Hohenleutner U, et al. Treatment of port-wine stains with the flash lamp pumped dye laser. 5 years of clinical experience. Hautarzt. 2001;52(11):1011–5.

35. Lam SM, Williams EF. Practical considerations in the treatment of capillary vascular malformations, or port wine stains. Facial Plast Surg. 2004;20(1):71–6.

36. Cordisco MR. An update on lasers in children. Curr Opin Pediatr. 2009;21(4):499–504.

37. Chapas AM, Eickhorst K, Geronemus RG. Efficacy of early treatment of facial port wine stains in newborns: a review of 49 cases. Lasers Surg Med. 2007;39(7):563–8.

38. Minkis K, Geronemus RG, Hale EK. Port wine stain progression: a potential consequence of delayed and inadequate treatment? Lasers Surg Med. 2009;41(6):423–6.

39. Astner S, Anderson RR: Treating vascular lesions. Dermatol Ther. 2005;18:267–81.

40. Stier MF, Glick SA, Hirsch RJ. Laser treatment of pediatric vascular lesions: port wine stains and hemangiomas. J Am Acad Dermatol. 2008;58:261–85.

41. Tan OT, Sherwood K, Gilchrest BA. Treatment of children with port-wine stains using the flashlamp-pulsed tunable dye laser. N Engl J Med. 1989;320:416–21.

42. van der Horst CM, Koster PH, de Borgie CA, et al. Effect of the timing of treatment of port-wine stains with the flash-lamp-pumped pulsed-dye laser. N Engl J Med. 1998;338(15):1028–33.

43. Jasim ZF, Handley JM. Treatment of pulsed dye laser-resistant port wine stain birthmarks. J Am Acad Dermatol. 2007;57(4):677–82.

44. Chan HH, Chan E, Kono T, et al. The use of variable pulse width frequency doubled Nd:YAG 532 nm laser in the treatment of port-wine stain in Chinese patients. Dermatol Surg. 2000;26:657–61.

45. Huikeshoven M, Koster PH, de Borgie CA, et al. Redarkening of port-wine stains 10 years after pulsed-dye-laser treatment. N Engl J Med. 2007;356:1235–40.

46. Sommer S, Sheehan-Dare RA. Pulsed dye laser treatment of port-wine stains in pigmented skin. J Am Acad Dermatol. 2000;42:667–71.

47. Owens WW, Lang PG. Herpes simplex infection and colonization with Pseudomonas aeruginosa complicating pulsed-dye laser treatment. Arch Dermatol. 2004;140(6):760–1.

48. Strauss RM, Sheehan-Dare R. Local molluscum contagiosum infection as a side-effect of pulsed-dye laser treatment. Br J Dermatol. 2004;150(5):1047–9.

49. Chen T, Frieden IJ. Development of extensive flat warts after pulsed dye laser treatment of a port-wine stain. Dermatol Surg. 2007;33(6):734–5.

50. Yang MU, Yaroslavsky AN, Farinelli WA, et al. Long-pulsed neodymium:yttrium-aluminum-garnet laser treatment for port-wine stains. J Am Acad Dermatol. 2005;52(3 Pt 1):480–90.

51. Alster TS, Tanzi EL. Combined 595-nm and 1,064-nm laser irradiation of recalcitrant and hypertrophic port-wine stains in children and adults. Dermatol Surg. 2009;35(6):914–8.

52. Borges da Costa J, Boixeda P, Moreno C, et al. Treatment of resistant port-wine stains with a pulsed dual wavelength 595 and 1064 nm laser: a histochemical evaluation of the vessel wall destruction and selectivity. Photomed Laser Surg. 2009;27(4):599–605.

53. Izikson L, Nelson JS, Anderson RR. Treatment of hypertrophic and resistant port wine stains with a 755 nm laser: a case series of 20 patients. Lasers Surg Med. 2009;41(6):427–32.

54. Bjerring P, Christiansen K, Troilius A. Intense pulsed light source for the treatment of dye laser resistant port-wine stains. J Cosmet Laser Ther. 2003;5(1):7–13.

55. Ho WS, Ying SY, Chan PC, et al. Treatment of port wine stains with intense pulsed light: a prospective study. Dermatol Surg. 2004;30(6):887–90.

56. Faurschou A, Togsverd-Bo K, Zachariae C, et al. Pulsed dye laser vs. intense pulsed light for port-wine stains: a randomized side-by-side trial with blinded response evaluation. Br J Dermatol. 2009;160(2):359–64.

57. Yuan K, Li Q, Yu W, et al. Photodynamic therapy in treatment of port wine stain birthmarks—recent progress. Photodiagnosis Photodyn Ther. 2009;6(3–4):189–94.

58. Gu Y, Huang NY, Liang J, et al. Clinical study of 1949 cases of port wine stains treated with vascular photodynamic therapy (Gu's PDT). Ann Dermatol Venereol. 2007;134(3 Pt 1):241–4.

59. Yuan K, Li Q, Yu W, et al. Comparison of photodynamic therapy and pulsed dye laser in patients with port wine stain birthmarks: a retrospective analysis. Photodiagnosis Photodyn Ther. 2008;5(1):50–7.

60. Evans AV, Robson A, Barlow RJ, et al. Treatment of port wine stains with photodynamic therapy, using pulsed dye laser as a light source, compared with pulsed dye laser alone: a pilot study. Lasers Surg Med. 2005;36(4):266–9.

10 癌 / 未分化肿瘤

Jennifer W. Mack

概述

头颈部(包括唇、口腔、口咽部、下咽部、喉和鼻窦)鳞状细胞癌是成年人中常见的恶性肿瘤,大多与吸烟、饮酒有关。但是,这些肿瘤在儿童中极其罕见。一旦发生,应考虑范可尼贫血等诱发因素的作用。儿童预后与成年人相似,治疗的基本原则是积极的控制局部病灶,而化疗一般用于一些特殊的高危病理分型和晚期恶性肿瘤患者。

关键点

- 头颈部鳞状细胞癌在儿童中非常罕见,因此治疗手段参考成人的治疗方法。
- 疾病早期阶段一般可以采用手术或放疗;治疗方法的选择取决于病变的可切除性以及功能预后。
- 对于晚期患者,手术与化疗联合应用比单独的局部病灶控制效果更好。
- 放疗后尤其需要注意的是,患儿容易发生严重的急性毒性反应和远期副作用。

生物学和流行病学

鳞状细胞癌来源于头颈部黏膜表面的鳞状上皮,按原发器官进行分类。口腔癌来源于唇、舌前三分之二、口腔和牙龈黏膜、口底及硬腭。口咽癌来源于软腭、舌底和扁桃体。可能发生鳞状细胞癌的其他解剖位置包括下咽部、喉、鼻旁窦和鼻腔。

成人鳞状细胞癌相对来说比较常见,在美国恶性肿瘤中约占3%,每年大约有50 000新发患者[1],

而且通常与吸烟、饮酒有关。但是,该病在儿童中极其少见。儿童患病时应该考虑到某些诱发因素,包括DNA修复缺陷,如范可尼贫血[2]、Bloom综合征、毛细血管扩张性共济失调综合征、先天性角化不良症,以及着色性干皮病等[3-5]。即使患儿没有出现范可尼贫血的典型表现,但考虑到头颈部肿瘤治疗中频繁应用放疗及其潜在毒性,也应当为他们做适当的检查[2]。此外,Li-Fraumeni综合征——一种 *TP53* 基因遗传缺陷疾病,也与喉部鳞状细胞癌相关[3,5]。仔细分析家族史有助于发现鳞状细胞癌,但由于并非所有患者都有家族遗传史,因此还需要做基因检测。

除遗传因素外,儿童恶性肿瘤生存者,尤其是接受过头颈部放疗的儿童,也是罹患鳞状细胞癌的高风险人群[6]。有异体骨髓移植和口腔移植物抗宿主病史的患者也会患口腔癌[7-9],这类患者的慢性黏膜损伤和修复的循环过程与成年吸烟者的并无不同。

另外,人乳头瘤病毒(HPV)也与鳞状细胞癌[10,11],尤其是与原发于扁桃体和舌底的口咽癌密切相关。其中HPV-16最为常见,有人认为它参与了恶性肿瘤发生过程[10,11]。HPV相关口咽癌的发病率正不断攀升[12],但是儿童预防接种率的增加可以降低青少年发病率。合并HPV感染的鳞状细胞癌一般预后良好,因此对治疗也有影响[13]。

最后,青少年人群中出现的伴BRD-NUT易位,即t(15;19)的中线癌具有高度侵袭性(另见鼻咽癌章节)[14,15]。对于中线鳞状细胞癌患儿,应考虑这种因素,并评估易位情况。

临床表现

头颈部鳞状细胞癌的症状和体征取决于原发部位的组织。但一般来说,口腔癌常表现为口腔内经久不愈的黏膜溃疡、疼痛或出血,或黏膜红斑、白斑

（图 10.1a）。咽喉部病变可表现为吞咽困难、耳痛或声音嘶哑。鼻或鼻窦病变通常表现为鼻塞、鼻出血、鼻漏、慢性鼻窦炎或头痛。此外，由于累及局部淋巴结，这些恶性肿瘤都有一个共同的表现，即颈部孤立性肿块或双侧颈膨大，具有明显体征。

诊断和评估

遗憾的是，由于这类肿瘤在儿童中十分罕见，因此，患者往往是在不完全切除某些被误认为是良性肿瘤后才发现。然而，这种不完全切除会增加远期局部控制的难度，而且初次切除不完全会导致预后较差[16]。因此，对于鼻部或口腔病变，应尽可能应用内镜进行直视下活检。而且，细致的检查也有助于确定疾病的范围。必要时，如果发现患者有黏膜病变，也可以通过颈部受累淋巴结的活检发现黏膜病变，进行诊断。

影像学检查应包括对原发肿瘤和淋巴结区（包括颈前、颈后和咽后淋巴结）的检查。采用头颈部磁共振成像（MRI）可获得最佳软组织显像，计算机断层扫描（CT）可用于评估骨性结构和确定肿瘤的骨侵蚀情况。正电子发射断层扫描（PET）来评估区域及远处病变、鉴定受累淋巴结，但是由于反应性淋巴结 PET 也可以显影，因此还需要结合临床。最后，确诊时还应采用胸部 CT 评估远处病变，以确定肺部转移情况。

头颈部鳞状细胞癌可以按照 Broder 分类法进行病理学分类[17]，这种方法主要依据分化程度来分类：

G1 高分化

G2 中分化

G3 低分化

G4 未分化

大多数鳞状细胞癌属于中、低分化（图 10.1b, c）；然而，分化程度并不预示患者的生存率[18,19]。头颈部鳞状细胞癌还需要进行病理评估，以确定淋巴血管和周围神经侵犯情况以及淋巴结转移情况，综合评价患者预后和治疗效果[20]。

头颈部鳞状细胞癌的分期采用美国癌症联合委员会（AJCC）分期系统[21]，这种方法可以推断临床预后和指导治疗。每个解剖部位根据原发肿瘤的范围、区域淋巴结受累情况以及远处转移进行分期。我们将以口腔癌的分期为例加以论述，但其他部位的病变应根据相应原发部位的最新 AJCC 分期方法

进行分期（表 10.1 和 10.2）。

一般来说，早期头颈部鳞状细胞癌是指 I 期和 II 期病变。这些肿瘤体积小，对周围组织侵犯不深，未累及区域淋巴结，也没有出现远处转移。晚期肿瘤

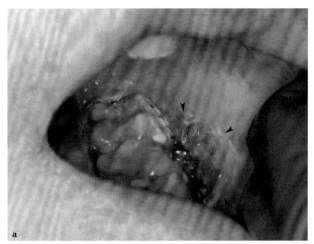

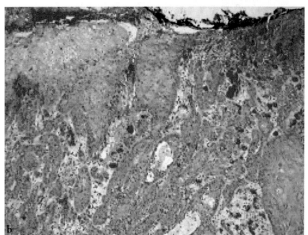

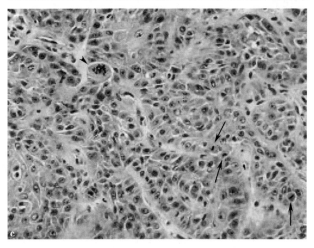

图 10.1 口腔鳞状细胞癌。a. 牙龈上的大片溃疡（箭头之间），溃疡表面糜烂、坏死。溃疡左侧可见磨牙；b. 高分化鳞状细胞癌中度浸润，表面溃烂；c. 多形性、中度分化的鳞状细胞，包含大量有丝分裂（箭所示），其中有些是非典型性的（箭头所示）

表 10.1　口腔鳞状细胞癌的 AJCC 分期系统

值	定义
原发肿瘤（T）	
T1	肿瘤最大径小于等于 2cm
T2	肿瘤最大径大于 2cm 但小于等于 4cm
T3	肿瘤最大径大于 4cm
T4a	局部病变中晚期 唇：肿瘤侵犯骨皮质、下牙槽神经、口底或面部（颏或鼻）皮肤 口腔：肿瘤只侵犯邻近结构
T4b	局部病变晚期 肿瘤侵犯咀嚼肌间隙、翼板、或颅底和（或）包绕颈内动脉
区域淋巴结（N）	
N0	无区域淋巴结转移
N1	同侧单个淋巴结转移，最大径小于等于 3cm
N2	同侧单个淋巴结转移，最大径 3～6cm；或同侧多个淋巴结转移，最大径均不超过 6cm；或双侧或对侧淋巴结转移，最大径均不超过 6cm
N3	转移淋巴结最大径大于 6cm
远处转移（M）	
M0	无远处转移
M1	有远处转移

表 10.2　口腔癌分期汇总

分期	T 分期	N 分期	M 分期
Ⅰ 期	T1	N0	M0
Ⅱ 期	T2	N0	M0
Ⅲ 期	T3	N0	M0
	T1-3	N1	M0
ⅣA 期	T4a	N0-1	M0
	T1-4a	N2	M0
ⅣB 期	T1-4a	N3	M0
	T4b	N0-3	M0
ⅣC 期	任意 T	任意 N	M1

应与多学科（包括耳鼻喉科学、肿瘤学和放射肿瘤学）小组共同讨论，制定最佳方案。切除时如果发现高危特征，建议采用辅助放疗或化疗。

而对于晚期（Ⅲ、Ⅳ期）患者，需要联合多种治疗方法，包括积极的局部病灶控制和全身化疗，不过这些治疗方法的最佳治疗顺序尚未确定。

早期鳞状细胞癌

由于手术和放疗都能有效控制早期鳞状细胞癌，因此需要考虑的主要问题包括能否利用手术控制局部病灶，以及手术和放疗哪种方法的功能预后更好。在成人患者中，大部分解剖部位的早期病变通常都选用手术进行治疗。手术时需要进行局部扩大切除[24]；阳性切缘需要再次切除或术后放疗[24]。因此，只有可切除的、未侵犯边缘的病变才能采用手术切除。对于侵犯颅底的病变，只能考虑放疗，因为即使扩大切除也不能避免出现需要放疗的问题。术中可以使用冰冻切片来保证手术切缘完整。

即使患者没有颈部临床症状，也应进行颈部淋巴结清扫术[25]。颈部评估有助于确定病变范围，从而决定是否需要辅助放疗或化疗。没有临床症状时一般采用同侧清扫即可；但中线病变，例如发生在腭、舌底和声门上喉的病变，由于双侧淋巴引流，转移风险较高，因此需要双侧清扫。此外，舌前部和口底病变需要评估颌下腺。对于口腔癌，根据侵犯深度可以预测淋巴结受累情况；深度超过 4mm 时，需要考虑颈淋巴清扫术[26]。任何有临床症状的淋巴结都要切除，而临床有显著双侧淋巴结病变的患者需要做双侧颈部淋巴清扫术。

虽然对于可切除、局限性病变的患者可选择手术进行治疗，但喉癌患者采用放疗有望保留发音功

包括Ⅲ期和Ⅳ期，有明显的局部侵犯、区域淋巴结受累和（或）远处转移。早期和晚期肿瘤的预后明显不同，并且需要采用不同方法进行治疗。

治疗

概述

由于儿童头颈部鳞状细胞癌很罕见，且缺少临床试验，因此治疗时主要基于成年患者的治疗方法。尽管儿童患者的临床数据仍旧有限，但已有小样本研究证明，儿童和成人口腔癌和舌癌患者的治疗效果相似[22, 23]。应特别注意儿童积极手术治疗和放疗的效果。

大约三分之一的成人鳞状细胞癌为早期（Ⅰ、Ⅱ期），通过积极的局部控制，大多数早期患者会有较长的生存期。肿瘤早期根据病变的可切除性选用手术或放疗进行治疗即可。治疗方式，包括局部控制方法（手术或放疗）的选择，应根据每个患儿的具体情况来决定。因此，对每个患者进行局部控制之前，

能[27]。同样的，对于发生在舌底或扁桃体的口咽癌，采用放疗能够得到更好的功能预后。最后，鼻或鼻窦恶性肿瘤患者往往需要术后放疗，除非病变范围特别小（T1），否则仅仅手术切除，局部复发率会很高。

对于儿童，权衡手术和放疗的风险和利益时必须考虑放疗对儿童的毒性作用，这种毒性会影响这些尚未发育完全的儿童的骨骼生长，并造成终生的二次肿瘤风险，并且由于儿童患者的期望寿命较长，因此这种风险也随之增高。有人提议使用质子束放疗来降低这些风险，但这种方法不能广泛应用，而且风险降低的程度尚不清楚。

最后，术前被诊断为早期病变的患者应用辅助疗法也可以获益。对于有囊外淋巴结扩散或手术切缘阳性的成人患者，建议术后化/放疗[20]。考虑到儿童的放疗并发症，当切缘阳性时，如果有可能完全切除，则考虑再次切除。此外，即使病变被完全切除，出现某些组织病理学特征（包括周围神经或血管侵犯、多发淋巴结转移）时，复发的风险也会比较高。这类患者往往需要术后放疗[20]。

晚期鳞状细胞癌

晚期鳞状细胞癌有三种基本治疗策略：术前放化疗；初次手术与辅助放疗或放化疗，和早期肿瘤一样；或诱导化疗后行放疗或放化疗。迄今为止，没有一种单一治疗方法更胜一筹[28]；但是，对于大部分患者，都建议采用同期化疗和放疗。比起单独放疗，放疗的同时使用顺铂（$100mg/m^2$，每3周一次）可小幅提高局部晚期患者的无病生存率[29, 30]。但是，这种方法能否提高总体生存率尚无定论，而且它还会引发严重的毒性反应，特别是口腔黏膜炎。其他放化疗方案包括卡铂/5-氟尿嘧啶[31]、顺铂/紫杉醇[32]和卡铂/紫杉醇[33]方案，与单独使用顺铂相比，效果没有明显提高。西妥昔单抗，一种抗表皮生长因子受体（EGFR）配体结合域的IgG1抗体，与放疗同时使用，可以增强放疗的细胞毒性作用。一项早期试验表明，这种疗法与单独放疗相比，生存率有所增加，但与顺铂联合使用并无明显改善[34, 35]。

还有人主张采用诱导化疗后行放疗或放化疗的方法治疗晚期患者[36, 37]。有人提议采用新辅助化疗减少治疗失败导致的远处转移，但结果好坏不一。而且减少远处复发率还没有被明确证实。此外，如果在头颈部放射治疗之前接受化疗，患者会出现严重的黏膜毒性反应。然而，由于新辅助化疗可以在局部病灶切除之前使肿瘤缩小，同时能够在手术和放疗还在计划中时迅速制定方案，因此它对于某些患者来说，有着实际的应用价值。化疗方案以顺铂为主，包括顺铂/多西他赛/5-氟尿嘧啶[36, 37]或顺铂/紫杉醇/5-氟尿嘧啶[38]。诱导化疗之后，可以单独使用放疗或与药物（如每周一次西妥昔单抗或卡铂）联合使用。

远处转移患者

最后，对于远处转移患者，可以用化疗进行全身控制，但是预后很差[39]。因此，在成人患者中，转移癌的治疗一般采用单独化疗，如果局部病变引发了严重症状，则可辅以放疗，姑息治疗。在儿童中，由于这种病很罕见，而且缺乏预后方面的研究，所以，可以采用初始化疗积极治疗转移癌，并根据全身反应，对于化疗起效的患者，可考虑采用积极的局部病灶切除，以达到控制、治愈的目的。但是，和成人患者一样，儿童全身系统转移治愈的可能性也很小，因此，如果治疗效果很差，应重新考虑是否继续积极治疗。

支持治疗

鳞状细胞癌患者，尤其是接受放/化疗的患者会出现严重的急性毒性反应，例如黏膜炎。对于体重明显下降或吞咽功能障碍的患者，或计划照射范围内包含大范围黏膜、预计会出现严重黏膜炎的患者，建议预先行胃造瘘术。即使没有这些风险因素，密切的营养监测和支持也会对患者有益。

此外，对于已经有损伤、功能异常或预计术后会出现损伤的患者，需要评估语言和吞咽功能。治疗前应进行仔细地口腔检查，以治疗龋齿和改善黏膜卫生，这些部位在治疗过程中可能会受到损伤。最后，发生严重黏膜炎的患者应积极止痛，因为放疗，尤其是放化疗之后，黏膜需要数周甚至数个月时间才能愈合。

远期效应

鳞状细胞癌患者，尤其是接受放疗的儿童会引起严重的远期效应，包括内分泌效应，例如接受颈部放疗的患儿会发生甲状腺功能减退，接受颅底放疗的患儿会出现垂体机能减退；涎腺照射后的口干、龋齿；抑制骨骼生长；吞咽功能障碍和食管狭窄；言语障碍；辐射区域出现继发性恶性肿瘤的风险等等。因此这类患者需要长期密切跟踪随访。

刘　杰　楼　毅　译
徐震纲　校

参考文献

1. National Cancer Institute: Cancer Statistics. 2012. http://seer.cancer.gov/statfacts/html/lungb.html. Accessed 23 Mar 2012.
2. Kutler DI, et al. High incidence of head and neck squamous cell carcinoma in patients with Fanconi anemia. Arch Otolaryngol Head Neck Surg. 2003;129(1):106–12.
3. Trizna Z, Schantz SP. Hereditary and environmental factors associated with risk and progression of head and neck cancer. Otolaryngol Clin North Am. 1992;25(5):1089–103.
4. Jefferies S, et al. The role of genetic factors in predisposition to squamous cell cancer of the head and neck. Br J Cancer. 1999;79(5–6):865–7.
5. Baez A. Genetic and environmental factors in head and neck cancer genesis. J Environ Sci Health C Environ Carcinog Ecotoxicol Rev. 2008;26(2):174–200.
6. Bassal M, et al. Risk of selected subsequent carcinomas in survivors of childhood cancer: a report from the Childhood Cancer Survivor Study. J Clin Oncol. 2006;24(3):476–83.
7. Szeto CH, et al., Squamous cell carcinoma of the tongue complicating chronic oral mucosal graft-versus-host disease after allogeneic hematopoietic stem cell transplantation. Am J Hematol. 2004;77(2):200–2.
8. Montebugnoli L, et al. Multiple squamous cell carcinomas of the oral cavity in a young patient with graft-versus-host disease following allogenic bone marrow transplantation. Int J Oral Maxillofac Surg. 2011;40(5):556–8.
9. Mawardi H, et al. Oral epithelial dysplasia and squamous cell carcinoma following allogeneic hematopoietic stem cell transplantation: clinical presentation and treatment outcomes. Bone Marrow Transplant. 2011;46(6):884–91.
10. Mork J, et al. Human papillomavirus infection as a risk factor for squamous-cell carcinoma of the head and neck. N Engl J Med. 2001;344(15):1125–31.
11. Mineta H, et al. Human papilloma virus (HPV) type 16 and 18 detected in head and neck squamous cell carcinoma. Anticancer Res. 1998;18(6B):4765–8.
12. Jemal A, et al. Annual report to the nation on the status of cancer, 1975–2009, featuring the burden and trends in human papillomavirus (HPV)-associated cancers and HPV vaccination coverage levels. J Natl Cancer Inst. 2013;105(3):175–201.
13. Licitra L, et al. High-risk human papillomavirus affects prognosis in patients with surgically treated oropharyngeal squamous cell carcinoma. J Clin Oncol. 2006;24(36):5630–6.
14. Vargas SO, et al. Upper respiratory tract carcinoma with chromosomal translocation 15;19: evidence for a distinct disease entity of young patients with a rapidly fatal course. Cancer. 2001;92(5):1195–203.
15. French CA, et al. BRD4 bromodomain gene rearrangement in aggressive carcinoma with translocation t(15;19). Am J Pathol. 2001;159(6):1987–92.
16. Scholl P, et al. Microscopic cut-through of cancer in the surgical treatment of squamous carcinoma of the tongue. Prognostic and therapeutic implications. Am J Surg. 1986;152(4):354–60.
17. Bansberg SF, Olsen KD, Gaffey TA. High-grade carcinoma of the oral cavity. Otolaryngol Head Neck Surg. 1989;100(1):41–8.
18. Bachar G, et al. Outcome of oral tongue squamous cell carcinoma in patients with and without known risk factors. Oral Oncol. 2011;47(1):45–50.
19. Janot F, et al. Prognostic value of clinicopathological parameters in head and neck squamous cell carcinoma: a prospective analysis. Br J Cancer. 1996;73(4):531–8.
20. Bernier J. et al. Defining risk levels in locally advanced head and neck cancers: a comparative analysis of concurrent postoperative radiation plus chemotherapy trials of the EORTC (#22931) and RTOG (# 9501). Head Neck. 2005;27(10):843–50.
21. Edge SB, et al., editors. AJCC Cancer Staging Manual. 7th ed. New York: Springer; 2010.
22. Morris LG, et al. Squamous cell carcinoma of the oral tongue in the pediatric age group: a matched-pair analysis of survival. Arch Otolaryngol Head Neck Surg. 2010;136(7):697–701.
23. Morris LG, Ganly I. Outcomes of oral cavity squamous cell carcinoma in pediatric patients. Oral Oncol. 2010;46(4):292–6.
24. Looser KG, Shah JP, Strong EW The significance of "positive" margins in surgically resected epidermoid carcinomas. Head Neck Surg. 1978;1(2):107–11.
25. Ferlito A, et al. Elective and therapeutic selective neck dissection. Oral Oncol. 2006;42(1):14–25.
26. Melchers LJ, et al. Tumour infiltration depth ≥ 4 mm is an indication for an elective neck dissection in pT1cN0 oral squamous cell carcinoma. Oral Oncol. 2012;48(4):337–42.
27. Forastiere AA, et al. Concurrent chemotherapy and radiotherapy for organ preservation in advanced laryngeal cancer. N Engl J Med. 2003;349(22):2091–8.
28. Haddad R, et al. Induction chemotherapy followed by concurrent chemoradiotherapy (sequential chemoradiotherapy) versus concurrent chemoradiotherapy alone in locally advanced head and neck cancer (PARADIGM): a randomised phase 3 trial. Lancet Oncol. 2013;14(3):257–64.
29. Bernier J, et al. Postoperative irradiation with or without concomitant chemotherapy for locally advanced head and neck cancer. N Engl J Med. 2004;350(19):1945–52.
30. Cooper JS, et al. Postoperative concurrent radiotherapy and chemotherapy for high-risk squamous-cell carcinoma of the head and neck. N Engl J Med. 2004;350(19):1937–44.
31. Denis F, et al. Final results of the 94–01 French Head and Neck Oncology and Radiotherapy Group randomized trial comparing radiotherapy alone with concomitant radiochemotherapy in advanced-stage oropharynx carcinoma. J Clin Oncol. 2004;22(1):69–76.
32. Garden AS, et al. Preliminary results of Radiation Therapy Oncology Group 97–03: a randomized phase ii trial of concurrent radiation and chemotherapy for advanced squamous cell carcinomas of the head and neck. J Clin Oncol. 2004;22(14):2856–64.
33. Suntharalingam M, et al. The use of carboplatin and paclitaxel with daily radiotherapy in patients with locally advanced squamous cell carcinomas of the head and neck. Int J Radiat Oncol Biol Phys. 2000;47(1):49–56.
34. Bonner JA, et al. Radiotherapy plus cetuximab for squamous-cell carcinoma of the head and neck. N Engl J Med. 2006;354(6):567–78.
35. Bonner JA, et al. Radiotherapy plus cetuximab for locoregionally advanced head and neck cancer: 5-year survival data from a phase 3 randomised trial, and relation between cetuximab-induced rash and survival. Lancet Oncol. 2010;11(1):21–8.
36. Vermorken JB, et al. Cisplatin, fluorouracil, and docetaxel in unresectable head and neck cancer. N Engl J Med. 2007;357(17):1695–704.
37. Posner MR, et al. Cisplatin and fluorouracil alone or with docetaxel in head and neck cancer. N Engl J Med. 2007;357(17):1705–15.
38. Hitt R, et al. Phase III study comparing cisplatin plus fluorouracil to paclitaxel, cisplatin, and fluorouracil induction chemotherapy followed by chemoradiotherapy in locally advanced head and neck cancer. J Clin Oncol. 2005;23(34):8636–45.
39. Fury MG, Pfister DG. Current recommendations for systemic therapy of recurrent and/or metastatic head and neck squamous cell cancer. J Natl Compr Canc Netw. 2011;9(6):681–9.

小脑扁桃体下疝畸形

Edward R. Smith, Lissa C. Baird and Benjamin C. Warf

11

前言

小脑扁桃体下疝畸形（chiari malformation，CM）既往有多种定义，它包含后脑畸形的多种组合以及四种以编号命名的不同的小脑畸形（Ⅰ型～Ⅳ型）。值得注意的是，4 种类型中的 Ⅰ～Ⅲ型都包括通过枕骨大孔的小脑扁桃体移位，而Ⅳ型则是小脑发育不全，并且可能与其他 3 型完全不同（仅名称相类似，并不存在实质关联性）。为简便起见：Ⅰ型为扁桃体移位到枕骨大孔平面以下；Ⅱ型则是更加复杂的畸形，包括后脑、第四脑室、小脑扁桃体和蚓部疝到枕骨大孔水平以下，以及弥漫性的大脑异常，其严重程度各不同，与脊髓脊膜膨出有一定相关性；Ⅲ型与Ⅱ型相似，但是Ⅲ型与下枕部或者高颈部脑膨出有关。Ⅱ型与Ⅲ型患者通常患有脑积水。历史上认为，Ⅱ型畸形与 Arnold 做出的工作有一定联系，尽管与 Chiari 相比，他的贡献微乎其微（Arnold-Chiari 畸形）。除此之外，一些研究组织描述了一种所谓的 Chiari 0 型，其症状表现为脑干受压或枕骨大孔出口梗阻，但并无小脑扁桃体疝，其可能继发于其他解剖结构异常，如蛛网膜束带或瘢痕[1]。

需要进一步强调的两个术语是：脊髓空洞症以及脊髓积水，这两个术语可互换使用，通常用于描述脊髓中出现液体的情况（通常为脑脊液，CSF），该症状一般与 Chiari 畸形具有一定联系。准确来说，如果流体腔内衬室管膜（即，中央管扩张），则使用脊髓积水这个术语，而脊髓空洞症则被界定为脊髓中的液体空间（也被称为孔洞），但并非内衬室管膜。

本章将集中讨论最常见的 Chiari Ⅰ型畸形（CMⅠ），围绕 Chiari Ⅰ型畸形的诊断以及治疗存在大量的争议，包括诊断所需的移位程度（大多数人认为疝到枕骨大孔下 5mm，但也有人认为 0～2mm 即可诊断），以及病理性 Chiari Ⅰ型畸形的构成。鉴于 Chiari"畸形"在人群中的发生率已达到约 0.75%，部分专家呼吁对 Chiari"畸形"进行重新命名[1-3]。在此，我们将系统回顾病理性 Chiari Ⅰ型畸形的概述、相关治疗以及预后。

关键点

Chiari Ⅰ型畸形被定义为小脑扁桃体移位到枕骨大孔下缘至少 5mm（图 11.1）。

绝大多数 Chiari Ⅰ型畸形无症状，不需要干预[3]。

症状性 Chiari Ⅰ型畸形通常表现出突发性枕下头痛，尤其当做 valsava 动作时，疼痛显著加重。较为少见的是，患者可能出现低位脑神经功能障碍（尤其是吞咽困难或睡眠呼吸暂停），小脑功能障碍（例如，共济失调），或继发于相关脊髓积水的脊髓功能障碍（力弱、脊柱侧弯）。

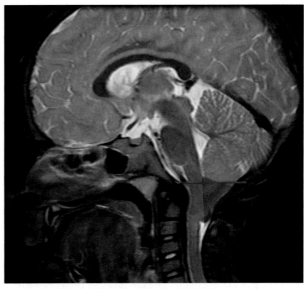

图 11.1 矢状位 T2 磁共振成像（MRI）所示为 CMⅠ，小脑扁桃体（红色阴影）疝出到枕骨大孔（红色线）下方，压迫颈髓交界处

治疗（必要时）是对颈髓交界处进行手术减压。

生物学和流行病学

CM I的病因学尚存在争议，目前认为大多数病例是发育过程中形成，为脑及后颅窝发育比例不匹配的结果。证据来源于颅缝早闭的患者，观察发现临床症状的发展随时间发生改变，在儿童期，扁桃体移位可能好转也可能恶化，在有些病例中，甚至完全消退 [2, 4]。少数 Chiari 畸形是后天形成的，可能继发于枕骨大孔两侧异常压力差，例如来自积水、上方肿物或下方腰池腹腔分流 [5]。

病理生理学

通常来说，Chiari 畸形的症状继发于局部压迫或刺激。扁桃体受压以及硬脑膜瘢痕相关的束缚（特别是采用 valsava 动作后）将刺激硬脑膜中的痛觉感觉神经，导致头痛 [6]。

疝直接压迫脑干会造成局部神经束以及神经核团的功能紊乱，导致吞咽障碍、呼吸困难、发声困难，以及其他脑神经麻痹。

有研究证实，脊髓积水（或脊髓空洞）的形成与延颈髓交界处脑脊液正常流动受阻有关，这会造成脊髓中央疼痛及温度感觉神经的慢性损伤（这些纤维在脊髓中央穿插，产生一种"暂停性"感觉丧失）；压迫脊髓前角运动神经元细胞，导致下运动神经元无力（通常在手部）；压迫皮质脊髓束，导致上运动神经元反应无力以及痉挛（主要在腿部），并可能会因为轴向肌肉无力而出现脊柱侧弯 [7]。

分子/遗传病理学

- 大多数 Chiari 畸形为散发性，3% 的病例存在家族遗传倾向 [8]。
- 并未发现与 CM I 发病原因相关的特定已知相关基因，但发现 CM I 与颅面异常（包括部分颅缝早闭综合征）以及一些结缔组织疾病之间存在一定联系 [9, 10]。
- 患者可能出现其他症状，包括 Klippel-Feil（颈椎异常）、颅底凹陷症或骨性融合的其他病症 [11]。

发病率与患病率

- 大约 150 个人中有 1 人会出现一定程度的小脑扁桃体移位，并可能会发展成为 CM I [1-3]。
- 在所有 Chiari 畸形的患者中，只有不到 3% 的患者有家族遗传 [8]。

年龄分布

- 出现症状的平均年龄为 0～30 岁。
- 在约 40% 的患者中出现瘘管。
- 与症状相关的扁桃体位移量：
  - 无症状约 7mm
  - 头痛约 8mm
  - 中央脊髓症状约 10mm
  - 脑干压迫症状约 12mm [6, 12]

性别偏好

- 女性略好发，女∶男大约 3∶2 [12]。

地理分布

- 无

危险因素 - 环境、生活方式

- 无

与其他疾病状态、综合征的关系

- 如上所述，Chiari I 畸形与以下病症有一定相关性：
  - 脑积水
  - 颅缝早闭
  - 内分泌疾病（生长激素缺乏症和肢端肥大症）
  - 骨质增生
  - 骨矿物质缺乏
  - 皮肤疾病（神经纤维瘤病 I 型，蓝色橡皮疱痣）
  - 脊髓缺陷（颈椎异常，脊椎骨骺发育不良）

临床表现

症状／体征

- 头痛（枕部或枕下，咳嗽可以引起，前屈／后伸时可以加重）——最为常见（约2/3的患者）。
- 在有症状的小儿 Chiari Ⅰ畸形中，报道的第二常见临床症状是脊柱侧弯[8]。
- 后组脑神经功能障碍（声音嘶哑，吞咽困难，发音困难，误吸，吞咽问题，打鼾，呼吸暂停）。
- 小脑综合征（辨距不良，共济失调，眼球震颤）。
- 脊髓中央损伤综合征（痛觉及温度觉的丧失，下运动神经损伤无力，脊柱侧弯（通常出现空洞））。
- 更大程度上的移位往往与症状的严重程度相关联[6, 12]。

疾病进程

- CM Ⅰ临床症状的出现通常较为缓慢，需要几个月或几年的时间。

症状评估

- 目前，延颈髓交界处（cervicomedullary junction，CMJ）病变评估的标准方法是 MRI。
- 对 CM Ⅰ的诊断通常包括对大脑的影像检查，排除吻侧占位性病变，有时也行 MRI 检查，以评估空洞的存在及其严重程度。
- 在某些情况下（如颈部外伤史），病史或影像学检查结果提示可能需要采用其他诊断方法评估 CM Ⅰ的骨性解剖结构，例如屈伸位 X 线片或计算机断层扫描。
- 在择期手术之前，应进行标准术前实验室检查（全血细胞计数（CBC）、凝血时间凝血酶原时间／部分凝血酶原时间（PT/PTT）、交叉配血试验（T&C）、血生化（血生化7项））。

鉴别诊断

　　许多患者没有症状，多为检查时偶然发现。CM Ⅰ的诊断相对明确，其困难主要来自于进行临床判断以选择适当手术的患者。鉴别诊断的主要问题是确定造成 CM Ⅰ的直接原因。就其本身而言，头部以及脊柱的影像学检查能够排除颅内占位性病变、脑积水或脊髓脑脊液漏的部位。除此之外，需要注意的是，详细收集患者病史，确定是否存在如腰椎穿刺或使颅内压升高药物（如维 A 酸）等因素影响影像学检查结果。最后，鉴于 CM Ⅰ主诉的主观性，临床医师必须仔细评估患者，以甄别是否存在能够导致类似症状的其他原因。

诊断与评价

体格检查

- 许多患者往往是无症状，因此，详细的神经系统检查以及病史采集十分重要。需要关注的是患者病史中神经功能障碍的相关症状。
  - 头痛 - 通常位于枕部，咳嗽可以诱发，可在检查中重复引出，需评估疼痛是否与颈部的屈曲或伸展有关
  - 后组脑神经功能障碍 - 呼吸暂停（婴儿）、鼾症、发音障碍、吞咽困难、斜方肌无力
  - 脊髓功能障碍 - 手臂或腿部无力（特别是手臂有肌肉萎缩体征）、长束征（Babinski 反射亢进、"海角"感觉分布丧失）、脊柱侧弯

实验室检查

- 标准术前实验室检查（全血细胞计数（CBC）、凝血时间凝血酶原时间／部分凝血酶原时间（PT／PTT）、交叉配血试验（T&C）、血生化（血生化7项））。

影像学评估

　　CM Ⅰ的影像学评估手段可选择 MRI。如果可能的话，应对大脑进行检查（无论是 MRI 或 CT），以排除类似 CM Ⅰ临床表现但是可以治疗的原因，例如实质性占位或脑积水。采用高分辨率 MRI（例如快速稳态采集成像（FIESTA）），有助于评估是否存在第四脑室出口梗阻的可能性。增强可能有助于评估后颅窝窦汇或第四脑室脉络窦的位置（同时也可以排除其他可疑病变，例如肿瘤或血管异常），但通常不需要增强成像。

除了客观测量扁桃体疝，也可以通过 MRI 对压缩程度进行主观评估。这些主观指标包括出现"钉状"扁桃体、CM I 中脑脊液空间闭塞、空洞的存在（有时需要进行专门的脊髓成像）以及脑脊液循环的量化。

脑脊液动力学监测是 Chiari 畸形进行术前减压的重要评估方法。若患者存在 Chiari 畸形相关的明显症状，术前评估发现脑脊液流量减少，则意味着手术效果可能较好。但是，没有进一步的证据证明，在确定 Chiari 畸形是否存在症状时，脑脊液动力学检查优于临床症状[13]。

CT 与 X 线平片通常并非是必需的，除非患者存在颅底凹陷、寰枢椎不稳或其他因骨质损伤不适合 MRI 检查的情况。然而，在某些情况下，如进行再次手术（在这种情况下，需要看到骨质减压的范围），或需要关节融合的情况下（如患有类风湿性关节炎的儿童），CT 或屈伸位平片效果较好。

核医学检查
- 通常并非 CM I 所需要的
  电反应诊断检查
- 通常并非 CM I 所必需的
  神经心理检查
- 对 CM I 通常没有指征

治疗

目标　解除对延颈髓交界的压迫，恢复脑脊液流动的生理搏动，从而缓解症状和（或）提供保护，预防未来的损伤。

手术治疗

手术指征　CM I 的最大挑战之一是选择适当的手术患者。"事实上，美国神经外科医师协会（American Association of Neurological Surgeons, AANS）曾就手术使用不当发表立场声明（采用颈椎减压术治疗慢性疲劳综合征的 AANS 立场声明，2000 年 3 月），而 Chiari 畸形即是其中之一。当患者表现出两种常见情况时，总会呈现一定程度的重叠，外科医师一定要格外小心，确保不要在症状性 Chiari 畸形可能性较小的患者中进行手术[2]"。

一般情况下，当患者存在相关症状（见上文）以及明确的影像学证据时（形成 > 5mm 的疝，+/- 空洞），即有手术指征。当患者症状不典型（额部头痛，

乏力等）且影像学证据较少时，适宜采用保守治疗以及疼痛管理。无症状患者（包括意外发现的病变）的手术治疗尚存在争议，但因病变具有发展成为症状性病变的可能，如果不进行治疗，可能会造成患者脊髓损伤的风险增加，所以手术治疗具有其合理性，尽管并未得到证实。

对无症状 Chiari 畸形进行手术干预的其中一个支持因素是预防创伤后恶化。已经发现的是，当小创伤性事件发生后，可能会出现与 Chiari 畸形相关的症状，有报道表明，大约 13% 之前无症状的 CM I 患者会在发生创伤性事件之后出现症状（包括重症病例猝死的个案报告）[14, 15]。

对于患有 Chiari 畸形的运动员而言，对偶然发现的 Chiari 畸形确定合适的管理方案，更具有挑战性。多数运动员在遭受脑震荡之后，影像学检查发现其有 Chiari 畸形，同时，有报道指出，已知患有 Chiari 畸形的运动员，会出现跌倒发作。这些联系的含义尚不清楚，但是从事接触性运动的运动员，若患无症状性 Chiari 畸形，其受到灾难性伤害的风险是否更大，同样尚不清楚。已知患有 Chiari 畸形并存在明确相关症状时，严禁进行接触性运动。根据经验性证据，无症状 Chiari 畸形会增加损伤的风险，故其可被视为接触性运动的相关禁忌。需要与运动员及其家属进行认真的讨论，这一点非常重要。大多数运动员在接受手术性 Chiari 减压之后可以恢复运动。

外科手术技术

减压法治疗 Chiari 畸形存在争议。通常实施的是枕骨下部骨瓣切除，经常同时切除 C1 后环。实施硬脑膜开放以及放置硬脑膜补片的方法，同样存在争议，一些研究者呼吁使用术中超声，评估骨质切除后减压的程度，并利用这些结果指导是否需要进行硬脑膜开放。总的来说，7% 的小儿神经外科医师仅实施骨质减压（不打开硬脑膜），而 36% 的小儿神经外科医师通常会开放硬脑膜[16]。

缓解拥挤的枕骨大孔区的外部压力
　　枕骨下部骨瓣切除，C1 椎板切除
　　开放硬脑膜并放置硬脑膜移植物（按惯例或仅在实施超声之后）
为脊髓空洞症患者建立正常的第四脑室脑脊液流出道
　　切除第四脑室流出道的瘢痕
　　可能的话，建立从第四脑室至颈椎蛛网膜下腔的"分流"

图 11.2　颅后窝以及颈椎矢状位 T2 MRI 图像，所示为广泛性 CM I（白色箭）以及颈髓空洞（红色箭）的术前图像（左），以及同一患者术后 6 个月的图像（右），显示出延颈髓交界减压（白色箭头）以及空洞的明显缩小（红色箭）

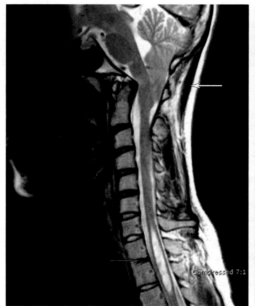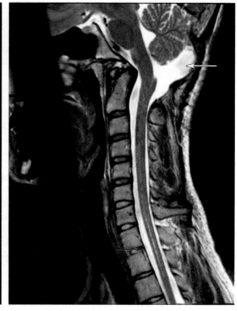

并发症[16]

　　总的来说，文献中报道的并发症占小儿 CM I 手术的 2%～40%[8, 17]。

- 出血是手术最直接的并发症，患儿的年龄越小（其储血量较小），其风险也越大。特别是颅后窝的高静脉压力以及大硬脑膜窦将增加出血的风险。
- 当开放硬脑膜之后，可能会发生脑脊液漏，包括假性脑脊膜膨出。
- 化学性脑膜炎。
- 椎动脉损伤。
- "小脑下垂"是一个有争议的话题，往往因颅后窝高压造成，导致扁桃体下垂以及 Chiari 相关症状的复发。

预后

手术后效果（图 11.2）

- 在最近的一项大样本量系列研究中，平均住院天数以及术后"重返校园"的时间分别为 3 天以及 12 天[8]。
- 在严格选择的有症状的患者中，手术后有 60% 的患者表现出症状的持续改善[18]。
- 在症状性空洞患者中，一半以上将在 10 月内得到临床症状的改善[19]。
- 有 3% 的患者需要就复发进行再次手术（年龄越小的患者，越容易出现）[8]。

随访

门诊随访的频率

- 术后护理包括术后每个月 1 次门诊复查。
- 较少的患者需要长期随访，包括复发以及颅颈不稳定，虽然大多数患者在术后常规返院随访后无需进一步护理，但部分患者可能需要长期随访。

结论

　　CM I 的管理仍然存在争议，主要集中在手术适应证以及手术方法上。与患者以及家属进行详细的有效的沟通，对于建立现实的诊疗计划以及实现预期效果十分重要。

田永吉　杨志国 译
葛　明 校

参考文献

1. Chern JJ, Gordon AJ, Mortazavi MM, Tubbs RS, Oakes WJ. Pediatric Chiari malformation Type 0: a 12-year institutional experience. J Neurosurg Pediatr. 2011;8:1–5.
2. Proctor MR, Scott RM, Oakes WJ, Muraszko KM. Chiari malformation. Neurosurg Focus. 2011;31:Introduction.
3. Meadows J, Kraut M, Guarnieri M, Haroun RI, Carson BS. Asymptomatic Chiari Type I malformations identified on magnetic resonance imaging. J Neurosurg. 2000;92:920–6.

4. Alden TD, Ojemann JG, Park TS. Surgical treatment of Chiari I malformation: indications and approaches. Neurosurg Focus. 2001;11:E2.

5. Payner TD, Prenger E, Berger TS, Crone KR. Acquired Chiari malformations: incidence, diagnosis, and management. Neurosurgery. 1994;34:429–34; discussion 34.

6. Arnett BC. Tonsillar ectopia and headaches. Neurol Clin. 2004;22:229–36.

7. Heiss JD, Patronas N, DeVroom HL, et al. Elucidating the pathophysiology of syringomyelia. J Neurosurg. 1999;91:553–62.

8. Tubbs RS, Beckmann J, Naftel RP, et al. Institutional experience with 500 cases of surgically treated pediatric Chiari malformation Type I. J Neurosurg Pediatr. 2011;7:248–56.

9. deSouza RM, Zador Z, Frim DM. Chiari malformation type I: related conditions. Neurol Res. 2011;33:278–84.

10. Strahle J, Muraszko KM, Buchman SR, Kapurch J, Garton HJ, Maher CO. Chiari malformation associated with craniosynostosis. Neurosurg Focus. 2011;31:E2.

11. Loukas M, Shayota BJ, Oelhafen K, et al. Associated disorders of Chiari Type I malformations: a review. Neurosurg Focus. 2011;31:E3.

12. Elster AD, Chen MY. Chiari I malformations: clinical and radiologic reappraisal. Radiology. 1992;183:347–53.

13. Hofkes SK, Iskandar BJ, Turski PA, Gentry LR, McCue JB, Haughton VM. Differentiation between symptomatic Chiari I malformation and asymptomatic tonsilar ectopia by using cerebrospinal fluid flow imaging: initial estimate of imaging accuracy. Radiology. 2007;245:532–40.

14. Wan MJ, Nomura H, Tator CH. Conversion to symptomatic Chiari I malformation after minor head or neck trauma. Neurosurgery. 2008;63:748–53; discussion 53.

15. Wolf DA, Veasey SP 3rd, Wilson SK, Adame J, Korndorffer WE. Death following minor head trauma in two adult individuals with the Chiari I deformity. J Forensic Sci. 1998;43:1241–3.

16. Rocque BG, George TM, Kestle J, Iskandar BJ. Treatment practices for Chiari malformation type I with syringomyelia: results of a survey of the American Society of Pediatric Neurosurgeons. J Neurosurg Pediatr. 2011;8:430–7.

17. Parker SR, Harris P, Cummings TJ, George T, Fuchs H, Grant G. Complications following decompression of Chiari malformation Type I in children: dural graft or sealant? J Neurosurg Pediatr. 2011;8:177–83.

18. Furtado SV, Thakar S, Hegde AS. Correlation of functional outcome and natural history with clinicoradiological factors in surgically managed pediatric Chiari I malformation. Neurosurgery. 2011;68:319–27; discussion 28.

19. Attenello FJ, McGirt MJ, Gathinji M, et al. Outcome of Chiari-associated syringomyelia after hindbrain decompression in children: analysis of 49 consecutive cases. Neurosurgery. 2008;62:1307–13; discussion 13.

胆 脂 瘤

Ilkka Kivekäs and Dennis Poe

12

概述

胆脂瘤（cholesteatoma）是一种中耳和（或）乳突腔出现角化鳞状上皮的病理状态。外源性鳞状上皮层脱落的角化上皮碎屑集聚，形成易致慢性感染的不含血管的囊性肿物。上皮细胞层也会诱导炎症反应，导致包括听小骨及其他骨结构破坏的破骨细胞活性上调。胆脂瘤侵蚀迷路、面神经、颅内以及相关的慢性持续性炎症，是中耳炎严重并发症的常见原因。最常见的症状包括耳漏和听力下降，偶尔会发生耳痛。根据临床表现以及影像学检查结果，可做出诊断。有效的治疗方法只有手术。术后管理包括针对残留病灶（胆脂瘤手术切除不完全）或复发（出现新的胆脂瘤）的患者进行长期随访。

关键点

- 临床表现包括伴随鳞状上皮移行至中耳腔的鼓膜穿孔，慢性持续性或复发性中耳感染以及耳漏，内含鳞状上皮碎屑的鼓膜内陷囊袋，边缘延伸至中耳或乳突隐窝，甚至完整鼓膜之后的白色团块。
- 治疗的主要目标是根除病灶、预防复发。在此基础上再考虑听力重建。此外，可进行解剖结构的功能性重建，以创造一个干燥、健康且能够自我清洁的耳部环境。这些目标可以通过外耳道壁重建、乳突填塞或上鼓室软骨重建等手段来实现。
- 残留或复发的胆脂瘤可能在手术后多年出现，因此需要长期随访。
- 胆脂瘤或内陷袋切除后，存在持续上调的生物学趋势导致新的胆脂瘤或内陷袋形成。尽管咽

鼓管功能正常，这样的内陷袋仍会出现。
- 不同患者间胆脂瘤的生物活性大不相同。一般情况下，与成年患者相比，儿童胆脂瘤的生长速率更快，复发率更高。
- 在引入抗生素以及鼓膜造孔术治疗中耳炎之后，胆脂瘤和胆脂瘤并发症（如面瘫，化脓性迷路炎以及颅内并发症等）显著减少。

生物学和流行病学

在儿童中，存在两种类型的胆脂瘤：①获得性胆脂瘤，来自鼓膜穿孔或内陷囊袋（图 12.1、图 12.2 和图 12.3）；②先天性胆脂瘤，在幼年时期即得到确诊（图 12.4 和图 12.5）。据估计，仅 1%～5% 的儿童胆脂瘤是先天性胆脂瘤 [1]。获得性胆脂瘤可能在成年期发病，但是鳞状上皮的进行性缓慢移行或上皮碎屑在鼓膜缺损处的积聚可追溯至童年时期。

病理生理学

- 咽鼓管功能障碍可能是导致获得性胆脂瘤的主要病因 [2]。
- 鳞状上皮进入中耳有三条途径：①鼓膜内陷囊袋；②鳞状上皮通过鼓膜急性或慢性穿孔移行或误入中耳；③医源性，例如，通过置管或中耳术后 [3]。
- 与胆脂瘤相关的慢性炎症引起鳞状上皮增殖、迁移和骨吸收 [1, 4]。
- 当胆脂瘤患者具有完整鼓膜，不存在任何内陷或穿孔，并且没有中耳炎的明确病史时，则将该类胆脂瘤界定为先天性胆脂瘤 [5]。

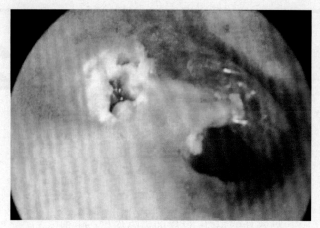

图 12.1　右耳上鼓室胆脂瘤和鼓膜紧张部穿孔的内镜图。（版权所有：Dennis S. Poe，MD，PhD，Boston Children's Hospital）

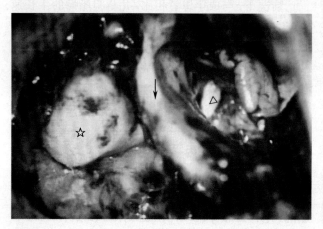

图 12.2　右耳上鼓室（三角形标记）和乳突（星形标记）胆脂瘤的术中显微镜图。外耳道后壁用箭头标记。（版权所有：Dennis S. Poe，MD，PhD，Boston Children's Hospital）

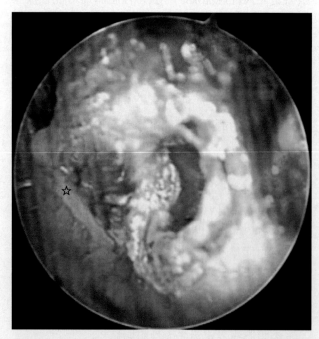

图 12.3　左耳后上部胆脂瘤以及鼓膜松弛部内陷囊袋的内镜图。锤骨柄用星形标记。（版权所有：Dennis S. Poe，MD，PhD，Boston Children's Hospital）

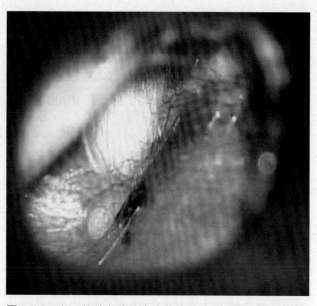

图 12.4　左耳鼓膜完整的先天性胆脂瘤的显微镜图。（版权所有：Dennis S. Poe，MD，PhD，Boston Children's Hospital）

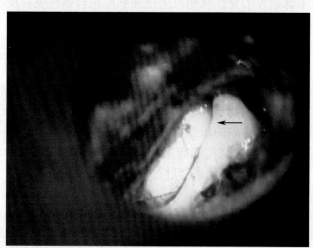

图 12.5　左耳先天性胆脂瘤（图 12.4）的术中显微镜图。锤骨用箭标记，胆脂瘤位于锤骨前方。（版权所有：Dennis S. Poe，MD，PhD，Boston Children's Hospital）

分子/遗传病理学

- 由胆脂瘤及细菌造成的慢性炎症会增加破骨细胞活性，并因此造成骨吸收增加[6]。
- 与成人胆脂瘤患者相比，儿童胆脂瘤患者的蛋白水解炎性细胞因子（金属蛋白酶，MMP2，MMP9）含量增加[4]。
- 儿童胆脂瘤基质周围的血管生成多于成年患者[4]。

发病率和患病率

- 儿童患病率约为 3/100000，而成人约为 9/100000[7]。

年龄分布

- 儿童获得性胆脂瘤的平均患病年龄为 9~10 岁，而先天性胆脂瘤的平均患病年龄为 4~5 岁[5,8]。

好发性别

- 胆脂瘤在男性患者中更常见，男性患者的发病率约为女性患者的 1.4 倍[7,8]。

危险因素 - 环境，生活方式

- 咽鼓管功能障碍，中耳感染，腭裂[8]，颅面畸形，Turner 综合征[9]或唐氏综合征[10]，或慢性中耳感染或胆脂瘤家族史[3]。

临床表现

症状

获得性胆脂瘤可表现出慢性中耳感染的全部症状：
- 恶臭耳漏及听力损失是儿童获得性胆脂瘤的主要症状。
- 面部无力以及前庭症状是病变呈进展性状态的表现。
- 颅内症状较为罕见。

先天性胆脂瘤早期可能没有症状，直至肿块长大造成传导性听力损失，或阻塞咽鼓管造成中耳炎才被发现。通常情况下，先天性胆脂瘤表现为完整鼓膜后的白色团块。

演变模式

- 最常见的是鼓膜慢性内陷形成持续性的囊袋，其被纤维束缚，与上鼓室内侧面、鼓环上面或听小骨表面粘连。这个囊袋将逐渐扩大、变深或穿孔，最终产生鼓膜穿孔边缘的鳞状上皮碎屑或积聚鳞状上皮碎屑的囊袋。随后，囊袋可能会进一步扩大、侵蚀骨质，或成为伴有进行性的慢性炎症或局部破坏的感染状态。
- 获得性胆脂瘤的症状表现通常与慢性中耳感染相似，其对局部以及系统性治疗具有一定抵抗性，即使接受反复治疗，耳漏也会很快复发。

鉴别诊断

慢性中耳感染、胆固醇囊肿（肉芽肿）。

诊断与评价

体格检查

- 耳显微镜检查能够发现较深的鼓膜内陷囊袋，鼓膜穿孔伴鳞状上皮移行至中耳，以及中耳内肉芽组织或息肉[2]。
- 通常可在鼓膜紧张部后上方或鼓膜松弛部看到内陷囊袋。
- 通常发生传导性听力损失，感音神经性听力损失通常与更广泛、更具侵袭性的或慢性病变相关。

影像学评价

- 应在术前考虑进行颞骨 CT 或 MRI 检查。CT 有助于评估乳突腔大小、气化程度（有助于设计乳突开放术的术式）、胆脂瘤累及的范围、发现并发症（例如：半规管瘘或鼓室盖裂开）及识别解剖变异方面[1]。CT 的典型表现包括：中耳或乳突腔混浊，或带有软组织或液体密度的圆形病变，以及骨质破坏（图 12.6 和图 12.7）。
- 目前，在胆脂瘤患者中，使用高分辨率弥散加权序列 MR，有助于明确那些弥散受限相关的特异性的影像结果。在术后患者的随访中，高分辨率弥散加权序列 MR 能够十分有效的鉴别液体 / 粘连以及胆脂瘤的残留（图 12.8 和图 12.9）[11]。

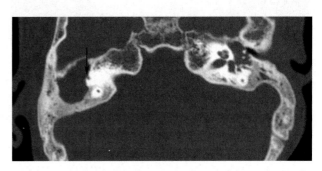

图 12.6 右耳胆脂瘤的轴位 CT 图像。右乳突腔可见广泛性骨侵蚀以及典型的扇形的骨质破坏区，乳突腔内还可见延伸至上半规管前支的瘘管（壶腹端标有黑色箭）。（版权所有：Dennis S. Poe, MD, PhD, Boston Children's Hospital）

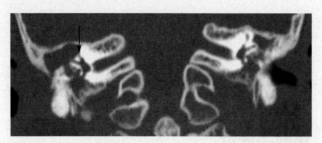

图 12.7　与（图 12.6）同一患者的冠状位 CT 图像。上半规管瘘管标有黑色箭头。（版权所有：Dennis S. Poe，MD，PhD，Boston Children's Hospital）

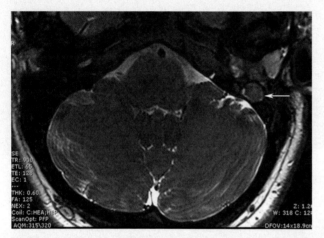

图 12.8　邻近颅后窝硬脑膜的左耳残留胆脂瘤 T2 MRI 图像（白色箭头）。（版权所有：Dennis S. Poe，MD，PhD，Boston Children's Hospital）

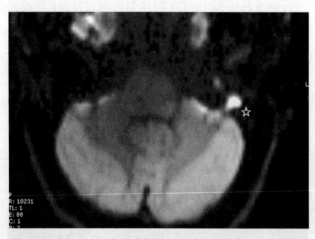

图 12.9　图 12.8 胆脂瘤弥散加权序列 MR 图像，所示明亮信号代表弥散受限。胆脂瘤以星形标示。（版权所有：Dennis S. Poe，MD，PhD，Boston Children's Hospital）

病理学

　　胆脂瘤通过 CT 影像以及手术确诊。术前确诊无需进行活检。在中耳乳突腔内可见表面正常的角化鳞状上皮基质或者上皮囊样结构并常伴有周围炎症及骨破坏（图 12.10）。上皮囊内多为积聚的角蛋白以及脱落的鳞状上皮碎屑，未见化生性细胞。

治疗

医疗和预防措施

- 优化咽鼓管功能。识别并干预可能的病因（如：腺样体肥大、过敏、慢性鼻窦炎、反流）。
- 对内陷囊袋进行清理，使得碎屑累积的倾向最小化，这在较为合作的儿童及成人患者中最为有效。
- 对持续存在的鼓膜内陷袋应进行手术治疗，在演变为胆脂瘤之前，松解粘连带。对年幼的儿童进行粘连松解，将实现鼓膜中间纤维层的有效再生，并可完全恢复其正常轮廓。

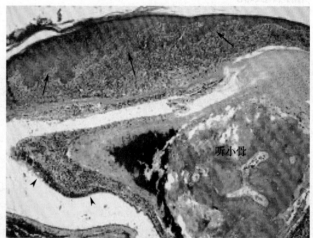

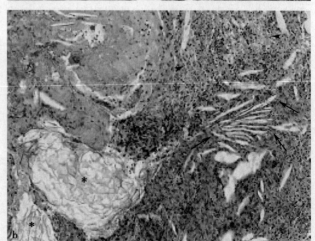

图 12.10　a. 慢性炎症性中耳黏膜（箭头所示）覆盖听小骨。胆脂瘤由角化鳞状上皮构成，具有明显的黏膜下慢性炎症（箭）。b. 胆脂瘤的组成部分包括胆固醇结晶（箭）、含铁和蜡样质的巨噬细胞（箭头之间）以及角蛋白鳞屑簇（星形）

手术注意事项

儿童胆脂瘤的临床表现通常比成人胆脂瘤更具侵袭性；在儿童中，胆脂瘤残留以及复发更为常见。小的胆脂瘤可以通过标准的鼓室成型技术去除。累及乳突腔的较大病变，主要通过以下两种外科手术方法进行治疗：完壁式或开放式[2]。小的中鼓室先天性胆脂瘤可通过经耳道径路（通过耳道）进行手术。

在完壁式手术中，外耳道后壁被保留或重建，正常耳道解剖结构的存在，为鼓膜修补提供了支架。在开放式手术中，外耳道后壁被去除，可以更好地探查胆脂瘤及其起源部位。在开放式手术中，还可选择在一期或择期手术时填塞乳突腔。

术前准备，非急诊

- 尽可能彻底的治疗目前存在的感染，以便在手术前根除活动性感染。除使用抗生素滴耳剂或口服抗生素之外（如有指征），可采用50：50的白蒸馏醋加水进行每日或定期冲洗，通常能够有效的控制慢性耳漏。通常来说，当中耳黏膜未暴露且灌入耳中的醋水混合物温度为37℃时，患者对醋水的耐受性良好。手术前，应进行纯音听阈测试。

术前准备，急诊

- 存在颅内并发症的重病患者，在一般状况允许的前提下则应考虑实施急诊手术。在这种情况下，治疗的主要目标为清除脓性分泌物和处理并发症。最终去除胆脂瘤（特别是活动性的基质）通常会等到急性感染得到治疗并消退之后。
- 在胆脂瘤急症手术中，应考虑面神经损伤、急性感音神经性听力损失或急性前庭症状等情况。

手术治疗

- 主要目标是根除潜在的胆脂瘤疾病。在胆脂瘤去除后，周围的炎症及肉芽虽有部分残留，但通常会慢慢消退。
- 完壁式乳突开放术保留了正常的解剖结构，在术后初期，手术后的听力水平通常优于开放式乳突开放术。多年后的听力情况接近那些经过一系列手术的开放式手术患者，此后这些患者仅需要最少量的复查。

- 与完壁式乳突开放术相比，开放式乳突开放术更好地实现了胆脂瘤的术中暴露，利于病变清理，减少复发。
- 胆脂瘤复发以及残余更多见于完壁式手术[12]。因此，完壁式乳突开放术后，通常将考虑进行二期手术或更多次的影像学检查。
- 听骨链重建通常会推迟到二期手术之后，在二期手术中往往能够看到残留或复发的病变。
- 在幼儿中，二期手术通常安排至首次手术之后4至6个月。青少年及成人的二期手术，往往安排在术后6～12个月。

并发症

- 广泛性疾病通常比手术更易引起并发症。手术并发症与其他颞骨手术的并发症相同，如：面神经麻痹、半规管瘘或其他伴有眩晕或感音神经性耳聋的内耳瘘。

结局

手术后效果

- 与成人相比，儿童群体中的疾病残留或复发更为常见。据报道，复发率在16%～46%之间[12]。
- 病变残留或复发的危险因素为：男性、小于8岁、鼓膜松弛部胆脂瘤、渗出性中耳炎[13, 14]。

未经治疗的胆脂瘤自然病程

- 颞骨和颅内并发症在耳科手术开展之前的时代非常常见，并且在缺乏足够医疗保健的患者中持续存在。
- 慢性耳漏、内耳损伤（听力损失，平衡问题）、颅内并发症乃至死亡至今仍有发生。

随访

返院随访

- 鉴于儿童与成人相比，发生胆脂瘤复发或残留的可能性更大，儿童需进行更加频繁的返院随访。在成年之前，儿童患者需要每年进行随访。

影像学检查频率

- 如果怀疑在中耳或乳突腔内存在临床不可见的
  残留病变,通常建议每年进行影像学检查,至少
  持续3年。

刘　薇　牟家宁 译

张　杰 校

参考文献

1. Nevoux J, Lenoir M, Roger G, Denoyelle F, Ducou Le, Pointe H, Garabédian EN. Childhood cholesteatoma. Eur Ann Otorhinolaryngol Head Neck Dis. 2010 Sep;127(4):143–50.
2. Shohet JA, de Jong AL. The management of pediatric cholesteatoma. Otolaryngol Clin North Am. 2002 Aug;35(4):841–51.
3. Isaacson G. Diagnosis of pediatric cholesteatoma. Pediatrics. 2007 Sep;120(3):603–8.
4. Dornelles Cde C, da Costa SS, Meurer L, Rosito LP, da Silva AR, Alves SL. Comparison of acquired cholesteatoma between pediatric and adult patients. Eur Arch Otorhinolaryngol. 2009 Oct;266(10):1553–61.
5. Lim HW, Yoon TH, Kang WS. Congenital cholesteatoma: clinical features and growth patterns. Am J Otolaryngol. 2012 Sep–Oct;33(5):538–42.
6. Nason R, Jung JY, Chole RA. Lipopolysaccharide-induced osteoclastogenesis from mononuclear precursors: a mechanism for osteolysis in chronic otitis. J Assoc Res Otolaryngol. 2009 Jun;10(2):151–60.
7. Nelson M, Roger G, Koltai PJ, Garabedian EN, Triglia JM, Roman S, Castellon RJ, Hammel JP. Congenital cholesteatoma: classification, management, and outcome. Arch Otolaryngol Head Neck Surg. 2002 Jul;128(7):810–4.
8. Kemppainen HO, Puhakka HJ, Laippala PJ. Sipilä MM, Manninen MP, Karma PH. Epidemiology and aetiology of middle ear cholesteatoma. Acta Otolaryngol. 1999;119(5):568–72.
9. Dhooge IJ, De Vel E, Verhoye C, Lemmerling M, Vinck B. Otologic disease in turner syndrome. Otol Neurotol. 2005;26:145–50.
10. Bacciu A, Pasanisi E, Vincenti V, Giodano D, Caruso A, Lauda L, Bacciu S. Surgical treatment of middle ear cholesteatoma in children with Down syndrome. Otol Neurotol. 2005;26:1007–10.
11. Plouin-Gaudon I, Bossard D, Fuchsmann C, Ayari-Khalfallah S, Froehlich P. Diffusion-weighted MR imaging for evaluation of pediatric recurrent cholesteatomas. Int J Pediatr Otorhinolaryngol. 2010 Jan;74(1):22–6.
12. Schraff SA, Strasnick B. Pediatric cholesteatoma: a retrospective review. Int J Pediatr Otorhinolaryngol. 2006 Mar;70(3):385–93.
13. Iino Y, Imamura Y, Kojima C, Takegoshi S, Suzuki JI. Risk factors for recurrent and residual cholesteatoma in children determined by second stage operation. Int J Pediatr Otorhinolaryngol. 1998 Nov 15;46(1–2):57–65.
14. Ahn SH, Oh SH, Chang SO, Kim CS. Prognostic factors of recidivism in pediatric cholesteatoma surgery. Int J Pediatr Otorhinolaryngol. 2003 Dec;67(12):1325–30.

颅 咽 管 瘤

13

Edward R. Smith and R. Michael Scott

前言

尽管颅咽管瘤（craniopharyngioma）可沿从鼻咽到第三脑室轴线上的任何位置生长而来，但主要发生于漏斗部区域。颅咽管瘤发病率约占小儿脑肿瘤的 5%～10%，并因其位置不同，而表现出不同的症状和体征，包括视力丧失、激素紊乱、脑积水以及头痛。其治疗方法包括手术切除、放疗、瘤内注射化学药物或放射性同位素等。采取何种方式治疗目前仍存在争议，治疗目标应为在尽可能降低并发症发生率的可能性的情况下，达到治愈效果。

关键点

- 颅咽管瘤约占小儿脑肿瘤的 5%～10%，并因其位置不同，而表现出不同的症状和体征，包括视力丧失、激素紊乱、脑积水以及头痛。
- 磁共振成像（MRI）用于鉴定肿瘤并描绘肿瘤与周围神经血管结构的关系，包括颈动脉以及分支、视路、垂体及垂体柄、下丘脑/脑室系统等。鉴于颅咽管瘤内广泛存在钙化，计算机断层扫描（CT）在疾病诊断及手术计划中十分重要，同时若采用经蝶窦入路，则应了解窦的解剖结构。
- 颅咽管瘤患者术前内分泌评估，视野检查具有一定意义。
- 颅咽管瘤治疗应在具有一定经验的医学中心进行，其应具备多学科团队，并能够尽可能地提供所有治疗方式，同时为识别复发，必须进行长期随访。

生物学和流行病学

"颅咽管瘤"这一术语是由 Harvey Cushing 在 1932 年提出的，用以形容在鞍区发现的一系列肿瘤，这种疾病由 Erdheim 在 1904 年进行了首次报道[1, 2]。显微镜检显示，颅咽管瘤包括两个不同的亚型：成釉质型以及乳头型，因其胚胎学起源不同，两种类型常单独存在。（目前已经发现了同时涉及成釉质型以及乳头型的肿瘤混合亚型[3-5]）。

病理生理学

颅咽管瘤由于腺垂体增生发展而来，这一假设已经得到了证据支持。同时，颅咽管瘤主要趋向于来自漏斗部[6, 7]。在妊娠第一个月结束时，口腔内的一部分（口凹）向上伸出，延伸至大脑（Rathke's pouch）。该组织与漏斗部相接，漏斗部是大脑向下的延伸部分。在接下来的 2 周内，随着蝶骨的生长，口腔与大脑间的连接体（颅咽管道内的咽垂体柄）逐渐消失，两部分空间合并，与此同时，Rathke's pouch 将促进垂体前叶的发展[1, 6-8]。

通常认为，颅咽管瘤主要来自于 Rathke's pouch 的残留物以及颅咽管组织[9, 10]。特别是，部分证据表明，成釉质型主要是由颅咽管上皮残余部分转化衍生而来[8, 9]。与此不同的是，颅咽管瘤的鳞状乳头状亚型被认为是由腺垂体细胞[8, 11]的化生导致。

这些肿瘤亚型存在几个方面的病理差异。成釉质型颅咽管瘤在儿童中最为常见，其共同特点为牙釉质形成以及形成骨骼系统的长骨肿瘤（与"釉质瘤"齐名），包括肿瘤内钙化沉积。上皮细胞的角化鳞状层将剥落并退化为富含胆固醇的特征性"曲轴箱油"状液体[4, 10, 11]。与此相反的是，乳头状亚型几乎仅在成人中发现（也成为"鳞状乳头"，尽管频率仍然低于成釉质型肿瘤），其特征是复层鳞状上皮层，通常并不表现出成釉质型肿瘤中的钙化或囊性退化证据[4, 10-12]（图 13.1）。

有超过 90% 的小儿颅咽管瘤是成釉质型肿瘤，纯乳头状瘤少于 2%，而其余呈现混合性特征[10-13]。

分子/遗传病理学

相关 β- 连环蛋白和 Wnt 凋亡通路的中断，可能会造成颅咽管瘤[8]的恶性转化。

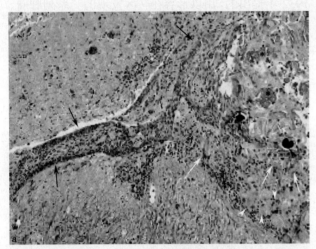
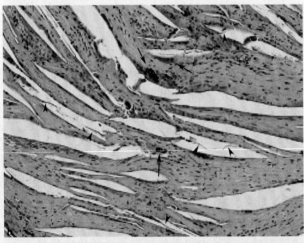

图 13.1　颅咽管瘤病理图像。a. 成釉质型颅咽管瘤的特点是具有骨小梁的复层鳞状上皮，以及基底样细胞的外围栅栏层（黑色箭头）。微囊部分（右侧）包含退化的鳞状细胞（*）、角蛋白碎片以及微钙化灶（黑色箭头）。固体部分（右下角）包含具有角蛋白碎片以及鳞屑活性的异体多核细胞（白色箭头）。病变外围是密集的纤维组织；b. 颅咽管瘤的其他部分包含广泛的纤维变形、胆固醇结晶、含铁血黄素沉积、多核巨细胞反应（箭头）以及鳞屑（箭头）

生长因子及血管生成肽在颅咽管瘤的生长和发育中起到了一定作用[8]。这种相关性，不仅在于其阐明了肿瘤发生的基本机制，也在于其揭示了一种检测肿瘤发生以及随访的新方法，最近的研究表明，通过检测尿液能够对脑肿瘤发生进行无创检测，尤其针对颅咽管瘤[14, 15]。

发病率和患病率

在美国的儿童及成人人口中，每年约确诊 340 例颅咽管瘤患者，其中约 100 例是 0 至 14 岁的儿童[16]。

颅咽管瘤发病率为每年每百万人 1.3 例[16]。

年龄分布

约三分之一的患者为儿童，而剩余三分之二的患者为成人，最大发病高峰为 5～14 岁，其次为 50～74 岁[1, 16]。

性别偏好

颅咽管瘤没有性别偏好。

地域分布

无。

风险因素-环境、生活方式

无。

与其他疾病状态、综合征的关系

颅咽管瘤占所有小儿颅内肿瘤的 5%～10%，且占小儿鞍区肿瘤的一半以上[11, 16, 17]。

颅咽管瘤是最常见的小儿非神经胶质性颅内肿瘤[18]。

临床表现

症状

最常见临床表现包括因占位效应以及脑积水造成的颅内压增高（increased intracranial pressure，ICP）的后遗症、视力减退和（或）内分泌功能障碍[6，18，19]。具体的体征和症状与肿瘤位置直接相关，起源位置的不同将导致不同的临床表现。通常情况下，颅咽管瘤因生长位置不同将表现出下列三种类型的并发症：视交叉前（影响视神经/视交叉）、视交叉后（影响下丘脑、视束以及脑脊液（cerebrospinal fluid，CSF）的排出）以及鞍区（影响激素功能）。

颅内压增高（increased intracranial pressure，ICP）

近四分之一的颅咽管瘤患者表现出脑积水[19]。

视力

在家属或临床医师发现之前，视觉恶化可能到了十分严重的程度，并且因肿瘤的生长模式不同，两侧的恶化程度可能并不对称（视功能将决定手术方式的选择，因此详细记录视功能检查至关重要）。

内分泌功能障碍

内分泌功能障碍的发展同样是隐匿的，因症状发作较为细微，所以内分泌功能障碍可能在很长时间内都未被发现，例如生长延迟。尽管缺乏生长激素在一系列颅咽管肿瘤中最为常见（其次为甲状腺机能减退和尿崩症），患者也可能出现任何一种垂体激素异常，对患者进行仔细地回归性分析，将揭示60%~90%患者的内分泌功能障碍形式[18，21]。

下丘脑损伤

下丘脑损伤可加剧内分泌症状，包括温度不耐受/失调、体重增加以及行为异常。

诊断与评价

体格检查

详细的神经系统检查以及病史回顾较为重要，四分之一的患者表现出脑积水，而将近一半的患者会表现出因颅内压增高而产生的体征。需要重视病史中出现的与内分泌或视觉障碍相关的证据。生长停滞在颅咽管患儿中特别常见。

提示存在颅内病变的调查结果

- 清晨患者头痛或因头痛自睡眠状态唤醒
- 呕吐
- 持续时间少于6个月的头痛
- 意识混乱或行为改变
- 异常的神经学检查结果
- （预测因子数以及手术损伤风险见呈正相关）

经检验，结果可能继发于①局部效应（病灶虚弱、视力改变等）；②颅内压增高（视盘水肿，头围增大等）；③高血流动力学（头皮血管扩张、血管听诊杂音、心脏衰竭）。

检查或病史中的"危险信号"

- 心动过缓，高血压，呼吸频率下降（Cushing 反应）
- 瞳孔散大，轻偏瘫（钩回疝）
- 固定向下注视（Parinaud's syndrome）
- 嗜睡，婴儿前囟紧张
- 共济失调伴恶心呕吐
- 突发第三对脑神经麻痹，包括瞳孔（扩大）
- 剧烈头痛突然发作

影像学评价

MRI MRI 在肿瘤识别以及描述肿瘤与周围血管神经结构的关系上发挥了重要作用，包括颈动脉及其分支、视路、垂体以及垂体柄和下丘脑/脑室系统（图 13.2）。肿瘤可能表现出异质性，囊性部分在T1 及 T2 相显示为高亮区域，在进行增强之后，肿瘤的实质部分显示出不同的增强效应（图 13.2）。对于术前规划以及术后随访而言，获得轴位、矢状位以及冠状位的 MRI 图像至关重要。近来，磁共振血管造影（magnetic resonance angiography，MRA）也用于描述血管解剖结构。

图 13.2　颅咽管瘤的影像学图像。T1 矢状增强图像（左）显示了在鞍上区的大囊性病变，向第三脑室延伸，具有混合成像特性。轴向非增强 CT 图像（右）所示为另一肿瘤的核心出现钙化，这种发现在制定治疗策略时有实质性应用效果

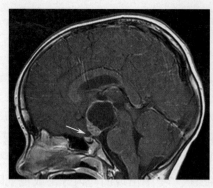
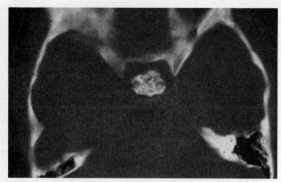

CT　CT 在颅咽管瘤的诊断以及手术规划中十分重要。这些肿瘤的一个显著特点是钙化的存在，其在 MRI 图像中较难进行检测（图 13.2）。在大多数小儿肿瘤中存在钙化区域（高达 90%），同时，超过一半的成人病变中存在钙化区域[10, 17, 22]。术前影像如可见固体钙沉积，对于外科医师确定具体手术方式是十分重要的。除此之外，CT 还有助于探知蝶窦、筛窦以及额窦的气化程度，这与鞍区肿瘤经蝶窦入路（蝶窦）、经额叶向下在蝶骨平台钻孔（蝶骨 / 筛骨）以及鞍上区肿瘤的双额入路具有相关性（正面）。

实验室数据

术前常规实验室检查（全血细胞计数（CBC）、凝血时间（PT/PTT）、交叉配血实验（T&C）、血生化 7 项（Chem 7））。必要时给予激素替代治疗，特别需要注意的是皮质醇缺乏，颅咽管瘤的患者应在围术期考虑补充足量的类固醇。规律补充皮质醇可预防激素缺乏所致的严重并发症（患者可使用 1～4mg/IV 的地塞米松，$30mg/m^2$ 的氢化可的松也同样有效）。

实验室内分泌评估检查

- 催乳素
- 甲状腺素（T4），甲状腺激素结合比值（THBR），促甲状腺激素（TSH），游离 T4
- 胰岛素样生长因子 1（IGF-1），结合蛋白 3（IGFBP-3）
- 皮质醇（如果未补充类固醇）
- 超过 6 岁：硫化脱氢表雄酮（如果未补充类固醇）
- 促卵泡素（FSH），黄体生成素（LH）
- 雌二醇（如果是女性）
- 睾酮（如果是男性）
- 电解质，尿素氮（BUN），肌酐酐，血清渗透压

- 骨龄（至少在出院时进行检查）

其他检查

如果可能的话，应在手术前对视野进行综合评估，并进行全面的眼科检查[18, 20]。这不仅能够确立基线水平，同时，当一条视神经受损严重，而另一条视神经保留功能时，其有助于指导外科手术的进行。

鉴别诊断

下丘脑 / 鞍区肿瘤的鉴别诊断范围较大，包括：先天性病变（Rathke 囊肿、蛛网膜囊肿、皮样囊肿 / 表皮样瘤、丘脑错构瘤），肿瘤（垂体腺瘤，生殖细胞性 / 非生殖细胞性生殖细胞瘤，淋巴瘤，脑膜瘤，脑神经神经鞘瘤，视神经胶质瘤），血管病变（动脉瘤，海绵状血管畸形），以及炎性状态（神经肉瘤，淋巴细胞性垂体炎）[9, 10, 23]。钙化及出现囊性变是影像学诊断颅咽管瘤的特征性表现。

治疗

目标

颅咽管瘤治疗的主要目标是恢复并保留神经功能。关于实现该目标的最有效方法，业界展开了激烈讨论。制定明确指南具有很大难度的原因在于：临床表现的多样性，需要进行长期随访以评估疗效，以及该等肿瘤的罕见性。治疗方案的选择——根治性手术、次全切除、放疗、囊内化疗——受到现有文

献数据以及各医疗中心诊治经验的影响。在此,我们将对颅咽管瘤治疗外科技术进行回顾,其包括根治性手术、次全切除使用的各种技术。

稳定

- 需要使用:大口径静脉导管(至少2根)、动脉导管、导尿管,必要时使用鼻饲管(若无法保护气道,行气管插管)。
- 如需要的话行类固醇补充。
- 如存在脑积水则需控制颅压,进行脑室外引流。

明确干预的非应急性准备

在进行手术操作之前,至关重要的是明确手术目的。一个重要的区别是,是否需要完全切除或计划进行部分减瘤。这个问题尚存在争议,现有数据在对两种策略的支持上存在争议 [1, 6, 18, 24-29]。我们采用的政策是,在大多数患者出现首发症状时,尝试进行完全切除,但当术前影像学显示手术风险较大时,则另行处理[18]。

手术治疗

时机

如果一个孩子具有进行性出现的 ICP 症状,虽然通常可以通过脑室外引流和补充类固醇来延迟手术,然而急诊手术也是有必要的。鉴于这些肿瘤所处位置解剖结构复杂,手术时间通常较长,择期手术是较好的选择。

早期的治疗目的是彻底切除肿瘤,第一次手术往往最为关键。对于同一肿瘤,可以有多种有效的治疗方案,了解这一点是非常重要的。

手术径路

医生可根据肿瘤的生长方式制定治疗方案。一般情况下,颅咽管瘤按照部位分为三类:鞍/视交叉前,鞍上/视交叉后和鞍区。这种分类方式可以帮助选择手术径路(颞下入路、翼点入路、经胼胝体和脑室入路、经蝶窦入路),以最大程度地切除肿瘤。

根据生长部位选择手术入路

- 鞍区入路
  - 胼胝体/脑室入路
  - 视交叉前-额下入路
- 翼点入路
  - 视交叉后-额下入路
- 翼点入路
- 颞下入路
- 鞍区-经蝶窦(显微镜/内窥镜下)

具体方式

额下入路

在额下入路方法中,视神经,颈动脉和终板均暴露良好。这种手术方式适用于大多数颅咽管瘤,但对于孤立鞍区病变适用程度相对较差。它提供了一个进入鞍上区的广泛入路空间,并且很容易与其他方法相结合,如翼点,胼胝体/脑室,甚至鞍区(与蝶骨平台的钻孔)。该方法可以是单侧或双侧,取决于肿瘤的解剖结构。对于视交叉和脑室肿瘤,切除眶上缘和顶部可改善手术视野,并减少额叶(图 13.3)回缩。

该方法的风险包括嗅觉神经损伤,上矢状窦结扎后静脉淤血的可能性(通常是最小的),大范围开颅手术,包括损伤额窦与随之而来的脑脊液漏风险。

翼点入路

翼点入路常适用于鞍上的肿瘤与前视交叉、视交叉肿瘤。相比额下入路,它提供了更多侧位、横位视野,可与其他方法(额下,颞下,胼胝体/脑室)相结合,以获得更大手术视野。除此之外,它具有功能性强,被许多神经外科医生所熟悉的优点。经翼点入路的主要限制是无法清晰窥视到对侧视神经-颈复合物(图 13.4)。

一个常用的手术方式是行右路开颅(假设这是非优势半球),尽管这会改变视神经肿瘤的解剖结构和功能。虽然此方法会增加视功能受损的风险,但是从健侧方入路,以获取更好的视野并保护神经,这种手术方式更加安全。根据肿瘤的大小和外科医生的偏好,可开放 Sylvia 间隙,更好地暴露颈动脉分叉。

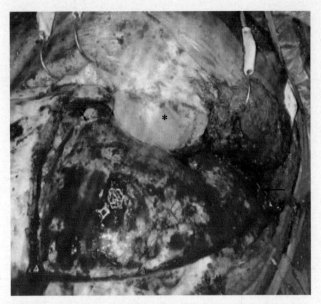

图13.3 手术方法(硬膜外)。行单侧额下入路,去除眶顶(*)。此外,为了展示翼点入路,手术已向下方延伸(箭),强调这些方法的通用性和保持操作空间灵活性的重要性

颞下入路

颞下入路手术主要适用于鞍上、视交叉向下延伸至脑桥或侧颞叶下的颅咽管瘤。必须以骨蜡密封乳突以防止术后脑脊液漏。削减在神经与骨交叉点后方的天幕,以保护滑车神经是很重要的。

胼胝体 / 皮层脑室入路

胼胝体 / 皮层脑室入路主要适用于第三脑室或侧脑室内高位肿瘤。此方法可单独使用或与其他方法结合使用。主要的缺点为无法暴露蝶鞍附近的神经血管结构。必须注意避免损伤穹窿和大脑内静脉。

经蝶窦入路(显微镜和内窥镜)

颅咽管瘤切除现已普遍采用经蝶窦入路的手术方式(图13.5)。传统手术方式局限于单纯的鞍区病变,如今手术可以在内窥镜下操作,外科医生已经能够成功地切除鞍上病变。经蝶入路的主要优势(无论是微观或内镜)包括减少手术并发症,缩短住院时间,并且可切除鞍区肿瘤。然而,蝶窦入路的横向、侧向暴露非常局限,止血不佳,脑脊液漏 / 脑膜炎的风险增加。罕见且严重的并发症为可能伤及颈动脉及其主要分支。此外,严重钙化病变难以从该入路手术视野中去除。低位肿瘤、中线、膈下和囊性肿瘤均非常适合于这种方法,当术野开放后,肿瘤可以被清楚地识别(*)并切除。保护蝶鞍隔膜的完整性可减少术后脑脊液漏风险,以带角度的内窥镜或牙科镜在手术结束时再次检查术野可以确保完整切除肿瘤。

并发症规避包括选择合适的病例(如上所述)。对年幼的孩子而言,术野相对狭小,且蝶窦尚未气化完全,虽也可以选择这种手术方式,但术前应仔细评估。对于儿童或鼻孔较小的成人,手术器械可能不易通过,经唇 / 经蝶窦入路方法可以提供更好的术野和术腔(图13.5)。无论是无框立体定向和(或)荧光透视下的影像导航已经证实,对于再次手术的病例而言,保持安全的正中入路是有必要的。有时,需要谨慎计划手术过程,随后进行开颅手术,切除肿瘤的鞍上部分。

对于在术前影像学提示肿瘤巨大及蝶鞍扩大的情况下,利用腰大池引流可能有助于防止脑脊液漏,并促进术后早期愈合。鞍底重建是手术尾声的重要步骤,经常用合成材料或植骨进行重建。

图13.4 颅咽管瘤手术视图(手术切除前 / 后)。左边的图片展示了一个鞍上 / 视交叉囊性颅咽管瘤从右侧翼点入路的手术视野。注意肿瘤(*)在opticocarotid 三角。箭指出对对侧视神经暴露相对有限,这是该手术方法的一个缺点

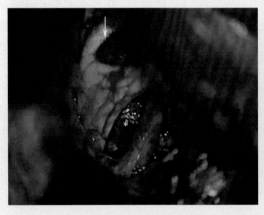
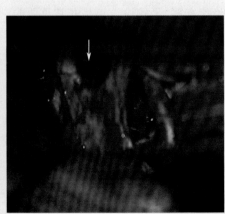

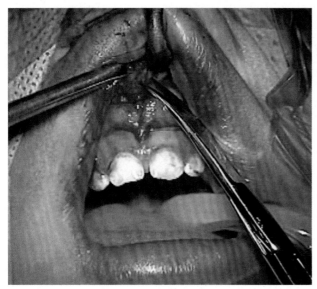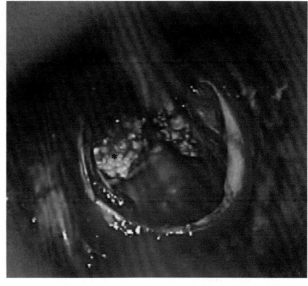

图 13.5 蝶窦入路（translabial/ 蝶窦入路）。蝶窦入路对于局限于中线的鞍区肿瘤非常适用。在年幼的孩子或与小鼻孔成人中，translabial（左图）提供了更广阔术野和操作空间。必须小心避开牙龈上方的袖状组织，以防止伤害营养血管和牙齿神经

其他手术治疗方式

除了手术切除肿瘤，也可以选择一些其他手术方式改善由于颅咽管囊肿或脑积水引起的一系列问题。一般来说，在脑室腹腔引流前，我们试图治疗潜在的脑积水病因。一些大囊型的颅咽管瘤，可以在囊内放置一导管，通过导管注射硬化剂，如博来霉素（一种用于抑制蛋白合成的抗生素）或 P32(一种放射性同位素可局限性浸润周围组织)。通常，为确保准确性，导管是在立体导航下放置的，不允许毒性成分溢出到周围组织或神经实质内。通常还会在导管内注入造影剂，在影像监视下确保没有硬化剂成分的溢出。

术后护理

颅咽管瘤切除术后，病人通常转入重症监护病房。首要关注点应集中在激素替代上（特别是对于尿崩症和压力 - 剂量皮质类固醇），需反复多次评估视功能（监测出血或血压相关的视力改变），评估意识情况（观察迟发性脑积水和下丘脑损伤后遗症）。正如之前讨论的，术后影像学评估也是必要的。重症监护病房工作人员，护士和神经外科医生之间应多沟通，以确保达到最好的预后。

并发症

- 常见内分泌功能障碍，应立即关注是否存在尿崩症（对病例进行出入量统计）和皮质类固醇激素替代治疗（应考虑到急性生理应激失代偿的风险）。长期激素替代往往是必要的。
- 可能发生脑脊液漏，特别是与蝶窦入路或手术中开放额窦时。腹部的脂肪填塞和(或)外部脑脊液引流可以减少该并发症。
- 对 Willis 环内的肿瘤而言，出血是需要关注的主要问题。
- 可能会有严重神经损伤，包括损坏丘脑核，眼部器官。若行双额窦手术，则可能损伤嗅觉神经。

术前并发症预防的基本准则

需要预先安排好护士和麻醉人员，并准备好需要的药物、替代激素、血液制品、设备，并对潜在的突发事件做好充分的预期与准备。除了与同事讨论评估手术以外，与患者和家属讨论并对手术风险做出客观评估也是至关重要的。关于手术室准备，需考虑术中需求，如腹部脂肪移植，带血管蒂骨膜瓣移植，心室或腰大池的部位需提前做好准备工作。对于预计的手术方式，应考虑到可能需扩大术腔（通过

延长切口和扩大骨瓣）。虽然往往并不需要这么做，但提高肿瘤的暴露程度是有必要的。

放射治疗

分次放疗和立体定向放射外科治疗在颅咽管瘤的治疗当中非常有效。考虑到肿瘤大小不同和随访时间长短的不同，已报道的治愈率有很大差别。这种方法对于手术无法触及病灶或手术风险较高的患者是有效的，且在某些情况下可作为一线治疗。这种方法的缺点包括延长病变闭塞3年和儿童的辐射暴露。辐射增加了低龄患者的风险，该方法不建议应用于3岁以下患儿。

并发症

年幼的儿童有辐射损伤风险，包括损伤周围发育中的脑组织和潜在的继发性恶性肿瘤可能。这些风险限制了大多数情况下老人及儿童放疗的使用。此外，脑基底异常血管网和颅咽管瘤动脉之间可能有所关联，并且头部肿瘤的头颅放射治疗和脑基底异常血管网之间也有所联系，这表明有儿童颅咽管瘤的头颅放疗可能会增加儿童脑基底异常血管网综合征的风险[30]。

结果

内分泌、代谢和认知问题

内分泌功能紊乱是手术治疗颅咽管瘤的常见并发症，尿崩症报道见于80%以上的患者，90%以上接受了全肿物切除的患者需要激素替代治疗[19, 21, 22, 26, 27, 31-33]。甲状腺激素，性激素（青春期后）及糖皮质激素[33]的替代治疗以同样高的百分比存在。以上所有手术治疗的儿童中有一半需要生长激素替代治疗[33]。下丘脑损伤导致肥胖约见于一半以上儿童[28, 33]。对于许多患者，这些损伤是永久的。正因为如此，长期内分泌随访与替代激素剂量的调整（特定年龄性激素，生长激素的剂量和DDAVP替代容量状况仔细监测）是必需的。非常重要的一点是考虑到生理需要量及应激剂量（如疾病状态和受伤状态下）的皮质激素量。

手术治疗对于颅咽管瘤认知和情感功能障碍的效果得到越来越多的肯定。在最严重的状态下，无动性缄默症可能使患者无法在社会中的生存，但智力、情感、记忆的轻微损伤可能增加本病的终身负担[34, 35]。这些潜在的问题可以联合心理学、精神病学及社会工作为患者提供更多支持，协助给予相应的应对机制[19, 35]。

长期问题和复发

几个系列报告的完整切除肿瘤的患者，其平均复发时间为2.5~3年，术后5年无病生存的患者约50%，尽管这些统计数据仍然存在争议，一些报道显示肿瘤全切术后无病间隔时间更长[1, 13, 19, 28, 36]。然而，值得注意的是，在颅咽管瘤看似成功治愈数十年后，肿瘤仍可能复发，因此，需要长期随访监测[18, 25]。一些报道指出，无论是否给予治疗，15%~40%的肿瘤会在术后15年内复发[1, 18, 37]。如果复发，即使是在延迟复发的情况下，存活率也将大大减低（10年存活率无复发 > 99%，而复发患者 < 70%）[19]。

如果检测到复发，必须权衡治疗的风险和收益。对于年轻患者，往往倾向于尝试手术再切除，以避免长期的放射风险（特别是在那些学龄前儿童）。据报道再次手术的完全切除率为30%~70%[1, 25, 28, 29]。有报道称放疗和肿瘤大小为限制二次手术成功[18, 25, 29]的危险因素。临床表现和影像学表明肿瘤范围较大，加之各种治疗（手术，放疗，硬化剂注射等），限制了一般复发性疾病治疗规范的制定。因此，许多患者需进行案例评估，在有经验的诊疗中心进行治疗，使外科医生可以更准确地评估治疗成功的可能性，这是非常重要的。

随访

定期随访频率

大约术后1个月需进行随访及术后治疗，之后随访每年进行一次。放射治疗也需每年进行随访。

影像学检查频率

术后影像学检查非常重要，它可以评估肿瘤切除程度，并为之后的治疗建立基线，通常需要在术后

72 小时内完成。术后行 CT 检查可用于发现术腔是否残余钙化斑——如有钙化可能代表有肿瘤残余。肿瘤钙化区有时无法安全清除,因此术中可能不行处理。术后影像学检查往往会发现小灶钙化,如果仅仅只是术后影像学异常,并不能完全表明这就是肿瘤复发[38]。

之后的影像学检查频率不一,许多团队在术后 1~2 年内每 3~6 个月行 MRI 检查,之后每年检查一次。值得一提的是,颅咽管瘤在术后很长时间后仍会复发,因此需要长期随访。

结论

颅咽管瘤的手术治疗具有挑战性,需要有经验的神经外科医生及相关机构给予多学科支持。术前评估应包括 MRI 和 CT、完整的内分泌和视力评估。手术方法应在解剖和外科医生经验的基础上选择手术入路,并预估可能存在的问题,保留残余功能。应在考虑到严重手术并发症风险的基础上尽量达到完整切除的目的,有时可能需要放弃肿瘤完整切除。随访包括围术期影像学检查和是否需要内分泌替代治疗。多学科协作有助于患者的长期管理。肿瘤复发相对较晚,甚至发生在几十年后,因此术后应长期随访。颅咽管瘤患者的最佳治疗方案仍存在争议,合作研究将指导临床医生研制出越来越有效的治疗方案。

刘　薇　和靖雅　译

葛文彤　校

参考文献

1. [Craniopharyngioma in children. 41st annual congress of the French Society of Neurosurgery. Lisbon, Portugal, 4–7 June 1991]. Neurochirurgie 1991;37(Suppl 1):1–174. French.
2. Lindholm J, Nielsen EH. Craniopharyngioma: historical notes. Pituitary. 2009;12:352–9.
3. Kleihues P, Burger PC, Scheithauer BW. The new WHO classification of brain tumours. Brain Pathol. 1993;3:255–68.
4. Louis DN, Ohgaki H, Wiestler OD, et al. The 2007 WHO classification of tumours of the central nervous system. Acta Neuropathol. 2007;114:97–109.
5. Kleihues P, Louis DN, Scheithauer BW, et al. The WHO classification of tumors of the nervous system. J Neuropathol Exp Neurol. 2002;61:215–25 (discussion 26–9).
6. Jane JA Jr, Laws ER. Craniopharyngioma. Pituitary. 2006;9:323–6.
7. Kanter AS, Sansur CA, Jane JA Jr, Laws ER Jr. Rathke's cleft cysts. Front Horm Res. 2006;34:127–57.
8. Pettorini BL, Frassanito P, Caldarelli M, Tamburrini G, Massimi L, Di Rocco C. Molecular pathogenesis of craniopharyngioma: switching from a surgical approach to a biological one. Neurosurg Focus. 2010;28:E1.
9. Donovan JL, Nesbit GM. Distinction of masses involving the sella and suprasellar space: specificity of imaging features. AJR Am J Roentgenol. 1996;167:597–603.
10. Zada G, Lin N, Ojerholm E, Ramkissoon S, Laws ER. Craniopharyngioma and other cystic epithelial lesions of the sellar region: a review of clinical, imaging, and histopathological relationships. Neurosurg Focus. 2010;28:E4.
11. Miller DC. Pathology of craniopharyngiomas: clinical import of pathological findings. Pediatr Neurosurg. 1994;21(Suppl 1):11–7.
12. Crotty TB, Scheithauer BW, Young WF Jr, et al. Papillary craniopharyngioma: a clinicopathological study of 48 cases. J Neurosurg. 1995;83:206–14.
13. Weiner HL, Wisoff JH, Rosenberg ME, et al. Craniopharyngiomas: a clinicopathological analysis of factors predictive of recurrence and functional outcome. Neurosurgery. 1994;35:1001–10 (discussion 10–1).
14. Smith ER, Manfredi M, Scott RM, Black PM, Moses MA. A recurrent craniopharyngioma illustrates the potential usefulness of urinary matrix metalloproteinases as noninvasive biomarkers: case report. Neurosurgery. 2007;60:E1148–9 (discussion E9).
15. Smith ER, Zurakowski D, Saad A, Scott RM, Moses MA. Urinary biomarkers predict brain tumor presence and response to therapy. Clin Cancer Res. 2008;14:2378–86.
16. Bunin GR, Surawicz TS, Witman PA, Preston-Martin S, Davis F, Bruner JM. The descriptive epidemiology of craniopharyngioma. J Neurosurg. 1998;89:547–51.
17. Samii M, Tatagiba M. Surgical management of craniopharyngiomas: a review. Neurol Med Chir (Tokyo). 1997;37:141–9.
18. Scott RM. Craniopharyngioma: a personal (Boston) experience. Childs Nerv Syst. 2005;21:773–7.
19. Karavitaki N, Brufani C, Warner JT, et al. Craniopharyngiomas in children and adults: systematic analysis of 121 cases with long-term follow-up. Clin Endocrinol (Oxf). 2005;62:397–409.
20. Feletti A, Marton E, Mazzucco GM, Fang S, Longatti P. Amaurosis in infancy due to craniopharyngioma: a not-exceptional but often misdiagnosed symptom. Neurosurg Focus. 2010;28:E7.
21. Sanford RA, Muhlbauer MS. Craniopharyngioma in children. Neurol Clin. 1991;9:453–65.
22. Samii M, Bini W. Surgical treatment of craniopharyngiomas. Zentralbl Neurochir. 1991;52:17–23.
23. Smith MM, Strottmann JM. Imaging of the optic nerve and visual pathways. Semin Ultrasound CT MR. 2001;22:473–87.
24. Wisoff JH. Craniopharyngioma. J Neurosurg Pediatr. 2008;1:124–5 (discussion 5).
25. Wisoff JH. Surgical management of recurrent craniopharyngiomas. Pediatr Neurosurg 1994;21(Suppl 1):108–13.
26. Sanford RA. Craniopharyngioma: results of survey of the American Society of Pediatric Neurosurgery. Pediatr Neurosurg. 1994;21(Suppl 1):39–43.
27. Merchant TE, Kiehna EN, Sanford RA, et al. Craniopharyngioma: the St. Jude Children's Research Hospital experience 1984–2001. Int J Radiat Oncol Biol Phys. 2002;53:533–42.
28. Hoffman HJ, De Silva M, Humphreys RP, Drake JM, Smith ML, Blaser SI. Aggressive surgical management of craniopharyngiomas in children. J Neurosurg. 1992;76:47–52.
29. Elliott RE, Hsieh K, Hochm T, Belitskaya-Levy I, Wisoff J, Wisoff JH. Efficacy and safety of radical resection of primary and recurrent craniopharyngiomas in 86 children. J Neurosurg Pediatr. 2010;5:30–48.
30. Ullrich NJ, Robertson R, Kinnamon DD, et al. Moyamoya following cranial irradiation for primary brain tumors in children. Neurology. 2007;68:932–8.
31. Yang I, Sughrue ME, Rutkowski MJ, et al. Craniopharyngioma: a comparison of tumor control with various treatment strategies. Neurosurg Focus. 2010;28:E5.
32. Campbell PG, McGettigan B, Luginbuhl A, Yadla S, Rosen M, Evans JJ. Endocrinological and ophthalmological consequences of an initial endonasal endoscopic approach for resection of craniopharyngiomas. Neurosurg Focus. 2010;28:E8.
33. Curtis J, Daneman D, Hoffman HJ, Ehrlich RM. The endocrine out-

come after surgical removal of craniopharyngiomas. Pediatr Neuro-surg. 1994;21(Suppl 1):24–7.

34. Waber DP, Pomeroy SL, Chiverton AM, et al. Everyday cognitive function after craniopharyngioma in childhood. Pediatr Neurol. 2006;34:13–9.

35. Muller HL, Bruhnken G, Emser A, et al. Longitudinal study on quality of life in 102 survivors of childhood craniopharyngioma. Childs Nerv Syst. 2005;21:975–80.

36. Kim SK, Wang KC, Shin SH, Choe G, Chi JG, Cho BK. Radical

excision of pediatric craniopharyngioma: recurrence pattern and prognostic factors. Childs Nerv Syst. 2001;17:531–6 (discussion 7).

37. Bulow B, Attewell R, Hagmar L, Malmstrom P, Nordstrom CH, Erfurth EM. Postoperative prognosis in craniopharyngioma with respect to cardiovascular mortality, survival, and tumor recurrence. J Clin Endocrinol Metab. 1998;83:3897–904.

38. Elliott RE, Moshel YA, Wisoff JH. Minimal residual calcification and recurrence after gross-total resection of craniopharyngioma in children. J Neurosurg Pediatr. 2009;3:276–83.

皮样囊肿：头颈部

Mark S. Volk

14

概述

皮样囊肿（dermoid cysts）分为先天性和获得性皮样囊肿，大多在儿童时期被诊断。它是一种良性病变，可以发生在头颈部任何部位。囊肿位置的多样性导致其临床表现各异。因此，皮样囊肿常常受到各学科专家的关注，包括耳鼻喉科、眼科、整形外科、普外科、神经外科和皮肤科医生。本章将讨论除鼻部以外的头颈部皮样囊肿。

发病率

- 皮样囊肿发病率无性别差异。
- 皮样囊肿的发病率虽尚不清楚。然而，已知每

4000 名新生儿中就有一例畸胎瘤。皮样囊肿是畸胎瘤的一种，同时也是这类先天性畸形中最常见的一种 [1, 2]。

- 7%～34% 的皮样囊肿发生在头颈部 [3, 4]。
- 大多数皮样囊肿是在 5 岁之前发病（图 14.1）[3]。

胚胎学

- 三种病因假说 [1, 3]
  - 获得性植入学说。外伤使皮肤植入深层组织，形成真皮囊肿，内衬鳞状上皮细胞，与表皮样囊肿相似。
  - 先天性畸胎瘤。严格来讲，它来源于所有种类生殖上皮（外胚层、内胚层和中胚层），这种皮样囊肿多见于卵巢和睾丸，常被归为畸胎瘤。

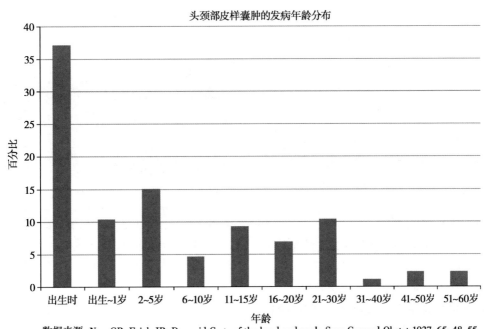

图 14.1 皮样囊肿的发病年龄

数据来源: New GB, Erich JB. Dermoid Cysts of the head and neck. Surg Gynecol Obstet 1937; 65: 48–55

- 先天性包涵性皮样囊肿（congenital inclusion dermoid cysts）。沿胚胎融合线形成，含有表皮和真皮成分。发生在头颈部。

组织病理学

- 皮样囊肿是良性肿瘤，主要来源是表皮和真皮。
- 皮样囊肿通常为囊性病变，囊内容物为奶酪状、角质物质。也有一些是实性肿瘤，由稠厚的纤维脂肪基质组成。
- 皮样囊肿的囊壁由角质化的复层鳞状上皮细胞与皮肤附件（如汗腺、皮脂腺、毛囊和结缔组织）构成（图 14.2a, b）。
- "皮样囊肿"的意思比较混乱，因为多年来它被用于指代多个不同组织病理结构。在头颈部，这个词可以表示①真皮样囊肿；②表皮（表皮样）囊肿；③畸胎样囊肿 [5]。
- 与皮样囊肿不同，表皮样囊肿只含有鳞状上皮细胞（图 14.2c）。通常这两种囊肿的囊腔内均含有皮脂碎片。
- 皮样囊肿和表皮样囊肿的临床表现完全相同。只能通过病理学检查进行区分。
- 皮样囊肿很罕见，表皮样囊肿则较为常见，但由于这两种病变外观和发病部位相似，临床医生常常将二者合称为皮样囊肿。
- 以前，畸胎样囊肿常与皮样囊肿和表皮样囊肿混淆。但是，畸胎样囊肿中除外胚层分化成的表皮外，还包含内胚层和（或）中胚层成分 [6]。

临床表现

- 在迄今为止最全面的皮样肿瘤研究中，New 和 Erich 对 1910 至 1935 年在梅奥诊所治疗的 1495 例皮样囊肿进行了评估。他们发现大多数皮样囊肿发生在肛周（44.5%）。其次是在卵巢（42%）和头颈部（7%）[3]。
- New 和 Erich 报道的 103 例头颈部皮样囊肿中，大多数位于眼眶区（图 14.3，图 14.4）[3]。
- 头颈部皮样囊肿常常表现为无症状肿块。
- 皮样囊肿偶尔会表现为炎性肿块，与脓肿类似。炎症有可能是感染引起的。皮样囊肿破裂时，如果囊肿内容物与周围软组织接触，也有可能

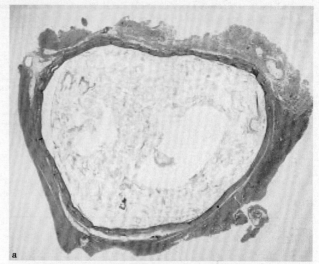
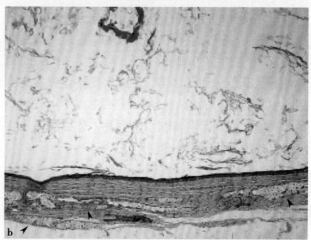
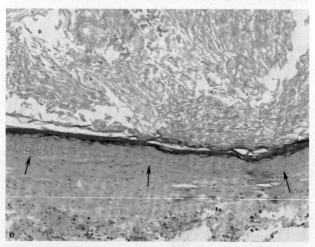

图 14.2　皮样囊肿。a. 内衬角质化鳞状上皮细胞的单纯性囊肿，内含角质和毛发碎片；b. 典型的囊肿壁包含皮肤附件和结构完好的毛囊皮脂腺单元（箭头所示）；c. 用作对照的表皮包涵囊肿。内衬由角质化鳞状上皮细胞（箭所示）组成，没有皮肤附件，囊腔（顶部）内含有层状的角质碎片

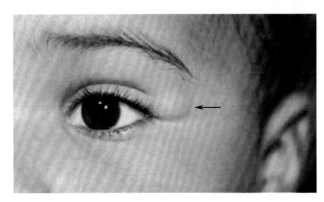

图 14.3 外眦皮样囊肿（由 Linda Dagi 博士提供）

导致炎症反应。囊肿破裂多见于外眦区域。

- 除了眼眶区之外，皮样囊肿还常常出现在中线或中线附近。颈外侧皮样囊肿很少见。多位学者都报道过与中线皮样囊肿相关的外侧皮样囊肿。因此，很多学者认为外侧皮样囊肿本质上是中线囊肿的一部分，是中线囊肿向外侧移行形成的[1, 6, 7]。

影像学

- 应用超声诊断颈部表面皮样囊肿和表皮样囊肿具有一定的局限性。它可以区分皮样囊肿与神经鞘瘤、淋巴结（良性和恶性）、木村病（Kimura's disease），但不能区分皮样囊肿与脂肪瘤和甲状舌管囊肿[8, 9]。

- 磁共振成像（MRI）中，皮样囊肿在 T1 加权图像上通常表现为单室的圆形病灶，信号强度多变：呈高信号或等信号；在 T2 加权图像上呈现高信号；囊肿内部信号不均匀。在钆造影剂增强扫描中一般不会呈现强化（图 14.5）[10]。

鉴别诊断

- 发生在口底的皮样囊肿与很多其他病变的特征相似，包括黏液囊肿、舌下囊肿、前肠重复囊肿、静脉/淋巴管畸形、畸胎瘤和甲状舌管囊肿。

- 口腔前肠重复囊肿（foregut duplication cysts）虽然不多见，但它与皮样囊肿的临床表现几乎无法区分。前肠重复囊肿被归为迷芽瘤，由胃肠黏膜岛（不同比例的复层鳞状上皮细胞、壁细胞、主细胞、杯状细胞、嗜银细胞和潘氏细胞）构成，周围有一层平滑肌。

- 黏液息肉或舌下囊肿大多远离中线，有透明薄壁。它们并非真正的囊肿，而是由唾液外渗形成的。黏液息肉和舌下囊肿分别是由小唾液腺、舌下腺唾液外渗形成的。

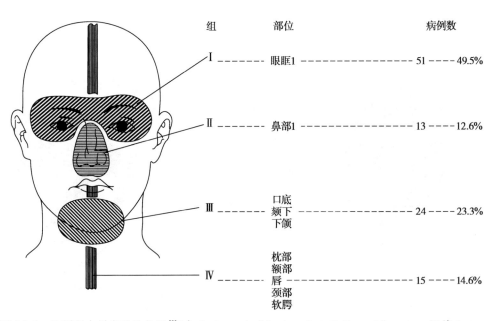

组	部位		病例数
I	眼眶1		51 —— 49.5%
II	鼻部1		13 —— 12.6%
III	口底 颔下 下颌		24 —— 23.3%
IV	枕部 额部 唇 颈部 软腭		15 —— 14.6%

图 14.4 头颈部皮样囊肿的位置 [3]（在 the Journal of the American College of Surgeons，即前 Surgery, Gynecology and Obstetrics 的许可下转载）

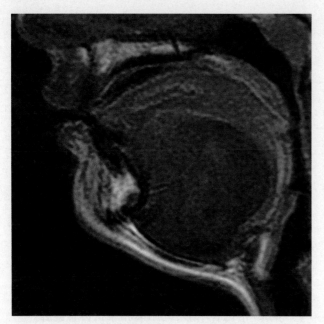

图 14.5　舌皮样囊肿的 T-1 加权矢状位 MRI

- 静脉 / 淋巴管畸形可发生在口底,一般与皮样囊肿的外观相差很大。它们有些和黏液囊肿相似,有透明薄壁,有些则由不规则脉管构成。

治疗

- 皮样囊肿采用手术切除进行治疗。
- 囊肿切除有利于病理诊断、矫正外观畸形、预防感染并避免占位效应导致的气道堵塞或吞咽障碍。
- 治疗皮样囊肿感染只需应用抗生素,避免切开引流可以降低之后囊肿切除的难度。
- 治疗破裂囊肿时使用类固醇可减少囊肿内容物诱发的炎症反应。
- 选择口底皮样囊肿切除的入路时需要考虑囊肿与下颌舌骨肌的关系。囊肿位于下颌舌骨肌吻侧时,可采用经口入路。下颌舌骨肌尾侧囊肿最好选用下颌下入路(图 14.6)[11]。
- 经口入路手术中,在下颌腺管前做切口。如需暴露更多组织,则在管口之间的中线做切口(图 14.7)。

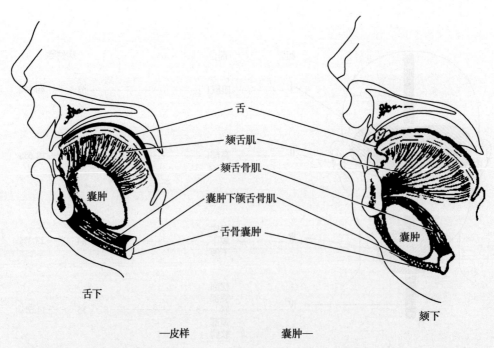

舌

颏舌肌

颏舌骨肌

囊肿下颌舌骨肌

舌骨囊肿

囊肿

舌下

囊肿

颏下

—皮样　　　　囊肿—

图 14.6　口底皮样囊肿在下颌舌骨肌上下的位置[11]。(在 C.V. Mosby 公司的许可下转载)

图 14.7 口底皮样囊肿切除。a. 术前；b. 术中；c. 切除的皮样囊肿；d. 术后两周

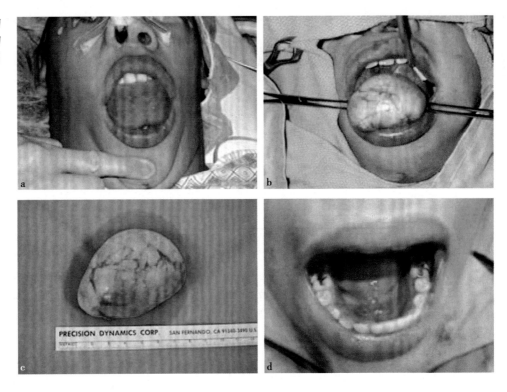

李艳珍 石 金 译
李克义 校

参考文献

1. Rosen D, Wirtschafter A, Rao VM, Wilcox TO. Dermoid cyst of the lateral neck: a case report and literature review. Ear Nose Throat J. 1998;77:125–32.
2. Erich JB, Johnsen DS. Congenital dermoid cyst. Am J Surg. 1953;85(1):104–7.
3. New GB, Erich JB. Dermoid cysts of the head and neck. Surg Gynecol Obstet. 1937;65:48–55.
4. Taylor BW, Erich JB, Dockerty MB. Dermoids of the head and neck. Minn Med. 1966;49:1535–40.
5. Batsakis JG. Non-odontogenic and fissural cysts. ORL. 1971;33:19.
6. Batsakis JG. Tumours of the head and neck. Clinical and pathological considerations. 2nd ed. Baltimore: Williams and Wilkins; 1979. p 226–31.
7. Leveque H, Saraceno CA, Tang CK, et al. Dermoids cysts of the floor of mouth. Laryngoscope. 1979;89:296–305.
8. Sidell DR, Shapiro NL. Diagnostic accuracy of ultrasonography for midline neck masses in children. Otolaryngol Head Neck Surg. 2011;144:431–4.
9. Yasumoto M, Shibuya H, Gomi N, et al. Ultrasonographic appearance of dermoid and epidermoid cysts in the head and neck. J Clin Ultrasound. 1991;19:455–61.
10. Koeller KK, Alamo L, Adair CF, Smirniotopoulos JG. Congenital cystic masses of the neck: radiologic-pathologic correlation. Radiographics. 1999;19(1):121–46.
11. Meyer I. Dermoid cysts (dermoids) of the floor of the mouth. Oral Surg Oral Med Oral Pathol. 1955;8(11):1149–64.

15 皮样囊肿：鼻部

Stephen Kieran, John G. Meara, Mark Proctor and Reza Rahbar

概述

1817 年 Cruvelier 首次报道先天性皮样囊肿，包含外胚层和胚胎成分，与畸胎瘤不同，畸胎瘤含有三个胚层的成分。鼻部皮样囊肿占所有皮样囊肿的 1%～3%，占头颈部皮样囊肿的 10%[1, 2]。它是儿童鼻部中线缺损中最常见的疾病。鉴别诊断包括鼻神经胶质瘤和脑膨出。

诊疗关键点

- 最常见的先天性鼻中线区的病变[3]。
- 继发感染后可能导致严重并发症：脑脓肿、脑膜炎和额骨骨髓炎[4]。
- 关于治疗：推荐通过手术将鼻部以及向颅内延伸的病变完全切除。
- 依据病变的部位和范围，针对于每位患者所选择的最佳手术入路是不同的。

生物学和流行病学

鼻部皮样囊肿（nasal dermoids）是额鼻部的不与皮外相通的囊肿，或是前神经孔处胚胎发育异常而形成的瘘管。1910 年，Grunwald 发表了鼻部皮样囊肿或瘘管的胚胎形成的鼻原基理论。随后 Pratt 在 1965 年对这个理论作了进一步阐述[5, 6]。

发病机制

- 妊娠 8 周时，硬脑膜憩室穿过鼻骨和额骨，进入鼻骨和鼻腔之间的空隙。

- 随后憩室被鼻骨的额突包围，硬脑膜与皮肤被隔开。在正常情况下，憩室会逐渐消失，但如果闭合不完全，就会导致硬脑膜与上皮持续性的粘连。
- 随着硬脑膜向颅内回缩，上皮被向内牵拉，导致上皮在憩室回收路径上被包埋。
- 这些被包埋的成分会形成瘘管和（或）含腺体和毛囊的囊肿，可沿憩室回缩遗迹，分布在从鼻小柱至前颅窝之间的任意位置。
- 因此，鼻部皮样囊肿可位于颅内、颅外或同时存在于颅内外。颅内延伸部分常通过盲孔或筛板与颅外相通，并从硬膜外附在大脑镰上。

分子/遗传病理学

- 大多数皮样囊肿是单发病例。
- 有人提出过家族性倾向但未发现遗传学证据[7]。
- 曾有文献报道过一位母亲及其同卵双胞胎女儿均患鼻部皮样囊肿的病例——提示有少数患者具有常染色体显性遗传的特征[8]。

发病率和患病率

- 本病为罕见病变：估计每 20 000～40 000 个新生儿中出现一例[9]。

年龄分布

- 一般在出生时或幼儿时期发病。
- 平均发病年龄为 14～34 个月[10]。
- 很少在成年期发病[11]。

性别倾向

- 男性患者稍多[10]。

风险因素：环境、生活方式

- 尚无报道。

与其他疾病、综合征之间的关系

- 鼻部皮样囊肿与任何综合征均无关系。
- 但是，据报道，41% 的患者并发其他先天性畸形，包括腭裂、耳道闭锁、脑积水、颅缝早闭、半面发育不良、泪管囊肿和眶距增宽症等 [2, 12]。
- 同时患有其他先天性畸形的患者，皮样囊肿颅内延伸的发生率会增高 [12]。

表现

鼻部皮样囊肿在幼儿时期发病，表现为从鼻小柱到眉间之间任意部位的中线肿块。文献报道的颅内延伸的发生率变化范围较大，为 5%～45%[6]。

肿块一般不可压缩，压迫颈静脉时也不会增大（Furstenberg 征阴性）。肿块有可能导致鼻背增宽。囊肿初次出现时可能会伴有疼痛、压痛和红斑。

60% 的皮样囊肿位于鼻背部略下方，30% 位于鼻骨后方，10% 鼻骨内外皆有。

在检查鼻部时最好借助放大镜，以便寻找瘘口，在瘘口内可有皮脂样物分泌，瘘口处有毛发结构是鼻部皮样囊肿的典型特征。

少数情况下，鼻部皮样囊肿会伴有周围组织继发感染，例如反复发作的鼻中隔脓肿、骨髓炎、脑膜炎或脑脓肿。

鉴别诊断

鼻部中线肿块的鉴别诊断包括鼻部皮样囊肿、神经胶质瘤和脑膨出（表 15.1）。区分这些病变主要依靠临床和放射学检查。临床上，脑膨出通常为可

表 15.1 先天性鼻部中线肿块的鉴别诊断

鼻部皮样囊肿
神经胶质瘤
脑膨出
血管瘤
畸胎瘤

透光的肿物，而鼻部皮样囊肿为不透光的肿物。另外，在用力、哭喊或颈静脉压迫（Furstenburg 征）时脑膨出会增大，而不与颅内相通的病变（皮样囊肿或神经胶质瘤）则不会。

诊断和评估

体格检查

- 位于鼻小柱和眉间之间的肿物，肿物经按压后不可缩小。
- 不透光。
- Furstenberg 征阴性。
- 鼻背增宽。
- 鼻中隔前部变宽。
- 瘘口内不含皮质或毛发时，则很难被发现。

影像学评估

术前必须进行影像学检查以评估向颅内延伸情况以及囊肿的范围。计算机断层扫描（CT）和磁共振成像（MRI）可以互补，CT 提供骨骼解剖信息，MRI 评估软组织特征。传统上，很多医院会同时采用两种方法。但是，随着对 CT 辐射引起的潜在长期并发症的了解加深，越来越多的医生开始只采用 MRI 进行影像学检查 [13]。

计算机断层扫描

- 如果在前颅底薄层 CT 扫描（1～3mm）中发现鼻盲孔扩大、鸡冠骨裂或颅底骨骼缺损，则提示颅内延伸。但是，即使囊肿无颅内延伸，硬脑膜纤维粘连也有可能造成鼻盲孔扩大和鸡冠骨裂，与颅内延伸的 CT 表现相似 [14]。
- 影像检查范围应包括整个鼻部、筛骨和眼眶区，从鼻尖一直到前颅窝。如有感染，应使用造影剂增强扫描。造影剂增强扫描还可用于区分骨骼缺陷与强化软骨，以及区分强化鼻黏膜与未强化皮样囊肿。

磁共振成像

- 多平面、高分辨率 MRI 的 T1 加权图像、脂肪抑制 T2 加权、快速自旋回波反转恢复脉冲序列、钆造影剂增强脂肪抑制 T1 图像可提高软组

织分辨率，尤其适用于可能有颅内延伸的患者（图15.1）。

- 钆造影剂增强扫描有助于区分皮样囊肿与其他增强肿块，如血管瘤或畸胎瘤。

病理学

肉眼检查可见轮廓清晰的囊肿，内衬以起源于外胚层的鳞状上皮细胞，和起源于中胚层的皮肤附属器（即毛囊、皮脂腺和汗腺）。根据这些附件可以区分皮样囊肿与表皮样囊肿。另外，与畸胎瘤不同，鼻部皮样囊肿不含内胚层形成的组织（图15.2）。

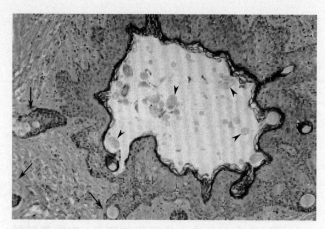

图15.2　鼻部皮样囊肿，断面图上可见内衬角质化鳞状上皮黏膜的窦道、皮肤附属器（箭所示）和囊腔内的毛发（箭头所示）

治疗

治疗皮样囊肿必须完全切除病灶。切开引流、抽吸、刮除术和次全切除等保守方法不能根除囊肿，且复发率较高[15, 16]。

手术治疗

手术可采用多种入路。每例患者的最佳手术入路要根据囊肿的位置、窦道开口位置、是否延伸至颅内以及手术医生的经验来决定。

手术需要在全身麻醉下进行，术前在放大镜下彻底检查鼻部皮肤（局麻注射前），因为有些窦道开口在门诊可能检查不出来。

- 没有颅内延伸时，可采用的入路包括：鼻外整形切口入口、囊肿纵切口、囊肿横切口、面部掀翻入路、经鼻内窥镜鼻内入路、内眦切口[10]。
- 任何先天性鼻正中瘘的切除都需要在鼻背做切口。传统的入路是通过纵向延长该切口进行囊

图15.1　MRI矢状位扫描图显示鼻部皮样囊肿的颅内延伸情况

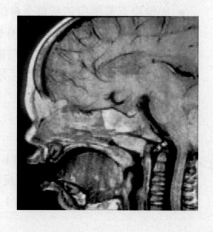

肿和窦道切除。还可在采用椭圆形小切口，并尽量将纵切口局限在鼻软骨上面的皮肤，因为根据作者经验，这个区域的皮肤比鼻骨上的皮肤更容易愈合。纵切口可以和瘘口处的椭圆切口相连，也可以分开，这取决于囊肿的位置。研究表明，这种方法的美容效果优于侧切开术和横切口[17, 18]（图15.3）。

- 位于鼻尖附近的囊肿可以采用鼻外整形术切口，用耳科解剖器械和0°鼻窦镜辅助切除。研究已证明这种方法的美容效果较好[19]。但是，如果存在瘘口，需要通过单独的鼻外切口进行切除时，这种方法作用有限，只能到达上鼻背的有限位置。
- 如果瘘管或囊肿深入鼻骨，则需要做鼻骨切开术，以便暴露整个囊肿，术中自鼻额缝起沿鼻背纵向切开鼻骨，仔细分离全部瘘管，评估瘘管向颅内延伸情况。
- 在某些情况下，术前影像检查会发现瘘管延伸至颅底、鸡冠变宽但无颅内囊肿。这可能是一个退化的纤维瘘管，而非上皮瘘管。对于这种情况，建议在缝合瘘管前采用冰冻切片活检确认瘘管内不存在上皮成分[1]。
- 对于确定性颅内病变，需联合神经外科采用经前额开颅入路，近来也有人采用经眉间颅下入路，这种方式可以避免鼻背切口[20]（图15.4）。

预后

囊肿完全切除后可以治愈，但如果切除不彻底，

图15.3 两例鼻部皮样囊肿。a. 邻近瘘口的小囊肿，可通过一个椭圆形切口完成切除；b. 瘘口位于鼻尖，窦道延伸至囊肿。这个患者需要两次切除

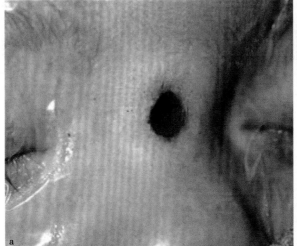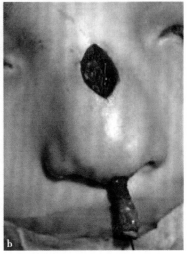

图15.4 a. 颅内皮样囊肿通过冠状切口双额开颅术进行切除术中图像；b. 同一个患者的MRI图像

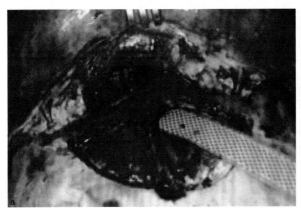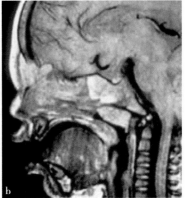

有上皮组织残留，则有可能复发和并发感染。有报道称复发率为12%，术后平均复发时间为3.6年[10]。

随访

由于切除数年后还可能复发，因此建议长期随访，每年一次。

王蓬鹏 陈 峰 译
张亚梅 校

参考文献

1. Sessions RB. Nasal dermal sinuses—new concepts and explanations. Laryngoscope. 1982;92:1–28.
2. Denoyelle F, Ducroz V, Roger G, Garabedian EN. Nasal dermoid sinus cysts in children. Laryngoscope. 1997;107:795–800.
3. Bloom DC, Carvalho DS, Dory C, Brewster DF, Wickersham JK, Kearns DB. Imaging and surgical approach of nasal dermoids. Int J Pediatr Otorhinolaryngol. 2002;62:111–22.
4. Blake WE, Chow CW, Holmes AD, Meara JG. Nasal dermoid sinus cysts: a retrospective review and discussion of investigation and management. Ann Plast Surg. 2006;57:535–40.
5. Pratt LW. Midline cysts of the nasal dorsum: embryologic origin and treatment. Laryngoscope. 1965;75:968–80.
6. Zapata S, Kearns DB. Nasal dermoids. Curr Opin Otolaryngol Head Neck Surg. 2006;14:406–11.
7. Anderson PJ, Dobson C, Berry RB. Nasal dermoid cysts in siblings. Int J Pediatr Otorhinolaryngol. 1998;44:155–9.
8. Bratton C, Suskind DL, Thomas T, Kluka EA. Autosomal dominant familial frontonasal dermoid cysts: a mother and her identical twin daughters. Int J Pediatr Otorhinolaryngol. 2001;57:249–53.
9. Szeremeta W, Parikh TD, Widelitz JS. Congenital nasal malformations. Otolaryngol Clin North Am. 2007;40:97–112, vi–vii.
10. Rahbar R, Shah P, Mulliken JB, et al. The presentation and management of nasal dermoid: a 30-year experience. Arch Otolaryngol Head Neck Surg. 2003;129:464–71.
11. Hacker DC, Freeman JL. Intracranial extension of a nasal dermoid sinus cyst in a 56-year-old man. Head Neck. 1994;16:366–71.
12. Wardinsky TD, Pagon RA, Kropp RJ, Hayden PW, Clarren SK. Nasal dermoid sinus cysts: association with intracranial extension and multiple malformations. Cleft Palate Craniofac J. 1991;28:87–95.
13. Lusk RP, Lee PC. Magnetic resonance imaging of congenital midline nasal masses. Otolaryngol Head Neck Surg. 1986;95:303–6.
14. Pensler JM, Bauer BS, Naidich TP. Craniofacial dermoids. Plast Reconstr Surg. 1988;82:953–8.
15. Yavuzer R, Bier U, Jackson IT. Be careful: it might be a nasal dermoid cyst. Plast Reconstr Surg. 1999;103:2082–3.
16. Vibe P, Lontoft E. Congenital nasal dermoid cysts and fistulas. Scand J Plast Reconstr Surg. 1985;19:105–7.

17. Kelly JH, Strome M, Hall B. Surgical update on nasal dermoids. Arch Otolaryngol. 1982;108:239–42.

18. Posnick JC, Clokie CM, Goldstein JA. Maxillofacial considerations for diagnosis and treatment in Gorlin's syndrome: access osteotomies for cyst removal and orthognathic surgery. Ann Plast Surg. 1994;32:512–8.

19. Locke R, Rakhra J, Kubba H. A comparative study of two techniques for excision of midline nasal dermoids: how we do it. Clin Otolaryngol. 2011;36:252–5.

20. Goyal P, Kellman RM. Tatum SA, 3rd. Transglabellar subcranial approach for the management of nasal masses with intracranial extension in pediatric patients. Arch Facial Plast Surg. 2007;9:314–7.

脑膜脑膨出

Christian J. Vercler, Frank W. Virgin, Reza Rahbar, Edward
R.Smith and John G.Meara

16

概述

　　脑膜及（或）脑组织通过先天性颅骨缺损处膨出，称之为先天性脑膜脑膨出（encephaloceles）。膨出内容物包括脑膜（脑膜膨出）、脑膜和脑（脑膜脑膨出）（图 16.1），重者包括脑膜、脑和部分脑室系统（脑积水合并脑膜脑膨出）。根据膨出物解剖部位的不同可将脑膜脑膨出进行分类（表 16.1）[1]。大多数脑膜脑膨出（75%）位于后颅窝。然而，前颅窝（囟门型）脑膜脑膨出因其致畸性更高，使其成为颅面外科医生关注的重点。

生物学和流行病学

- 尚未发现明确的突变基因。
- 东南亚地区发病率（1/6000 活产婴儿）高于北美地区（1/35 000 活产婴儿）[2]。

病因

- 骨发育不全导致颅内容物膨出 [3]。
- 脑、硬脑膜和皮肤粘连阻碍了骨发育 [4]。
- 颅内压增高导致脑组织从颅底膨出，阻碍了颅底的骨化 [5]。

胚胎学

- 胚胎第 3～4 周神经管开始闭合。
- 神经嵴细胞迁移到额鼻突和上颌突，以分化为面骨、软骨和肌肉。
- 这些潜在间隙（前囟、鼻前间隙、盲孔）发育异常是先天性中线包块形成的原因。

临床表现

- 质软、透光的中线包块，触之有波动感和搏动感。
- 少数伴有溃疡和脑脊液漏，需要急诊手术。

鉴别诊断

　　婴儿最常见的三种中线包块为皮样囊肿、神经胶质瘤和脑膜脑膨出 [6, 7]。一般根据病史和体格检查即可做出正确诊断，但往往需要通过影像学检查进行确诊。

- 鼻部皮样囊肿
  - 最常见的中线包块。
  - 出生时即存在，幼儿期可确诊。
  - 由外胚层和中胚层成分构成。
  - 特征是伴有单根毛发的鼻背小凹。
  - 经常并发感染，并排出皮脂样物。
  - 查体无法除外颅内贯通—需要影像学检查进行确诊。
- 鼻神经胶质瘤
  - 质韧的橡胶样包块，呈淡蓝或淡红色。
  - 由结缔组织中的神经胶质细胞构成。
  - 常常延伸到鼻腔内。
  - 与颅内无贯通，因此不具有搏动性和透光性。
- 临床少见的中线病变
  - 血管畸形
  - 畸胎瘤
  - 皮脂腺囊肿
  - 神经纤维瘤
  - 神经节细胞瘤
  - 鼻纤维瘤
  - 腺瘤

图 16.1 脑膜脑膨出。
a. 脑膜脑膨出囊壁切片图显示真皮和表皮，致密的硬脑膜样纤维带和深部的软脑膜；b. 一层软脑膜覆盖的脑组织；c. 软脑膜组织和反应性神经胶质细胞（箭所示）以及短小弯曲的胶原带；d. 畸形的脑组织。方框中显示的是神经元

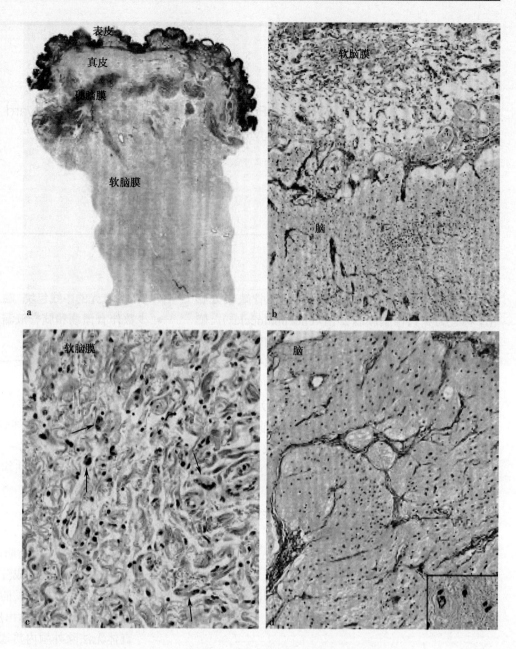

－ 软骨瘤
－ 肉瘤

诊断和评估

　　脑膜脑膨出患儿最好由颅面外科医师、神经外科医师、耳鼻喉科医师、遗传学家和儿科医师组成的多学科颅面诊疗组进行治疗。患儿的神经认知功能及生长发育评估，以及眼科医生的评估也非常重要。

体格检查

● 最常见的表现是鼻中线部位质软包块。

● 外表呈淡蓝色。
● 质软、可压缩、搏动性、可透光的包块。
● 患儿哭闹、做 Valsalva 动作或压迫颈内动脉（Furstenberg 试验）时肿块体积增大。
● "长鼻畸形"——患儿外鼻变长、变扁、变宽，脑膜脑膨出切除术后更加明显[8, 9]。
● 真性眶距增宽少见，但内眦距离过宽和眶间距过宽很普遍。
● 三角头畸形。

实验室检查

　　尚无一项实验室检查可以确诊脑膜脑膨出。谨慎起见，术前应做血红蛋白检验。

表16.1 脑膜脑膨出的分类[1]

额筛型脑膜脑膨出
鼻额型
鼻筛型
鼻眶型
前顶型脑膜脑膨出
额间型
前囟型
顶骨间型
后囟型
颞型
基底型脑膜脑膨出
经筛型
蝶筛型
蝶咽型
蝶颌型
枕后型脑膜脑膨出
颅裂畸形
合并颅/上面部裂
合并颅/下面部裂
枕颈裂
无颅畸形和（或）无脑畸形

影像学检查

- 首选计算机断层扫描（CT）
  - 用轴位、冠状位和矢状位以及三位重建CT进行骨窗和脑窗分析，以了解颅底骨质缺损情况。
  - 可用于评估潜在的脑积水。
  - 矢状位重建可用于评估Chiari Ⅰ型畸形是否存在，它与脑积水风险有关（也可以在磁共振成像MRI上显示）。
  - 对于制定手术计划至关重要。
- MRI
  - 提供最细致的软组织图像，可用于区分软组织包块。
- 超声
  - 可用于评估脑积水情况，但如果已经完善了CT或MRI检查，则不需要做超声检查。

病理学检查

结合病史、体格检查和影像检查可以做出诊断。术前不需要也不建议活检。在组织病理学上，脑膜膨出主要由软脑膜组成，神经胶质可有可无，脑膜脑膨出则是由畸形的脑组织及其外覆的软脑膜组成（见图16.1）。脑膜膨出合并脑积水患儿中可见室管膜组织。

治疗

药物治疗

脑膜脑膨出是解剖学异常，药物治疗无效。

手术

本病需要外科手术矫正（见图16.2）。治疗原则如下[10]：

- 诊断明确，明确解剖结构变异，制定手术计划。
- 由颅面外科医生和神经外科医生共同完成一期手术。
- 通过开颅术和骨整复修复所有畸形，包括三角头和眶间距过宽。
- 重建鼻部以避免长鼻畸形。
- 闭合皮肤时清除异常皮肤，并在适宜的位置选择切口。

重塑正确的解剖关系。额筛型脑膜脑膨出患儿通常存在额骨向上移位，鼻骨向下移位；眶内壁向前外侧移位。具体手术方法在下面的章节中详细讨论[11]。

体位

- 取仰卧位，用梅菲尔德头架固定头颅。
- 固定钉尽量后置，以免影响切取冠状皮瓣和顶骨移植物
- 用28号牙科金属丝进行环下颌骨结扎，以固定气管内插管。
- 缝合眼睑，以保护角膜。
- 如果有脑积水，或硬膜难以切开，考虑留置脑室外引流管（置于瞳孔中线水平，冠状缝前，最好在右侧，虽非惯用侧，与颅骨垂直插入3～5cm，予以原位固定）。

冠状暴露

- 波浪形冠状切口。
- 含肾上腺素的局麻药与电凝术联合应用，皮缘避免使用止血夹。

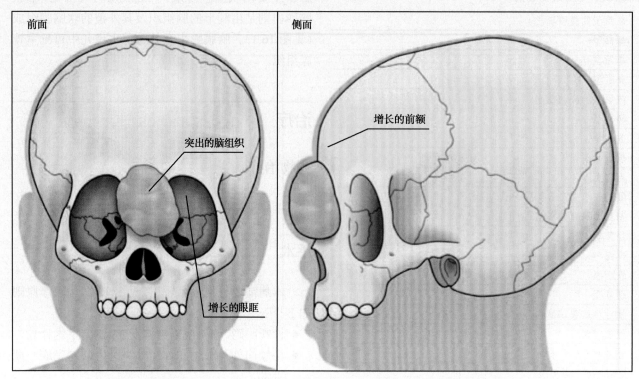

额筛型脑膜脑膨出是先天性缺陷导致脑组织从颅骨缺损向外疝出而成, 并导致眼眶和前额变长

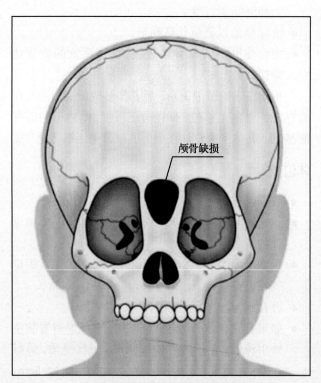

切除脑膜脑膨出物, 暴露颅骨缺损

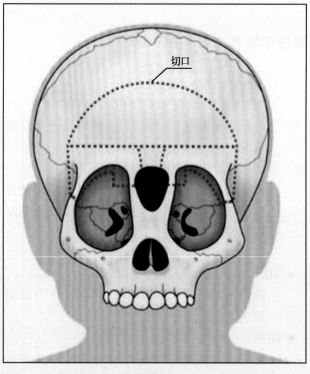

颅骨切口

图 16.2　额筛型脑膜脑膨出的修复重建

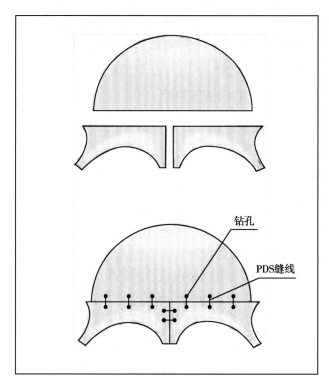

颅骨片被修剪、塑形, 以金属丝固定

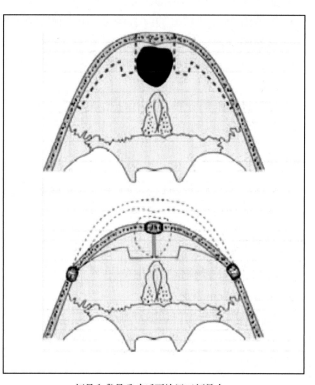

额骨和鼻骨重建后再放置于颅骨内

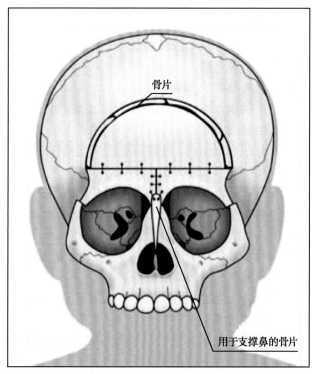

剩余骨片被用于填补缺口。另一个骨片被用于支撑鼻子。

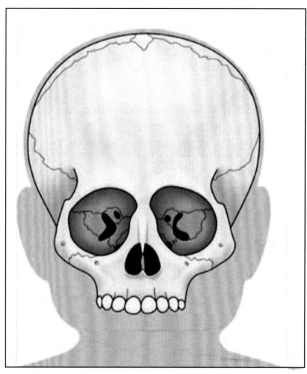

随着患儿愈合, 骨片重新融合

图 16.2 （续）

- 前方骨膜下分离，颞肌皮瓣外翻。
- 保留眶上血管供血的颅骨膜瓣，用于硬脑膜缺损的闭合。
- 沿额骨膜和鼻骨膜、眶骨膜钝性分离脑膜脑膨出囊。
- 环状掀起眶周骨膜，注意保护泪器。
- 分离内眦，以利于复位。

鼻部暴露

- 沿膨出物做环形切口，注意保留皮肤以利于最终关闭切口。

额骨开颅术

- 用 Marchac 板确定开颅部位。
- 保留 1～2cm 额眶带。
- 切除脑膜脑膨出前切除额眶带。
- 沿膨出物的上缘和外侧缘切开硬脑膜，为上矢状窦结扎做准备，切除疝出的颅骨组织（注意保护动脉）并仔细止血。
- 切除膨出物。
- 缝合硬脑膜，必要时使用 DuraGen 硬膜修补材料、切下的真皮、颅骨膜瓣以及硬膜胶（例如 Tisseal）进行加固。

颅骨重构

- 三角头畸形和眶间距过宽必须矫正。
- 切除额眶带中段。
- 两个半额眶带翻转并向内侧推移，以闭合颅骨缺损，然后固定到额骨上。
- 用从额骨内板上获取的骨移植物和骨粉闭合颅盖缺损。

鼻部重建

- 必须矫正长鼻畸形。
- 用颅盖骨或肋软骨骨片贴敷于鼻背，以螺钉固定，作为额眶带 / 新额骨的部分。

内眦复位

- 用 30 号丝线进行经鼻内眦韧带复位。
- 复位时需要稍微过度，因为当肿胀消退后，眼角会向下和向外偏移。

关闭皮肤

- 关闭皮肤切口之前留置脑室外引流管。

- 留置密闭式引流管后分两层缝合冠状切口。
- H- 形切除脑膜脑膨出部位的多余皮肤，注意纵向和横向皮肤过多问题，并复位眉弓内侧。
- 拔除气管插管前轻压敷料。

脑膜脑膨出的内镜下治疗

基底脑膜脑膨出位于前颅底，从筛板或筛板后疝出。因此，包块局限于鼻腔，使得内镜下修复成为可能。既往，病变的切除和颅底缺损的修复多采用外部入路，包括鼻侧切开术和开颅术。但是，内窥镜设备和技术的进步使得鼻内镜下手术成为成人前颅底自发性脑脊液漏和脑膜脑膨出的标准治疗方法 [12, 13]。目前，关于儿童鼻内镜下脑膜脑膨出的治疗经验还比较少，但已有证据支持内镜手术在婴幼儿中的应用。

- 患儿内镜下修复术的最低年龄为 1.5 个月 [14]。
- 延迟手术会增加脑膜炎等并发症的患病风险。
- 多项小规模研究表明，鼻内镜下膨出物切除术及颅底重建术是一种有效的手术方法 [14-21]。

手术技术

- 术前 CT 或 MRI 扫描定位脑膜脑膨出。
- 影像引导有助于术中定位。
- 根据患儿年龄选用直径 2.7mm 或 4mm 的 0°、30° 或 70° 内镜。
- 儿童鼻内镜手术器械。
- 若有脑积水或其他颅内压升高迹象，可采用腰大池引流术 [14]。
- 若有脑脊液漏时，可利用鞘内荧光素探查颅底缺损；但是，慎用于儿童患者。
- 利用双极电凝或低温等离子射频消融术切除脑膜脑膨出，以暴露需要修复的颅底缺损 [22]。
- 用内衬法或外覆法进行颅底缺损修复。
- 修补材料包括颞肌筋膜、阔筋膜、自体脂肪、人工硬脑膜、骨片和软骨片。
- 带蒂鼻中隔黏膜瓣和下鼻甲黏膜瓣是血运良好的外敷材料。
- 用明胶海绵等可吸收材料覆盖缺损部位，然后填塞并留置不可吸收材料 1～2 周。
- 使用填塞材料期间患儿应持续应用抗生素。
- 术后应对患儿进行长期随访，并定期复查鼻内镜，酌情复查影像学检查。

术后监测

- 术后 24 小时内应在重症监护室（ICU）进行监测，

密切观察患儿意识状态。

- 对于脑脊液漏患儿，应使用腰大池引流术，并在术后 3 到 5 天内拔除引流管。
- 脑室外引流装置一般在术后 5 天并且夹闭试验阴性后，拔除引流管。如果发生脑积水，可以采用内镜下（内镜下第三脑室底造瘘术 / 脉络丛电灼术）或脑脊液分流（脑室腹腔分流术）治疗。
- 眶周水肿一般发生在术后 72 小时内。
- 用类固醇激素贴片治疗 3 天以利消除眶周水肿。

辅助治疗

术后如果出现脑积水，可采用神经外科治疗方法，即脑室分流术。有些患儿存在癫痫的风险，需要一个疗程的抗癫痫药物治疗。

预后

儿童前部脑膜脑膨出一般情况下预后良好，但是智力低下、癫痫和眼部问题等并发症也时有报道[23, 24]。在青春期前进行脑膜脑膨出修补术的患儿将来需要做鼻整形术，因为鼻重建术后生长的可能性不大。随着现代手术技术的进步，一期进行颅内和颅外入路的修补手术较为安全，并且患儿父母对于外观的改善有着较高的满意度（图 16.3）[11, 25, 26]。

王　刚　史航宇　译
葛　明　校

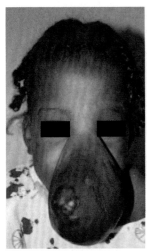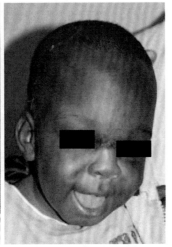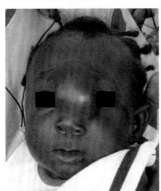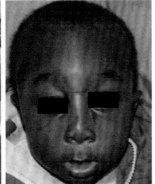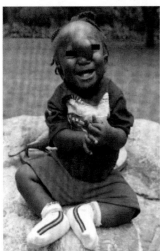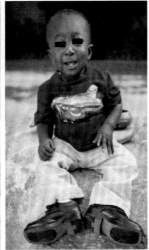

图 16.3　患儿手术前后对比图

参考文献

1. Suwanwela C, Suwanwela N. A morphological classification of sincipital encephalomeningoceles. J Neurosurg. 1972;36(2):201–11.
2. Rahman N. Nasal encephalocele: treatment by transcranial operation. J Neurosci. 1979;42:73–85.
3. Fenger C. Basal hernias of the brain. Am J M Sc. 1895;1:109.
4. Gorenstein A, Kern EB, Facer GW, Laws ER Jr. Nasal gliomas. Arch Otolaryngol. 1980;106(9):536–40.
5. Moore PM. Intranasal encephalomeningocele report of a case. Laryngoscope. 1952;62(7):659–77.
6. Birnbaum LM, Owsley JQ Jr. Frontonasal tumors of neurogenic orgin. Plast Reconstr Surg. 1968;41:462–70.
7. Griffith BH. Frontonasal tumors: their diagnosis and management. Plast Reconstr Surg. 1976;57(6):692–9.
8. Jackson IT, Tanner NS, Hide TA. Frontonasal encephalocele—"long nose hypertelorism". Ann Plast Surg. 1983;11(6):490–500.
9. Ortiz-Monasterio F, Fuente-del-Campo A. Nasal correction in hyperteleorbitism. The short and the long nose. Scand J Plast Reconstr Surg. 1981;15(3):277–86.
10. Holmes AD, Meara JG, Kolker AR, Rosenfeld JV, Klug GL. Frontoethmoidal encephaloceles: reconstruction and refinements. J Craniofac Surg. 2001;12(1):6–18.
11. Andrews BT, Meara JG. Reconstruction of frontoethmoidal encephalocele defects. Atlas Oral Maxillofac Surg Clin North Am. 2010;18(2):129–38.
12. Lund VJ. Endoscopic management of cerebrospinal fluid leaks. Am J Rhinol. 2002;16(1):17–23.
13. Senior BA, Jafri K, Benninger M. Safety and efficacy of endoscopic repair of CSF leaks and encephaloceles: a survey of the members of the American Rhinologic Society. Am J Rhinol. 2001;15(1):21–5.
14. Di Rocco F, Couloigner V, Dastoli P, Sainte-Rose C, Zerah M, Roger G. Treatment of anterior skull base defects by a transnasal endoscopic approach in children. J Neurosurg Pediatr. 2010;6(5):459–63.
15. Woodworth B, Schlosser RJ. Endoscopic repair of a congenital intranasal encephalocele in a 23 months old infant. Int J Pediatr Otorhinolaryngol. 2005;69(7):1007–9.

16. Castelnuovo P, Dallan I, Bignami M, Pistochini A, Battaglia P, Tschabitscher M. Endoscopic endonasal management of petroclival cerebrospinal fluid leaks: anatomical study and preliminary clinical experience. Minim Invasive Neurosurg. 2008;51(6):336–9.

17. Abdel-Aziz M, El-Bosraty H, Qotb M, El-Hamamsy M, El-Sonbaty M, Abdel-Badie H, Zynabdeen M. Nasal encephalocele: endoscopic excision with anesthetic consideration. Int J Pediatr Otorhinolaryngol. 2010;74(8):869–73.

18. Kanowitz SJ, Bernstein JM. Pediatric meningoencephaloceles and nasal obstruction: a case for endoscopic repair. Int J Pediatr Otorhinolaryngol. 2006;70(12):2087–92.

19. Kassam A, Thomas AJ, Snyderman C, Carrau R, Gardner P, Mintz A, Kanaan H, Horowitz M, Pollack IF. Fully endoscopic expanded endonasal approach treating skull base lesions in pediatric patients. J Neurosurg. 2007;106(2 Suppl):75–86.

20. Locatelli D, Rampa F, Acchiardi I, Bignami M, De Bernardi F, Castelnuovo P. Endoscopic endonasal approaches for repair of cerebrospinal fluid leaks: nine-year experience. Neurosurgery. 2006;58(4 Suppl 2):ONS-246–56; discussion ONS-256–7.

21. Van Den Abbeele T, Elmaleh M, Herman P, Francois M, Narcy P. Transnasal endoscopic repair of congenital defects of the skull base in children. Arch Otolaryngol Head Neck Surg. 1999;125(5):580–4.

22. Smith N, Riley KO, Woodworth BA. Endoscopic Coblator-assisted management of encephaloceles. Laryngoscope. 2010;120(12):2535–9.

23. David DJ, Sheffield L, Simpson D, White J. Fronto-ethmoidal meningoencephaloceles: morphology and treatment. Br J Plast Surg. 1984;37(3):271–84.

24. Jacob OJ, Rosenfeld JV, Watters DA. The repair of frontal encephaloceles in Papau New Guinea. Aust N Z J Surg. 1994;64:856–60.

25. Kumar A, Helling E, Guenther D, Crabtree T, Wexler AW, Bradley JP. Correction of frontonasoethmoidal encephalocele: the HULA procedure. Plast Reconstr Surg. 2009;123(2):661–9.

26. Sargent LA, Seyfer AE, Gunby EN. Nasal encephaloceles: definitive one-stage reconstruction. J Neurosurg. 1988;68(4):571–5.

感觉神经母细胞瘤

Karen Watters，Edward R. Smith and Reza Rahbar

17

概述

感觉神经母细胞瘤（esthesioneuroblastoma, ENB），又称做嗅神经母细胞瘤，是一种罕见的起源于神经外胚层的肿瘤。关于肿瘤的起源，还存在争议。目前公认的来源于嗅上皮，所以肿瘤与筛板、前颅底和近中线上部结构（包括上鼻甲和鼻中隔上三分之一）关系密切[1]。本病 1924 年由 Berger 和 Luc 首次报道，迄今大约 1200 例感觉神经母细胞瘤见诸报道[2, 3]。感觉神经母细胞瘤的发病率大约为每百万人中有 0.4 例，占所有鼻腔鼻窦肿瘤的 3%～6%。

病因学

感觉神经母细胞瘤发病无性别差异。迄今为止，感觉神经母细胞瘤的发病无地域或种族倾向，尚未发现职业暴露风险。本病也无家族遗传性，或相关染色体异常。

临床表现

感觉神经母细胞瘤的发病年龄为 2～94 岁，在 10～20 岁、50～60 岁两个年龄段高发[1, 2]。其生物学行为变异较大，部分肿瘤进展缓慢，病史可长达数十年，而有的肿瘤呈侵袭性生长，数月内可迅速增长并出现转移。本病从初始症状到确诊之间的平均时间通常为 6 个月[2]。本病往往因为其症状与慢性鼻窦炎或鼻息肉相似，而导致延误诊断。

感觉神经母细胞瘤往往呈局部侵袭性生长，可侵犯鼻腔、鼻窦、筛板、颅腔、脑实质和（或）眼眶。全身转移通常发生在颈部、胸腔和骨骼。临床症状可分为鼻部症状、神经系统症状、眼部症状、面部和颈部症状（表 17.1）。最常见的临床症状包括单侧鼻塞（70%）和鼻出血（50%）[4]。虽然肿瘤原发于嗅觉神经上皮，但嗅觉丧失并不多见（5%）。

评估

体格检查

本病需进行全面的耳鼻喉科和颅神经检查，包括鼻内镜检查。感觉神经母细胞瘤查体无特异性表现，往往表现为单侧质软、红灰色、包膜完整的息肉样肿块，来源于鼻腔上部，触之易出血。晚期可扪及颈部淋巴结肿大。鼻窦内异位肿瘤很少见，但也有文献报道肿瘤位于蝶窦内、鼻腔外侧壁、岩尖、上颌窦和鼻咽部[5]。感觉神经母细胞瘤的确诊需要在影像学检查的基础上进行活检。由于肿瘤血供丰富，

表 17.1 感觉神经母细胞瘤临床症状

	症状
1. 鼻部	单侧鼻塞（70%）
	鼻出血（50%）
	单侧鼻部肿块
	鼻溢液
	嗅觉丧失（5%）
2. 神经系统	头痛
	脑神经麻痹
3. 眼部	眼球突出
	视力障碍
	溢泪
4. 面部	面部疼痛 / 肿胀
	感觉异常（罕见）
5. 颈部	颈部肿胀（5%～7%）

因此建议在全麻下进行活检,而且可以同时进行全面的内镜下检查。

鉴别诊断

儿童鼻窦肿物都必须仔细检查(表 17.2)。

组织病理学

感觉神经母细胞瘤的组织结构与未分化小细胞肿瘤相似。临床上必须仔细鉴别,因为二者治疗方法不同,一旦混淆结果差异很大(图 17.1)。后者肿瘤细胞呈"小、圆、蓝色",且核分裂象活跃。分化较好

表 17.2 感觉神经母细胞瘤鉴别诊断

感染 / 炎症性	真菌性鼻窦炎
	炎性息肉
	腺样体肥大
	韦格纳肉芽肿
先天性肿块	皮样囊肿
	神经胶质瘤
	脑膨出
	畸胎瘤
原发性肿瘤	横纹肌肉瘤
	鼻咽癌
	鳞状细胞癌
	鼻腔鼻窦未分化癌
	淋巴瘤
	血管纤维瘤
	骨肉瘤
	软骨肉瘤
	尤因肉瘤 / 原始神经外胚层肿瘤
	神经母细胞瘤
	特发性中线肉芽肿
	脑膜瘤
	血管瘤
	血管外皮细胞瘤
	纤维肉瘤
	纤维性组织细胞瘤
	恶性黑色素瘤
	神经内分泌癌
继发性肿瘤	转移瘤
	脊索瘤
	脑膜瘤
	淋巴瘤

的感觉神经母细胞瘤的镜下特点是,形态一致的小细胞环状排列呈菊形团结构(Flexner-Wintersteiner)或假菊形团(Homer-Wright)结构,肿瘤细胞之间为纤维成分。菊形团由柱状细胞环形排列而成。免疫组织化学染色可区分感觉神经母细胞瘤与其他恶性小细胞肿瘤。但是,目前还没有感觉神经母细胞瘤的特异性诊断项目[6](表 17.3)。

影像学检查

计算机断层扫描(CT)和磁共振成像(MRI)检查对于本病的诊断有重要意义。检查中应重点关注眶纸板、筛凹、筛板等区域。

CT 检查 应根据影像学检查指南进行增强 CT 薄层扫描。感觉神经母细胞瘤在 CT 上表现为均匀软组织密度影,增强 CT 上呈现均匀强化(图 17.2)。未强化区域提示肿瘤坏死的可能。CT 上还可能出现钙化斑。CT 对于了解骨质破坏有重要意义,尤其是筛骨纸样板、筛板和筛凹。本病 CT 的特征性表现之一是贯穿筛板的"哑铃状"。

MRI 检查 MRI 增强扫描和平扫可显示肿瘤的范围,尤其在显示肿瘤颅内和眶内侵犯、鉴别液体或分泌物时更加显示出其优越性。本病在 T1 加权像上呈现低信号,在 T2 加权像上呈现等信号或高信号(图 17.3)。感觉神经母细胞瘤 MRI 检查的一个特征表现是肿瘤 - 脑组织交界处呈现一片高信号的囊性区。

颈部软组织也需要进行 MRI 检查,以了解颈部淋巴结转移情况(图 17.4)。

临床分期

临床准确分期对于感觉神经母细胞瘤的治疗和预后判断有重要的意义。迄今,临床上尚无公认的分期标准来判断预后,包括总体生存率。所有分期标准的依据都是影像学检查结果。1978 年提出的 Kadish 临床分期方法仍然是临床上最常应用的方法(表 17.4)[7]。其主要局限性在于没有考虑转移问题。Morita 等对此方案进行了改良,增加了 D 期用于描述淋巴结转移和远处转移[4]。Dulguerov 和 Calcaterra 最近提出了肿瘤的 TNM 分类[8, 9]。

Hyams 等提出了组织学分期系统(Ⅰ～Ⅳ期)[10]。该系统基于肿瘤的六个方面进行临床分期,包括肿

图 17.1 感觉神经母细胞瘤。a. 低分化感觉神经母细胞瘤，有丰富的神经纤维（箭头之间），分裂 / 核裂指数低。右侧显示广泛钙化斑（星号）；b. 肿瘤细胞排列成紧密巢状，环以毛细血管网（箭头）；c. 肿瘤细胞对突触素反应呈现强阳性；d. 肿瘤小叶周围的 S100 蛋白强阳性的施万细胞网

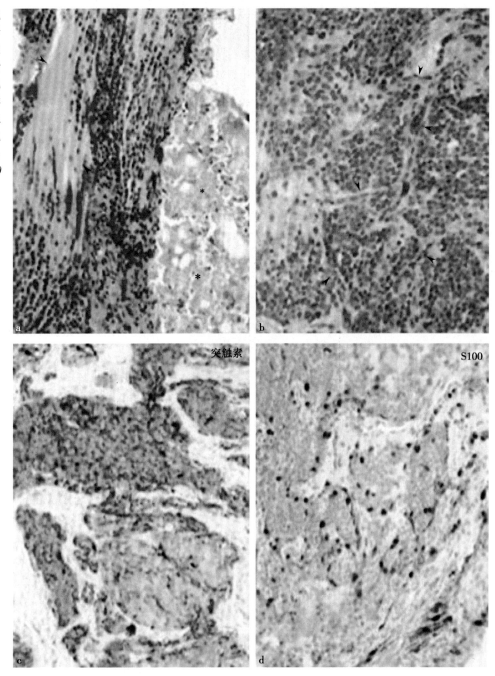

表 17.3 感觉神经母细胞瘤及其他鼻窦肿瘤的免疫组化特征

	免疫组化	其他检查
感觉神经母细胞瘤	S-100、神经特异性烯醇（NSE）、突触素、NFP、CD56、嗜铬粒蛋白阳性	Ki-67 阳性（高增殖指数）
	细胞角蛋白、波形蛋白、肌间线蛋白、生肌素、白细胞共同抗原（CD45RB）、CD99（MIC2 抗原）阴性	
神经母细胞瘤	突触素、Leu7、神经丝蛋白、NSE 阳性	儿茶酚胺升高
横纹肌肉瘤	肌间线蛋白、特异性肌动蛋白、肌红蛋白阳性	染色体 11 缺失
淋巴瘤	C45 阳性	
尤因肉瘤	MI22/CD99 阳性	11：22 易位
恶性黑色素瘤	S-100、MART-1/Melan-A、HMB-45 阳性	

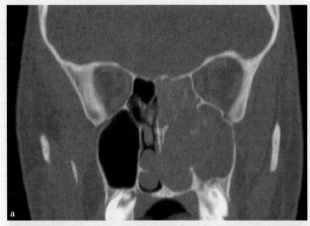

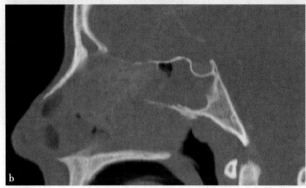

图 17.2 鼻窦冠状位（a）和轴位（b）增强 CT 显示：16 岁女童，鼻塞 6 周。不均匀强化的软组织影阻塞了左侧上颌窦。鼻腔和左上颌窦壁的骨质变薄，提示骨质吸收。左侧筛骨纸板变薄但结构完整。肿瘤紧邻颅底，但未见前颅底侵犯。病理结果证实肿瘤为感觉神经母细胞瘤

瘤小叶结构、核分裂指数、核多形性、菊形团的存在和肿瘤坏死程度。该分期系统对判断预后更具指导意义，但在临床中尚未得以广泛应用。

治疗

既往，开放性手术是感觉神经母细胞瘤治疗的金标准。但是自 1990 年内镜下前颅底手术应用于临床以来，本病的手术治疗技术和辅助治疗技术都有了极大的改进。

关于本病的最佳治疗方案，至今尚未达成共识。循证医学支持的治疗方案均来源于小规模的单中心回顾性研究和对数据的荟萃分析。绝大多数学者认为手术联合术后放疗是治疗感觉神经母细胞瘤理想的方案[11]。与手术联合放疗方案相比，单纯化疗没有任何优势，而且副作用更多。

手术治疗

手术的目的是完全切除肿瘤，切缘无肿瘤残留。1970 年代应用于临床的颅面联合入路肿瘤切除术（CFR）使手术效果得以显著提高。开放性和内镜下颅面联合入路肿瘤切除术可以达到完全切除。手术入路的选择取决于肿瘤的分期、主要是筛板的受累范围。

- **开放式颅面入路肿瘤切除术**：由于感觉神经母细胞瘤大多原发于筛板，因此必须切除其邻近的硬脑膜，以确保完全切除肿瘤。手术采用冠状切口双叶皮瓣和面中部入路，需与神经外科医师团队联合完成（图 17.5a, b）。开放式切除的优点包括可瘤体整块切除、切缘可进行组织学检查、可保留脑神经探查颅内侵犯情况。缺点包括切口瘢痕以及额叶萎缩相关的神经功能变化。

- **内镜颅面联合入路肿瘤切除术**（endoscopic craniofacial resection，ECFR）：包括 DrafⅢ型手术、Lothrop 手术、额窦开放术，使两侧额窦连通以暴露额窦腔。内镜下手术的主要缺点之一是不能整块切除。多项研究显示，单纯内镜下感觉神经母细胞瘤切除术成功率与开放性手术相似。2009 年 Devaiah 等开展的一项荟萃分析显示，内镜手术治疗感觉神经母细胞瘤效果良好，而且术后生存率比开放性手术更高[12]。但是，这些研究中采用开放性手术的大多是 Kadish C 和 D 期肿瘤，内镜手术更多用于 Kadish A 和 B 期肿瘤，而这也是内镜手术后生存率更高的原因之一。因此，为明确内镜手术对感觉神经母细胞瘤患者的效用，需要开展更多的研究。

- **颈清扫术**：

N+：因为伴有淋巴结转移的感觉神经母细胞瘤患者生存率明显降低，因此对于临床或影像学检查淋巴结肿大的患者，建议在初次手术治疗的同时行颈清扫术，术后辅予放射治疗[13]。至于颈部淋巴结清扫的范围，目前还没有数据支持，一般采用选择性颈清扫术。

对于初次治疗后发生颈淋巴结转移的晚期患者，手术联合放疗后的生存率较单一疗法明显提高（59% 和 14%）[14]。

N0：虽然 20%～25% 的感觉神经母细胞瘤最终都会发生颈淋巴结转移，但不提倡在没有明确颈部淋巴结转移时进行选择性颈部淋巴清扫术[13]。

图 17.3 图 17.1 中患者的冠状位（a）和轴位（b）增强 T1 加权 MRI 显示左鼻腔一分叶状实质性肿块，向外侧延伸进入左侧上颌窦，向上至同侧筛窦，向后延伸至鼻咽部。冠状位图像上可见左上颌窦内分泌物潴留。未见眶内或颅内侵犯

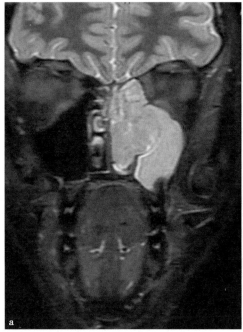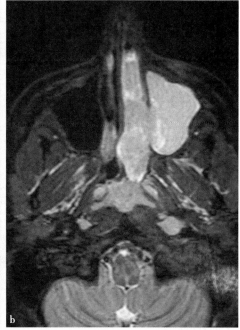

图 17.4 图 17.1 中患者的颈部软组织的冠状位（a）和轴位（b）增强 CT。左侧颈鞘、左侧咽后隙和颈后三角可见明显大小不一的肿大淋巴结。最大淋巴结 3cm×2.2cm

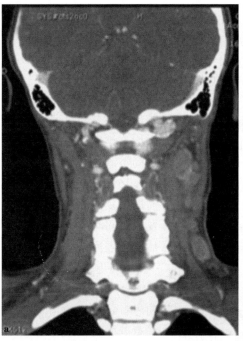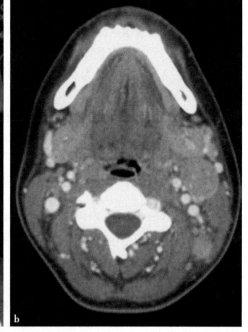

图 17.5 图 17.1、图 17.2 和图 17.3 中的感觉神经母细胞瘤采用颅面联合入路肿瘤切除术，采用双额开颅术和经鼻入路。完全切除肿瘤上方硬脑膜和颅底骨质。内镜下可见颅底缺损。a. 显示闭合的颅骨切口；b. 患者还接受了左侧改良性颈部淋巴结清扫术

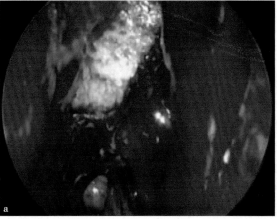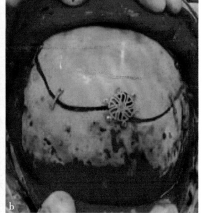

表 17.4　Kadish 肿瘤分期

分期	定义	5 年存活率 (%)
A	病变局限在鼻腔	75～91
B	病变局限在鼻腔及鼻窦	68～71
C	病变侵犯筛板、颅底、眼眶或颅内	41～47
D	有颈部淋巴结或远处转移	-

术后护理

无论采用哪种手术方法，患者常规转运至重症监护室（ICU）接受至少 24 小时的神经外科监测，并静脉应用抗生素（一般是头孢曲松钠）。如果术中进行了颅底修复术，则术后需要进行脑脊液（CSF）引流，术后留置 24 小时。

放射治疗

肿瘤的手术切缘往往很难检查判定，因此无法保证切缘无肿瘤残留。术后放疗是预防肿瘤复发的最好的方法，而且研究证实其可明显提高生存率。患儿通常接受的辐射剂量为 55～65Gy，这容易诱发放射毒性反应，尤其是白内障和青光眼。调强放射技术（IMRT）能有效控制肿瘤，并且减少周围重要器官的损伤[15]。与术后放疗相比，术前辅助放射治疗无明显优势。

化学疗法

化学疗法的作用尚无定论。作为一种基本的治疗方法，化疗常被用于治疗不可手术切除的、复发的或转移的肿瘤。感觉神经母细胞瘤的化疗没有标准方案，主要使用顺铂和依托泊苷，或阿霉素和长春新碱，以及烷化剂[16]。研究尚未发现术前辅助化疗的优势，因为这些研究中患者在化疗的同时还接受同期放射治疗[17]。

多学科综合治疗

所有患儿都应采用多学科治疗方法，包括头颈外科、神经外科、肿瘤放射科和内科、言语和语言治疗以及临床营养支持。如果患者需要做上颌骨切除术，那么还要考虑面部修复学。由于肿瘤距离视神经较近，因此所有患者术前都必须接受眼科检查。极少数情况下可能需要切除部分眶内容物。

并发症

- **肿瘤相关性：** 肿瘤直接侵犯前颅窝会导致失明和神志改变。
- **手术相关性：** 据报道，手术并发症为 10%～15%，无论采用何种手术入路，修正性或挽救性手术并发症比例更高[18]。手术早期并发症包括脑膜炎、皮瓣周围脓肿、颅内积气、脑脊液漏（<10%）和硬膜外或硬膜下脓肿。远期并发症包括嗅觉丧失、鼻腔痂皮、额窦黏液囊肿和泪溢。罕见但有可发生的并发症包括视神经损伤所致失明、脑出血所致死亡。开放性手术中额叶受压所致神志改变与癫痫。
- **放疗相关性：** 放疗后可引起白内障、青光眼、泪溢和放射性视网膜病变。迟发性并发症包括放射性额骨瓣坏死。

预后

影响感觉神经母细胞瘤生存率的最重要因素是初诊时肿瘤侵犯范围。联合治疗（手术＋放疗）的平均 5 年生存率为 65%。Kadish 分期系统的评估预后尚不清楚，但是 A、B 和 C 期的 5 年生存率分别是 72%、59% 和 47%（表 17.4）。大多数复发病例中肿瘤局部复发的，文献报道其复发率是 20%～40%，复发的时间间隔可长达 10 年[19, 20]。因此，所有患者术后应当进行长期密切随访[21]。

由于感觉神经母细胞瘤颈淋巴结晚期转移较高（20%～25%），因此对于初次诊断中未发现颈部转移的患者，在 6 个月和 1 年后，应进行颈部 CT 或 MRI 筛查肿瘤复发或淋巴结转移情况。术后常规影像学检查以评估复发的重要性尚无定论。高达 50% 的局部复发的患者需要进行挽救性手术治疗[14]。

杨小健　陈　峰 译
葛文彤 校

参考文献

1. Unger F, Haselsberger K, Walch C, Stammberger H, Papaefthymiou G. Combined endoscopic surgery and radiosurgery as treatment modality for olfactory neuroblastoma (esthesioneuroblastoma). Acta Neurochir (Wien). 2005;147:595–601; discussion 601–2.
2. Broich G, Pagliari A, Ottaviani F. Esthesioneuroblastoma: a general

review of the cases published since the discovery of the tumor in 1924. Anticancer Res. 1997;17:2683–706.

3. Berger L, Luc G, Richard D. The olfactory esthesioneuroepithelioma. Bull Assoc Fr Etud Cancer. 1924;13:410–21.

4. Morita A, Ebersold MJ, Olsen KD, Foote RL, Lewis JE, Quast LM. Esthesioneuroblastoma: prognosis and management. Neurosurgery. 1993;32:706–14; discussion 714–5.

5. Wormald R, Lennon P, O'Dwyer TP. Ectopic olfactory neuroblastoma: report of four cases and a review of the literature. Eur Arch Otorhinolaryngol. 2011;268(4):555–60.

6. Thompson LD. Olfactory neuroblastoma. Head Neck Pathol. 2009;3(3):252–9.

7. Kadish S, Goodman M, Wang CC. Olfactory neuroblastoma. A clinical analysis of 17 cases. Cancer. 1976;37(3):1571–6.

8. Dulguerov P, Calcaterra T. Esthesioneuroblastoma: the UCLA experience 1970–1990. Laryngoscope. 1992;102(8):843–9.

9. Dulguerov P, Allal AS, Calcaterra TC. Esthesioneuroblastoma: a meta-analysis and review. Lancet Oncol. 2001;2:683–90.

10. Hyams VJ. Olfactory neuroblastoma. In: Hyams VJ, Baksakis JG, Michaels L, editors. Tumors of the upper respiratory tract and ear. Washington: Armed Forces Institute of Pathology; 1988. pp 240–8.

11. Ward PD, Heth JA, Thompson BG, Marentette LJ. Esthesioneuroblastoma: results and outcomes of a single institution's experience. Skull Base. 2009;19(2):133–40.

12. Devaiah AK, Andreoli MT. Treatment of esthesioneuroblastoma: a 16-year meta-analysis of 361 patients. Laryngoscope. 2009;119(7):1412–6.

13. Zanation AM, Ferlito A, Rinaldo A, Gore MR, Lund VJ, McKinney KA, Suárez C, Takes RP, Devaiah AK. When, how and why to treat the neck in patients with esthesioneuroblastoma: a review. Eur Arch Otorhinolaryngol. 2010;267(11):1667–71.

14. Gore MR, Zanation AM. Salvage treatment of late neck metastasis in esthesioneuroblastoma: a meta-analysis. Arch Otolaryngol Head Neck Surg. 2009;135:1030–4.

15. Bachar G, Goldstein D, Shah M, Tandon A, Ringash J, Pond G, Gullane P, Perez-Ordonez B, Gilbert R, Brown D, Irish J. Esthesioneuroblastoma: the Princess Margaret Hospital experience. Head Neck. 2008;30:1607–14.

16. Sohrabi S, Drabick JJ, Crist H, Goldenberg D, Sheehan JM, Mackley HB. Neoadjuvant concurrent chemoradiation for advanced esthesioneuroblastoma: a case series and review of the literature. J Clin Oncol. 2011;29(13):e358–61.

17. Polin RS, Sheehan JP, Chenelle AG, et al. The role of preoperative adjuvant treatment in the management of esthesioneuroblastoma: the University of Virginia experience. Neurosurgery. 1998;42:1029–37.

18. Greenfield JP, Anand VK, Kacker A, Seibert MJ, Singh A, Brown SM, Schwartz TH. Endoscopic endonasal transethmoidal transcribriform transfovea ethmoidalis approach to the anterior cranial fossa and skull base. Neurosurgery. 2011;66:883–92; discussion 892.

19. Gabory L de, Abdulkhaleq HM, Darrouzet V, Bébéar JP, Stoll D. Long-term results of 28 esthesioneuroblastomas managed over 35 years. Head Neck. 2011;33(1):82–6.

20. Bäck L, Oinas M, Pietarinen-Runtti P, Saarilahti K, Vuola J, Saat R, Ohman J, Haglund C, Niemelä M, Leivo I, Hagström J, Mäkitie AA. The developing management of esthesioneuroblastoma: a single institution experience. Eur Arch Otorhinolaryngol. 2012;269:213–21.

21. Gallia GL, Reh DD, Salmasi V, Blitz AM, Koch W, Ishii M. Endonasal endoscopic resection of esthesioneuroblastoma: the Johns Hopkins Hospital experience and review of the literature. Neurosurg Rev. 2011;34(4):465–75.

骨纤维结构不良

Melissa S. Putman, Karen Watters, Reza Rahbar and Catherine M. Gordon

概述

骨纤维结构不良（fibrous dysplasia，FD）是一种以骨纤维组织过度生长为特征的非遗传性疾病，可发生在单个（单骨型）或多个（多骨型）骨骼。骨纤维结构不良伴发咖啡牛奶斑及内分泌病，被称为 McCune-Albright 综合征。骨纤维结构不良的临床表现包括偶然发现的无症状性骨病损以及严重骨痛、病理性骨折和骨畸形。颅面骨纤维结构不良中，骨病损导致的脑神经压迫可能会引起失明或脑神经麻痹。骨纤维结构不良在放射影像上具有典型的特征，一般可以根据这些特征进行诊断，而活检则被用于异常或复杂病变的诊断。骨纤维结构不良的治疗包括：采用骨吸收抑制剂的药物治疗，如二磷酸盐等；以及手术修复骨折或骨畸形。该病的预后主要取决于病灶的数量和累及的部位，以及是否合并内分泌病变。

病理生理学和遗传学

20q13 染色体上特定基因（即编码 GNAS 复合体中的激活型 G 蛋白（Gs）α 亚单位的基因）的合子后错义突变，将导致受体复合物的效应因子激活，这将最终导致骨纤维结构不良 [1-3]。具体说来，GTP 酶活性降低导致腺苷酸环化酶组成性激活，产生过多 cAMP。细胞内信号通路被激活，引起多个下游效应（图 18.1）。这种效应因子的受体激活的临床效应取决于受体所在的组织。而病变的组织分布和严重程度则取决于体细胞嵌合方式和突变发生时的胚胎发育阶段 [4, 5]。

在骨骼内，效应因子受体激活导致 c-fos 原癌基因表达和白介素 -6 生成增加，引起成骨细胞前体细胞的异常增殖和分化 [6, 7]。这些低分化的成骨细胞会在骨髓腔内生成异常纤维组织。病变附近的成骨细胞也会被激活，导致骨吸收增加，进一步改变病变部位的骨结构 [7]。成骨作用和溶骨作用变化的最终结果是，囊样腔内纤维组织增生和积聚，并取代正常骨组织。病变可发生在单处骨质（单骨型骨纤维结构不良）或累及多处骨质（多骨型骨纤维结构不良）。在某些患者中，病变还会产生成纤维细胞生长因子 23（FGF-23），导致尿磷酸盐过度流失，使病情更加复杂 [8]。肾磷酸盐流失会导致患者并发软骨病，进一步使骨骼变薄弱，导致骨折风险 [9]。

这种效应因子受体激活还可能影响除骨骼外的其他组织。在皮肤中，黑素细胞的组成性激活会导致色素沉着斑，被称为咖啡牛奶斑（图 18.2）。与神经纤维瘤病的边缘光滑的咖啡牛奶斑不同，这种色素斑边缘不规则，参差不齐犹如缅因州海岸线，因此有时候被称为"缅因州海岸线"病变。

骨纤维结构不良还有可能累及内分泌器官，骨纤维结构不良、咖啡牛奶斑和内分泌病同时出现时被称为 McCune-Albright 综合征 [10]。McCune-Albright 综合征中最常见的内分泌病是不依赖促性腺激素、由原发性卵巢或睾丸功能亢进引起的性早熟症。病变累及垂体会引起肢端肥大症、库欣综合征病和无功能垂体腺瘤。促甲状腺素（TSH）受体的效应因子激活会导致甲状腺功能亢进症和（或）甲状腺结节。原发性肾上腺病变表现为肾上腺结节和（或）肾上腺皮质醇增多症（表 18.1）。

少数情况下，骨纤维结构不良会合并良性肌内黏液瘤而非内分泌病变，被称为 Mazabraud 综合征。

流行病学

骨纤维结构不良的患病率很难估计，但根据文献

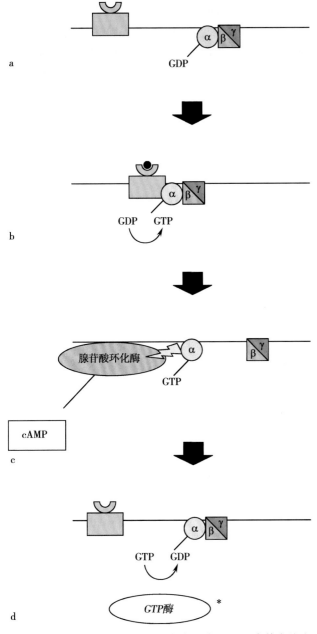

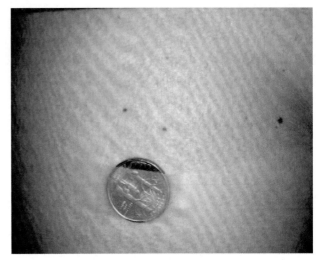

图 18.2 咖啡牛奶斑。边缘不规则，呈典型的"缅因州海岸线"状

表 18.1 表达 GNAS 受体的内分泌组织以及组成性激活的临床表现

骨	肾上腺
骨纤维结构不良	肾上腺结节
FGF-23 过度产生导致肾磷酸盐流失	库欣病
卵巢/睾丸组织	垂体
性早熟症	肢端肥大症
睾丸肿块（睾丸间质和（或）塞尔托利氏细胞增生）	高泌乳素血症
	库欣病
	垂体腺瘤
甲状腺	甲状旁腺 [a]
甲状腺结节	原发性甲状旁腺功能亢进
甲状腺功能亢进症	

[a] 文献报道过，但尚未确认

图 18.1 G 蛋白偶联受体激活和失活途径。a. 在静息状态下，Gsα 与二磷酸鸟苷（GDP）和 βγ 亚单位相结合；b. 激动剂与受体结合后，使 GDP 转化为三磷酸鸟苷（GTP）；c. 与 GTP 结合后 Gsα 处于活化状态，可激活腺苷酸环化酶，产生 cAMP；d. GTP 酶将 GTP 转化为 GDP，使 Gsα 失活。然后 Gsα 重新与 βγ 亚单位结合。* 在骨纤维结构不良和巨噬细胞活化综合征（MAS）中，GTP 酶产生突变，导致 Gsα 的组成性激活

报道，该病占所有良性骨肿瘤的 7%[11]。由于突变发生在合子后，因此骨纤维结构不良和 McCune-Albright 综合征是非遗传性的。男女患病率基本相同。大约 60% 的病变是单骨型，一般在幼儿期发病。而多骨型相对而言较为少见，病情往往比较严重，发病年龄更小，大多发生在 10 岁以下儿童中。大约 10% 的单骨型和超过 50% 的多骨型骨纤维结构不良会累及颅面骨。McCune-Albright 综合征发生在一小部分多骨型骨纤维结构不良患者中，所占比例不超过 5%[12-15]。

临床表现

骨纤维结构不良的临床表现包括从无症状到严重的各种程度的骨病损，可发生在任何骨骼中，其中股骨和颅底最为常见。有些骨纤维结构不良是在因其他疾病行影像学检查偶然发现骨病损时检查出来的。有些患者会出现骨痛或病变区域压痛。若发生在长骨上，则受累骨会形成异常弯曲，被称为"牧羊人手杖"畸形。此外，病变部位骨结构异常导致骨骼脆弱，会发生病理性骨折。一项研究发现，6～10 岁

是病理性骨折发生的高峰期，10 岁以后发生率会降低[9]。颅面部骨纤维结构不良可导致面部不对称或病变部位外形缺陷，以及牙齿发育异常和颌骨异常。颅内重要结构受到压迫后会引起视力受损或脑神经麻痹。发生在脊柱的骨纤维结构不良可表现为脊柱侧弯[16]。McCune-Albright 综合征患者可出现上述表现或同时合并内分泌病，其中最常见的是性早熟症。

鉴别诊断

骨纤维结构不良的影像学表现具有下文所述特征，少数其他疾病也可能具有与本病相似的临床表现。Paget 病的骨病病灶呈膨胀性，可出现一个或多个相对独立骨病灶，并造成类似骨纤维结构不良的骨皮质膨胀。它与骨纤维结构不良的区别在于，它的发病年龄较晚，而且利用影像学检查也能将二者区分开。单骨型骨纤维结构不良中的孤立性病灶与某些骨肿瘤或骨性疾病相似，例如，单纯性骨囊肿、非骨化性纤维瘤、骨的骨性纤维结构不良、骨血管瘤，以及低级别髓内骨肉瘤或其他肉瘤。此外，颅面部骨纤维结构不良病灶可能与钙化性脑膜瘤相似。如果用影像学方法不能确诊，可采用活检[17, 18]。

诊断和评估

体格检查

体格检查可能体征不明显或缺失。细致检查后有可能会发现骨畸形，例如长骨异常弯曲或不对称性颅面隆起。骨病变部位可能会有压痛。在颅面部骨纤维结构不良中，病变侵犯脑神经会导致视力障碍或脑神经麻痹。颅面部骨纤维结构不良患者应定期做整套眼科检查。仔细检查皮肤可能会发现咖啡牛奶斑。在 McCune-Albright 综合征检查中，激素过多的表现很明显。检查中可能会发现甲状腺或睾丸内可扪及肿块、库欣氏症患者的皮肤红斑、肢端肥大症或甲状腺功能亢进。最后，如果患者有性早熟征象，则可以发现青春期发育过早现象。

实验室评估

在单骨型和多骨型骨纤维结构不良中，实验室检查会检测出骨吸收和骨形成标志物增加，从而发现骨转换异常。此外，由于骨特异性碱性磷酸酶增加，血清碱性磷酸酶水平也会升高。电解质、钙和肾功能一般都正常。如果骨纤维结构不良病灶产生过多 FDF-23，则磷酸盐水平会降低，与肾磷酸盐流失导致的尿磷酸盐水平升高而肾小管重吸收（TRP）量降低有关。研究发现，骨纤维结构不良患者常发生维生素 D 缺乏症，因此建议检测患者的血清 25- 羟基维生素 D 水平[19]。

此外，对于所有多骨型骨纤维结构不良患者，都应考虑潜在内分泌病的存在，确定其是否患 McCune-Albright 综合征。评估内容包括甲状腺功能亢进、皮质醇增多症和肢端肥大症。对于青春期前的儿童患者，还应根据病史分析、体格检查或实验室检查结果评估性早熟的体征或生化指标异常变化迹象[20]。

影像学

根据影像学检查结果可以确诊骨纤维结构不良。该病在平片上的表现复杂多变，但通常都可以看到骨骼从骨髓腔向骨皮质膨胀，形成界限清楚的独立区域。可见骨皮质变薄和硬化。病变中心为透亮区或磨玻璃影。随着患者年龄增大，病变硬化也会越来越明显。长骨病变有可能导致畸形，包括异常成角或弓形弯曲[21]。多骨型病变常常但不总是会呈半肢分布。单骨型病变，尤其是颅面部病变有时很难与其他病变区分，这种情况下可以采用计算机断层扫描（CT）或磁共振成像（MRI）进行影像学分析。CT 可以显示骨纤维结构不良特有的硬化和溶骨变化以及磨玻璃影（图 18.3）。MRI 可以补充一些关于病变内容物、大小和形状的信息，还可以显示颅面部骨纤维结构不良病灶附近的重要神经血管结构[22]。此外，由于骨纤维结构不良具有成骨细胞活性增加的病理生理学特征，因此用核医学骨扫描可以清楚地显示病灶。每个骨病变区域都会呈现摄取增加（图 18.4）。使用这种影像学方法有助于定位所有潜在病灶，并区分单骨型和多骨型病变[23]。

病理学

大多数情况下，骨纤维结构不良不需要用活检来确诊，因为根据影像学特征就能够确诊。活检有潜在增加病理性骨折风险，因此应谨慎使用，只有在完成所有相关影像学检查并咨询放射学专家后仍不

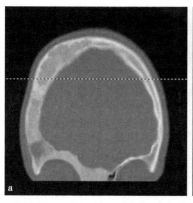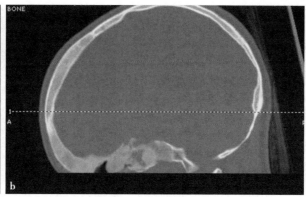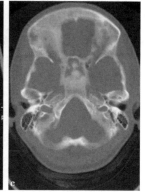

图 18.3　颅面部骨纤维结构不良患者的头部 CT 图像。图示颅骨密度不均、硬化和溶骨改变以及特征性的磨玻璃影。病变累及多个骨骼，包括右侧额骨、蝶骨体、右侧蝶骨翼突、右眼眶内侧壁、筛骨、筛骨气室、右眶顶以及左侧额骨的内面

图 18.4　颅面部骨纤维结构不良患者的放射性核素骨扫描。图中显示多处病变部位的摄取增加

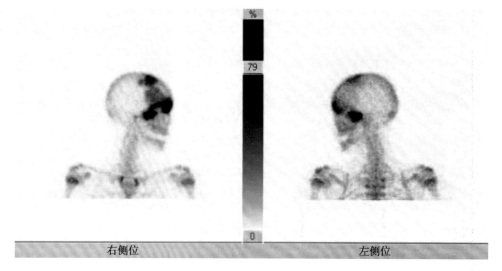

右侧位　　　　　　　　　左侧位

能确诊的情况下才可使用。

　　能够确诊骨纤维结构不良的病理学证据包括：骨髓中纤维组织积聚，形似未成熟成骨细胞样梭形细胞的异常成骨细胞，呈平行或漩涡状排列（图 18.5 和图 18.6）。病变一般从骨髓腔向骨皮质膨胀。从病灶采样进行 GNAS 基因序列分析，可以确定致病性突变[24]。

治疗

内科治疗

　　现有的骨纤维结构不良的内科治疗主要起到增加骨骼健康的作用。专家建议患者每日摄取足量的维生素 D 和钙，以防继发性甲状旁腺功能亢进最终导致佝偻病或软骨病，使骨骼变得更加脆弱。此外，

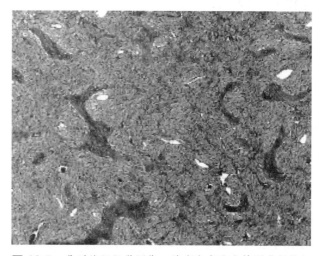

图 18.5　典型的组织学图像。肿瘤由高分化梭形成纤维细胞样细胞构成，免疫细胞化学分析显示该细胞含有成骨蛋白。该组织中嵌有不规则的、矿化的编织骨小梁。骨小梁边沿没有立方形的成骨细胞。有少量大的血管沟影。免疫组织化学分析显示肿瘤细胞可表达骨膜蛋白[25]。（图像和描述由医学博士 Sanford I. Roth 提供）

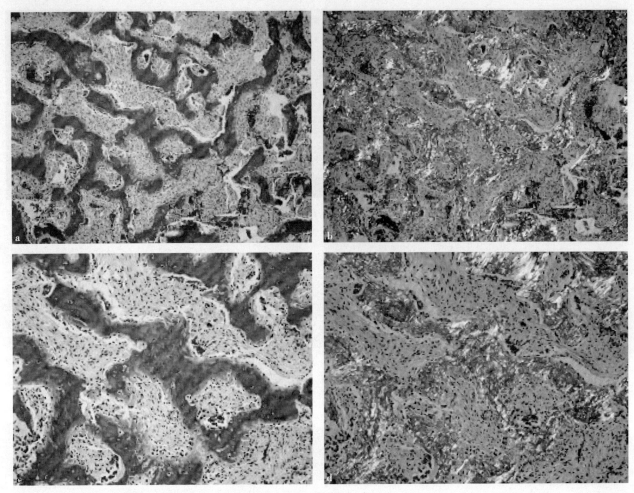

图 18.6　更多组织学图像。a. 被纤维间质隔开的错综复杂的编织骨小梁。相互交织的分支骨小梁形似汉字；b. 偏振镜下的图 a 所示组织，图中可见编织骨，无骨板层；c. 高倍镜下可见编织骨小梁没有成骨细胞边缘。纤维间质细胞没有呈现核深染或多形性；d. 偏振镜下的图 c 所示组织，可见典型的、边缘没有成骨细胞的编织骨

肾磷酸盐流失和低磷酸盐血症可通过补磷和使用骨化三醇得到改善，不过这种方法的效果尚未得到临床试验的证实。

　　无痛性骨纤维结构不良病变未侵犯相关结构，且未造成骨折或畸形的病例可进行定期随访。但是，当骨纤维结构不良病变本身或潜在病理性骨折会引起严重疼痛，骨纤维结构不良引起的严重骨畸形导致残疾或外形缺陷，此外，颅面部病变可能会膨胀并累及邻近的重要神经血管结构，在这种情况下需要采用其他药物疗法或手术干预。

　　二磷酸盐（bisphosphonates）是骨吸收抑制剂，常用于治疗成人骨质疏松症。在骨纤维结构不良中，二磷酸盐具有抑制异常纤维组织周围的破骨细胞骨吸收的作用。研究人员已经对帕米磷酸二钠（pamidronate）静脉输注疗法在骨纤维结构不良患者中的应用进行了深入研究。1994 年，一项针对 9 例患者的开放性试验研究首次报道了应用帕米磷酸二钠治疗骨纤维

结构不良后临床症状得到改善[26]。此后，更多研究表明，用帕米磷酸二钠治疗后，骨疼痛减轻、骨转换标志物减少、骨密度增加[19, 27, 28]。虽然一些研究发现帕米磷酸二钠能够改善骨纤维结构不良的放射学表现，但它在疾病进展、新病变抑制或病理性骨折预防方面的作用还不能确定。此外，关于儿童患者的数据很少，这些数据显示治疗后疼痛有所缓解，但对骨纤维结构不良的影像学表现或骨折的作用结论不一[29-32]。

　　除帕米磷酸二钠外，其他二磷酸盐也被用于骨纤维结构不良的治疗。几个病例报告和研究显示，口服阿仑膦酸钠（alendronate）单独使用或在帕米膦酸钠静脉输注后使用，可有效改善成人骨纤维结构不良引起的骨痛[33-35]。一项研究使用高剂量口服阿仑膦酸钠成功治疗了 3 例颅骨病变引起的顽固性头痛[36]。也有人使用唑来膦酸（zoledronic acid），结果好坏不一。唑来膦酸一般用于帕米膦酸二钠治疗无

效的患者[37-39]。

静脉输注二磷酸盐的副作用包括肌痛、发热、流感样症状。注意，这些副作用主要在初次注射后发生，之后的治疗中一般不会出现。输注这些药物后患者会出现低血钙症，但如果在输注前先治疗维生素 D 缺乏症并确保足量的膳食钙，就能预防低血钙的发生。有人发现，使用二磷酸盐之后，尤其在骨转移瘤患者的高剂量给药之后，会发生颌骨坏死。文献报道过 1 例用唑来膦酸治疗成人骨纤维结构不良后发生颌骨坏死的病[40]。另外，对于骨骼正在生长的儿童患者，这些疗法的远期后果还不清楚。最后，治疗女孩和育龄期妇女时必须谨慎使用二磷酸盐，因为二磷酸盐会在骨骼中沉淀很多年，目前还不清楚这对将来胎儿的骨骼会产生什么影响。

除二磷酸盐之外，新型抗骨吸收药物狄诺塞麦将来也可能被用于骨纤维结构不良的治疗中。狄诺塞麦是一种抗核因子 κB 受体激活因子（RANK）配体的单克隆抗体，可抑制成骨细胞分化和活化。一份病例报告显示，用狄诺塞麦治疗一例对二磷酸盐无效或无反应的儿童患者，达到了缓解疼痛、减小病变膨胀的效果[41]。这种疗法能否成为骨纤维结构不良的常规疗法，还需进一步研究决定。

总之，骨纤维结构不良的内科治疗包括充足的钙和维生素 D 摄入、软骨病治疗，如果合并严重疼痛，还需考虑抗骨吸收疗法。对于伴有低磷血症的骨纤维结构不良患者，还应考虑补磷。关于抗骨吸收疗法在骨纤维结构不良治疗中的应用，还有很多问题有待解决。最重要的是，目前还无法确定二磷酸盐是否能够预防骨纤维结构不良患者的病理性骨折、畸形和疾病进展。该病有多种不同的治疗方案和药物选择，但哪一种效果最佳还不清楚。此外，治疗时间方面也存在争议。解决这些问题还需要开展更多的试验。

手术治疗

手术指征

由于骨纤维结构不良是良性的，而且它的自然病程不可预测，因此很难确定手术指征。一般来说，头颈部骨纤维结构不良病变不用手术治疗。手术的主要目的是缓解症状、恢复功能、修复外形。下列情况下需要采用手术治疗：

1. 病变压迫邻近结构导致的严重功能损伤或外貌缺陷。

2. 病变能够完全切除，且不引起严重并发症——这是理想情况。

3. 但是，如果需要手术但却无法完全切除，则可以进行部分切除或手术修整。注意，这种方法复发率高，需要进一步手术治疗的可能性比较大。

手术时机

以前的建议是，骨纤维结构不良手术应推迟到青春期后患者颅骨生长完成且疾病发展得到控制以后进行，这个时候手术更有确定性。但研究发现，早期手术干预并不会影响正常残余组织甚至发育异常组织的生长速率。因此，医生应仔细评估疾病对每个患者的影响，并据此决定是否马上进行手术治疗[42]。例如，囊性变的发生会引起病变大幅膨胀、疼痛及相关功能和外观缺陷，必须在年龄较小时进行手术。手术前必须向患者解释，术后在发育过程中，尤其是在妊娠期，病情可能会复发。

技术

手术技术和切除范围的确定主要取决于病变的位置和大小、是否邻近重要器官（颈动脉、视神经、颅中窝和颅前窝）、症状的严重程度、患者年龄以及发生肉瘤变的可能性。近几十年来，传统入路和创伤性较大的外入路手术，例如颅面切除术、Caldwell-Luc 手术，以及用于鼻窦病变的鼻侧切开术联合鼻外筛窦切除术等，都已经被影像引导下的微创经鼻内窥镜手术所取代[43]。尤其对于年轻患者，内窥镜技术对上颌骨生长的干扰比开放手术更小。

对于颅面骨病变，利用手术将膨胀的骨骼，尤其是鼻筛骨和眶颧骨部分修复到接近正常尺寸，可以保留相关功能和避免损伤容貌。虽然文献报道的复发率高达 50%，但有时候也需要定期修复骨骼，直到病情稳定。对于下颌骨和颧骨以及眼眶周围的巨大病变，只有当涉及功能或外观问题时，才能考虑部分切除。在修复时，可以将手术切除的发育异常骨质塑形后再进行自体骨移植，有报道称这种方法不会增加病骨再生长的风险[44]。

对于没有引起视力丧失的、包绕视神经的骨纤维结构不良病灶，不建议行预防性视神经减压术。最近发表的一项针对 368 例视神经治疗结果的荟萃分析显示，虽然骨纤维结构不良引起的放射影像上的视神经压迫有可能会导致视力减退，但大多数是无症状的，并且一直如此[45]。减压术只能用于有症状的患者，这些患者做完神经减压术后，大多数视力会得到改善，远期结果也不错。对于无症状的患者，只要不存在生长激素过多的问题，都建议采用定期随访治疗 [46]。

骨纤维结构不良患者手术治疗后应密切随访，术后第一年每 6 个月做一次 MRI 检查，之后每年一次，以检测可能存在的残留病灶。

预后

总的来说，骨纤维结构不良的预后取决于骨病变位置和骨受累程度。骨纤维结构不良不会自行消退，而且该病的自然病程变化不定，既有无症状的稳定病变，也有不断进展的病变。该病的主要并发症包括病理性骨折、骨畸形和颅面部病变压迫神经。儿童患者的疾病发展比较快，有报道称妊娠是疾病负担加重的一个风险因素，这可能与骨纤维结构不良病灶内的雌激素受体有关 [47]。在颅面部骨纤维结构不良中，生长激素过多的患者疾病进展的风险最高，可导致视力或听力丧失 [46]。

少数情况下，骨纤维结构不良病变会发生恶变，文献报道的恶变发生率为 0.5%～4%，主要发生在 30 岁以上患者中。恶变的肿瘤包括骨肉瘤（最常见）、纤维肉瘤、软骨肉瘤和恶性纤维组织细胞瘤。放射治疗会增加恶变风险，这也是目前禁止用放射疗法治疗骨纤维结构不良的原因。骨纤维结构不良引起的恶性肿瘤的总体预后很差 [48, 49]。

总结

骨纤维结构不良是一种基因性骨病，由 *GNAS* 基因的合子后激活突变导致，可引发一系列临床表现。骨纤维结构不良以异常纤维组织构成的膨胀性骨病变为特征，可单发或多发，分别称为单骨型和多骨型骨纤维结构不良。骨纤维结构不良、咖啡牛奶斑和内分泌病同时存在时，被称为 McCune-Albright 综合征。骨纤维结构不良的治疗方法有限，还需进一步研究。现已发现，抗骨吸收疗法可能对骨纤维结构不良导致的疼痛有效。预后取决于骨病灶的数量、解剖位置和受累程度，以及是否合并内分泌病和肾磷酸盐流失。

王蓬鹏 译

陈后平 校

参考文献

1. Weinstein LS, Shenker A, Gejman PV, Merino MJ, Freidman E, SPeigel MA. Activation mutations of the stimulatory G protein in the McCune–Albright syndrome. N Engl J Med. 1991;325:1688–95.
2. Shenker A, Weinstein LS, Sweet DE, Spiegel AM. An activating Gs alpha mutation is present in fibrous dysplasia of bone in the McCune–Albright syndrome. J Clin Endocrinol Metab. 1994;79:750–5.
3. Shenker A, Chanson P, Weinstein LS, Chi P, Spiegel AM, Lomri A, Marie PJ. Osteoblastic cells derived from isolated lesions of fibrous dysplasia contain activating somatic mutations of the Gs alpha gene. Hum Mol Gent. 1995;4:1675–6.
4. Bianco P, Riminucci M, Majolagbe A, Kuznetsov SA, Collins MT, Mankani MH, Corsi A, Bone HG, Wientroub S, Speigel AM, Fisher LW, Robey PG. Mutations of the GNAS1 gene, stromal cell dysfunction and osteomalacic changes in the non-McCune–Albright fibrous dysplasia of bone. J Bone Min Res. 2000;15:120–8.
5. Happle R. The McCune–Albright syndrome: a lethal gene surviving by mosaicism. Clin Genet. 1986;29:321–4.
6. Candeliere GA, Glorieux FH, Prudhomme J, St Arnaud R. Increased expression of the c-fos proto-oncogene in bone from patients with fibrous dysplasia. N Engl J Med. 1995;332:1546–51.
7. Yamamoto T, Ozono K, Kasayama S, Yoh K, Hiroshima K, Takagi M, Matsumoto S, Michigami T, Tamaoka K, Kishimoto T. Okada S. Increased IL-6-production by cells isolated from the fibrous bone dysplasia tissues in patients with McCune–Albright syndrome. J Clin Invest. 1996;98:30–5.
8. Collins MT, Chebli C, Jones J, Kushner H, Consugar M, Rinaldo P, Wientroub S, Bianco P, Robey PG. Renal phosphate wasting in fibrous dysplasia of bone is part of a generalized renal tubular dysfunction similar to that seen in tumor-induced osteomalacia. J Bone Miner Res. 2001;16(5):806–13.
9. Leet AI, Chebli C, Kushner H, Chen CC, Kelly MH, Brillante BA, Robey PG, Bianco P, Wientroub S, Collins MT. Fracture incidence in polyostotic fibrous dysplasia and the McCune–Albright syndrome. J Bone Miner Res. 2003;88:4569–75.
10. Albright F, Butler AM, Hamstra AJ, Smith R. Syndrome characterized by osteitis fibrosis disseminate, areas of pigmentation and endocrine dysfunction, with precocious puberty in females. New Engl J Med. 1937;216:727–46.
11. Dorfman HD, Czerniak B. Fibroosseious lesions. In: Dorkman HD, Czerniak B, editors. Bone tumors. St Louis: Mosby; 1998. pp 441–91.
12. Firat D, Stutzman L. Fibrous dysplasia of the bone, review of 24 cases. Am J Med. 1968;44:421–9.
13. Lustig LR, Holliday MJ, McCarthy EF, Nager GT. Fibrous dysplasia involving the skull base and temporal bone. Arch Otolaryngol Head Neck Surg. 2001;127:1239–47.
14. Panda NK, Parida PK, Sharma R, Jain A, Bapuraj JR. A clinicoradiologic analysis of symptomatic craniofacial fibro-osseous lesions. Otolaryngol Head Neck Surg. 2007;136:928–33.
15. Yetiser S, Gonul E, Tosun F, Tasar M, Hidir Y. Monostotic craniofacial fibrous dysplasia: the Turkish experience. J Craniofac. 2006;171:62–7.
16. Leet AI, Magur E, Lee JS, Wientroub S, Robey PG, Collins MT. Fibrous dysplasia in the spine: prevalence of lesions and association with scoliosis. J Bone Joint Surg Am. 86:531–7.
17. Ippolito E, Bray EW, Corsi A, De Maio F, Exner UG, Robey PG, Grill F, Lala R, Massobrio M, Pinggera O, Riminucci M, Snela S, Zamakidis C, Bianco P. Natural history and treatment of fibrous dysplasia of bone: a multicenter clinicopathologic study promoted by the European Pediatric Orthopaedic Society. J Pediatr Ortho B. 2003;12:155–77.
18. DiCaprio MR, Enneking WF. Current concepts review: fibrous dysplasia. J Bone Joint Surg. 2005;87:1848–64.
19. Chapurlat RD, Hugueny P, Delmas PD, Meunier PJ. Treatment of fibrous dysplasia of bone with intravenous pamidronate: long term effectiveness and evaluation of predictors of response to treatment.

Bone. 2004;35:235–42.

20. Hannon TS, Noonan K, Steinmetz R, Eugster EA, Levine MA, Pescovitz OH. Is McCune–Albright syndrome overlooked in subjects with fibrous dysplasia of bone? J Pediatr. 2003;142:532–8.

21. Fitzpatrick KA, Taljanovic MS, Speer DP, Graham AR, Jacobson JA, Barnes GR, Hunter TB. Imaging findings of fibrous dysplasia with histopathologic and intraoperative correlation. Am J Roentgenol. 2004;182:1389–98.

22. Jee WH, Choi KH, Choe BY, Park JM, Shinn KS. Fibrous dysplasia: MR imaging characteristics with radiopathologic correlation. AM J Roentgenol. 1996;73:1523–7.

23. Zhibin Y, Quanyong L, Libo C, Jun Z, Hankul L, Jifang Z, Ruisen Z. The role of radionuclide bone scintigraphy in fibrous dysplasia of bone. Clin Nucl Med. 2004;29:177–80.

24. Candeliere GA, Roughly PG, Glorieux FH. Polymerase chain reaction-based technique for the selective enrichment and analysis of mosaic arg201 mutation in the G alpha s from patients with fibrous dysplasia of bone. Bone. 1997;21:201–6.

25. Kashima TG, Nishiyama T, Shimazu k, et al. Periostin, a novel marker of intramembranous ossification is expressed in fibrous dysplasia and in c-Fos overexpressing bone lesions. Hum Pathol. 2009;40:226–37.

26. Liens D, Delmas PD, Meunier PJ. Long term effects of intravenous pamidronate in fibrous dysplasia of bone. Lancet. 1994;232(8903):953–4.

27. Chapurlat RD, Delmas PD, Liens D, Meunier PJ. Long term effects of intravenous pamidronate in fibrous dysplasia of bone. J Bone Miner Res. 1997;12:1746–52.

28. Parisi MS, Olivieri B, Mautalen CA. Effect of intravenous pamidronate on bone makers and local bone mineral density in fibrous dysplasia of bone. Bone. 2003;33:582–8.

29. Pfeilschifter J, Ziegler R. Effect of pamidronate on clinical symptoms and bone metabolism in fibrous dysplasia and McCune–Albright syndrome. Med Klin. 1998;93:352–9.

30. Lala R, Matarazzo P, Bertelloni S, Buzi F, Rigon F, de Sanctis C. Pamidronate treatment of bone fibrous dysplasia in nine children with McCune–Albright syndrome. Acta Paediatr. 2000;89:188–93.

31. Zacharin M, O'Sullivan M. Intravenous pamidronate treatment of polyostotic fibrous dysplasia associated with the McCune–Albright syndrome. J Pediatr. 2000;137:403–9.

32. Plotkin H, Rauch F, Zeitlin L, Munns C, Travers R, Glorieux FH. Effect of pamidronate treatment in children with polyostotic fibrous dysplasia of bone. J Clin Endocrinol Metab. 2003;88:4569–75.

33. Weinstein RS. Long-term aminobisphosphonate treatment of fibrous dysplasia: spectacular increase in bone density. J Bone Miner Res. 1997;12:1314–5.

34. Kitagawa Y, Tamai K, Ito H. Oral alendronate treatment for polyostotic fibrous dysplasia of bone: a case report. J Ortho Sci. 2004;9:521–5.

35. Lane JM, Khan SF, O'Connor WJ, Nydick M, Hommen JP, Schneider R, Tomin E, Brand J, Curtin J. Bisphosphonate therapy in fibrous dysplasia. Clin Orthop Rel Res. 2001;382:6–12.

36. Chao K, Katznelson L. Use of high-dose oral bisphosphonate therapy for symptomatic fibrous dysplasia of the skull. J Neurosurg. 2008;109:889–92.

37. Chapurlat RD. Medical therapy in adults with fibrous dysplasia of bone. J Bone Miner Res. 2006;21(Suppl 2):P114–8.

38. Mansoori LS, Catel CP, Rothman MS. Bisphosphonate treatment in polyostotic fibrous dysplasia of the cranium: case report and literature review. Endocr Pract. 2010;16:851–4.

39. Mrabet D, Rekik S, Sahli H, Ben Amor M, Meddeb N, Sellami S. An extensive hemimelic polyostotic fibrous dysplasia: a case report. Rheumatol Int. 2012;32:1075–8.

40. Dimitrakopoulos A, Magopoulos C, Karakasis D. Bisphosphonate-induced avascular osteonecrosis of the jaws: a clinical report of 11 cases. Int J Oral Maxillofac Surg. 2006;35:588–93.

41. Boyce AM, Yo J, Kelly MH, Chamberlain C, Chong W, Gafni R, Molinolo A, Cherman N, Bhattacharyya N, Ellsworth M, Kasa-Vubu J, Collins M. Denosumab treatment of fibrous dysplasia of bone. Abstract, 2011 American Society of Bone and Mineral Research annual meeting proceedings; 2011.

42. Schreiber A, Villaret AB, Maroldi R, Nicolai P. Fibrous dysplasia of the sinonasal tract and adjacent skull base. Curr Opin Otolaryngol Head Neck Surg. 2011;20(1):45–52.

43. Berlucchia M, Salsib D, Farinac D, Nicolaib P. Endoscopic surgery for fibrous dysplasia of the sinonasal tract in pediatric patients. Int J Pediatr Otorhino. 2005;69:43–8.

44. Kim DD, Ghali GE, Wright JM, Edwards SP. Surgical treatment of giant fibrous dysplasia of the mandible with concomitant craniofacial involvement. J Oral Maxillofac Surg. 2012 Jan;70(1):102–18.

45. Amit M, Collins MT, FitzGibbon EJ, Butman JA, Fliss DM, Gil Z. Surgery versus watchful waiting in patients with craniofacial fibrous dysplasia—a meta-analysis. PLoS One. 2011;6(9):e25179.

46. Cutler CM, Lee JS, Butman JA, FitzGibbon EJ, Kelly MH, Brillante BA, Feuillan P, Robey PG, DuFresne CR, Collins MT. Long-term outcome of optic nerve encasement and optic nerve decompression in patients with fibrous dysplasia: risk factors for blindness and safety of observation. Neurosurgery. 2006;59:1011–7.

47. Kaplan FS, Fallon MD, Boden SD, Schmidt R, Senior M, Haddad JG. Estrogen receptors in bone in a patient with polyostotic fibrous dysplasia (McCune–Albright syndrome). New Engl J Med. 1988;319:421–5.

48. Ruggieri P, Sim FH, Bond JR, Unni KK. Malignancies in fibrous dysplasia. Cancer. 1994;73:1411–24.

49. Yabut SM, Kenan S, Sissons HA, Lewis MM. Malignant transformation of fibrous dysplasia: a case report and review of the literature. Clin Ortho Rel Res. 1988;228:281–9.

19 前肠重复囊肿

Stephen Kieran, Antonio R. Perez-Atayde and Reza Rahbar

概述

前肠重复囊肿（foregut duplication cysts）大多发生在胸部，头颈部前肠重复囊肿虽然很少见，但由于它临床表现多样，很容易与其他先天性头颈部病变混淆，因此具有重要的临床意义。

胚胎学和流行病学

- 在胚胎发育中，前肠分化形成咽、下呼吸道和上消化道（食管、胃、十二指肠和肝胆系统）。在孕早期，源自前肠的上皮异位停留，导致前肠重复囊肿。这种囊肿可发生在从口到肛门之间的消化道的任何部位。

- 根据上皮类型及其他特征，前肠重复囊肿可分为气道、食管或小肠病变。因此，"前肠重复囊肿"一词包含"支气管源性囊肿"、"食管重复囊肿"和"肠道重复囊肿"。支气管源性囊肿占所有纵隔囊肿的50%～60%。病变有一层纤毛柱状、立方上皮或假复层上皮细胞，并附有软骨和呼吸道腺体，以及纤维肌性结缔组织，根据这一点可以判断囊肿起源于支气管。

  食管重复囊肿有一层纤维柱状上皮或复层鳞状上皮的黏膜，以及一层或两层固有肌层。肠道重复囊肿可能有胃和（或）呼吸道黏膜内衬，位于后纵隔，与食管不同[1]。

  前肠囊肿的形成过程大致有三种理论：

  1. 重复畸形的发生可能是由于前肠再通障碍和前肠异常停留导致囊肿形成而引起的[2]。
  2. 囊性重复畸形起源于胚胎发育第5和第7周前肠中形成的多余肺芽[3]。
  3. 当前肠两侧的内胚叶和周围的中胚叶向中线隆起形成两条纵形嵴在中线接触而融合时，部分正在发育的胃可能会被包围在隆起之间[4]。

  前肠重复囊肿中的柱状和杯状细胞多为高分化细胞，局部诱导因子可能作用于原始内皮细胞，这些发现证实了上述第三种理论[5]。

表现

- 头颈部：前肠重复囊肿最常发生在口底或舌；文献中也报道过其他解剖部位（表19.1）。
- 大约50%的前肠重复囊肿患者发病时没有任何症状。在有症状的患者中，最常见的临床特征包括喂食困难、吞咽痛、喘鸣、舌体肿胀和言语困难。新生儿患者可能因肿块阻塞气道导致明显的呼吸窘迫[6]。

鉴别诊断

前肠重复囊肿的鉴别诊断包括所有头颈部先天性囊肿。不同解剖部位也有各自的鉴别诊断。因此，应考虑以下鉴别诊断：

- 黏液囊肿
- 舌下囊肿

表19.1 头颈部前肠重复囊肿的解剖部位[6]

解剖部位	百分比（%）
口底	30
舌	26
口咽部	17
颈前	13
会厌/谷	9
咽后部	4

- 皮样囊肿
- 淋巴管畸形
- 静脉畸形
- 畸胎瘤
- 甲状腺舌管囊肿
- 表皮样囊肿
- 淋巴上皮囊肿

诊断和评估

体格检查

- 前肠重复囊肿最常见的发病部位是口底或舌前部[6]。这种病变在新生儿常规口腔检查中应该很容易发现（图19.1）。

- 口咽、下咽和声门上病变比较少见，这些病变可以在口腔检查、光导纤维喉镜检查或直接喉镜检查（用于出现吞咽困难及呼吸道症状采用）发现。

影像学评估

影像检查（计算机断层扫描，CT，或磁共振成像，MRI）在前肠重复囊肿的评估中具有非常重要的作用。在CT和常规MRI脉冲序列上很难区分前肠重复囊肿与甲状舌管囊肿和皮样肿瘤，但位于舌底前部或舌体前三分之一的囊性肿块一般都是前肠重复囊肿（图19.2）。解剖学上，甲状舌管囊肿通常位于舌盲孔和舌骨之间，或位于舌骨下，而会厌谷囊肿位于声门上喉部、会厌和舌根之间。然而，根据影像学特征和位置（尤其是口底）很难区分潴留性黏液囊肿与前肠重复囊肿。

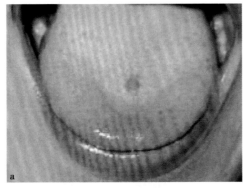
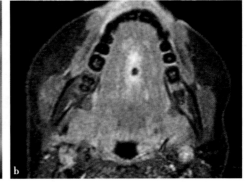

图 19.1 舌前部前肠重复囊肿患者的照片（a）和MRI图像（b）

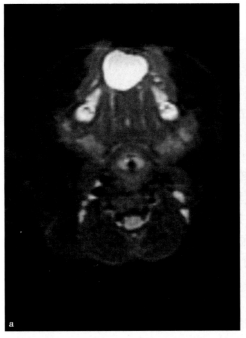
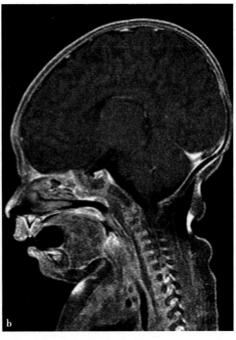

图 19.2 一例7周女婴患舌前肠重复囊肿。a. 快速自旋回波翻转恢复MRI轴位图上可见单室的、界限清晰的中线病灶，与脑脊液等信号，位于口底前部；b. 矢状位钆造影剂增强脂肪抑制T1加权像显示了未强化囊肿

- 多项研究提示脊椎畸形与前肠重复囊肿中的一种类型：神经管原肠囊肿有关，因为囊肿会干扰椎骨中胚层的前融合。但是，在另一项截止到撰稿前最大样本的头颈部前肠重复囊肿研究中，CT 或 MRI 检查中没有发现一例脊椎或脊柱畸形。
- 随着产前超声使用的增加，囊性病变可在产前查出。这种方法已经成功检出前肠重复囊肿，而且还可用于出生时的紧急气道管理，包括可能采取 EXIT（母体子宫外产时处理）手术治疗[7]。

病理学

传统上，确诊前肠重复囊肿，必须满足三个病理学标准（图 19.3）[8]：

1. 外覆平滑肌层
2. 包含来源于前肠的上皮
3. 附有部分前肠组织

- 重复囊肿可以有一种或多种内皮，包括胃黏膜、呼吸道纤毛上皮、复层鳞状上皮和（或）单层立方上皮。所有类型的囊肿都可能发生鳞状上皮化生、黏膜溃疡、炎症和坏死，以致有些时候很难区分支气管源性囊肿和食管囊肿。在头颈部前肠重复囊肿中，呼吸道黏膜比胃黏膜更占优势[6]。
- 在头颈部，前肠重复囊肿可能只含一种黏膜内衬或黏膜、黏膜下和固有肌层。黏膜内衬可能是鳞状上皮黏膜、呼吸道黏膜或肠道黏膜，或者与分泌上皮混合，导致囊肿不断增大[9]。

治疗

- 传统上建议采用观察、切除和抽吸法治疗前肠重复囊肿。然而，前肠重复囊肿如果不治疗，有可能引起并发症。已有文献报道长期前肠重复囊肿发生恶性肿瘤：一例是长腺癌和一例是组织化生，均发生于头颈部的前肠重复囊肿[10, 11]。
- 发生在胸部的前肠重复囊肿比较常见，传统上建议早期切除，以免发生严重并发症[12]。囊肿内可能含胃上皮，因此有可能引起消化性溃疡，导致出血或组织穿孔[13]。若不治疗，还有可能发生窦道形成伴慢性黏液分泌[14]。
- 某些情况下，可以暂时行囊肿抽吸，这样做可以

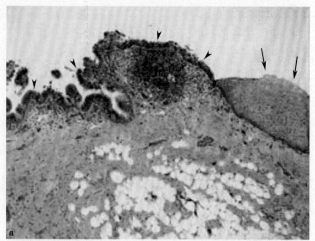
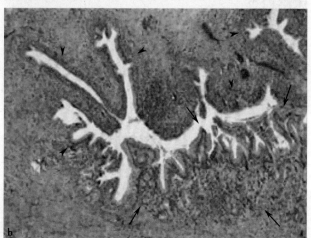
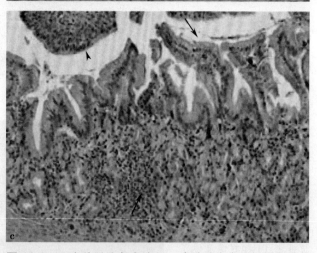

图 19.3　口底前肠重复囊肿。a. 囊肿壁由成熟纤维脂肪组织构成，内衬带纤毛的呼吸道黏膜（短箭头所示）和未角化鳞状上皮黏膜（长箭头所示）。有局灶性的慢性炎症存在；b. 在某些区域，囊肿的黏膜由呼吸道上皮构成（短箭头所示），与高分化的胃窦黏膜相邻（长箭头之间）。有局灶性的慢性炎症存在；c. 图 b 所示的胃窦黏膜的高倍放大图（长箭头之间）。左上角为一部分呼吸道黏膜（短箭头所示）

确认病变是否为良性,并暂时减轻呼吸窘迫、喂食困难等症状。无症状的单纯性囊肿可能会生长,在它出现症状后,会增加围术期并发症的发病率。因此,鉴于该病需要确定性组织学诊断、放任不管的话有可能发生恶变,而且为了缓解相关症状,应选择手术切除。

预后

在一项研究中,22 名头颈部前肠重复囊肿患者采用单纯手术切除进行治疗,随访中没有发现一例复发。有一名患者出现术后并发症(舌部伤口裂开)[6]。

结论

头颈部前肠重复囊肿的诊断比较困难,在先天性头颈部病变,尤其是口底或舌前部病变的鉴别诊断中应考虑该病。建议采用单纯手术切除进行干预,这种方法同时具有诊断和治疗的作用。利用术前影像学检查可以缩小鉴别诊断范围,有助于制定手术计划。手术切除同时具有诊断和治疗作用。

李宏彬 译

戚士芹 校

参考文献

1. Strollo DC, Rosado-de-Christenson ML, Jett JR. Primary mediastinal tumors: part II. Tumors of the middle and posterior mediastinum. Chest. 1997 Nov 5;112(5):1344–57.
2. Bremner JL. Diverticula and duplications of the intestinal tract. Arch Pathol Lab Med. 1944;1944(38):132.
3. Teele RL, Henschke CI, Tapper D. The radiographic and ultrasonographic evaluation of enteric duplication cysts. Pediatr Radiol. 1980 Sep;10(1):9–14.
4. Gorlin RJ, Kalnins V, Izant RJ Jr. Occurrence of heterotopic gastric mucosa in the tongue. J Pediatr. 1964 Apr;64:604–6.
5. Woolgar JA, Smith AJ. Heterotopic gastrointestinal cyst of oral cavity: a developmental lesion? Oral Surg Oral Med Oral Pathol. 1988 Aug;66(2):223–5.
6. Kieran SM, Robson CD, Nose V, Rahbar R. Foregut duplication cysts in the head and neck: presentation, diagnosis, and management. Arch Otolaryngol Head Neck Surg. 2010 Aug;136(8):778–82.
7. Chen MK, Gross E, Lobe TE. Perinatal management of enteric duplication cysts of the tongue. Am J Perinatol. 1997 Mar;14(3):161–3.
8. Qi BQ, Beasley SW, Williams AK. Evidence of a common pathogenesis for foregut duplications and esophageal atresia with tracheo-esophageal fistula. Anat Rec. 2001 Sept 1;264(1):93–100.
9. Tucker R, Maddalozzo J, Chou P. Sublingual enteric duplication cyst. Arch Pathol Lab Med. 2000 Apr;124(4):614–5.
10. Volchok J, Jaffer A, Cooper T, Al-Sabbagh A, Cavalli G. Adenocarcinoma arising in a lingual foregut duplication cyst. Arch Otolaryngol Head Neck Surg. 2007 Jul;133(7):717–9.
11. Kim YS, Ahn SK, Lee SH. Sublingual foregut cyst. J Dermatol. 1998 Jul;25(7):476–8.
12. Parikh D, Samuel M. Congenital cystic lung lesions: is surgical resection essential? Pediatr Pulmonol. 2005 Dec;40(6):533–7.
13. Burgner DP, Carachi R, Beattie TJ. Foregut duplication cyst presenting as neonatal respiratory distress and haemoptysis. Thorax. 1994 Mar;49(3):287–8.
14. Eaton D, Billings K, Timmons C, Booth T, Biavati JM. Congenital foregut duplication cysts of the anterior tongue. Arch Otolaryngol Head Neck Surg. 2001 Dec;127(12):1484–7.

20 生殖细胞瘤 / 畸胎瘤

Jacob R. Brodsky, Vikramjit S. Kanwar, Lisa M. Stafford,
Reza Rahbar and A. Lindsay Frazier

概述

小儿头颈部生殖细胞瘤（germ cell tumors，GCT）很罕见。小儿恶性生殖细胞瘤占儿童癌症的 3%，可分为良性和带恶性成分生殖细胞瘤，或分为性腺外和性腺生殖细胞瘤[1]。在儿童患者中性腺外生殖细胞瘤占大多数，但头颈部颅外病变是最少见的，大约只占良性畸胎瘤的 10%，和小儿恶性生殖细胞瘤的 2.5%[2,3]。出生时或出生后 3 个月内查出的头颈部 GCT 大多数是良性畸胎瘤，而出生 12 个月之后诊断出来的几乎全部是恶性生殖细胞瘤[2]。

畸胎瘤一词起源于拉丁语中的"畸胎样肿瘤"，如此命名是由于它在成熟晚期肿瘤本身包含多种异常结构成分。畸胎瘤多见于骶尾部[3]。虽然畸胎瘤通常是良性先天性肿瘤，但发生在新生儿期的畸胎瘤极有可能因瘤体过大而引起胎儿水肿和早产，从而导致死亡。气道部分或完全堵塞可能是导致头颈部畸胎瘤患儿死亡的另一潜在风险因素。

近年来产前影像技术的研究进展，为畸胎瘤引起的胎儿气道阻塞和气道重建，以及肿瘤管理策略提供足够诊断依据。此外，母体子宫外产时处理（ex utero intrapartum treatment，EXIT）的出现也使某些新生儿阻塞性畸胎瘤得以成功治疗。

小儿头颈部生殖细胞瘤中有五分之一是恶性的。从病理学上看，这些病变一般是卵黄囊瘤，又称内胚窦瘤（endodermal sinus tumors，EST），采用手术治疗和含顺铂化学疗法治疗效果很好[3]。儿童头颈部生殖细胞瘤大多在 3 岁之前发病，整体来看女性患者居多[4]。鉴于头颈部生殖细胞瘤诊断和治疗方法的多样性，对其诊治最好由多学科诊疗小组进行诊治。该小组包括以下部分或全部成员，具体取决于肿瘤是在出生前还是出生后被诊断出来：小儿耳鼻喉科医生、小儿普外科医生、小儿肿瘤医生、新生儿专家、产科医生、放射科医师和麻醉师。为了确保患者生存率最大、长期并发症发生率最低，必须充分了解该病的发生、诊断和治疗。

流行病学

畸胎瘤是最常见的新生儿肿瘤（包括所有良、恶性肿瘤），大约占婴儿肿瘤的 25%[5]，同时它也是最常见的儿童性腺外生殖细胞瘤。最常发生的部位是骶尾部，大约每 40 000 个新生儿中就有一例[6]。头颈部畸胎瘤主要发生在颈部，占所有先天性畸胎瘤的 2%～9%。女性发病率比男性高，二者比例大约为 3∶1[5,7]。

总的说来，头颈部生殖细胞瘤在婴儿和儿童中极其罕见，据 Bernbeck 等人[2]报道，德国 MAKEI 计划中登记的所有小儿生殖细胞瘤中有 32 例发生在头颈部：611 例畸胎瘤中有 26 例（（4%）、655 例恶性肿瘤中有 6 例（1%）头颈部生殖细胞瘤。根据这些数据估计，头颈部恶性生殖细胞瘤在 15 岁以下儿童中的年发生率是百万分之 0.08，这也是医学文献中关于该病的报道很少的原因。

生物学

畸胎瘤的发病机制还不清楚，但已有多种理论假设。Batsakis 等人在 1964 年提出，该病源于胚胎发育过程中被分离出来的多能干细胞[8]。Kountakis 等人在 1994 年指出，畸胎瘤起源于胚胎发育过程中未能正确迁移和脱离原有组织而受影响的胚胎组织[9]。他们发现，头颈部畸胎瘤的多发部位大多是胚胎迁移过程中三个胚层相互紧邻的区域。因此，拉特克囊内胚层和神经外胚层异常下降并包围邻近内胚层和中胚层成分可导致鼻咽部畸胎瘤的形成，而甲状腺原始组织从舌盲孔异常下降并包围邻近外胚层和中胚层成分可导致颈部畸胎瘤的形成。

原生殖细胞出现在 4～5 周胚胎的卵黄囊壁中，并沿背系膜迁移到生殖嵴；中线附近生殖细胞的异常滞留被认为是导致许多性腺外生殖细胞瘤（常位于中线）的原因。然而，许多头颈部生殖细胞瘤并非位于中线，因此有人提出另外一种假设，即生殖细胞瘤起源于胚胎发育过程中散布全身各处并且能够分化成所有生殖细胞谱系的多动能细胞[1]。

颈部畸胎瘤常常包含甲状腺组织，甚至取代部分甲状腺，因此很多人都在推测，究竟这些组织只是畸胎瘤的一种高分化成分，还是证明畸胎瘤实际上起源于甲状腺本身[10-12]？Riedlinger 等人在 2005 年指出，这两种情况都存在，但是文献中过分渲染了畸胎瘤实际上起源于甲状腺原基这种说法，因为很多病例的组织学检查显示，畸胎瘤和甲状腺实际上是被包膜或假包膜明显隔开的[10]。

文献报道显示，畸胎瘤可合并多种其他染色体异常，例如 13- 三体综合征[13]、环状 X 染色体嵌合型伴环状 X 染色体失活[14]、49，XXXXY 核型[15] 及艾卡尔迪综合征等遗传综合征[16]。2006 年，Kosmadidou-Aravidou 等人对 1 例死胎的颈部畸胎瘤进行细胞遗传学分析，发现两个克隆细胞中一个是正常 46，XY 核型，而另一个有额外的标记染色体，来源不明[17]。关于畸胎瘤与遗传学异常因素的关系，在文献报道中尚未有确切依据，并且在病因学方面也是多因素的[7]。

表现

不同解剖部位以及出生前和出生后查出的头颈部畸胎瘤表现都不相同。头颈部畸胎瘤的具体解剖部位分布尚未明确，因为大多数相关文献都是病例报告，病例数量很少。总的说来，大约一半的头颈部畸胎瘤起源于颈部[5]。其余主要发生在口腔、口咽和鼻咽，常被称为"上颌寄生胎"（拉丁语中表示"在下巴上"的词语）。文献中报道的其他发病部位包括耳[18]、颅底[19]、鼻中隔[20] 和腮腺[21]。

随着产前影像技术的发展，可能患头颈部畸胎瘤的患者需要做产前评估。这样一来，医生必须只能根据产前影像学检查结果来预测患者的表现（见"诊断"部分）。颈部、口腔和咽部大畸胎瘤累及气道的风险很大，如果产前没有预测到而未采用充分准备

气道管理策略解决这个问题，则在产后患者很可能迅速发生呼吸失代偿和死亡。不同大小和位置的病变造成的气道堵塞的程度相差很大。少数情况下，胎儿出生前口腔和咽部畸胎瘤会增大并延伸到颅内，导致阻塞性脑积水，甚至妨碍胎儿大脑的发育[22]。与胎儿头颈部畸胎瘤有关的间接子宫内检查发现包括羊水过多，可能是由胎儿吞咽受阻、胎儿水肿和早产引起的。

没有在产前诊断出来的头颈部畸胎瘤，一般在婴儿刚出生后不久就会被发现，但是一些较小的病变直到儿童期才会发病。口腔畸胎瘤，尤其是舌和腭的病变经常会阻止腭突融合，导致腭裂[23]。出生后发现的颈部畸胎瘤通常表现为颈部孤立性肿块[24]。

婴儿畸胎瘤几乎全是良性的，而随着年龄增长，恶变的风险也越高。1988 年 Jordan 和 Gauderer 对 217 例颈部畸胎瘤的系统回顾显示，在出生前发现的 126 例中有 4 例（3%）是恶性病变，而 23 例成人中有 16 例（70%）是恶性病变[25]。

在婴幼儿中，头颈部生殖细胞瘤通常表现为柔软至坚硬的肿块，生长相对较快。病变可发生在多个部位，包括口咽[26-28]、下咽部[2]、面部[29-31]、下颌[32]、腮腺[33]、耳或咽鼓管[34-36]、口底[37-39] 以及眼眶[40-46]。患者可能会有占位效应引起的症状（例如：眼眶生殖细胞瘤引起的眼球突出）[40] 或骨质破坏（例如颞骨受累）[34]。

鉴别诊断

头颈部畸胎瘤很少见。产前超声检测出的头颈部先天性肿块中，淋巴管畸形（LM）较为常见。由于淋巴管畸形常采用硬化疗法治疗，而畸胎瘤需要手术切除，因此二者的区分很重要。在超声图像上，畸胎瘤通常会显示钙化[47]，而淋巴管畸形一般没有钙化。此外，在 MRI 图像上，淋巴管畸形往往呈多囊性伴液平面，而畸胎瘤则不具有这些特征[48]。

出生后发病的儿童颈部肿块的鉴别诊断范围很广，其中较为常见的是甲状舌管囊肿和鳃裂囊肿，二者通常都不会在患儿出生时增大，但是会随时间逐渐增大，或者因发炎或感染而间歇性地增大减小。甲状舌管囊肿和鳃裂囊肿在影像上通常表现为单囊性，与分叶状、不均匀的畸胎瘤大相径庭[48]。

儿童头颈部颅外肿块必须与先天性畸形及其他恶性肿瘤区分开来，包括血管瘤、淋巴管畸形、皮样

囊肿、横纹肌肉瘤、转移性成神经细胞瘤和腮腺肿瘤。这些病变与生殖细胞瘤之间可以依靠 CT、MRI 进行鉴别，但有时候可能还需要手术活检。血清甲胎蛋白（AFP）水平升高是恶性生殖细胞瘤的重要标志[1]。

诊断和评估

体格检查

在头颈部畸胎瘤评估中，体格检查的作用往往很有限，因为现在很多病例是在患儿出生前用放射学方法诊断出来的。上气道堵塞的体征取决于病变的大小和位置，从轻微打鼾或喘鸣到呼吸完全停止。产前未诊出、产后未立即引起气道堵塞的病变大多属于颈外侧肿块，常横跨中线。口腔病变可能引起腭裂。大体检查可以发现，病变一般是活动性的、呈分叶状，质地坚韧，常含有囊性成分[25]。

头颈部颅外恶性生殖细胞瘤通常表现为质地由柔软至坚硬的肿块，可发生在多个部位，例如咽、面部、眼眶、下颌、腮腺或咽鼓管。区域淋巴结肿大不常见，但有时会出现占位效应导致的病变，如眼球突出。

实验室检查

如果胎儿患畸胎瘤，则羊膜穿刺活检中有时会发现 AFP 水平升高，但这个指标不稳定，而且多数情况下临床意义不大。在恶性畸胎瘤中，人绒毛膜促性腺激素（hCG）和 AFP 水平升高可能提示区域复发或转移性疾病的存在，术后可以跟踪检测这两种物质的水平，以判断病变是否为恶性生殖细胞瘤[49]。甲状腺功能检查和钙水平测量对于颈部畸胎瘤的产后管理非常重要，颈部畸胎瘤经常累及甲状腺，偶尔会导致严重的术后甲状腺机能减退和甲状旁腺机能减退伴低钙血症[10]。

影像学检查

高质量的产前影像检查对于头颈部大畸胎瘤的评估和管理至关重要。这些检查在畸胎瘤鉴定、气道管理策略制定和手术切除计划制定中起着关键作用。

在常规产前检查中，有些病例可以通过利用现代的高分辨率超声技术直接显示头颈部大畸胎瘤（图 20.1），然而在大多数情况下产前超生检查只能发现一些继发性病变，例如羊水过多。产前超生检查比 MRI 检查更容易鉴别肿物的性质，若发现病变内有钙化，说明该病变是畸胎瘤，而非其他病变，例如淋巴管畸形，同时多普勒超声还可以显示病灶内血流。虽然二维超声在头颈部畸胎瘤的评估中主要起诊断作用，但是高分辨率三维超声可提供某些细节信息，用于制定产前治疗计划[47]。

由于胎儿 MRI 的发展，胎儿肿块的影像学检查可以提供非常详细的信息（图 20.2）。在决定头颈部大畸胎瘤的管理方法，尤其是在确定是否需要 EXIT 手术以及术中和术后的气道保护和肿瘤治疗方法时，这些细节信息至关重要。正常胎儿的 T2 加权 MRI 图像上，整个气管应该呈现高信号，表明气道通畅、充满液体。如果没有出现该信号，则说明病变已经引起高位气道阻塞综合征（complete high airway obstruction syndrome，CHAOS），可能需要采用气管切开术联合 EXIT 进行治疗。如果确定患者需要气管切开术，则应利用胎儿的 MRI 图像预测气管偏移的位置[48]。

虽然目前尚未发现 MRI 对胎儿有危害，但妊娠期 MRI 的安全性尚未明确。因此，MRI 学会安全委员会认为，只有当其他影像学方法（如超声）不够充分或 MRI 能够提供重要信息时，才可以采用胎儿 MRI[50, 51]。

MRI 可用于术前肿瘤勾画。婴儿和儿童头颈部恶性生殖细胞瘤在 MRI 上表现为肿块边缘清晰，内部信号均匀，T1 加权像低信号，T2 加权像高信号[43]。

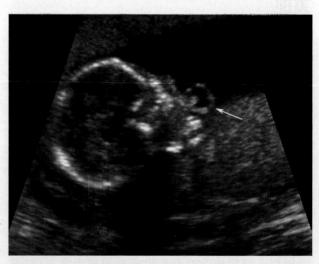

图 20.1 16 周胎儿的斜位超声波图，图中显示一个 1cm 畸胎瘤从右脸颊伸入羊水，孕妇 30 岁，其他方面都很健康，孕 4 产 1

图 20.2   a. 34 周胎儿的产前 MRI，显示颈部的不均匀大肿块影。采用支气管镜和插管联合 EXIT 手术进行治疗；b. 同一患者出生后第一天获取的 MRI 图像，图中所示与产前 MRI 形似。2 周后肿块被切除

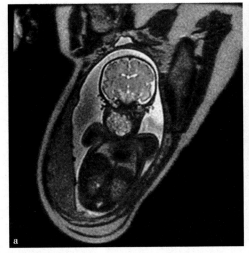
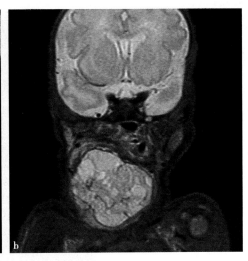

根据这一特征可以将生殖细胞瘤与脉管病变（如淋巴管畸形等，呈多室性，边缘模糊）、横纹肌肉瘤（浸润周围结构）区分开来。

CT 在产前影像学检查中的作用十分有限，因为它可能会使胎儿受到辐射，而且与 MRI 相比，它提供的软组织信息比较少。有人报道过产前使用 CT 检查确认胎儿的面部进行性骨质破坏，以确定胎儿是否需要早产和早期切除，以免面部骨质破坏进一步加重 [52]。在制定产后颅底、腭和面骨附近病变的手术切除计划时，可以用 CT 确定骨骼侵犯情况。

PET 扫描并非小儿生殖细胞瘤的常规检查方法，但它适用于头颈部恶性生殖细胞瘤，检查方法是根据成人非生殖细胞瘤性生殖细胞肿瘤的经验推断而来；PET 扫描在治疗效果监测方面的作用越来越重要 [53]。

病理学

外观上，畸胎瘤大致呈多结节状，内部实质由黄白色、深棕色区域及出血灶组成（图 20.3）。显微镜下，畸胎瘤是一个先天性真性肿瘤，而且明显可以看出其中包含源自三大胚层，即外胚层、中胚层和内胚层的组织（图 20.4）。大约 68% 的颈部畸胎瘤还含有神经外胚层成分，如神经组织 [25]。这些组织分化程度不一，从未成熟细胞到高度分化的组织结构（胰腺和肠），都有可能存在。在儿童和成人中，未成熟成分所占比例较大的肿瘤，一般甲胎蛋白水平也更高，也更容易复发。畸胎样囊肿是起源于三个胚层的低分化肿瘤，上颌寄生胎是一种口腔内畸胎瘤，起源于颅底，该病变原本有可能完全发育成胎儿的器官或四肢 [54]。颈部畸胎瘤也常含有甲状腺组织，但它们与甲状腺本身的关系各不相同。

组织病理学检查中，含内胚窦瘤成分的头颈部恶性生殖细胞瘤最早是在 1959 由 Teilum 年报道的，这种病变通常会有 schiller-duval 小体，由单排肿瘤细胞围绕血管排列而成，小体周围是囊腔（图 20.5）[1]。

免疫组化检查发现，肿瘤细胞的细胞质呈 AFP 和 Lin28 强阳性。还有可能发现染色体 1、3、6 的细胞遗传学变化，但是，与成人卵黄囊瘤不同，畸胎瘤中很少出现等臂染色体 12p[55]。

治疗

内科

头颈部畸胎瘤虽然是组织学良性病变，但也有可能成为致命性和潜在致死性疾病。该病的主要干预方法是手术治疗，利用现代手术技术结合新型支持疗法可以达到 80% 以上的生存率。

在婴儿期，生殖细胞瘤的恶性风险随患儿年龄的增长而增加，1 岁以上、10 岁以下儿童的头颈部生殖细胞瘤中恶性病变最多见。围产期组织学良性畸胎瘤可能会在儿童期转变为混合型恶性生殖细胞瘤，因此，完整切除肿瘤至关重要 [56]。

MEDLINE 检索发现 45 例儿童头颈部恶性生殖细胞瘤，发表在各种病例报告和研究中（表 20.1）。完全手术切除是治愈的基础 [57]。含长春新碱、放线菌素 D 和环磷酰胺的早期化疗可提高患者的生存率；但是，在引入 Einhorn 的含顺铂化疗（包括依托泊苷和博来霉素）后，儿童头颈部恶性生殖细胞瘤的无病生存率才有了显著提高 [2, 3, 58]。由于小儿生殖细胞

图20.3 上腭未成熟实体畸胎瘤。a. 大的软组织肿块，表面光滑，呈红棕色和多结节状；b. 肿块切面可见肉质的、黄白和深棕色区域，以及出血灶

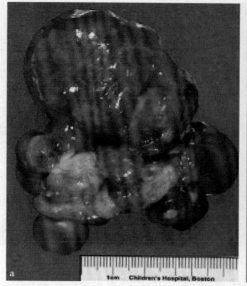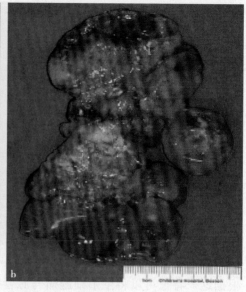

图20.4 上腭未成熟实体畸胎瘤的光学显微镜检查。a. 内胚层和外胚层成分：正在发育的皮肤（顶部）以及未成熟的皮下组织和发育中的脂肪岛（箭头和小图所示）；b. 内胚层和中胚层成分：结构清晰的肠道组织，包括肠黏膜、黏膜肌层、黏膜下层和固有肌层；c. 神经外胚层成分：排列杂乱的发育中的脑组织；d. 低分化成神经细胞成分：神经纤维成分（中央）。小图示高倍镜下的成神经细胞；偶尔有细胞处于丝分裂期

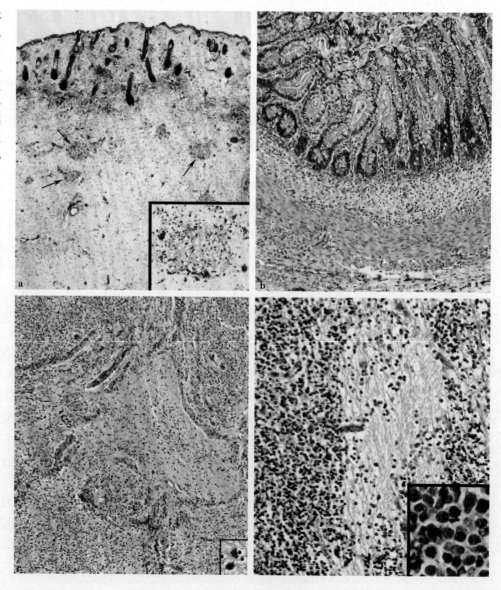

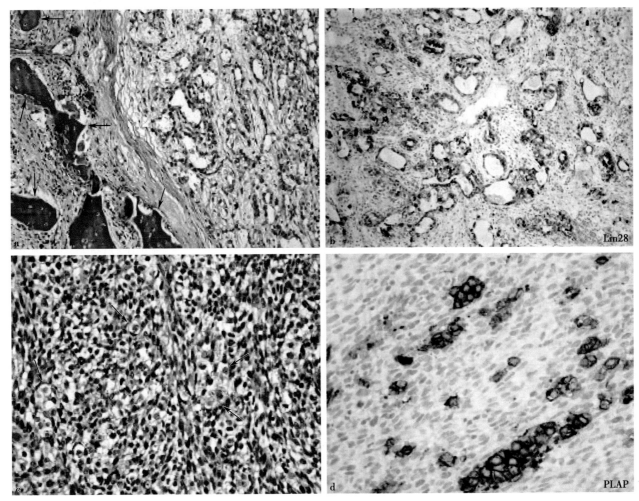

图 20.5　a. 上颌骨内的内胚窦瘤（卵黄囊瘤）（箭所示）。肿瘤（右）内含有不规则的、相互交织的腺体，散布在疏松的黏液间质内；b. 肿瘤细胞 Lin28 染色呈弥漫性强阳性，Lin28 是一种高度敏感和有效的肿瘤标志物；c. 原发于中枢神经系统的生殖细胞瘤内的肉瘤成分。肿瘤主要由低分化的梭形细胞组成。箭示散在的大圆形无性细胞瘤细胞和透明细胞质；d. 无性细胞瘤细胞的透明细胞质胎盘碱性磷酸酶染色呈强阳性

瘤比较罕见，因此最近在治疗方面取得的进展主要来自全世界的几个多中心试验。在北美，这些机构包括儿童肿瘤协作组（Children's Oncology Group，COG），由前儿童癌症协作组（Children's Cancer Group，CCG）和儿科肿瘤协作组（POG）合并而成[59]。对于在术前或术后复发的头颈部恶性生殖细胞瘤，挽救疗法包括 TIP（即紫杉醇（Taxol®）250mg/m² + 异环磷酰胺 1.2g/m² × 5 + 顺铂 20mg/m² × 5）、高剂量化疗（HD-CT）和自体干细胞移植（ASCT），以及 TIC（即紫杉醇（Taxol®）（135mg/m² × 1），异环磷酰胺（3g/m² × 5）和卡铂（560mg/m² × 1））[60]。

外科

　　在产前诊断发现的头颈部畸胎瘤最好由多学科组成的胎儿治疗团队（包括小儿耳鼻喉科医生以及麻醉医师、产科医生、新生儿专家、放射科医生、遗传学家和小儿外科医生）来管理。如果胎儿影像学检查结果显示患儿上气道严重或完全堵塞的可能性较大，则应当考虑母体子宫外产时处理（ex utero intrapartum treatment，EXIT）。利用 EXIT 可以在胎儿部分娩出时维持子宫胎盘灌注和气体交换，同时采取措施在分娩完成前保护胎儿气道。完成这些操作需要精确的麻醉，要求麻醉后既能使子宫足够放松，以维持胎儿灌注，同时又能避免因长时间的宫缩无力而导致出血，危及母子生命。

　　EXIT 手术中，保持孕妇处于全麻状态的同时行剖宫产，只暴露胎儿的头部和肩膀。首先做直接喉镜和硬质支气管镜检查，并尝试经口气管插管。若阻塞太严重，阻碍了气管插管，则需要行气管切开术（图 20.6）。极少数情况下，肿块过大且压迫气道，致使气管切开术无法顺利进行。这种情况下，可以先

表20.1 头颈部颅外恶性生殖细胞瘤儿童患者的检索结果

年龄	性别	位置	手术	放疗	化疗	结果	参考文献
NB	F	OP	PR	是	放线菌素 D, 5FU, thio-TEPA	DOD 15m	[28]
NB	ND	下咽部, 颈部	切除	否	VAC×3 个周期	NED 5y	[2]
NB	ND	下咽部, 颈部	切除	否	VAC×3 个周期	NED 5y	[2]
NB	M	颈前	切除	否	无	NED 13y	[26]
6w	F	前额	PR	52Gy	放线菌素 D, PVB, CTX	DOD 4.5m	[26]
3m	ND	眼眶	活检	否	Chemo NOS	ND	[42]
4m	F	下颌	切除	否	PEB×4 个周期, TIP×4 个周期	NED 5y	[32]
4.5m	F	面部	切除	否	无	NED 10.5m	[26]
6m	F	口底	PR	是	无	DOD, 7m	[28]
6m	F	眼眶, 上颌, PS	PR	否	无	DOD 5m	[39]
6m	M	眼眶, 鼻腔, PS	活检	否	PEB×4 个周期	NED 6m	[44]
7m	F	OP	PR	否	无	DOD 17d	[27]
8m	F	耳	切除	否	PEB	NED 13m	[61]
9m	F	咀嚼肌间隙	无	否	PEB×4 个周期	ND	[30]
10m	F	PS	活检	否	无	DOD 1m	[31]
10m	F	鼻咽	活检	是	Chemo NOS	DOD 9m	[28]
12m	F	颈部	活检	否	PVB	DOI	[39]
12m	M	眼眶	PR	否	PEB×3 个周期	NED 4m	[45]
13m	F	眼眶	剜除术	否	VAC	DOD 10m	[42]
13m	F	眼眶	无	是	无	NED 8m	[42]
13m	ND	下咽部, 颈部	切除	否	PVB/EI	NED 5y	[2]
15m	M	眼眶, 鼻咽	无	60Gy	C5V×12 个周期, VCR, CTX, 5FU	NED 8.5y	[41]
18m	ND	下咽部, 颈部	切除	否	PVB/EI	NED 5y	[2]
18m	F	耳	活检	否	VAC/PVB	NED 15m	[36]
18m	F	外耳道	活检	否	PEB×10 个周期	NED 36m	[62]
18m	M	上腭, 牙槽, OP	活检	否	VAC	ND	[39]
18m	M	眼眶	剜除术	否	C5V	NED 8y	[42]
19m	F	颌下区	活检	是	Chemo NOS	DOD 5m	[38]
20m	F	颞区	PR	否	PEB×6 个周期	NED 5m	[63]
23m	F	颞下颌区	PR	否	Chemo NOS	NED 40m	[64]
24m	F	腮腺间隙	切除	是	Chemo NOS	DOD 18m	[33]
24m	M	鼻腔	切除	是	Chemo NOS	NED 4y	[65]
26m	F	耳	切除	否	无	DOD 3m	[66]
30m	F	耳后区	无	是	Chemo NOS	NED 3y	[26]
30m	F	眼眶	PR	否	PEB×6 个周期	NED 9y	[67]
33m	ND	下咽部, 颈部	切除	否	PVB/EI	DOD 9y	[2]
3y	F	鼻咽, PS	无	是	Chemo NOS	DOD 18m	[68]
3y	F	鼻腔	PR	50.5Gy	VAC×2 年	NED 14y	[69]
3y	F	眼眶, PS	PR	30Gy 近距离照射	PEI×3 个周期, VCR, 更生霉素	DOD 3m	[40]
4y	F	眼眶	PR	否	VCR, 阿霉素, PEB, VAC	NED 10y	[42]
4y	M	面颊部	PR	是	Chemo NOS	NED 5.5y	[29]
6y	F	下颌骨周围	PR	是	Chemo NOS	DOD 18m	[29]
6y	F	口底	PR	否	无	DOD 2m	[37]
9y	M	鼻咽	切除	否	PEB	NED 6m	[57]
12y	ND	下咽部, 颈部	活检	否	PVB, EI	NED 5y	[2]

5FU, 5- 氟尿嘧啶; C5V, 顺铂 /5- 氟尿嘧啶 / 长春新碱; chemo NOS, 化学疗法不另行规定; CTX, 环磷酰胺; d, 天; DOD, 死于疾病; DOI, 死于感染; EI, 依托泊苷 / 异环磷酰胺; F, 女性; Gy, 戈瑞; m, 月; M, 男性; NB, 新生儿; ND, 不确定; NE, 无疾病征兆; OP, 口咽; PEB, 顺铂 / 依托泊苷 / 博来霉素; PEI, 顺铂 / 依托泊苷 / 异环磷酰胺; PR, 部分切除; PS, 鼻旁窦; PVB, 顺铂 / 长春花碱 / 博来霉素; RT, 放射疗法; TIP, 紫杉醇 / 异环磷酰胺 / 顺铂; VAC, 长春新碱 / 放线菌素 / 环磷酰胺; VACA, 长春新碱 / 放线菌素 / 环磷酰胺 / 阿霉素; VCR, 长春新碱; y, 岁

试着切除部分肿块，以便完成气管切开术 [70]。EXIT手术过程中，子宫胎盘气体交换可以维持大约 60 分钟，因此产前应关注的是维护气道的稳定通道，而不是一味地追求完整的切除肿瘤 [71]。由于患者气管很小、标志性结构被肿瘤扭曲且可容许的 EXIT 手术时间有限，因此有时候很难定位气管。在颈部大畸胎瘤的 EXIT 手术中，可以考虑用超声帮助定位气管。

要想 EXIT 手术成功，必须仔细做好协调配合和时间安排。EXIT 在紧急早产的情况下并不可行。在紧急早产中，小儿耳鼻喉科医生必须做好准备，在婴儿娩出时立即行直接喉镜和硬质支气管镜检查以及经口气管插管。这种情况下做紧急气管切开术很少能成功。对于畸胎瘤完全堵塞上气道的新生儿，如果经口气管插管不成功，则患儿存活的可能性不大。这一点必须在分娩前向患儿父母解释清楚。

畸胎瘤大多是含丰富血管的肿瘤，常常引起血流动力学不稳定 [70, 72]。有些畸胎瘤即使最初没有囊性成分，之后也可能因囊性成分而迅速增大，堵塞气道 [25]。因此，畸胎瘤即使在没有出现上气道梗阻症状时也应早期切除。出现上气道堵塞也一样。手术入路根据肿瘤的位置来决定。累及颈前部的畸胎瘤通常需要采用同侧甲状腺叶切除术，因为病变与甲状腺关系密切，甚至取代了部分甲状腺 [10, 12, 72]。

辅助治疗

采用外照射放射疗法治疗儿童头颈部恶性畸胎瘤能否成功还不清楚，这与成人患者的研究结果并不一致 [73]。

预后

头颈部畸胎瘤切除术后复发率因肿瘤的来源位置不同而不同。由于气道黏液堵塞、肉芽组织形成、食管或无名动脉瘘管形成、意外脱管等并发症的原因，儿童长期气管切开术后并发病率和死亡率会很高 [74, 75]；因此，肿瘤完全切除后应尽早完成计划拔管。切除颈部畸胎瘤经常需要行甲状腺叶切除术，导致术后甲状腺功能减退和甲状旁腺功能减退，因此需要仔细监测甲状腺激素和钙水平并适当补充甲状腺激素和钙。口腔巨大畸胎瘤经常会阻止胎儿的腭突融合，导致腭裂及相关病变，包括咽鼓管功能障碍、喂食困难和言语障碍。这种情况下需要在切除肿瘤的同时或之后行腭裂修补术。

据文献报道，头颈部良性畸胎瘤完全切除后复发率很低，且长期预后良好。但也有报道过新生儿期复发和恶性转化，因此建议对患者进行术后随访 [49]。

由于气道堵塞和血流动力学改变，在围产期发病的，尤其是未进行产前诊断的或在未发明 EXIT 手术前的头颈部畸胎瘤造成患儿死亡的风险较高，据文献报道，过去围产期死亡率大约为 50%[25, 76]。使用产前影像技术和 EXIT 术之后的死亡率尚未确定，但很可能比过去低得多。

Bernbeck 等人最近报道的小儿头颈部生殖细胞瘤患者的总生存率为 95% ± 5%，无事件生存率为 81% ± 7%[2]。根据最近的病例报告和小样本研究，头颈部恶性生殖细胞瘤采用手术切除和含顺铂化学疗法治疗后的生存率大约为 75%～80%。

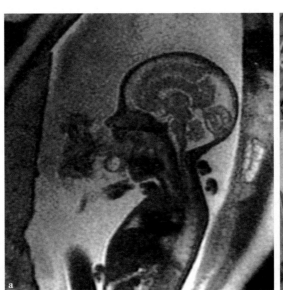
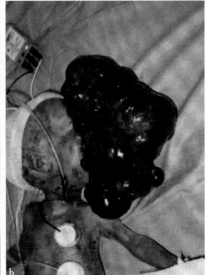

图 20.6　a. 图 20.1 中的患者的 MRI 图像显示，一个密度不均匀的大肿块影填满口咽部和口腔，并伸出口腔进入羊膜腔；b. EXIT 手术顺利完成后拍摄的患儿及气管切开插管、口腔大畸胎瘤照片。该患者采用三期切除法切除肿瘤

关键点

- 在新生儿期发病的头颈部生殖细胞瘤通常为良性畸胎瘤。
- 婴儿恶性生殖细胞瘤很罕见，生殖细胞瘤为恶性的可能性随年龄增长而增加，1 岁以后发病的小儿头颈部生殖细胞瘤大多数是恶性的。
- 小儿生殖细胞瘤的表现随发病部位和年龄而变化，但很多头颈部畸胎瘤是在产前诊断出来的。
- 大多数头颈部肿块可以在常规产前超声中检测出来，而在确定病变的性质、决定是否需要 EXIT 手术时，胎儿 MRI 是必不可少的。
- 小儿头颈部生殖细胞瘤的主要治疗方法是手术切除，但对于恶性病变，建议增加化疗。
- 如果头颈部畸胎瘤过大，堵塞气道，则必须采用 EXIT 手术在胎儿出生时开发气道。
- 多学科团队是小儿生殖细胞瘤的治疗成功的关键。

李宏彬 译
韩富根 校

参考文献

1. Rescorla FJ, Breitfeld PP. Pediatric germ cell tumors. Curr Probl Cancer. 1999;23:257–303.
2. Bernbeck B, Schneider DT, Koch S, et al. Germ cell tumors of the head and neck: report from the MAKEI Study Group. Pediatr Blood Cancer. 2009;52:223–6.
3. Pinkerton CR, Pritchard J, Spitz L. High complete response rate in children with advanced germ cell tumors using cisplatin-containing combination chemotherapy. J Clin Oncol. 1986;4:194–9.
4. Marina N, London WB, Frazier AL, et al. Prognostic factors in children with extragonadal malignant germ cell tumors: a pediatric intergroup study. J Clin Oncol. 2006;24:2544–8.
5. Forrester MB, Merz RD. Descriptive epidemiology of teratoma in infants, Hawaii, 1986–2001. Paediatr Perinat Epidemiol. 2006;20:54–8.
6. Heerema-McKenney A, Harrison MR, Bratton B, Farrell J, Zaloudek C. Congenital teratoma: a clinicopathologic study of 22 fetal and neonatal tumors. Am J Surg Pathol. 2005;29:29–38.
7. Tonni G, De Felice C, Centini G, Ginanneschi C. Cervical and oral teratoma in the fetus: a systematic review of etiology, pathology, diagnosis, treatment and prognosis. Arch Gynecol Obstet. 2010;282:355–61.
8. Batsakis JG, Littler ER, Oberman HA. Teratomas of the neck. A clinicopathologic appraisal. Arch Otolaryngol. 1964;79:619–24.
9. Kountakis SE, Minotti AM, Maillard A, Stiernberg CM. Teratomas of the head and neck. Am J Otolaryngol. 1994;15:292–6.
10. Riedlinger WF, Lack EE, Robson CD, Rahbar R, Nose V. Primary thyroid teratomas in children: a report of 11 cases with a proposal of criteria for their diagnosis. Am J Surg Pathol. 2005;29:700–6.
11. Bale GF. Teratoma of the neck in the region of the thyroid gland; a review of the literature and report of 4 cases. Am J Pathol. 1950;26:565–79.
12. Thompson LD, Rosai J, Heffess CS. Primary thyroid teratomas: a clinicopathologic study of 30 cases. Cancer. 2000;88:1149–58.
13. Yapar EG, Ekici E, Gokmen O. Sonographic diagnosis of epignathus (oral teratoma), prosencephaly, meromelia and oligohydramnios in a fetus with trisomy 13. Clin Dysmorphol. 1995;4:266–71.
14. Witters I, Moerman P, Louwagie D, Van Assche FA, Migeon BR, Fryns JP. Second trimester prenatal diagnosis of epignathus teratoma in ring X chromosome mosaicism with inactive ring X chromosome. Ann Genet. 2001;44:179–82.
15. Staboulidou I, Miller K, Gohring G, Hillemanns P, Wustemann M. Prenatal diagnosis of an epignathus associated with a 49,XXXXY karyotype—a case report. Fetal Diagn Ther. 2008;24:313–7.
16. Goldstein I, Drugan A. Congenital cervical teratoma, associated with agenesis of corpus callosum and a subarachnoid cyst. Prenat Diagn. 2005;25:439–41.
17. Kosmaidou-Aravidou Z, Siabalioti G, Karpathios S, Grigori P, Panani A. Prenatal diagnosis of a cervical teratoma with a cytogenetic study. J Matern Fetal Neonatal Med. 2006;19:377–9.
18. Roncaroli F, Scheithauer BW, Pires MM, Rodrigues AS, Pereira JR. Mature teratoma of the middle ear. Otol Neurotol. 2001;22:76–8.
19. Loveren H van, Youseff S, Morcos JJ. Malignant skull base teratoma. Skull Base. 2002;12:221–5.
20. Huth ME, Heimgartner S, Schnyder I, Caversaccio MD. Teratoma of the nasal septum in a neonate: an endoscopic approach. J Pediatr Surg. 2008;43:2102–5.
21. Ohta M, Imamura Y, Mori M, Maegawa H, Kojima A, Fujieda S. Benign cystic teratoma of the parotid gland: a case report. Acta Cytol. 2009;53:427–30.
22. Clement K, Chamberlain P, Boyd P, Molyneux A. Prenatal diagnosis of an epignathus: a case report and review of the literature. Ultrasound Obstet Gynecol. 2001;18:178–81.
23. Becker S, Schon R, Gutwald R, et al. A congenital teratoma with a cleft palate: report of a case. Br J Oral Maxillofac Surg. 2007;45:326–7.
24. Elmasalme F, Giacomantonio M, Clarke KD, Othman E, Matbouli S. Congenital cervical 2 in neonates. Case report and review. Eur J Pediatr Surg. 2000;10:252–7.
25. Jordan RB, Gauderer MW. Cervical teratomas: an analysis. Literature review and proposed classification. J Pediatr Surg. 1988;23:583–91.
26. Dehner LP, Mills A, Talerman A, Billman GF, Krous HF, Platz CE. Germ cell neoplasms of head and neck soft tissues: a pathologic spectrum of teratomatous and endodermal sinus tumors. Hum Pathol. 1990;21:309–18.
27. Kutluhan A, Ugras S, Akman E. Endodermal sinus (yolk sac) tumor of oral cavity originating from gingiva. Auris Nasus Larynx. 1998;25:459–62.
28. Lack EE. Extragonadal germ cell tumors of the head and neck region: review of 16 cases. Hum Pathol. 1985;16:56–64.
29. Shebib S, Sabbah RS, Sackey K, Akhtar M, Aur RJ. Endodermal sinus (yolk sac) tumor in 2 and children. A clinical and pathologic study: an 11 year review. Am J Pediatr Hematol Oncol. 1989;11:36–9.
30. Pasricha S, Gupta A, Shah M, Vadodaria H. Extragonadal yolk sac tumor of face in a female infant: a case report. Indian J Pathol Microbiol. 2010;53:592–3.
31. Weedon D, Musgrave J. Endodermal sinus tumour of the face. Pathology. 1974;6:365–9.
32. Steinbacher DM, Upton J, Rahbar R, Ferraro NF. Yolk sac tumor of the mandible. J Oral Maxillofac Surg. 2008;66:151–3.
33. Viva E, Zorzi F, Annibale G, Stefini S, Baronchelli C, Bonetti MF. Endodermal sinus (yolk sac) tumor of the parotid gland: a case report. Int J Pediatr Otorhinolaryngol. 1992;24:269–74.
34. Devaney KO, Ferlito A. Yolk sac tumors (endodermal sinus tumors) of the extracranial head and neck regions. Ann Otol Rhinol Laryngol. 1997;106:254–60.
35. Devaney KO, Ferlito A, Rinaldo A. Endodermal sinus tumor (yolk sac tumor) of the temporal bone: an exotic disease for otorhinolaryngologists and head and neck surgeons. Acta Otolaryngol. 2003;123:747–8.
36. Stanley RJ, Scheithauer BW, Thompson EI, Kispert DB, Weiland LH, Pearson BW. Endodermal sinus tumor (yolk sac tumor) of the

ear. Arch Otolaryngol Head Neck Surg. 1987;113:200–3.

37. Jin X, Han C, Sun H. Primary yolk sac tumor in floor of mouth in a child. J Oral Maxillofac Surg. 2011;69:1973–7.

38. Fonseca I, Martins AG, Soares J. Submandibular endodermal sinus (yolk sac) tumor in a female infant. A case report. Int J Oral Maxillofac Surg. 1991;20:46–7.

39. Kusumakumari P, Geetha N, Chellam VG, Nair MK. Endodermal sinus tumors in the head and neck region. Med Pediatr Oncol. 1997;29:303–7.

40. Bresters D, Zwaan CM, Veerman AJ, Leemans CR, Westerveld GJ, Linden JC van der. A three-year-old girl with a yolk sac tumor in the orbit/maxillary sinus. Med Pediatr Oncol. 2003;40:70–1.

41. Katz NN, Ruymann FB, Margo CE, Popejoy LA, LaPiana FG. Endodermal sinus tumor (yolk-sac carcinoma) of the orbit. J Pediatr Ophthalmol Strabismus. 1982;19:270–4.

42. Margo CE, Folberg R, Zimmerman LE, Sesterhenn IA. Endodermal sinus tumor (yolk sac tumor) of the orbit. Ophthalmology. 1983;90:1426–32.

43. Appignani BA, Jones KM, Barnes PD. Primary endodermal sinus tumor of the orbit: MR findings. AJR Am J Roentgenol. 1992;159:399–401.

44. Yih JP, Sullivan P, Taylor D. Alpha fetoprotein as marker for a case of orbital yolk sac tumour. Br J Ophthalmol. 1995;79:787–8.

45. Mogaddam AS, Memar B, Aledavood A, Eslampoor A. Isolated orbital endodermal sinus tumor. Ophthal Plast Reconstr Surg. 2007;23:477–9.

46. Dragan LR, Aghaian E, Vora R, Kim GE, Seiff SR. Orbital, middle cranial fossa, and pterygopalatine fossa yolk sac tumor in an infant. Ophthal Plast Reconstr Surg. 2004;20:469–71.

47. Araujo Junior E, Guimaraes Filho HA, Saito M, et al. Prenatal diagnosis of a large fetal cervical teratoma by three-dimensional ultrasonography: a case report. Arch Gynecol Obstet. 2007;275:141–4.

48. Rahbar R, Vogel A, Myers LB, et al. Fetal surgery in otolaryngology: a new era in the diagnosis and management of fetal airway obstruction because of advances in prenatal imaging. Arch Otolaryngol Head Neck Surg. 2005;131:393–8.

49. Muscatello L, Giudice M, Feltri M. Malignant cervical teratoma: report of a case in a newborn. Eur Arch Otorhinolaryngol. 2005;262:899–904.

50. Kathary N, Bulas DI, Newman KD, Schonberg RL. MRI imaging of fetal neck masses with airway compromise: utility in delivery planning. Pediatr Radiol. 2001;31:727–31.

51. Shellock F. Policies, guidelines, and recommendations for MR imaging safety and patient management. J Magn Reson Imaging. 1991;1:97–101.

52. Morof D, Levine D, Grable I, et al. Oropharyngeal teratoma: prenatal diagnosis and assessment using sonography, MRI, and CT with management by ex utero intrapartum treatment procedure. AJR Am J Roentgenol. 2004;183:493–6.

53. Franzius C. FDG-PET/CT in pediatric solid tumors. Q J Nucl Med Mol Imaging. 2010;54:401–10.

54. Kerner B, Flaum E, Mathews H, et al. Cervical teratoma: prenatal diagnosis and long-term follow-up. Prenat Diagn. 1998;18:51–9.

55. Echten J van, Timmer A, Veen AY van der, Molenaar WM, Jong B de. Infantile and adult testicular germ cell tumors. a different pathogenesis? Cancer Genet Cytogenet. 2002;135:57–62.

56. Ueno S, Hirakawa H, Matsuda H, et al. A case of neonatal mature teratoma transformed to malignancy in the neck extending to the mouth floor. Tokai J Exp Clin Med. 2009;34:130–4.

57. Davidoff AM, Hebra A, Bunin N, Shochat SJ, Schnaufer L. Endodermal sinus tumor in children. J Pediatr Surg. 1996;31:1075–8 (discussion 1078–9).

58. Marina N, Fontanesi J, Kun L, et al. Treatment of childhood germ cell tumors. Review of the St. Jude experience from 1979 to 1988. Cancer. 1992;70:2568–75.

59. Cushing B, Giller R, Cullen JW, et al. Randomized comparison of combination chemotherapy with etoposide, bleomycin, and either high-dose or standard-dose cisplatin in children and adolescents with high-risk malignant germ cell tumors: a pediatric intergroup study—Pediatric Oncology Group 9049 and Children's Cancer Group 8882. J Clin Oncol. 2004;22:2691–700.

60. Kondagunta GV, Bacik J, Donadio A, et al. Combination of paclitaxel, ifosfamide, and cisplatin is an effective second-line therapy for patients with relapsed testicular germ cell tumors. J Clin Oncol. 2005;23:6549–55.

61. Fukunaga M, Miyazawa Y, Harada T, Ushigome S, Ishikawa E. Yolk sac tumor of the ear. Histopathology. 1995;27(6):563–7.

62. Frank TC, Anand VK, Subramony C. Yolk sac tumor of the temporal bone: report of a case. Ear Nose Throat J. 2000;79:183, 187–8, 191–2 passim.

63. Kebudi R, Ayan I, Darendeliler E, et al. Non-midline endodermal sinus tumor in the head and neck region: a case report. Med Pediatr Oncol. 1993;21:685–9.

64. Stephenson JA, Mayland DM, Kun LE, Etcubanas E, Thompson EI, Gross CW. Malignant germ cell tumors of the head and neck in childhood. Laryngoscope. 1989;99:732–5.

65. Sungur A, Ozbay G, Dogan A, Ozyilmaz F, Ataman M. An endodermal sinus tumor of the head and neck region. Int J Pediatr Otorhinolaryngol. 1993;26:177–80.

66. Choufani G, Saussez S, Detemmerman D, et al. Yolk sac tumor of the ear in a child. Am J Otol. 1998;19:298–300.

67. Kiratli H, Erkan Balci K, Guler G. Primary orbital endodermal sinus tumor (yolk sac tumor). J AAPOS. 2008;12:623–5.

68. Byard RW, Smith CR, Chan HS. Endodermal sinus tumor of the nasopharynx and previous mature congenital teratoma. Pediatr Pathol. 1991;11:297–302.

69. Gabris K, Orosz M, Suba Z. The effects on teeth of radiotherapy for nasal endodermal sinus tumor (yolk sac tumor) in childhood. Int J Oral Maxillofac Surg. 2001;30:356–8.

70. Hirose S, Sydorak RM, Tsao K, et al. Spectrum of intrapartum management strategies for giant fetal cervical teratoma. J Pediatr Surg. 2003;38:446–50 (discussion 446–50).

71. Myers LB, Bulich LA, Mizrahi A, et al. Ultrasonographic guidance for location of the trachea during the EXIT procedure for cervical teratoma. J Pediatr Surg. 2003;38:E12.

72. De Backer A, Madern GC, Ven CP van de, Tibboel D, Hazebroek FW. Strategy for management of newborns with cervical teratoma. J Perinat Med. 2004;32:500–8.

73. Djalilian HR, Linzie B, Maisel RH. Malignant teratoma of the thyroid: review of literature and report of a case. Am J Otolaryngol. 2000;21:112–5.

74. Das P, Zhu H, Shah RK, Roberson DW, Berry J, Skinner ML. Tracheotomy-related catastrophic events: results of a national survey. Laryngoscope. 2012;122:30–7.

75. Shah RK, Lander L, Berry JG, Nussenbaum B, Merati A, Roberson DW. Tracheotomy outcomes and complications: a national perspective. Laryngoscope. 2012;122:25–9.

76. Trecet JC, Claramunt V, Larraz J, Ruiz E, Zuzuarregui M, Ugalde FJ. Prenatal ultrasound diagnosis of fetal teratoma of the neck. J Clin Ultrasound. 1984;12:509–11.

21 骨巨细胞瘤

Bonnie L. Padwa

概述

骨巨细胞瘤（giant cell lesions，GCLs）是来源于间叶组织的良性原发性骨肿瘤。肿瘤由成纤维细胞样梭形基质细胞、多核巨细胞以及内皮细胞内衬的密集血管网构成。肿瘤的起源细胞尚未确定，很可能不是巨细胞，因为这些细胞存在于各种骨肿瘤中，尤其是儿童患者中[1]。骨巨细胞瘤根据临床特点和影像学标准分为非侵袭性和侵袭性[1-6]。非侵袭性肿瘤的治疗方法为单纯刮除术，治疗后复发率低。而侵袭性肿瘤根治术或刮除术后复发率高达70%[1, 3-11]。侵袭性和非侵袭性骨巨细胞瘤虽然临床表现不同，但组织学表现相似[1, 3-8, 12]。另外，目前尚未发现可以预测本病预后的生物学标志物，而且组织学检查也无法判断其预后[1, 3-6, 8, 12]。

生物学和流行病学

年龄分布

● 骨巨细胞瘤发病高峰年龄是10～20岁。

性别差异

● 女性与男性患者的比例为2:1。

发病部位

● 下颌骨比上颌骨常见。
● 多见于下颌前部，其中尖牙 - 前磨牙区最为常见。

风险因素——环境、生活方式

● 无

与其他疾病、综合征之间的关系

● 骨巨细胞瘤一般是单发病变。若发现多个病灶，临床医生应考虑甲状旁腺机能亢进，如为双侧病变，则应当考虑家族性巨颌症或努南综合征[2, 3]。骨巨细胞瘤含有大量成骨细胞，在组织病理学上很难与家族性巨颌症或努南综合征区分。但是，单发性骨巨细胞瘤患者不存在家族性巨颌症相关的生殖系SH3BP2突变，且病变内不含体细胞SH3BP2突变[4]。这表明虽然骨巨细胞瘤的组织学表现一样，但是它们的发病机理不同。
● 儿童甲状旁腺功能亢进所致的棕色瘤伴发慢性肾衰竭和继发性甲状旁腺功能亢进。原发性甲状腺机能亢进在儿童中很少见。

临床表现

骨巨细胞瘤的临床表现无特异性，可以表现为快速膨胀性生长的肿物、局部呈侵袭性表现（如疼痛、感觉异常、牙根吸收），或者表现为生长缓慢的、无临床症状的轻微病变。Chuong等对侵袭性骨巨细胞瘤的临床和影像特征进行了总结：①直径大于5cm；②生长迅速；③刮除术后复发；④骨皮质变薄和（或）破溃；⑤牙齿移位和（或）吸收[13]。基于这些特征，直径大于等于5cm和（或）刮除或切除术后复发的肿瘤为侵袭性肿瘤。至少符合其他三个标准的肿瘤也被归结为侵袭性肿瘤[1]。偶然发现的、无临床症状的、不符合侵袭性标准的骨巨细胞瘤仍归结为非侵袭性肿瘤[1]。

图 21.1 左下颌肿胀的 12 岁女孩的正面像(a)和颏下像(b)

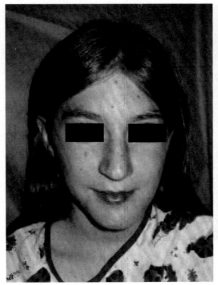
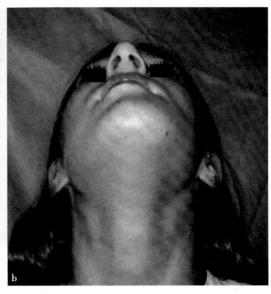

- 非侵袭性骨巨细胞瘤患者通常无临床症状,往往在常规影像学检查中偶然发现。可表现为局部肿胀,但没有疼痛感或异常感觉。
- 侵袭性骨巨细胞瘤的发病年龄较低,伴有疼痛感,生长迅速。

鉴别诊断

鉴别诊断包括可透射线的下颌骨病变。
- 甲状旁腺功能亢进性棕色瘤
- 牙源性角化性肿瘤
- 成釉细胞瘤
- 黏液瘤
- 骨纤维异常增生症
- 动脉瘤样骨囊肿
- 单纯性骨囊肿

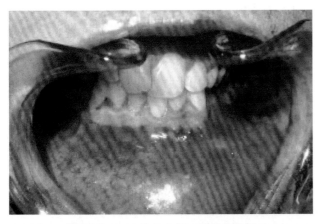

图 21.2 口内像示左侧口腔前庭饱满

诊断和评估

体格检查

- 面部呈现不对称性肿胀(图 21.1a, b)
- 前庭饱满(图 21.2)
- 牙齿松动

实验室检查

- 血液检查以排除甲状旁腺机能亢进症,检查项目包括甲状旁腺激素、血清钙及血磷

影像学检查

- X 线片:病变区透亮,骨皮质变薄,骨膜反应,牙齿移位以及牙根吸收
- CT 扫描:骨皮质变薄和(或)破溃,骨膜反应,牙齿移位以及牙根吸收(图 21.3a, b)

病理学检查

骨巨细胞瘤的组织病理学特征是,大量多核巨细胞和单核细胞分布于纤维基质内(图 21.4a, b)。骨巨细胞瘤中的巨细胞可能是反应性或继发性,并非肿瘤起源。也有人认为骨巨细胞瘤起源于巨噬细胞、间叶细胞和成纤维细胞[14]。标准组织学分析技术无法辨别棕色瘤与非侵袭性和侵袭性骨巨细胞瘤。

图 21.3　轴位（a）和冠状位（b）CT 图像显示骨皮质变薄和（或）破溃、骨膜反应，以及牙根移位，与侵袭性骨巨细胞瘤的特征相符

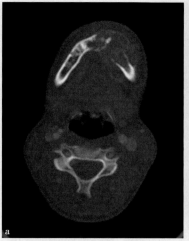
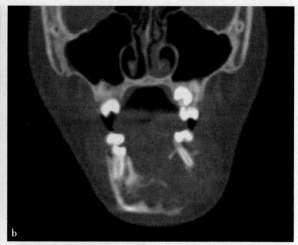

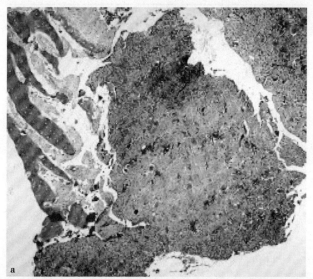
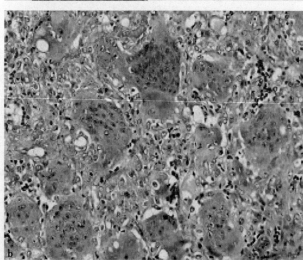

图 21.4　中心型巨细胞修复性肉芽肿。a. 骨内病变，由血管间质内分布不均匀的破骨细胞样多核巨细胞构成；图中上部和左中部为骨小梁；b. 巨细胞之间有饱满的单核细胞、从血管中渗出的红细胞，间或还有淋巴细胞

由于骨巨细胞瘤的起源细胞未知，而侵袭性和非侵袭性肿瘤的显微镜下表现相似（图 21.5a，b），许多研究已经开始尝试用生物标志物来区别侵袭性 / 非侵袭性肿瘤，并分析这些标志物与临床表现及预后之间的关系。为了区别侵袭性和非侵袭性肿瘤、判断预后和治疗效果 [13, 15-18]，多种参数已经用于研究，包括巨细胞数目和大小、巨细胞中的平均细胞核数、巨细胞表面积占总面积的比例，DNA 含量、分裂活性及免疫组织学特征。研究发现，侵袭性 / 复发性病变的巨细胞数和相对大小较高，且巨细胞表面积比例较大 [13, 16]。另外，侵袭性肿瘤表达更多的核仁 [18]。

诊断技术的进步可以进一步鉴别骨巨细胞瘤的侵袭性。Susarla 及其同事报道了细胞间黏附因子 CD34 可用于鉴别侵袭性病变；CD34 染色的微血管密度等于或大于 2.5% 时，侵袭性病变的可能性比非侵袭性大 100 倍 [5]。

治疗

药物治疗

- 药物治疗不适用于骨巨细胞瘤。

外科治疗

- 非侵袭性颌骨巨细胞瘤用刮除术治疗效果良好，复发率低 [1, 10]，不需要使用辅助或替代疗法，例如病灶内注射类固醇 [19, 20]、全身应用降钙素 [21, 22] 或鼻喷降钙素治疗 [22, 23]，因为非侵袭性肿瘤患

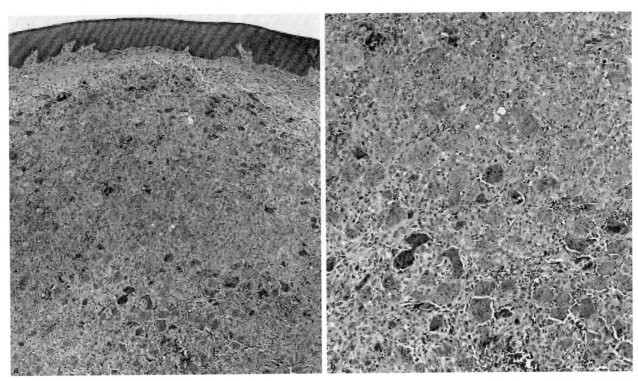

图 21.5　外周性巨细胞修复性肉芽肿（巨细胞性龈瘤）。a. 主要由大量破骨细胞样多核巨细胞构成的无包膜肿块；病变下是未角化鳞状上皮黏膜，其余为黏膜下层；b. 血管间质的多核巨细胞和饱满的单核细胞，以及零星散布的淋巴细胞

者用刮除 / 剜除术即可治愈。但是，该方法治疗侵袭性肿瘤的复发率高达 70%[1]。

● 侵袭性骨巨细胞瘤治疗的金标准是整块切除术[7]。由于该病好发于儿童，而切除重要组织可能导致患儿功能、外貌和心理问题，因此有人尝试采用替代疗法[8]，包括瘤体内注射类固醇、全身应用降钙素、全身应用干扰素 α 扰素联合肿瘤刮除术[9-11]。瘤体中的巨细胞糖皮质激素受体和降钙素受体呈阳性[8]。有人尝试使用过病灶内注射皮质类固醇，因为多核巨细胞是破骨细胞，而骨髓培养显示地塞米松能够抑制破骨细胞样细胞。骨巨细胞瘤中的巨细胞亦含有降钙素受体[24]。降钙素可抑制破骨细胞 / 巨细胞的功能，因此也有人提议用降钙素治疗骨巨细胞瘤。Kaban 及其同事指出，骨巨细胞瘤是增生性血管病变，在一定程度上依赖于血管生成，因此他们推断，侵袭性骨巨细胞瘤可以用抑制血管疗法来治疗[1]。细胞培养发现，干扰素会抑制破骨细胞骨吸收并刺激成骨细胞和前成骨细胞[1, 25, 26]。

辅助治疗

● 病灶内注射类固醇
● 降钙素全身用药
● 干扰素 α-2a 全身用药联合刮除术

预后

　　1953 年 Jaffe 首次报道了骨巨细胞瘤[27]。但病变的性质（反应性 / 炎症性、肿瘤性）、起源细胞以及肿瘤的生物学行为尚不清楚。因此，不同方式已被尝试用于治疗，治疗结果不一；目前，哪种治疗方法效果最好尚无定论。

　　目前，侵袭性骨巨细胞瘤的最佳治疗方法是肿瘤剜除术（保留牙齿和神经等重要结构）和干扰素 α-2a 联合治疗（图 21.6a，b）[10]。联合治疗可以有效控制肿瘤，与整块切除相比手术并发症更少。在 Kaban 及其同事开展的研究中，26 名患者中有 16 人治愈，6 人病情缓解，4 人在积极治疗中[10]。

图 21.6　侵袭性骨巨细胞瘤确诊时（a）和剜除术（保留牙齿和神经等重要结构）和干扰素 α-2a 辅助治疗后 1 年的轴位 CT 图，图中显示病变部位的骨填充和骨溶解（b）

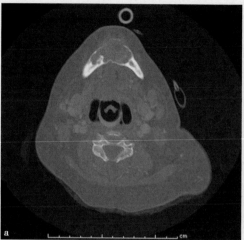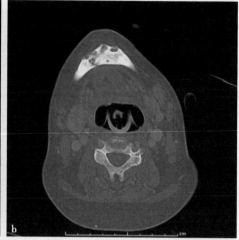

杨小健 译
蒋　飞 校

参考文献

1. Kaban LB, Troulis MJ, Wilkinson MS, Ebb D, Dodson TB. Adjuvant antiangiogenic therapy for giant cell tumors of the jaws. J Oral Maxillofac Surg. 2007 Oct;65(10):2018–24; discussion 2024.

2. Eisenbud L, Stern M, Rothberg M, Sachs SA. Central giant cell granuloma of the jaws: experiences in the management of thirty-seven cases. J Oral Maxillofac Surg. 1988 May;46(5):376–84.

3. Cohen MM Jr, Gorlin RJ. Noonan-like/multiple giant cell lesion syndrome. Am J Med Genet. 1991 Aug 1;40(2):159–66.

4. Idowu BD, Thomas G, Frow R, Diss TC, Flanagan AM. Mutations in SH3BP2, 2 cherubism gene, were not detected in central or peripheral giant cell tumours of the jaw. Br J Oral Maxillofac Surg. 2008 April;46(3):229–30.

5. Susarla SM, August M, Dewsnup N, Faquin WC, Kaban LB, Dodson TB. CD34 staining density predicts giant cell tumor clinical behavior. J Oral Maxillofac Surg. 2009 May;67(5):951–6.

6. Webb DJ, Brockbank J. Combined curettage and cryosurgical treatment for the aggressive "giant cell lesion" of the mandible. Int J Oral Maxillofac Surg. 1986 Dec;15(6):780–5.

7. Tosco P, Tanteri G, Iaquinta C, et al. Surgical treatment and reconstruction for central giant cell granuloma of the jaws: a review of 18 cases. J Craniomaxillofac Surg. 2009 Oct;37(7):380–7.

8. Vered M, Buchner A, Dayan D. Immunohistochemical expression of glucocorticoid and calcitonin receptors as a tool for selecting therapeutic approach in central giant cell granuloma of the jawbones. Int J Oral Maxillofac Surg. 2006 Aug;35(8):756–60.

9. de Lange J, Rosenberg AJ, van den Akker HP, Koole R, Wirds JJ, van den Berg H. Treatment of central giant cell granuloma of the jaw with calcitonin. Int J Oral Maxillofac Surg. 1999 Oct;28(5):372–6.

10. Kaban LB, Troulis MJ, Ebb D, August M, Hornicek FJ, Dodson TB. Antiangiogenic therapy with interferon alpha for giant cell lesions of the jaws. J Oral Maxillofac Surg. 2002 Oct;60(10):1103–11; discussion 1111–3.

11. Kermer C, Millesi W, Watzke IM. Local injection of corticosteroids for central giant cell granuloma. A case report. Int J Oral Maxillofac Surg. 1994 Dec;23(6 Pt 1):366–8.

12. Flanagan AM, Nui B, Tinkler SM, Horton MA, Williams DM, Chambers TJ. The multinucleate cells in giant cell granulomas of the jaw are osteoclasts. Cancer. 1988 Sep 15;62(6):1139–45.

13. Chuong R, Kaban LB, Kozakewich H, Perez-Atayde A. Central giant cell lesions of the jaws: a clinicopathologic study. J Oral Maxillofac Surg. 1986 Sep;44(9):708–13.

14. Liu B, Yu SF, Li TJ. Multinucleated giant cells in various forms of giant cell containing lesions of the jaws express features of osteoclasts. J Oral Pathol Med. 2003 July;32(6):367–75.

15. Eckardt A, Pogrel MA, Kaban LB, Chew K, Mayall BH. Central giant cell granulomas of the jaws. Nuclear DNA analysis using image cytometry. Int J Oral Maxillofac Surg. 1989 Feb;18(1):3–6.

16. Ficarra G, Kaban LB, Hansen LS. Central giant cell lesions of the mandible and maxilla: a clinicopathologic and cytometric study. Oral Surg Oral Med Oral Pathol. 1987 July;64(1):44–9.

17. O'Malley M, Pogrel MA, Stewart JC, Silva RG, Regezi JA. Central giant cell granulomas of the jaws: phenotype and proliferation-associated markers. J Oral Pathol Med. 1997 April;26(4):159–63.

18. Whitaker SB, Waldron CA. Central giant cell lesions of the jaws. A clinical, radiologic, and histopathologic study. Oral Surg Oral Med Oral Pathol. 1993 Feb;75(2):199–208.

19. Nogueira RL, Teixeira RC, Cavalcante RB, Ribeiro RA, Rabenhosrt SH. Intralesional injection of triamcinolone hexacetonide as an alternative treatment for central giant-cell granuloma in 21 cases. Int J Oral Maxillofac Surg. 2010 Dec;39(12):1204–10.

20. Terry BC, Jacoway JR. Management of central giant cell lesions: an alternative to surgical therapy. Oral Maxillofac Clin North Am. 1994;6:579.

21. de Lange J, van den Akker HP, Veldhuijzen van Zanten GO, Engelshove HA, van den Berg H, Klip H. Calcitonin therapy in central giant cell granuloma of the jaw: a randomized double-blind placebo-controlled study. Int J Oral Maxillofac Surg. 2006 Sep;35(9):791–5.

22. Pogrel MA. Calcitonin therapy for central giant cell granuloma. J Oral Maxillofac Surg. 2003 June;61(6):649–53; discussion 53–4.

23. Vered M, Shohat I, Buchner A, Dayan D, Taicher S. Calcitonin nasal spray for treatment of central giant cell granuloma: clinical, radiological, and histological findings and immunohistochemical expression of calcitonin and glucocorticoid receptors. Oral Surg Oral Med Oral Pathol Oral Radiol Endod. 2007 Aug;104(2):226–39.

24. Nicholson GC, Horton MA, Sexton PM, et al. Calcitonin receptors of human osteoclastoma. Horm Metab Res. 1987 Nov;19(11):585–9.

25. Abukawa H, Kaban LB, Williams WB, Terada S, Vacanti JP, Troulis MJ. Effect of interferon-alpha-2b on porcine mesenchymal stem cells. J Oral Maxillofac Surg. 2006 Aug;64(8):1214–20.

26. Takayanagi H, Kim S, Matsuo K, et al. RANKL maintains bone homeostasis through c-Fos-dependent induction of interferon-beta. Nature. 2002 April 18;416(6882):744–9.

27. Jaffe HL. Giant-cell reparative granuloma, traumatic bone cyst, and fibrous (fibro-oseous) dysplasia of the jawbones. Oral Surg Oral Med Oral Pathol. 1953 Jan;6(1):159–75.

鼻神经胶质瘤

Frank W. Virgin and Reza Rahbar

概述

鼻神经胶质瘤（nasal gliomas）是罕见的先天性鼻部肿块，好发于儿童。本病是一种鼻部和前颅底良性肿块，还包括鼻部皮样囊肿、脑膜脑膨出和血管瘤。

本病好发于婴幼儿，临床表现为鼻塞、喂养困难或面部畸形。尤为重要的是，本病可能诱发感染。如果病变部位与颅内相通，那么患儿发生颅内并发症的风险会明显提高。

生物学和流行病学

先天性鼻部肿块很少见，大约每 20 000～40 000 个活产儿中会有 1 例 [1]。通常在患儿出生时即被发现，但少数直到儿童期或成年后才被发现。先天性鼻部肿块的鉴别诊断包括皮样囊肿、血管瘤、神经胶质瘤和脑膜脑膨出。1852 年 Reid 首次报道了鼻神经胶质瘤 [2]。Schmidt 第一次全面介绍了该病，并于 1900 年将本病命名为神经胶质瘤 [3]。

病理生理学

- 鼻额区胚胎学
  - 前囟：位于成对的鼻骨之间。
  - 前鼻间隙：位于鼻囊与鼻骨之间。
- 妊娠第二个月，硬脑膜憩室经过前鼻间隙与体表的外胚层有联系。
- 额骨鼻突生长并包围硬脑膜凸起，形成盲孔 [4]。
- 在正常发育过程中，硬脑膜凸起会逐渐回缩。
- 鼻神经胶质瘤由硬脑膜凸起回缩失败所致。

- 脑膜脑膨出与神经胶质瘤的区别在于其内有颅内容物。
- 当神经胶质组织与脑实质隔离开，并包裹于肿瘤内时，神经胶质瘤得以形成 [5, 6]。

分子 / 遗传病理学

发病率和患病率

- 罕见病，英文文献报道仅 250 例。

年龄分布

- 发生于儿童
- 一项研究显示平均发病年龄为 9 月龄 [7]

性别偏差异

- 男女患者比例为 3 : 2

地理分布

- 无

风险因素

- 该病比较罕见，风险因素不明

与其他疾病、综合征的关系

- 与脑膜脑膨出密切相关
- 尚未发现与其他综合征有关

临床表现

　　鼻神经胶质瘤一般在婴幼儿期发病，临床表现为鼻部肿块或凹陷，可引起一定程度的面容畸形。但是，少数较小的病变可能到儿童期甚至成年才被发现。最近的一个病例报告中报道了 1 例由产前胎儿超声和 MRI 共同诊断的鼻神经胶质瘤[8]。鼻神经胶质瘤可分为鼻外型（60%）、鼻内型（10%）和混合型（10%）[9, 10]。

鉴别诊断

　　鼻神经胶质瘤属于先天性鼻部中线肿块。其鉴别诊断包括：
- 脑膜脑膨出
- 皮样囊肿
- 血管瘤

诊断和评估

体格检查

- 鼻外型神经胶质瘤
  - 质硬、不可压缩、表面光滑的包块，可发生在鼻尖到眉间的任何部位。
- 鼻梁变宽
- 鼻内型神经胶质瘤
  - 苍白色肿块阻塞鼻腔，或从后鼻孔突出（图22.1）。
  - 鼻塞
- 包块不会随患儿哭闹、咳嗽或用力而搏动或变大。
- 按压同侧颈静脉时不会引起肿块变大或搏动（Furstenberg 试验阴性）。

实验室检查

　　鼻神经胶质瘤患儿一般没有其他潜在疾病。常规实验室检查，包括全血细胞计数、电解质和凝血功能检查，结果都应该是正常的。但是，如果本病合并感染，白细胞计数会升高。

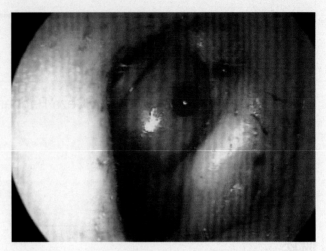

图 22.1　前鼻镜检查显示一个苍白的肿块阻塞鼻腔

影像学检查

　　影像学检查对于鼻神经胶质瘤的诊断具有重要意义。10%～20% 的鼻神经胶质瘤根蒂部穿过筛板与前颅底的硬脑膜相连[5]。病变区横断面扫描可了解肿块大小、位置和内容物。增强 CT 扫描是鼻神经胶质瘤首选的影像学检查方法（图 22.2）。CT 扫描应该是薄层扫描，并且需要轴位、冠状位和矢状位重建图像。CT 可了解一些软组织细节，但它更适于诊断骨解剖异常以及前颅底缺损情况（图 22.3）。婴幼儿的前颅底尚未骨化或尚未完全骨化，并且 CT 能提供的软组织信息有限。因此所有患儿都需要做薄层、高分辨率 MRI 检查。MRI 检查可以进一步了解肿瘤软组织和颅内贯通情况。

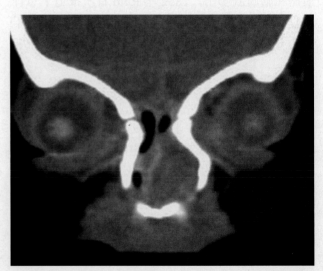

图 22.2　冠状位 CT 扫描图显示左鼻腔内的鼻神经胶质瘤，并与颅内贯通

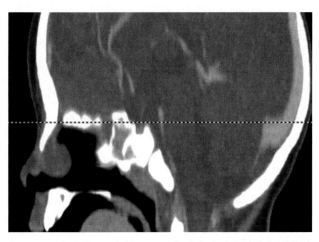

图22.3　矢状位CT扫描图显示鼻神经胶质瘤及前颅底骨质缺损。需MRI进一步确定软组织和颅内贯通情况

病理学

单纯病理学检查很难区分神经胶质瘤和脑膜脑膨出。两种疾病在组织病理学检查中均可发现其唯一或主要成分是神经胶质细胞。脑膜脑膨出内偶尔会有室管膜组织，这时诊断脑膜脑膨出的可能性更大[7]（图22.4）。神经胶质瘤和脑膜脑膨出的区分主要依赖于临床病理学检查。

治疗

鼻神经胶质瘤的治疗比较复杂，需要采用多学科方法，包括耳鼻喉科、神经外科、整形外科和神经放射科。治疗前必须对患儿进行全面评估，以排除其他先天性畸形。影像学检查可以了解肿块大小和范围。鼻部中线肿块应避免活检，因其可能引起颅内感染、出血或脑脊液漏。本病的治疗首选手术切除。

药物治疗

鼻部中线肿块偶尔会出现感染，包括神经胶质瘤在内。而这往往是鼻神经胶质瘤首发症状。由于病变有可能与颅内连通，这时抗生素的使用至关重要。药物治疗不能根治鼻神经胶质瘤。

外科手术

鼻神经胶质瘤的治疗首选手术切除。手术方法的选择应根据肿块的位置和大小、相关软骨或骨畸形情况，以及医生的手术经验来决定。

- 鼻外型神经胶质瘤
  - 鼻外入路
  - 鼻中线入路
  - 鼻侧切开术
  - 双冠状切口入路
  - 如果病变与颅内贯通，则需要截骨术。
- 鼻内型神经胶质瘤
  - 经鼻内镜下肿瘤切除术
  - 术中影像导航的应用
- 颅内贯通

图22.4　鼻神经胶质瘤光镜下图像。a.鳞状上皮下的脑膜上皮和神经胶质组织。小图所示为高倍镜下的脑膜上皮多核巨细胞（箭所示）；b.排列杂乱的成熟脑组织，含大量神经胶质成分，和散在分布的神经细胞（箭所示）；c.免疫组化染色（红色）显示了神经胶质组织对胶质纤维酸性蛋白（GFAP）染色的强阳性；d.神经胶质组织中的乳头状结构为脉络丛

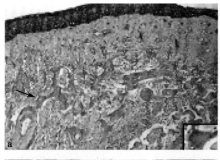
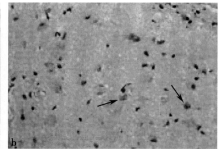
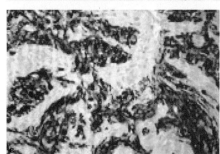
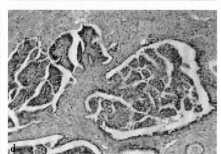

- 为了彻底切除肿瘤,可能需要经额部行开颅术
- 预防脑脊液鼻漏
- 尽可能降低颅内感染等并发症

并发症

- 出血
- 感染
- 手术相关的面部畸形
- 脑脊液鼻漏
- 颅内感染:脑膜炎、脓肿形成

预后

总的来说,文献报道本病的复发率为 4%～10%。一项研究报道,肿瘤切除后平均随访 3.5 年,无复发病例出现 [6, 7]。

随访

鼻神经胶质瘤无恶变倾向,可以通过手术彻底切除,术后复发率低。患儿应在术后 6 个月时随访一次,之后每年随访一次。随访时,常规进行体格检查和鼻内镜检查即可。如果查体发现疑似复发病例,应复查影像学检查。

结论

鼻神经胶质瘤是一种罕见的先天性鼻部中线肿块。好发于婴幼儿,但也可能在儿童或成年期发病。体格检查和影像学检查是初步诊断的重要手段。本病可以通过不同手术入路切除,术后复发率极低。

杨小健　赵雅雯 译

赵斯君 校

参考文献

1. Hughes GB, Sharpino G, Hunt W, Tucker HM. Management of the congenital midline nasal mass: a review. Head Neck Surg. 1980;2(3):222–33.
2. Reid F. Uber angeborene hirnbrucke in den Stirn und Nasengegend. Illus Med. 1852;1:133.
3. Schmidt MB. Uber seltene Spaltbildungen im Bereiche des mittleren Stirnforsatzes. Virchows Arch Pathol Anat. 1900;162:340–70.
4. Sessions RB. Nasal dermal sinuses—new concepts and explanations. Laryngoscope. 1982;92(8 Pt 2 Suppl 29):1–28.
5. Patterson K, Kapur S, Chandra RS. "Nasal gliomas" and related brain heterotopias: a pathologist's perspective. Pediatr Pathol. 1986;5(3–4):353–62.
6. Puppala B, Mangurten HH, McFadden J, Lygizos N, Taxy J, Pellettiere E. Nasal glioma. Presenting as neonatal respiratory distress. Definition of the tumor mass by MRI. Clin Pediatr (Phila). 1990;29(1):49–52.
7. Rahbar R, Resto VA, Robson CD, Perez-Atayde AR, Goumnerova LC, McGill TJ, Healy GB. Nasal glioma and encephalocele: diagnosis and management. Laryngoscope. 2003;113(12):2069–77.
8. Grzegorczyk V, Brasseur-Daudruy M, Labadie G, Cellier C, Verspyck E. Prenatal diagnosis of a nasal glioma. Pediatr Radiol. 2010;40(10):1706–9.
9. Jaffe BF. Classification and management of anomalies of the nose. Otolaryngol Clin North Am. 1981;14(4):989–1004.
10. Pensler JM, Ivescu AS, Ciletti SJ, Yokoo KM, Byrd SE. Craniofacial gliomas. Plast Reconstr Surg. 1996;98(1):27–30.

错 构 瘤

Kenneth R. Whittemore, Jr.

概述

错构瘤（hamartoma）并非一种真性肿瘤，而是正常的、成熟的细胞错误的组合与排列所致。"错构瘤"一词由 Albrecht 在 1904 年首次提出[1]，来源于希腊语 hamartia，意思是"错误"。错构瘤可以单发或多发，可起源于任意胚层，不会发生转移。错构瘤理论上可发生于人体的任何部位，但发生在头颈部的错构瘤较少[1]。据报道，本病可发生于头颈部的所有器官，例如气管、支气管、下丘脑、皮肤、舌和喉。图 23.1～图 23.5 显示了各种排列杂乱的错构瘤。这也显示了错构瘤的组织学多样性。

生物学和流行病学

病理生理学

- 错构瘤的临床表现取决于病变部位。
- 下丘脑错构瘤（hypothalamic hamartomas，HH）与癫痫发作和（或）中枢性性早熟（central precocious puberty，CPP）相关。
  - 据估计，14%～58% 的中枢性性早熟由下丘脑错构瘤引起；下丘脑错构瘤是中枢性性早熟的最常见的病因[2]。
  - 痴笑性癫痫较常见，并且很难治愈。
  - 下丘脑错构瘤是导致癫痫的原因之一。

分子 / 遗传病理学

- 下丘脑错构瘤形成的分子途径与结节性硬化症

相同，后者会有室管膜下巨细胞型星形细胞瘤形成[3]：
  - 由肿瘤抑制基因 TSC1 或 TSC2 的突变引起。
  - 突变产物可能参与了抑制肿瘤生长过程。
  - 错构瘤蛋白可通过埃兹蛋白 - 根蛋白 - 膜突蛋白和 GTP 结合蛋白 Rho 调节细胞黏附[4]。
  - 马铃薯球蛋白可通过抑制 rap1 或其他小 GTP 结合蛋白来抑制 G1/S 期转化并促进细胞进入 G0 期[5]。
- 错构瘤的遗传方式取决于肿瘤种类和发病部位。
  - 结节性硬化症是常染色体显性遗传病[3]。
  - 鼻软骨间叶性错构瘤（nasal chondromesenchymal hamartomas，NCMH）可能是不完全显性遗传病，遗传方式受环境影响[6]。

发病率和患病率

- 儿童错构瘤临床罕见。
  - 文献报道的舌部错构瘤不足 15 例[7]。
  - 文献报道的喉部错构瘤 11 例[8]。
  - 文献报道的儿童气管错构瘤 2 例[9]。
  - 文献报道的中耳错构瘤 3 例[10]。
- 错构瘤是儿童肺部第二常见的良性肿瘤，一般少见于支气管内[11]。

年龄分布

- 喉错构瘤多见于 10 岁以下儿童或 60～70 岁的老年人[1]。
- 鼻软骨间叶性错构瘤多见于 1 岁以下婴儿[6]。

性别差异

- 三分之二的喉错构瘤患者为男性[1]。

图 23.1　光学显微镜下的神经胶质错构瘤。a. 成熟神经胶质组织和带状神经节。b. 免疫组化显示，轴突发炎的神经节细胞 S-100 蛋白染色呈强阳性。c. 同心圆状排列的神经束膜细胞围绕的神经结构。d. 胶质纤维酸性蛋白（GFAP）阳性的神经胶质组织

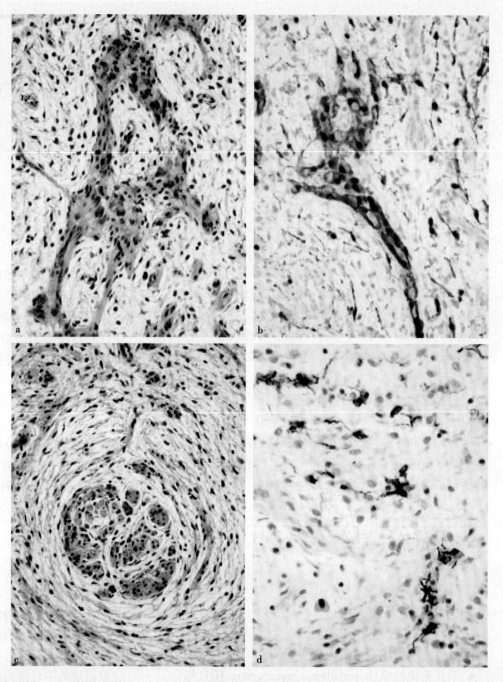

- 鼻软骨间叶性错构瘤多见于男婴[6]。
- 婴儿纤维性错构瘤的发病也以男婴为主[12]。

与其他疾病、综合征的关系

- 结节性硬化症可能与韦斯特氏综合征有关[3]。

临床表现

本病的临床表现取决于病变部位：

喉错构瘤[1, 8]：

- 喘鸣
- 吞咽困难
- 发声困难
- 呼吸困难
- 耳痛
- 误吸

鼻部[13] 或鼻软骨间叶性错构瘤（NCMH）[6, 14]：

- 鼻塞
- 婴儿可出现呼吸困难和喂养困难
- 鼻出血

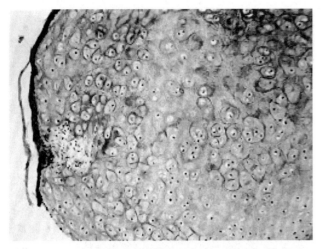

图23.2　外耳道错构瘤光学显微镜下图像。图中可见软骨结节覆以薄层的鳞状上皮

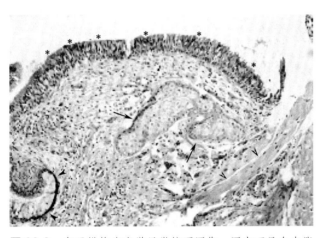

图23.3　中耳错构瘤光学显微镜下图像。图中可见含皮脂腺的结缔组织（箭所示）和平滑肌束（半裂箭头），外覆呼吸道纤毛上皮（星号）和黏液细胞（箭头）

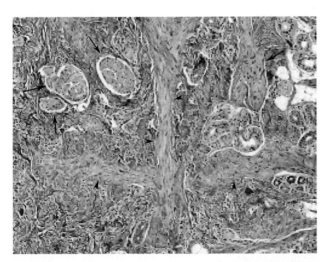

图23.4　皮肤错构瘤光学显微镜下图像。图中可见异常皮肤组织和增生的竖毛肌（箭所示）、密集的平滑肌（箭头）以及排列杂乱的皮肤附属器

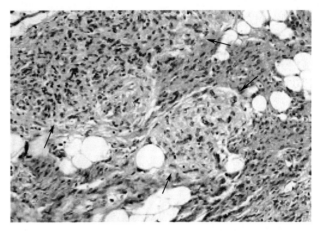

图23.5　婴儿纤维性错构瘤。图中可见病变由成熟的脂肪组织、纤维胶原组织和原始间质细胞岛（箭所示）混杂而成。婴儿头颈部纤维性错构瘤一般位于头皮

- 鼻溢液
- 分泌性中耳炎
- 若病变累及眼眶：眼球突出、眼球内陷、眼肌麻痹、上睑下垂、下斜视
- 若病变侵犯颅内：脑积水或眼球运动障碍
  图23.7 显示一例鼻部错构瘤。
  舌部病变[7]：
- 气道堵塞
- 口腔出血
- 外观畸形
- 吞咽困难
- 构音困难
- 呼吸困难，尤其是舌根部错构瘤
  图23.6 显示一例舌部错构瘤。
  气管[9]：
- 与难治性哮喘或阻塞性气道疾病相似

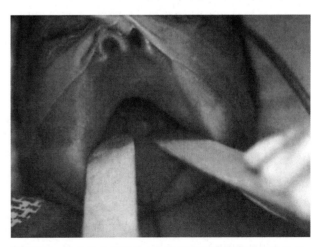

图23.6　舌前息肉样肿块，经组织学病理学证实为错构瘤。（转自 Horn 等[8]，在 SAGE 出版社的同意下使用）

- 呼气性喘鸣音
- 双相喘鸣音
  婴儿纤维性错构瘤（fibrous hamartoma of infancy, FHI）[12, 15, 16]：
- 孤立性、可活动的质硬肿块，逐渐增大
  - 大多数直径为2.5～5cm
- 可发生在颈部
- 偶尔会有皮肤变化，例如色素沉着或外分泌腺增生
  下丘脑错构瘤[17, 18]：
- 中枢性性早熟
- 癫痫，一般是痴笑性癫痫
- 智力障碍
- 行为异常
  结节性硬化病[3]：
- 癫痫症
- 智力障碍
- 自闭症
- 注意力缺陷与多动症
  横纹肌错构瘤[19]：
- 孤立、质硬、肉色、无触痛的肿块

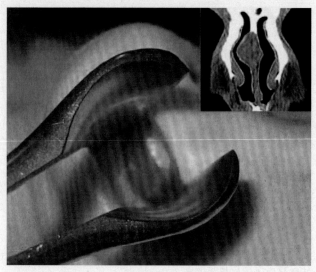

图23.7　患儿的右鼻错构瘤照片和CT图像，CT显示鼻中隔的右侧鼻部肿块。（转自Gajda等[13]）

鉴别诊断

鉴别诊断取决于肿瘤的位置。

- 喉错构瘤：增生性疾病，例如血管瘤、横纹肌肉瘤、神经纤维瘤[8]。
- 鼻部错构瘤：异物、上颌窦后鼻孔息肉、皮样囊肿、鼻息肉、乳头状瘤、神经胶质瘤、脑膜脑膨出、血管瘤和嗅神经母细胞瘤[20]。
  - 鼻软骨间叶性错构瘤：血管瘤、血管纤维瘤、鼻内翻性乳头状瘤、鼻神经胶质瘤、巨细胞性肉芽肿、骨化纤维瘤、动脉瘤样骨囊肿、软骨 - 骨呼吸上皮性腺瘤样错构瘤、横纹肌肉瘤、嗅神经母细胞瘤和软骨肉瘤[14, 21]。如果有钙化，则鉴别诊断范围可缩小为骨化纤维瘤、软骨 - 骨呼吸上皮性腺瘤样错构瘤、软骨样肿瘤[6]。
  - 鼻中隔前端呼吸上皮腺瘤样错构瘤（REAH）：鼻内翻性乳头状瘤、腺癌[13]。
- 甲状腺：淋巴血管瘤、血管瘤和畸胎瘤[12, 22]，以及甲状腺癌。
- 支气管内软骨瘤性错构瘤：呼吸道异物、囊肿、

异位甲状腺、黏膜网及其他肿瘤[11]。
- 下丘脑错构瘤：颅咽管瘤和视神经下丘胶质瘤（不同于下丘脑错构瘤，这些病变在CT增强扫描中一般呈强化[2]）。
- 气管错构瘤：支气管源性囊肿和畸胎瘤[9]，以及气管肿瘤。

诊断和评估

评估

错构瘤评估的主要方法是体格检查，并根据发病部位决定是否需要内镜检查[21]。气管和支气管内病变需要喉镜或支气管镜检查，以及活检。若怀疑有结节性硬化症，应开展遗传学评估，以测定TSC1或TSC2基因的突变[3]。

若病变位于灰结节、增强CT扫描未强化、与正常脑组织等信号、影像学随访无变化，则可以确诊下丘脑错构瘤[2]。如果患儿出现中枢性性早熟症状时，应进行内分泌检查。促黄体激素（luteinizing hormone, LH）、促卵泡生成激素（follicular stimulating hormone, FSH）以及雌二醇或睾酮都可能达到青春期水平。此外，骨龄也会比患儿的真实年龄大。

影像学检查

当内镜下或肉眼检查发现肿块时，大部分患者都

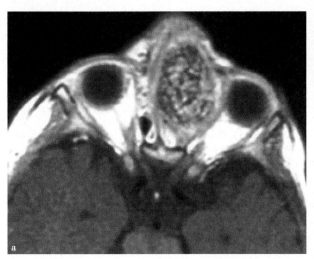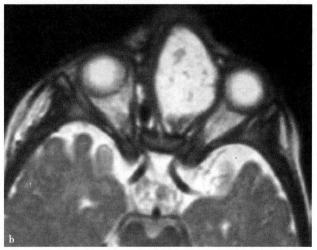

图 23.8 a. 一例鼻软骨间叶性错构瘤的 MRI 图像。轴位增强 MRI T1W1 显示左侧鼻腔不均匀增强的包块。b. 轴位 MRI T2W1 显示弥漫性高信号。（转自 Finitsis 等 [14]，在 Springer 出版社的同意下使用）

需要增强 CT 扫描。这种方法可以了解肿瘤的范围和组织侵犯情况。当错构瘤累及喉部 [1]、鼻部 [6, 14, 20, 23]、中耳 [10] 和气管 [9]，必须进行 CT 增强扫描。图 23.6 是一例鼻部肿块的 CT 图像。

如果怀疑有下丘脑错构瘤（中枢性性早熟或顽固性癫痫），应采用磁共振成像（MRI）增强扫描；下丘脑错构瘤位于灰结节中，与正常脑组织等信号，在增强扫描中呈现强化 [2]。并且，MRI 随访过程中，肿块大小或形状不变。

在鼻软骨间叶性错构瘤中，由于肿瘤可能引起骨重塑，因此呈现有恶性表现 [14]。该病变一般表现为无包膜、边界模糊的肿块，常常伴有囊性变和钙化斑 [6]。图 23.8 显示的是一例鼻软骨间叶性错构瘤的 MRI 图像。

CT 可以显示结节性硬化症的钙化性结节 [3]。

病理学检查

根据病灶活检或全切后的组织病理学结果可以确诊错构瘤。细胞学上，错构瘤内的细胞与周围组织相似，但是在结构上，这些细胞会呈现异常排列；错构瘤中的细胞类型取决于病变的部位。例如，支气管内软骨瘤性错构瘤一般由大量软骨和腺体组织构成 [11]，而鼻软骨性错构瘤中含有间叶细胞和透明软骨，以及散在分布的双核软骨细胞 [21]。婴儿纤维性错构瘤是由密集均匀的纤维结缔组织束、排列成漩涡状或条带状的原始间叶细胞小巢和成熟的脂肪组织构成 [15]。

除苏木精和伊红外，一般不需要其他特殊染色 [15]。间叶性错构瘤比上皮或腺性错构瘤更常见 [1]。

治疗

错构瘤的治疗首选肿瘤完全切除术；若能完全切除，则该病可以治愈。如果有残余瘤体存在，则肿瘤可能再次生长。但是，如果保护器官功能与完全切除瘤体之间选择的话，应优先保护器官功能，因为残余瘤体也有可能会自动停止生长 [1]。如果肿瘤没有完全切除，则辅助疗法的作用非常有限。这时，应该对患者进行影像学随访，以监测肿瘤再生情况，以及指导进一步手术切除。

下丘脑错构瘤可能不需要手术，因为它并非侵袭性肿瘤 [17]。如果患者只有中枢性性早熟症状，可以使用促性腺激素释放激素（gonadotrophin-releasing hormone，GnRH）类似物治疗，一直持续到青春期，以预防青春期发育过早 [2]。如果患者有癫痫症状，应尝试使用抗癫痫药物（AED），不过，AED 对痴笑性癫痫的作用不大 [17]。如果癫痫症状很严重，可能需要手术治疗 [17]。尽管手术难度较大 [18]，但是手术切除下丘脑错构瘤后，50% 的顽固性癫痫患者症状消失 [24]。对于儿童下丘脑错构瘤，手术切除有助于控制其行为问题。Ng 等研究发现，88% 的患儿术后行为问题得以明显改善 [25]。因此，对于癫痫发作不频繁的患者，如果存在严重的行为问题，也建议手术切除下丘脑错构瘤。

预后

一般来说,肿瘤完全切除可以治愈,并且复发率很低[16]。如果不能完全切除肿瘤,患者应定期随访并进行影像学检查,以评估肿瘤的生长情况。如果肿瘤没有完全切除,有复发可能性[6]。手术风险取决于错构瘤的部位。例如,舌错构瘤中,切除舌前部肿瘤的风险较低,而切除舌后部肿瘤风险较高[7]。本病如果治疗不充分、不及时,则很可能会引发一些问题。如果下丘脑错构瘤引起的中枢性性早熟没有及时发现,也没有应用 GnRH 类似物,则患儿达到成人身高的可能性就会降低[26];而及时治疗可以保护患者的生长能力[18]。不过,一般来说,错构瘤的预后比较好,而且肿瘤的自限性也很大[1]。

致谢 感谢 Jenna M. Dargie,BS 帮助我完成研究以及论文编写和编辑,感谢 Antonio R. Perez-Atayde,MD 帮助我们贮备组织切片。

赵雅雯 译
樊孟耘 校

参考文献

1. Windfuhr JP. Laryngeal hamartoma. Acta Otolaryngol. 2004;124:301–8.
2. Kizilkilic O, Yalcin O, Yildirim T, Sener L, Parmaksiz G, Erdogan B. Hypotahlamic hamartoma associated with a craniopharyngeal canal. Am J Neuroradiol. 2005;26:65–7.
3. Mizuguchi M, Takashima S. Neuropathology of tuberous sclerosis. Brain Dev. 2001;23:508–15.
4. Lamb RF, Roy C, Diefenbach TJ, Vinters HV, Johnson MW, Jay DG, et al. The TSC1 tumor suppressor hamartin regulates cell adhesion through ERM proteins and the GTPase Rho. Nat Cell Biol. 2000;2:281–7.
5. Wienecke R, Konig A, DeClue JE. Identification of tuberin, the tuberous sclerosis-2 product. Tubern possesses specific Rap1GAP activity. J Biol Chem. 1995;270:16409–14.
6. Kim JE, Kim HJ, Kim JH, Ko YH, Chung SK. Nasal chondromesenchymal hamartoma: CT and MR imaging findings. Korean J Radiol. 2009;10:416–9.
7. Horn C, Thaker HM, Tampakopoulou DA, De Serres LM, Keller JL, Haddad J. Tongue lesions in the pediatric population. Otolaryngol Head Neck Surg. 2001;124:164–9.
8. Jakubikova J, Harustiak S, Galbavy S, Chebenova M. Laryngeal hamartoma: surgical management. Int J Pediatr Otorhi. 1999;50:145–9.
9. Gross E, Chen MK, Hollabaugh RS, Joyner RE. Tracheal hamartoma: report of a child with a neck mass. J Pediatr Surg. 1996;31:1584–5.
10. Baget S, Francois A, Andrieu-Guitrancourt J, Marie JP, Dehesdin D. Hamartoma of the middle ear: a case study. Int J Pediatr Otorhi. 2003;67:287–91.
11. Abdulhamid I, Rabah R. Endobronchial chondromatous hamartoma in an infant. Pediatr Pulmonol. 2003;35:67–9.
12. Weinberger MS, Pransky SM, Krous HF. Fibrous hamartoma of infancy presenting as a perspiring neck mass. Int J Pediatr Otorhi. 1993;26:173–6.
13. Gajda M, Zagolski O, Jasztal A, Lis GJ, Pyka-Fosciak G, Litwin JA. Respiratory epithelial adenomatoid hamartoma of the anterior nasal septum a rare localization of an unusual tumour in a child: a case report. Cases J. 2009;2:8151.
14. Finitsis S, Giavroglou C, Potsi S, Constantinidis I, Mpaltatzidis A, Rachovitsas D, Tzioufa V. Nasal chondromesenchymal hamartoma in a child. Cardiovasc Intervent Radiol. 2009;32:593–7.
15. Dickey GE, Sotelo-Avila C. Fibrous hamartoma of infancy: current review. Pediat Devel Path. 1999;2:236–43.
16. Agrawal CS, Agrawal S, Sinha A. Fibrous hamartoma of infancy: a case report. Acta Derm Venereol. 2004;85:276–7.
17. Kramer U, Spector S, Nasser W, Siomin V, Fried I, Constantini S. Surgical treatment of hypothalamic hamartoma and refractory seizures. Pediatr Neurosurg. 2001;34:40–2.
18. Debeneix C, Bourgeois M, Trivin C, Sainte-Rose C, Brauner R. Hypothalamic hamartoma: comparison of clinical presentation and magnetic resonance images. Horm Res. 2001;56:12–8.
19. Fannon EM, Pride H. Asymptomatic plaque on the chin of a 10-year-old girl. Arch Dermatol. 2000;136:1263–8.
20. Terris MH, Billman GF, Pransky SM. Nasal hamartoma: case report and review of the literature. Int J Pediatr Otorhi. 1993;28:83–8.
21. . Johnson C, Nagaraj U, Esguerra J, Wasdahl D, Wurzbach D. Nasal chondromesenchymal hamartoma: radiographic and histopathologic analysis of a rare pediatric tumor. Pediatr Radiol. 2007;37:101–4.
22. Zachariou Z, Beiler HA, Roth H, Daum R. A rare case of an antenatally diagnosed tumor of the neck—a hamartoma of the thyroid gland. Journal Pediatr Surg. 1996;31:1294–6.
23. Olnes SQ, Schwartz RH, Bahadori RS. Diagnosis and management of the newborn and young infant who have nasal obstruction. Pediatr Rev. 2000;21:416–20.
24. Chapman KE, Kim DY, Rho JM, Ng YT, Kerrigan JF. Ketogenic diet in the treatment of seizures associated with hypothalamic hamartomas. Epilepsy Res. 2011;94:218–21.
25. Ng YT, Hastriter EV, Wethe J, Chaman KE, Prenger EC, Prigatano GP, Oppenheim T, Varland M, Rekate HL, Kerrigan JF. Surgical resection of hypothalamic hamartomas for severe behavioral symptoms. Epilepsy Behav. 2011;20:75–8.
26. Arisaka O, Negishi M, Numata M, Hoshi M, Kanazawa S, Oyama M, Nitta A, Suzumuara H, Kuribayashi T, Nakayama Y. Precocious puberty resulting from congenital hypothalamic hamartoma: persistent darkened areolae after birth as the hallmark of estrogen excess. Clin Pediatr. 2001;40:163–7.

血 管 瘤

A.K. Greene and R.A. Couto

24

概述

儿童血管肿瘤(vascular tumors)大部分为良性肿瘤,最常见的类型包括婴儿血管瘤(infantile hemangioma, IH)、先天性血管瘤(congenital hemangioma, CH),卡波西样血管内皮瘤(Kaposiform hemangioendothelioma, KHE)以及化脓性肉芽肿(pyogenic granuloma, PG)(图 24.1)。尽管血管肿瘤的表现可能看起来较为相似,但其治疗方法往往各不相同。血管肿瘤需与血管畸形相鉴别。

要点

- 儿童血管肿瘤通常为良性肿瘤。
- 大多数儿童血管肿瘤可以通过患儿病史以及体格检查进行诊断。
- 婴儿血管瘤是婴儿期最常见的肿瘤;大多患儿无需进行治疗。
- 药物治疗通常是难治性婴幼儿血管瘤以及卡波西样血管内皮瘤的首选治疗方法。

生物学和流行病学

血管肿瘤的特征是血管内皮细胞的增殖,这与血管畸形的畸形本质不同[1]。

病理生理学

- 婴儿血管瘤的前体细胞可能是一种多能血管瘤来源的干细胞(hemangioma-derived-stem cell, HemSC)[2]。这种多能血管瘤来源的干细胞

(HemSC)表达间质细胞标志物 CD90,并且可以分化成多种细胞谱系。HemSC 在免疫缺陷小鼠中扩增后,产生人 GLUT1 阳性的微血管[2]。血管瘤内皮细胞与胎盘内皮细胞存在相似之处,据推测,婴儿血管瘤的前体细胞可能是来自胎盘的内皮细胞[3, 4]。

- 以下几种机制可能会促使婴儿血管瘤快速增大:缺氧可能会动员散在的血管瘤来源的内皮干细胞(hemangioma-derived endothelial progenitor cell, HemEPC)形成肿瘤[5];血管瘤内皮细胞具有缺陷活化 T 细胞核因子(nuclear factor of activated T-cells, NFAT)活性,能够刺激内皮细胞增殖[6];局部因素,例如抗血管生长蛋白的减少,也可能会促进肿瘤生长[7]。

发病率与患病率

- 婴儿血管瘤是婴儿期最常见的肿瘤,在白种人中的发病率约为 4%~5%,在深色皮肤人群中较为罕见[8]。
- 据报告,在所有血管肿瘤患者中,婴儿血管瘤最为常见(占 85.9%),其次为卡波西样血管内皮瘤(占 7.8%)、先天性血管瘤(占 5.4%),和化脓性肉芽肿(占 0.9%)[9]。

年龄分布

- 婴儿血管瘤起病的中位年龄为 2 周,皮下病变可能在患儿 3~4 月龄后才能被发现[10]。
- 先天性血管瘤在出生时即起病[11-13]。
- 卡波西样血管内皮瘤有一半的患儿在出生时即表现出来,但是会在婴儿期(58%)、1~10 岁(32%)或 11 岁之后(10%)出现进展[14]。
- 化脓性肉芽肿的平均发病年龄为 6.7 岁;仅有

12.4% 会在出生后的第一年发病[15]。

性别差异

- 婴幼儿血管瘤在女性中更常见（3∶1 至 5∶1）[9, 16]。
- 先天性血管瘤和卡波西样血管内皮瘤的男女性分布无明显差异[14]。

危险因素

- 婴儿血管肿瘤的危险因素包括：白种人、女性以及早产儿[8, 16, 17]。

与其他疾病及综合征的关系

- 约有 16% 的患儿有≥5 个、体积小的、半球形瘤体（血管瘤病）伴有肝脏血管瘤[18, 19]。
- PHACE 综合征包含斑块样婴儿血管瘤（呈节段性 / 三叉式分布），并且合并至少一项下列异常：后颅凹脑畸形、血管瘤、脑动脉血管异常、主动脉缩窄以及心脏缺陷、眼部 / 内分泌异常（参见图 24.1d）[20]。如果出现腹部发育异常（胸骨裂以及脐上裂），这种情况被称为 PHACE 综合征[20]。8% 的患儿在婴儿期发生中风，42% 的患儿存在脑组织结构异常[21]。

临床表现

婴儿血管瘤

- 在出生后的 9 个月内，婴儿血管瘤的生长速度比患儿的生长速度快（增生期）；5 个月时瘤体，可生长至其最终大小的 80%[22]。在该年龄段之后，肿瘤开始萎缩（消退期）。大多数患儿 4 岁时，消退停止（消退完成期）。
- 婴儿血管瘤可位于头部 / 颈部（占 66.5%），躯干（占 16.9%），四肢（占 9.8%）或内脏（6.8%）[9]。
- 大约 10% 的婴儿血管瘤在增殖阶段需要治疗[10]。
- 并发症：
  - 脱发

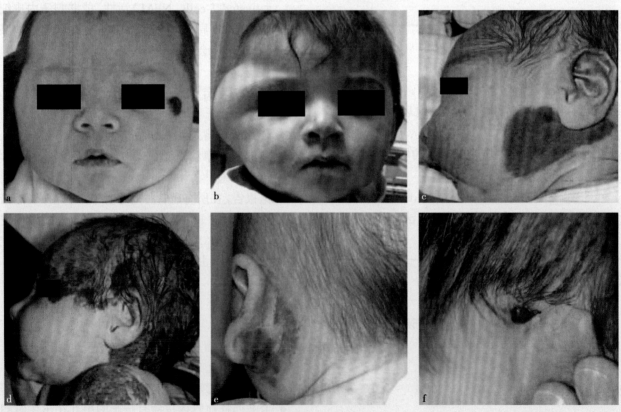

图 24.1　血管肿瘤的类型。a. 两月龄女患儿面颊部的浅表婴儿血管瘤（IH）。b. 五月龄女患儿深在型婴儿血管瘤，未累及浅层皮肤。c. 一周龄男患儿颈部先天性血管瘤（CH）（快速消退型先天性血管瘤）。d. 一月龄女患儿患 PHACES 综合征（后颅窝脑畸形、血管瘤、脑动脉血管异常、主动脉缩窄以及心脏缺陷、眼部 / 内分泌异常）。e. 三月龄女患儿卡波西样血管内皮瘤。f. 五岁男患儿化脓性肉芽肿

- 位于头皮或眉毛上的婴儿血管瘤损伤毛囊所致。
- 梗阻
  - 累及外耳道的婴儿血管瘤会引起外耳道炎；如果对侧耳道通畅，则不会发生感音神经性耳聋[10]。
  - 眶周婴儿血管瘤可引起梗阻性或散光性弱视[10]。
  - 鼻部或声门下病变可引起气道阻塞[10]。
- 溃疡
  - 大约16%的增殖性血管瘤出现溃疡，发病中位年龄是4个月；肛门生殖器、唇部以及颈部肿瘤最有可能因为溃疡产生创伤[23]。
- 畸形
  - 消退期之后，50%的患儿将出现皮肤松垂，原因是：缺乏弹性纤维、解剖结构破坏、纤维脂肪残余、赘生皮肤、残留毛细血管扩张或瘢痕形成[10, 18]。

先天性血管瘤

- 与婴儿血管瘤不同，先天性血管瘤在出生时已完全生成，不会在出生后生长[11-13]。
- 快速消退型先天性血管瘤（rapidly involuting congenital hemangioma，RICH）在出生后立即消退；瘤体将在出生后14个月完全消退[11-13]。不消退型先天性血管瘤（noninvoluting congenital hemangioma，NICH）将不会消退[12]。
- 快速消退型先天性血管瘤最常见的发病部位是四肢（占52%），其次是头/颈部（占42%）和躯干（占6%）[11, 13]。不消退型先天性血管瘤会影响头/颈部（占43%），四肢（占38%）或躯干（占19%）[12]。消退之后，快速消退型先天性血管瘤可能会留下萎缩性组织和（或）残留毛细血管扩张[10]。
- 大多数不消退型先天性血管瘤并非难治性肿瘤，但可能会导致畸形[10]。

卡波西样血管内皮瘤

- 卡波西样血管内皮瘤是局限性侵袭性肿瘤，但并不会转移[24, 25]。
- 卡波西样血管内皮瘤是单发性肿瘤，累及躯干（占34.8%），四肢（34.1%），头部/颈部（占20.5%），及内脏（占10.6%）[10]。
- 肿瘤在幼儿期增大，2岁之后发生部分消退；瘤体通常持续存在，可导致慢性疼痛和僵硬[26]。
- 共有50%的患者存在卡萨巴赫-梅里特现象

（Kasabach Merritt phenomenon，KMP）（血小板 <25 000/mm³、淤斑和出血）[27, 28]。

化脓性肉芽肿

- 发病的平均年龄为6.7岁；72.5%的患儿发生在10岁之前。
- 累及头/颈部（占80.0%），躯干（占13.3%）以及四肢（占6.7%）[15]。
- 皮肤（占88.2%）或黏膜（占11.8%）受累[15]。
- 在25%的患者中表现出创伤史以及潜在的皮肤病（例如，毛细血管畸形）[15]。
- 最常见的并发症为出血（占64.2%）和溃疡（占36.3%）[15]。

血管瘤鉴别诊断

动静脉畸形（arteriovenous malformation，AVM）
毛细血管畸形（capillary malformation，CM）
婴儿纤维肉瘤（infantile fibrosarcoma）
婴儿肌纤维瘤病（infantile myofibromatosis）
卡波西样血管内皮瘤（Kaposiform hemangioendothelioma，KHE）
淋巴管畸形（lymphatic malformation，LM）
化脓性肉芽肿（pyogenic pranuloma，PG）
静脉畸形（venous malformation，VM）

诊断与评估

体格检查

婴儿血管瘤

- 特点：
  - 当婴儿血管瘤累及真皮浅层时，表现为红色。皮下瘤体可出现蓝色或被正常的皮肤覆盖。
  - 与先天性血管瘤不同，婴幼儿血管瘤在出生时并未显现，而在出生后迅速生长。
  - 手持B超检查能够显示出快速血流，利于进行诊断[10]。

先天性血管瘤

- 特点：
  - 先天性血管瘤呈现红紫罗兰色，特点是粗糙的毛细血管扩张、中心苍白区以及周边的苍白环[11-13]。

- 瘤体为单发性,其平均直径为 5cm[11-13]。
- 先天性血管瘤在出生时已生长完全,在出生后并不表现出继续生长的态势[11-13]。
- 若肿瘤在出生后立即消退,则为快速消退型先天性血管瘤(RICH),若保持不变,则为不消退型先天性血管瘤(NICH)。
- B 超检查能够排除慢血流病变[10]。

卡波西样血管内皮瘤

- 特点:
  - 瘤体扁平的,紫红色肿胀性损害[28]。
  - 肿瘤直径通常大于 5cm[25]。

化脓性肉芽肿

- 特点:
  - 表现为单发性、红色、有蒂瘤体,其平均大小为 6.5mm;化脓性肉芽肿较婴儿血管瘤、先天性血管瘤以及卡波西样血管内皮瘤更小[10, 15]。
  - 与婴儿血管瘤、先天性血管瘤以及卡波西样血管内皮瘤不同,化脓性肉芽肿通常不会发生在出生后 1 个月内。

实验室检查

- 50% 的卡波西样血管内皮瘤患者出现血小板减少 <25 000/mm³。纤维蛋白原低,纤维蛋白裂解产物(D- 二聚体)升高[27, 28]。

影像学检查

超声检查(ultrasonography, US)

当病史以及体格检查无法确诊时,血管瘤的首选辅助检查方法为超声检查[10]。增殖性婴儿血管瘤表现为软组织肿块、快速血流、动脉阻力下降以及静脉流量增加[29]。

磁共振成像(magnetic resonance imaging, MRI)

磁共振成像很少用于婴儿血管瘤、先天性血管瘤或化脓性肉芽肿的检查。但如果怀疑为卡波西样血管内皮瘤,则需进行磁共振成像以明确诊断并确定病变的程度。卡波西样血管内皮瘤有小血管、其边缘边界不清,并侵袭邻近组织;病变呈 T2 高信号,且对比增强[25, 30, 31]。

病理

婴儿血管瘤只有当怀疑存在恶性肿瘤或影像学检查后诊断尚不清楚时,可选择行活检。增殖性婴儿血管瘤显示出杂乱无章的毛细血管网,由饱满、未成熟的内皮细胞组成[32]。管间基质由零散的成纤维细胞、肥大细胞以及单核细胞组成(图 24.2)[32]。处于消退期的肿瘤,其特征为纤维脂肪组织,以及少量残余毛细血管(图 24.3)[32]。葡萄糖转运蛋白免疫染色(GLUT1),能够鉴别婴儿血管瘤与其他肿瘤和畸形(图 24.3c)[33]。

先天性血管瘤极少采用活检。与婴儿血管瘤不同,先天性血管瘤为 GLUT1 免疫染色阴性。先天性血管瘤显示出真皮以及皮下毛细血管小叶聚集,被纤维组织包绕(图 24.4)[32]。与不消退型先天性血管瘤不同,大多数快速消退型先天性血管瘤的中心显示出消退特征(例如,纤维化组织、残留引流静脉以及缺乏毛细血管)[32]。

卡波西样血管内皮瘤

卡波西样型血管内皮瘤的特征是毛细血管内侧的血管内皮细胞聚集或结节状浸润;出现含铁血黄素填充的狭缝状血管,以及在血管内聚集的血栓以及血小板[32]。极少观察到核异型性以及有丝分裂活动[32]。

化脓性肉芽肿

在低倍镜下,化脓性肉芽肿显示为一个连接在狭窄蒂上的外生性肿块。浅表病灶呈现出不成熟的毛细血管,以及成纤维细胞与肉芽样组织[15, 35]。深层部分包含延伸至网状真皮层的小叶毛细血管,具有致密的纤维间质[15, 35]。

治疗与预后

非手术治疗

婴儿血管瘤

对于大多数婴儿血管瘤,通常仅需要进行观察,因为 90% 的婴儿血管瘤面积小,范围局限,不严重[10]。为减小产生溃疡的风险,通常使用保湿剂用于增殖期婴儿血管瘤,保持瘤体皮肤湿润,最大程度的减少皮肤干燥以及破溃[10]。如果已发生溃疡,通过局部伤口护理,大部分溃疡可痊愈,如果未能痊愈,则可能需要瘤体局部注射或全身使用糖皮质激素[10]。

小的局限性的需要治疗的婴儿血管瘤的首选治疗方法为采用瘤体内注射糖皮质激素(曲安奈德 3mg/kg)[10]。与病灶内糖皮质激素相比,外用糖皮

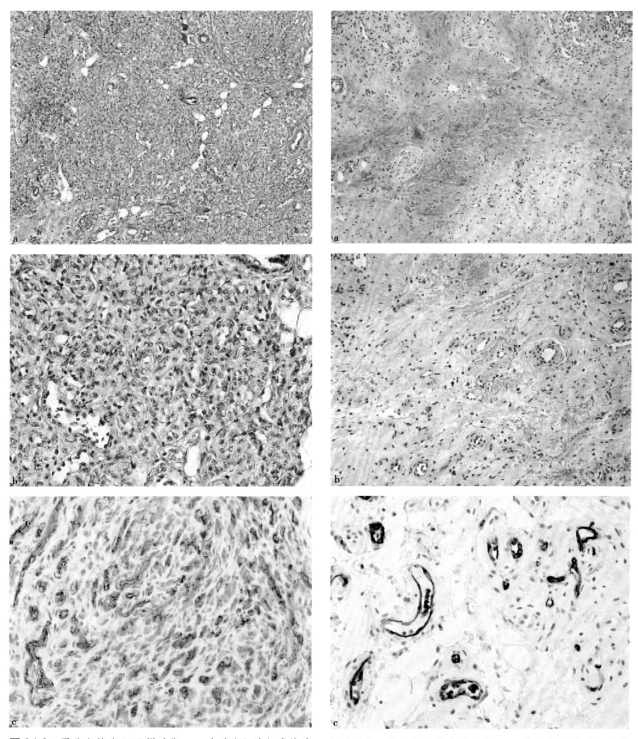

图 24.2　婴儿血管瘤（IH）增殖期。a. 由致密细胞组成的毛细血管小叶及软组织浸润。b. 在高倍镜下，毛细血管紧密相连，中间很少有间质存在，内皮细胞饱满，难以观察到管腔。可见大量细胞有丝分裂。c. 内皮细胞对 Glut-1 呈免疫反应阳性是婴儿血管瘤的特征

图 24.3　婴幼儿血管瘤消退期。a. 毛细血管小叶细胞较少，大部分被疏松纤维组织所取代。b. 血管彼此之间被纤维组织隔开，并且血管变大、膨胀，管壁增厚。c. 内皮细胞与 Glut-1 呈持续强免疫反应

质激素的疗效较差，因其仅能治疗血管瘤的表浅部分[10,36,37]。注射糖皮质激素，能够阻止至少 95% 的婴幼儿血管瘤生长，并使肿瘤大小减小 75%（图 24.5a，b）[38]。需持续用药 4～6 周；在增殖期，患者可能需

要注射更多次的糖皮质激素。

　　全身糖皮质激素仅用于严重的、增殖性肿瘤，因其尺寸太大而无法实施局部注射者。给予患儿口服泼尼松龙（Orapred®），剂量为 3.0mg/kg·d，持续一个

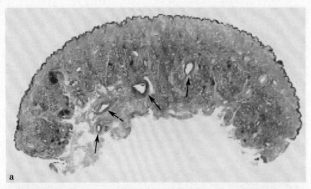

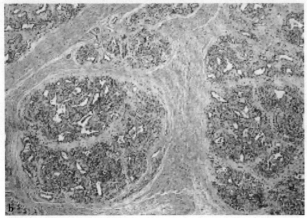

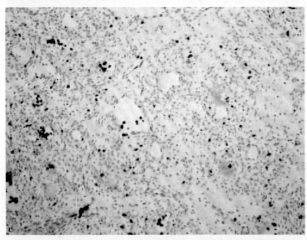

图 24.4　头皮先天性血管瘤（CH）。a. 先天性血管瘤弥漫扩大至真皮层。较大的供血血管存在于基底层（箭所指）。b. 血管瘤具有明显的小叶生长模式。小血管通道形成小叶，被含有血液的大血管通道围在中央。c. 与婴儿血管瘤相反，内皮细胞的 Glut-1 免疫组化为阴性。循环红细胞存在 Glut-1 免疫反应性（深棕色染色细胞）

月，随后每 2～4 周减少 0.5ml 用量，直至患儿年龄达到 9～10 月且肿瘤不再增殖，方可停止用药[39]。该药物为晨起顿服，以促进依从性并减少肾上腺抑制[39]。使用该治疗方案，所有的肿瘤均会受到抑制；88%的肿瘤将变小，12% 将停止生长（图 24.5c-e）[39]。20% 的患儿将出现暂时的类库欣综合征，当停止使用糖皮质激素后，该症状将消失。12%～33% 的婴幼儿表现出身高增长下降，但在 24 月龄时，身高增益将返回治疗前的生长曲线[40, 41]。

糖皮质激素并发症（例如，神经发育不良、股骨头无菌性坏死、糖尿病、骨质疏松症、肾上腺皮质功能不全、白内障和青光眼）与高剂量、长期药物治疗有关[42, 43]，在采用糖皮质激素治疗婴儿血管瘤的患者中，尚未观察到糖皮质激素并发症[39-41, 44]。不同于皮质醇增多症的患者或接受长期糖皮质激素治疗的患者，患有婴儿血管瘤的患儿仅需接受几个月的治疗过程[39]。此外，当婴儿体重增加以及医师降低剂量时，药物不良反应将迅速消失[39]。

普萘洛尔已被描述用于婴儿血管瘤的治疗，但与糖皮质激素相比，尚未针对其有效性与安全性进行研究[39, 45, 46]。根据一些研究报告，普萘洛尔对所有的婴儿血管瘤均会有效[45, 46]；然而，也有报告描述了治疗失败的案例[47-49]。此外，采用普萘洛尔治疗婴幼儿血管瘤，已经报告的并发症如下：支气管痉挛[46, 48]，心动过缓[50-53]，低血压[46, 51-54]，低血糖[50-53, 55, 56]，癫痫发作[52, 55]，银屑病样皮疹[49]，高血钾[57] 以及腹泻[58]。低血糖、低血压和婴儿期癫痫发作可导致出现永久性神经不良[59, 60]。

与糖皮质激素治疗婴儿血管瘤的患儿不同，接受普萘洛尔治疗的患儿需要对潜在的药物毒性进行密切监测。治疗开始前，通常对患儿进行心电图、超声心动图、生命体征和血糖值的基线评估；同时进行心脏会诊[46, 49, 51, 60-62]。治疗开始后，患儿需住院或在家中对生命体征和血糖进行监测[46, 48, 49, 60-62]。

相比普萘洛尔疗法，采用糖皮质激素治疗婴儿血管瘤，使患儿更加舒适，家长以及医师更便于操作，且价格更加低廉[39]。与接受普萘洛尔治疗的患儿相比，接受糖皮质激素治疗的患儿家长以及医师，无需过多关注急性危及生命的不良药物事件。

先天性血管瘤

快速消退型先天性血管瘤可能因充血性心脏衰竭而变得更加复杂，当瘤体消退时，使用糖皮质激素通常可以控制这种症状。与快速消退型先天性血管瘤不同的是，不消退型先天性血管瘤对药物治疗无效[10]。较为罕见的是，导致心脏衰竭的快速消退型先天性血管瘤或不消退型先天性血管瘤需要进行局部病灶栓塞治疗。

卡波西样血管内皮瘤

治疗取决于瘤体大小以及是否存在卡梅现象。有卡梅现象的患儿需要进行干预，以防止出现危及生命的并发症。对于具有较大病变但不伴有卡梅现

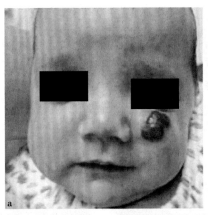
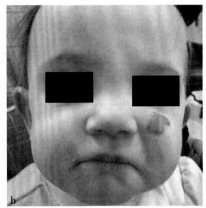
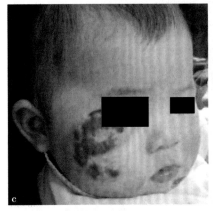
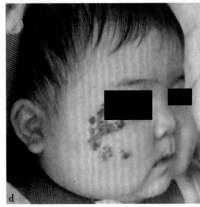
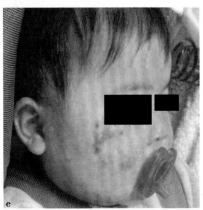

图 24.5 采用瘤体内或全身糖皮质激素治疗婴儿血管瘤（IH）。a. 三月龄女患儿采用曲安奈德局部注射治疗。b. 12 月龄时快速消退。c. 四月龄女患儿在口服糖皮质激素治疗之前。d. 1 个月药物治疗后，婴幼儿血管瘤有所消退。e. 12 月龄时，完成糖皮质激素治疗后

象的患儿而言，治疗的目的是减少纤维化以及预防随后的长期疼痛和僵硬[10]。卡波西样血管内皮瘤的一线治疗药物为长春新碱；有效率为 90%[63]。卡波西样血管内皮瘤对二线药物的有效率并不相同，例如干扰素（50%）或糖皮质激素（10%）[28, 63]。血小板输注无法改善血小板减少症状；如血小板被瘤体捕获，会导致瘤体不断肿胀恶化[10]。因此应避免进行血小板输注，除非有活动性出血或需要实施外科手术[28]。严禁使用肝素，因肝素会促进肿瘤生长，加重血小板诱捕，并加剧出血[28]。

手术治疗

婴儿血管瘤不建议在增殖期进行手术治疗。因为肿瘤富含血管，所以血液流失、医源性损伤以及预后不良的风险较高[10, 39, 64]。切除难治性增殖婴幼儿肿瘤的适应证包括：①糖皮质激素治疗失败或无法使用糖皮质激素；②局部病变位于安全解剖区域；③无需复杂重建；④未来仍然需要切除，且瘢痕相同[10, 18]。

在消退期，血管瘤包含有血管较少且尺寸更小，

因此，切除更加安全、牵涉较少，且瘢痕更短[10]。如果存在下列情形，则应考虑在消退期进行切除，而非等待肿瘤完全消退：①重建不可避免（例如，结构破坏、皮肤扩张、溃烂后的瘢痕以及存在显著的纤维脂肪残留物）；②瘢痕的长度相似；③瘢痕位于有利位置（图 24.6）[10]。因为长期记忆以及个性从 3.5 岁左右开始发展，在此期间进行干预的优点是，能够防止患儿产生社会心理问题[10]。

等到婴幼儿血管瘤完全消退后进行切除，能够保证纤维脂肪残留物数量最少，切除多余皮肤，从而尽可能减小瘢痕[10]。然而，必须权衡允许肿瘤完全消退与造成潜在社会心理问题的风险大小。当无法确定手术瘢痕是否会造成比残余血管瘤更大的社会心理问题时，提倡等待肿瘤完全消退[10]。婴幼儿血管瘤能够扩张组织，因此有足够的皮肤确保对创面的线性闭合。位于可见区域的圆形病变最好采用环形切除以及荷包闭合[65]。这种技术利用了因肿瘤产生的松弛皮肤，减少了瘢痕的长度以及周围结构的畸形程度[65]。对圆形婴幼儿血管瘤行扁圆形切除，将造成长度为病变直径三倍的瘢痕，而在梭形切除

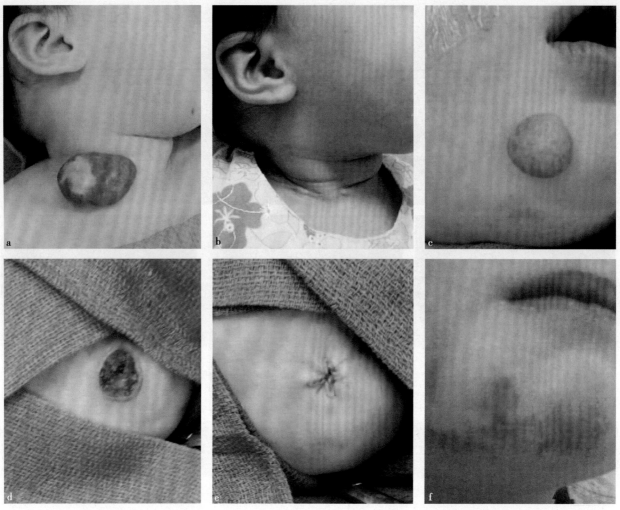

图 24.6 婴儿血管瘤(IH)的手术治疗。a. 2.5 岁女患儿带有纤维脂肪残留物。b. 进行一期扁圆形切除,因为长宽比有利于线性闭合,并且瘢痕被置于松弛皮肤张力线上。c-f. 2.5 岁男患儿位于颏部的残余纤维脂肪血管瘤。选择环形切除以及荷包闭合,将瘢痕长度限制为原发病灶直径。(转载自[10],第 54-55 页,已获得 Elsevier 许可)

6 至 12 个月之后,进行的二期环形切除,将留下一个长度与原发肿瘤直径几乎相同的瘢痕[65]。环形切除以及荷包闭合的缺点是,可能需要进行二期手术,同时环形瘢痕边缘的皮肤在几周内可能并不平坦[65]。在头皮上,优先选择扁圆形切除以及线性闭合,而非环形切除以及荷包闭合的原因是:①瘢痕长度并非关键考虑因素,因为头发将覆盖瘢痕;②仅需一期手术过程;③头皮缺乏进行荷包闭合的多余皮肤;④圆形瘢痕可能造成脱发区域,其需要另外处理[10]。

严禁使用脉冲染料激光(Pulsed-dye laser, PDL)治疗增殖性婴幼儿血管瘤。激光仅能穿透 0.75 ~ 1.2mm,因此,仅能对肿瘤浅表部进行治疗。尽管可能能够缓解病症,但其无法影响皮下部分,并且快速消退也不会发生[66, 67]。患儿可能有出血、色素缺失、疼痛、瘢痕以及皮肤萎缩的风险增加[66-68]。然而,脉冲染料激光用于治疗消退后遗留的毛细血管扩张是有指征的。与脉冲染料激光不同,二氧化碳激光可用于治疗增殖性婴幼儿血管瘤[69]。

先天性血管瘤

快速消退型先天性血管瘤在出生后快速消退,因此婴儿期无需进行手术治疗;仅需对肿瘤进行观察[10]。快速消退型先天性血管瘤会留下萎缩性组织,可采用自体移植物或脱细胞真皮进行重建[10]。脉冲染料激光可减轻残余毛细血管扩张[10]。

大多数不消退型先天性血管瘤不严重,不会造成显著畸形。然而,对于严重的不消退型先天性血管瘤的切除门槛而言,其较婴幼儿血管瘤更低,这是因为不消退型先天性血管瘤不会消退或对药物做出反应[10]。脉冲染料激光或切除能够改善病变的外观[10]。

卡波西样血管内皮瘤

卡波西样血管内皮瘤通常涉及多个组织和重要

结构，造成肿瘤难以切除[10]。对于有症状局限性肿瘤的患者或化疗已经失败的患者，采用切除治疗[10]。必须对肿瘤造成的后遗畸形（例如，挛缩）进行重建。鉴于卡波西样血管内皮瘤为良性肿瘤，无需对无症状病变进行切除。

化脓性肉芽肿

化脓性肉芽肿应在诊断后进行治疗，以防止溃疡和出血，已报告了多种干预措施：刮除、刮切除、激光治疗或全层切除[15,70]。由于病变累及真皮网状层，脉冲染料激光、烧灼或刮切除可能无法治疗整个病变；这些治疗的复发率为 43.5%[15]。化脓性肉芽肿的彻底治疗方法是全层皮肤切除。

唐力行　李　丽　译

马　琳　校

参考文献

1. Mulliken JB, Glowacki J. Hemangiomas and vascular malformations in infants and children: a classification based on endothelial characteristics. Plast Reconstr Surg. 1982;69:412–22.
2. Khan ZA, Boscolo E, Picard A, et al. Multipotential stem cells recapitulate human infantile hemangioma in immunodeficient mice. J Clin Invest. 2008;118:2592–9.
3. North PE, Waner M, Mizeracki A, et al. A unique microvascular phenotype shared by juvenile hemangiomas and human placenta. Arch Dermatol. 2002;137:559–70.
4. Barnes CM, Huang S, Kaipainen A, et al. Evidence of molecular profiling for a placental origin of infantile hemangioma. Proc Natl Acad Sci USA. 2005;102:19097–102.
5. Boscolo E, Bischoff J. Vasculogenesis in infantile hemangioma. Angiogenesis. 2009;12:197–207.
6. Jinnin M, Medici D, Park L, et al. Suppressed NFAT-dependent VEGFR1 expression and constitutive VEGFR2 signaling in infantile hemangioma. Nat Med. 2008;14:1236–46.
7. Bielenberg DR, Bucana CD, Sanchez R, et al. Progressive growth of infantile cutaneous hemangiomas is directly correlated with hyperplasia and angiogenesis of adjacent epidermis and inversely correlated with expression of the endogenous angiogenesis inhibitor, IFN-beta. Int J Oncol. 1999;14:401–8.
8. Kilcline C, Frieden IJ. Infantile hemangiomas: how common are they? A systematic review of the medical literature. Pediatr Dermatol. 2008;25:168–73.
9. Greene AK, Liu AS, Mulliken JB, et al. Vascular anomalies in 5621 patients: guidelines for referral. J Peditr Surg. 2011;46(9):1784–9.
10. Greene AK. Management of hemangiomas and other vascular tumors. Clin Plast Surg. 2011;38(1):45–63.
11. Boon LM, Burrows PE, Paltiel HJ, et al. Hepatic vascular anomalies in infancy: a twenty-seven-year experience. J Pediatr. 1996;129:346–54.
12. Enjolras O, Mulliken JB, Boon LM, et al. Noninvoluting congenital hemangioma: a rare cutaneous vascular anomaly. Plast Reconstr Surg. 2001;107:1647–54.
13. Berenguer B, Mulliken JB, Enjolras O, et al. Rapidly involuting congenital hemangioma: clinical and histopathologic features. Pediatr Dev Pathol. 2003;6:495–510.
14. Lyons LL, North PE, Mac-Moune Lai F, et al. Kaposiform hemangioendothelioma: a study of 33 cases emphasizing its pathologic, immunophenotypic, and biologic uniqueness from juvenile hemangioma. Am J Surg Pathol. 2004;28:559–68.
15. Patrice SJ, Wiss K, Mulliken JB. Pyogenic granuloma (lobular capillary hemangioma): a clinicopathologic study of 178 cases. Pediatr Dermatol. 1991;8:267–76.
16. Amir J, Metzker A, Krikler R, et al. Strawberry hemangioma in preterm infants. Pediatr Dermatol. 1986;3:331–2.
17. Haggstrom AN, Drolet BA, Baselga E, et al. Prospective study of infantile hemangiomas: demographic, prenatal, and perinatal characteristics. J Pediatr. 2007;150:291–4.
18. Mulliken JB, Fishman SJ, Burrows PE. Vascular Anomalies. Curr Prob Surg. 2000;37:517–84.
19. Horii KA, Drolet BA, Frieden IJ. Prospective study of the frequency of hepatic hemangiomas in infants with multiple cutaneous infantile hemangiomas. Pediatr Dermatol. 2011;28:245–53.
20. Frieden IJ, Reese V, Cohen D. PHACE syndrome. The association of posterior fossa brain malformations, hemangiomas, arterial anomalies, coarctation of the aorta and cardiac defects and eye abnormalities. Arch Dermatol. 1996;132:307–11.
21. Metry DW, Garzon MC, Drolet BA, et al. PHACE syndrome: current knowledge, future directions. Ped Derm. 2009;26:381–98.
22. Chang LC, Haggstrom AN, Drolet BA, et al. Growth characteristics of infantile hemangiomas: implications for management. Pediatrics. 2008;122:360–7.
23. Chamlin SL, Haggstrom AN, Drolet BA, et al. Multicenter prospective study of ulcerated hemangiomas. J Pediatr. 2007;151:684–9.
24. Zukerberg LR, Nikoloff BJ, Weiss SW. Kaposiform hemangioendothelioma of infancy and childhood: an aggressive neoplasm associated with Kasabach-Merritt syndrome and lymphangiomatosis. Am J Surg Pathol. 1993;17:321–8.
25. Sarkar M, Mulliken JB, Kozakewich HP, et al. Thrombocytopenic coagulopathy (Kasabach-Merritt phenomenon) is associated with kaposiform hemangioendothelioma and not with common infantile hemangioma. Plast Reconstr Surg. 1997;100:1377–86.
26. Enjolras O, Mulliken JB, Wassef M, et al. Residual lesions after Kasabach-Merritt phenomenon in 41 patients. J Am Acad Dermatol. 2000;42:225–35.
27. Enjolras O, Gelbert F. Superficial hemangiomas: associations and management. Pediatr Dermatol. 1997;14:173–9.
28. Mulliken JB, Anupindi S, Ezekowitz RA, et al. Case 13–2004: a newborn girl with a large cutaneous lesion, thrombocytopenia, and anemia. New Engl J Med. 2004;350:1764–75.
29. Paltiel H, Burrows PE, Kozakewich HPW, et al. Soft-tissue vascular anomalies: utility of US for diagnosis. Radiology. 2000;214:747–54.
30. Burrows PE, Laor T, Paltiel H, et al. Diagnostic imaging in the evaluation of vascular birthmarks. Dermatol Clin. 1998;16:455–88.
31. Karnes JC, Lee BT, Phung T, et al. Adult-onset kaposiform hemangioendothelioma in a post-traumatic site. Ann Plast Surg. 2009;62:456–8.
32. Gupta A, Kozakewich H. Histopathological of vascular anomalies. Clin Plast Surg. 2011;38(1):31–44.
33. North PE, Waner M, Mizeracki A, et al. GLUT1. A newly discovered immunohistochemical marker for juvenile hemangiomas. Hum Path. 2000;31:11–22.
34. Mentzel T, Mazzoleni G, Dei Tos AP, et al. Kaposiform hemangioendothelioma in adults. Clinicopathologic and immunohistochemical analysis of three cases. Am J Clin Pathol. 1997;108:450–5.
35. Mills SE, Cooper PH, Fechner RE. Lobular capillary hemangioma: the underlying lesion of pyogenic granuloma. Am J Surg Pathol. 1980;4:470–9.
36. Cruz OA, Zarnegar SR, Myers SE. Treatment of periocular capillary hemangioma with topical clobetasol propionate. Ophthalmology. 1995;102:2012–5.
37. Garzon MC, Lucky AW, Hawrot A, et al. Ultrapotent topical corticosteroid treatment of hemangiomas of infancy. J Am Acad Dermatol. 2005;52:281–6.
38. Sloan GM, Renisch JF, Nichter LS, et al. Intralesional corticosteroid therapy for infantile hemangiomas. Plast Reconstr Surg. 1989;83:459–67.
39. Greene AK, Couto RA. Oral prednisolone for infantile hemangioma: efficacy and safety using standardized treatment protocol. Plast Reconstr Surg. 2011;128:743–52.
40. Boon LM, MacDonald DM, Mulliken JB. Complications of sys-

temic corticosteroid therapy for problematic hemangiomas. Plast Reconstr Surg. 1999;104:1616–23.

41. Lomenick JP, Backeljauw PF, Lucky AW. Growth, bone mineral accretion, and adrenal function in glucocorticoid-treated infants with hemangiomas – a retrospective study. Pediatr Dermatol. 2006;23:169–74.

42. Seale JP, Compton MR. Side-effects of corticosteroid agents. Med J Aust. 1986;144:139–42.

43. Fardet L, Abdulrhaman K, Cabane J, et al. Corticosteroid-induced adverse events in adults: frequency, screening and prevention. Drug Saf. 2007;30:861–81.

44. Bennett ML, Fleischer AB, Chamlin SL, et al. Oral corticosteroid use is effective for cutaneous hemangiomas. Arch Dermatol. 2001;137:1208–13.

45. Leaute-Labreze C, Dumas delaRE, Hubiche T, et al. Propranolol for severe hemangiomas of infancy. N Engl J Med. 2008;358:2649–51.

46. Sans V, Dumas delaRE, Berge J, et al. Propranolol for severe infantile hemangiomas: follow-up report. Pediatrics. 2009;124:423–31.

47. Canadas KT, Baum ED, Lee S, et al. Case report: treatment failure using propranolol for treatment of focal subglottic hemangioma. Int J Pediatr Otorhinolaryngol. 2010;74:956–8.

48. Leboulanger N, Fayoux P, Teissier N, et al. Propranolol in the therapeutic strategy of infantile laryngotracheal hemangioma: a preliminary retrospective study of French experience. Int J Pediatr Otorhinolaryngol. 2010;74:1254–7.

49. Buckmiller LM, Munson PD, Dyamenahalli U, et al. Propranolol for infantile hemangiomas: early experience at a tertiary vascular anomalies center. Laryngoscope. 2010;120:676–81.

50. Frieden IL, Drolet BA. Propranolol for infantile hemangiomas: promise, peril, pathogenesis. Pediatr Dermatol. 2009;26:642–4.

51. Lawley LP, Siegfried E, Todd JL. Propranolol treatment for hemangioma of infancy: risks and recommendations. Pediatr Dermatol. 2009;26:610–4.

52. Holland KE, Frieden IJ, Frommelt PC, et al. Hypoglycemia in children taking propranolol for the treatment of infantile hemangioma. Arch Dermatol. 2010;146:775–8.

53. Rosbe KW, Suh KY, Meyer AK, et al. Propranolol in the management of airway infantile hemangiomas. Arch Otolaryngol Head Neck Surg. 2010;136:658–65.

54. Chik KK, Luk CK, Chan HB, et al. Use of propranolol in infantile haemangioma among chinese children. Hong Kong Med J. 2010;16:341–6.

55. Bonifazi E, Acquafredda A, Milano A, et al. Severe hypoglycemia during successful treatment of diffuse hemangiomatosis with propranolol. Pediatr Dermatol. 2010;27:195–6.

56. Breur J, Graaf M de, Breugem CC, et al. Hypoglycemia as a result of propranolol during treatment of infantile hemangioma: a case report. Pediatr Dermatol. 2010;27:1–3.

57. Pavlakovic H, Kietz S., Lauerer P, et al. Hyperkalemia complicating propranolol treatment of an infantile hemangioma. Pediatrics. 2010;126:e1589–93.

58. Abbott J, Parulekar M, Shahidullah H, et al. Diarrhea associated with propranolol treatment for hemangioma of infancy (HOI). Pediatr Dermatol. 2010;27:558.

59. Burns CM, Rutherford MA, Boardman JP, et al. Patterns of cerebral injury and neurodevelopmental outcomes after symptomatic neonatal hypoglycemia. Pediatrics. 2008;122:65–74.

60. Siegfried EC, Keenan WJ, Al-Jureidini S. More on propranolol for hemangiomas of infancy. N Engl J Med. 2008;359:2846–7.

61. Manunza F, Syed S, Laguda B, et al. Propranolol for complicated infantile hemangiomas: a case series of 30 infants. Br J Dermatol. 2010;162:466–8.

62. Truong MT, Perkins JA, Messner A, et al. Propranolol for the treatment of airway hemangiomas: a case series and treatment algorithm. Int J Pediatr Otorhinolaryngol. 2010;74:1043–8.

63. Haisley-Royster C, Enjolras O, Frieden IJ, et al. Kasabach-Merritt phenomenon: a retrospective study of treatment with vincristine. J Pediatr Hematol Oncol. 2002;24:459–62.

64. Greene AK, Rogers G, Mulliken JB. Management of parotid hemangioma in 100 children. Plast Reconstr Surg. 2004;113:53–60.

65. Mulliken JB, Rogers GF, Marler JJ. Circular excision of hemangioma and purse-string closure: the smallest possible scar. Plast Reconstr Surg. 2002;109:1544–54.

66. Scheepers JH, Quaba AA. Does the pulsed tunable dye laser have a role in the management of infantile hemangiomas: observations based on 3 years experience. Plast Reconstr Surg. 1995;95:305–12.

67. Batta K, Goodyear HM, Moss C, et al. Randomized controlled study of early pulsed dye laser treatment of uncomplicated childhood haemangiomas: results of a 1-year analysis. Lancet. 2002;360:521–7.

68. Witman PM, Wagner AM, Scherer K, et al. Complications following pulsed dye laser treatment of superficial hemangiomas. Lasers Surg Med. 2006;38:116–23.

69. Sie KC, McGill T, Healy GB. Subglottic hemangioma: ten years experience with carbon dioxide laser. Ann Otol Rhinol Laryngol. 1994;103:167–72.

70. Kirschner RE, Low DW. Treatment of pyogenic granuloma by shave excision and laser photocoagulation. Plast Reconstr Surg. 1999;104:1346–9.

鼻咽纤维血管瘤

Karen Watters，Trevor McGill and Reza Rahbar

概述

青少年鼻咽纤维血管瘤（juvenile nasopharyngeal angiofibroma，JNA）是一种罕见的良性肿瘤，几乎仅发生在男性青少年以及青年的鼻咽部。该肿瘤生长缓慢，但特点是局部侵袭性生长、血流丰富，并存在持续性生长和复发的倾向。

流行病学和生物学

青少年鼻咽纤维血管瘤的发生率约为 1/150 000 左右，占所有头颈部肿瘤的 0.05%～0.5%[1]。尽管青少年鼻咽纤维血管瘤的病因未知，但多种生长因子和激素被认为在肿瘤生长中发挥作用。雄激素依赖，是青少年鼻咽纤维血管瘤仅发生于年轻男性患者的最有力解释[2]。目前已经提出的其他发病机制理论包括[2,3]：

- 未分化的上皮巢细胞增生
- 鼻咽部骨膜促纤维增生反应
- 在枕骨基板与蝶骨基板之间的胚胎纤维软骨增生
- 上颌动脉终末支非嗜铬性副神经节细胞增生

青少年鼻咽纤维血管瘤的起源和扩散

青少年鼻咽纤维血管瘤的起源部位仍然存在争议，通常它被认为起源于位于蝶骨翼突与腭骨蝶突交界处的蝶腭孔的上唇部（鼻后外侧壁）[4]。报道的其他起源部位包括翼腭窝、位于蝶骨基板的鼻咽部、蝶窦、鼻腔侧壁以及泪囊[5-7]。

肿瘤生长在黏膜下层，侵入鼻腔和鼻咽部[8,9]。肿瘤的特征是自翼腭裂横向生长至翼腭窝。肿瘤通常扩展至蝶窦、上颌窦、筛窦、鼻窦、眼眶、鞍旁区和中颅窝。上颌窦后壁的侵蚀通常是由肿瘤自颞下窝直接延伸造成的。在约三分之一的病例中，肿瘤从筛迷路，经过眼眶内侧壁或眶下裂生长至眼眶[10]，其特征为眼眶组织移位，并无组织浸润。颅内侵犯：通常位于硬膜外，肿瘤经颞下窝顶部或经由眶上裂延伸所致，进一步扩展至海绵窦（表25.1）。

在多数情况下，青少年鼻咽纤维血管瘤通常挤压鼻旁窦骨质，并不造成其结构破坏。位于颅底的肿瘤组织也可因局部压迫造成骨质破坏而侵犯颅内，但并非是由于肿瘤细胞浸润造成[11]。

血液供应

在大多数情况下，青少年鼻咽纤维血管瘤血液

表25.1　青少年鼻咽纤维血管瘤的蔓延位置及途径

蔓延位置	蔓延途径
1. 鼻腔及鼻咽部	通过蝶腭孔向内侧
2. 颞下窝	穿过翼上颌裂向侧面
3. 上颌窦	通过窦壁破坏或压迫移位向前
4. 翼腭窝	通过眶下裂
5. 眼眶	通过眶下裂 通过从筛骨迷路，眶内侧壁
6. 筛窦和蝶窦	通过自然窦口 经由骨质破坏
7. 颅中窝	通过颞下窝 通过孔隙（圆孔，卵圆孔，破裂孔） 经由的蝶骨大翼及翼骨骨质破坏 通过眶上裂 经由蝶窦壁破坏
8. 颅前窝	经由筛窦顶破坏
9. 海绵窦及视交叉，鞍区	经由蝶窦边界破坏

供应来自同侧颌内动脉,即颈外动脉的一条终末分支[12]。咽升动脉和翼管动脉也可向青少年鼻咽纤维血管瘤提供血供。在极少数病例中,肿瘤接受来自颈内动脉未命名分支的血液供应。青少年鼻咽纤维血管瘤双侧血液供应较为少见,但已有报道报告存在双侧血供,事实上,双侧血供在青少年鼻咽纤维血管瘤中的发生率被人们所低估[13]。

临床表现

青少年鼻咽纤维血管瘤通常出现在青春期男性患者中(平均年龄为 15 岁),临床表现包括以下几点:

1. 鼻塞(无痛)
2. 鼻出血(一般为单侧)
3. 鼻咽肿块

鼻咽纤维血管瘤好发于 20 岁以内的青少年,年龄范围从 7 岁到 21 岁,平均诊断年龄为 15 岁[14, 15],超过 25 岁的患者极为少见。患儿通常在首诊之前至少 6 到 12 个月,就已经表现出症状[14]。

病情进展:青少年鼻咽纤维血管瘤是一种生长缓慢的肿瘤,因其造成局部破坏以及局部扩散,表现出鼻咽部外症状。面部肿胀、眼球突出、头痛、视力障碍以及脑神经麻痹可能是疾病晚期的表现[14, 15]。罕见的症状包括说话鼻音过轻、嗅觉减退、听力下降、泪囊炎、腭部肿胀或畸形[16]。颅内侵犯的患者,继发于肿瘤经颞下窝顶部或经由眶上裂延伸扩展至海绵窦,可能出现眶上裂综合征、眼睑下垂、眼外肌瘫痪以及眼球突出等典型症状。在青少年鼻咽纤维血管瘤患者中,约 10%～20% 的患者能够观察到颅内侵犯。

鉴别诊断

所有鼻咽肿块、鼻出血以及眼眶肿胀的疾病均应包括在青少年鼻咽纤维血管瘤的鉴别诊断中(表 25.2)。

诊断与评估

对于可疑青少年鼻咽纤维血管瘤的患儿,详细地了解其病史及全面的查体,对诊断十分有益。

表25.2　青少年鼻咽纤维血管瘤鉴别诊断

炎症性	后鼻孔鼻息肉
	鼻息肉
	内翻性乳头状瘤
先天性/发育性	皮样囊肿
	脑膨出
肿瘤	横纹肌肉瘤
	鳞状细胞癌
	淋巴瘤

检查

检查包括全面的鼻内镜检查,该检查通常能够显示血管瘤病变所在,其主要为自蝶腭孔沿鼻腔后外侧壁产生的黏膜下层血管,通常来说,血管瘤向前蔓延将进入鼻腔,向后蔓延将进入鼻咽腔。通常情况下,青少年鼻咽纤维血管瘤无蒂,呈分叶状,较为坚韧,外观呈红粉色,有的表现为息肉状或有蒂连接(图 25.1a, b)。

检查中发现的其他临床表现包括:因咽鼓管堵塞造成的浆液性中耳炎,面颊部肿胀以及张口受限,这可能表明肿瘤已扩散到颞下窝。当肿瘤扩散至眼眶或视神经隆起时,可能会造成继发性视力下降。

影像学检查

成像技术的发展进步,实现了对肿瘤的精确测量以及对其位置和扩散情况的评价,所有这一切对于做出正确分期判断以及进行适当的手术预期至关重要。鼻窦 X 线平片图像显示模糊,现已基本淘汰。计算机断层扫描(CT)和磁共振成像(MRI)对比增强扫描,是两种最常用的检查方法[5]。鉴于青少年鼻咽纤维血管瘤的血管供应特点,血管造影也十分重要,其能够识别向肿瘤供血的主要血管,并能够实现术前栓塞,以减少术中出血。

CT 扫描是评估肿瘤对颅底骨质侵蚀程度的绝佳手段。青少年鼻咽纤维血管瘤在 CT 影像中表现为高信号病灶(图 25.2a, b, c),由于肿瘤位于翼突与上颌窦后壁之间,CT 影像中可看到上颌窦后壁特征性隆起,被称为 Holman-Miller 征[11]。

MRI 被用于描述肿瘤范围,特别是在发生颅内侵犯以及肿瘤蔓延至海绵窦的病例中。青少年鼻咽纤维血管瘤的 MRI 特性取决于血管纤维成分的比例和组织水肿的程度。青少年鼻咽纤维血管瘤在对

图25.1　局限性青少年鼻咽纤维血管瘤。a.位于左鼻咽蝶腭孔的局限性血管纤维瘤的内镜图像。黑色箭头指出的是与蝶腭动脉位置一致的搏动部位；b.冠状CT扫描显示软组织位于左侧蝶腭孔的中央，其延伸至左侧蝶窦和左鼻咽部

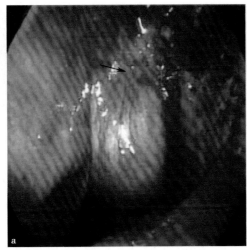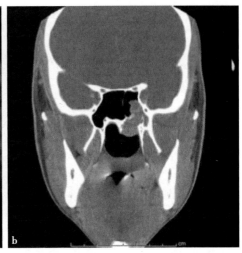

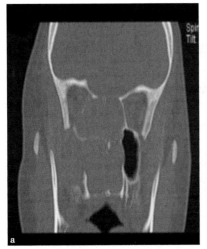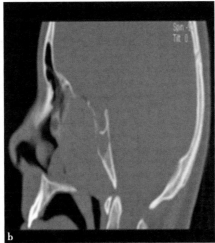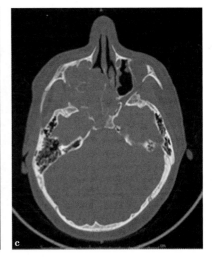

图25.2　晚期青少年鼻咽纤维血管瘤。冠状位（a）、矢状位（b）以及水平位（c）颌面部CT影像显示出一个较大的右鼻咽肿块以及变宽的蝶腭孔（a）。肿块延伸至右侧翼腭窝，并侵蚀右翼突内侧板（c）。侵犯斜坡，并侵蚀斜坡后壁（b，c）。侵蚀穿过蝶骨平台，并在颅底开裂部位存在数个含气影（b）

比增强T1加权MRI影像中被显著增强，并具有多个流空信号，在T2加权MRI影像中具有分叶状强化表现（图25.3a，b，c）。MRI还能够区分阻塞鼻窦内的分泌物和瘤体组织，这对于避免误判肿瘤范围十分重要。

　　术前应常规进行造影。青少年鼻咽纤维血管瘤特征性"血管造影肿瘤显影"将识别向肿瘤供血的上颌内动脉、咽升动脉以及腭动脉分支（参见图25.4a，b）。

活检

　　在手术干预之前，几乎不需要进行活检。在大多数情况下，鉴于青少年鼻咽纤维血管瘤血运丰富以及造成严重出血的可能性，通常避免进行活检。

根据患者的年龄、临床表现以及影像特征等，通常能够做出充分的JNA术前诊断，而无需进行病理学活检。青少年鼻咽纤维血管瘤的主要特点包括：肿物位于鼻部和翼腭窝，富含血管以及侵及周围骨质；这些特点帮助人们将青少年鼻咽纤维血管瘤与位于该位置的其他肿瘤，包括横纹肌肉瘤和淋巴瘤相鉴别。

分期

　　人们尚未就如何对青少年鼻咽纤维血管瘤分期达成共识。目前提出的分期方法包括：Sessions、Andrews、Chandler以及Radkowski分期系统[17-21]。这些系统的共同点是，其分期基于肿瘤扩散、受累部位，以及根据CT和MRI影像的分析结果。晚期

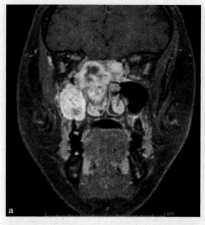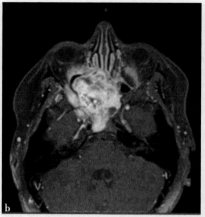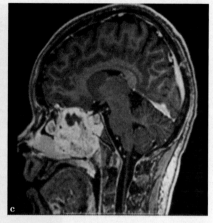

图 25.3　晚期青少年鼻咽纤维血管瘤。冠状位(a)、矢状位(b)以及水平位(c)T1 加权颌面 MRI 图像对比后显示出一个具有多流空信号的较大鼻咽肿块(a, b)。肿块横向延伸进入右侧上颌窦以及右翼腭窝(a, b)。右内直肌和下直肌因肿块造成横向移位，右侧眶底发生凸向重塑(a)。侵犯斜坡，侵蚀斜坡后壁并穿过蝶骨平台(b, c)。肿块侵蚀右前颈动脉管，并可能侵犯海绵窦(c)。侵蚀右翼管，且右侧圆孔扩大(b)

图 25.4　造影以及右上颌内动脉栓塞。当导管插入右上颌内动脉时，可看到青少年鼻咽纤维血管瘤特征性"肿瘤内显影"(a)。当使用 PVA 颗粒进行右上颌内动脉选择性栓塞之后，则残余的肿瘤显影几乎消失(b)

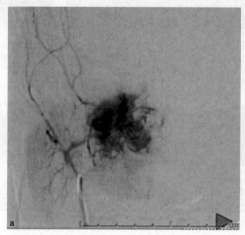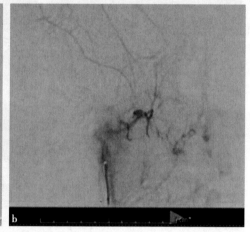

病变主要为发生颅底骨质破坏以及颅内侵犯情况。Synderman 等人于 2010 年提出了一个较新的分期系统，UPMC 分期系统，其考虑了两个重要的预后因素，包括：肿瘤血管供应（自颈内动脉获得血供的程度）以及肿物在颅底延伸的路径[22]。这个新的分期系统反映了手术方式的变化，即：对内镜的使用逐渐增多，并能够对（失血）发病率和肿瘤复发进行更好的预测（表 25.3）。

病理

组织学上，青少年鼻咽纤维血管瘤是包含血管和纤维两种成分的无包膜肿瘤（图 25.5a, b），其由处于纤维细胞基质中的不规则血管网络构成。丰富的纤维间质内，存在均匀分布不规则、裂隙样血管通道，内衬单一的内皮细胞。这些血管通道被丰富的胶原组织网络所包围，由于缺乏收缩性成分，血管腔呈现"鹿角样"外观（图 25.6a, b）。肿瘤缺乏完整肌层，这解释了为何会在对肿瘤进行活检或手术之后造成大出血的原因。

治疗

外科手术是青少年鼻咽纤维血管瘤主要的治疗方式，已被广泛接受。

外科手术

依据肿瘤的分期 - 大小、位置以及范围，可以采用不同的外科手术方法切除青少年鼻咽纤维血管

表25.3 青少年鼻咽纤维血管瘤的分期系统

系统	分期				
	I	II	III	IV	V
Sessions 等, 1981年	Ia: 局限于鼻及鼻咽部	IIa: 最小扩展至翼腭窝	颅内侵犯	无	
	Ib: 入侵至1个或多个窦腔	IIb: 翼腭窝完全占位,存在或不存在眼眶受累			
		IIIc: 入侵至颞下窝,存在或不存在面颊受累			
Chandler 等, 1984年	局限于鼻咽部	入侵至鼻腔或蝶窦	入侵至上颌窦、筛窦、翼腭窝、颞下窝、眼眶和(或)面颊	颅内侵犯	
Andrews 等, 1989年	局限于鼻咽;局限于蝶腭孔;无骨质破坏	入侵至蝶窦、筛窦、上颌窦或翼腭窝,存在骨质破坏	入侵至颞下窝或眼眶	颅内、硬膜内侵犯	
			IIIa: 没有颅内侵犯	IVa: 浸润海绵窦、垂体或视神经交叉	
			IIIb: 硬膜外侵犯	IVb: 未浸润海绵窦、垂体或视神经交叉	
Radkowski 等, 1996	Ia: 局限于鼻或鼻咽腔	IIa: 通过蝶腭孔,入侵进入翼腭窝	侵蚀颅底	无	
	Ib: 入侵至1个或多个窦腔	IIb: 完全占据翼腭窝,上颌窦后壁向前移位,眼眶侵蚀	IIIa: 最低限度的颅内侵犯		
		IIc: 入侵至颞下窝、面颊,翼板后方,蝶窦或翼腭窝,存在骨质破坏	IIIb: 广泛颅内±海绵窦受累		
匹兹堡大学医学中心(UPMC), 2010年	鼻腔,翼腭窝内侧	鼻窦,翼腭窝外侧;无残留血管	颅底侵蚀,眼眶,颞下窝;无残留血管	颅底侵蚀,眼眶,颞下窝;残留血管	颅内,残留血管;内侧延伸部(中部),横向延伸(外侧)

瘤。其他需要考虑的因素包括:外科医师进行开放手术以及内镜手术的经验,术中肿瘤适当的暴露,方便止血,减少面部瘢痕以及对减少对面部骨骼生长的影响应作为手术方式选择的主要因素[12]。

习惯上,开放手术可用于青少年鼻咽纤维血管瘤的各个阶段,而内镜手术仅用于肿瘤I期。但是,随着内窥镜微创技术的进步,青少年鼻咽纤维血管瘤的外科治疗已发生了显著变化[23]。目前,经鼻内镜下切除是早期病变的标准治疗方法(图25.7),内镜辅助治疗(内镜手术与开放手术相结合),被越来越多地用于治疗晚期肿瘤患者(存在颅底以及颅内侵犯)[23-26]。

晚期青少年鼻咽纤维血管瘤

侵犯颅内的青少年鼻咽纤维血管瘤的手术治疗较为复杂,需要由多学科专家组成小组共同完成。尽管颅面部手术似乎是目前的标准治疗方法,但内镜切除或内镜辅助切除晚期肿瘤已经被越来越多的专家认可[23]。

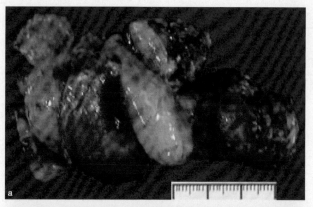

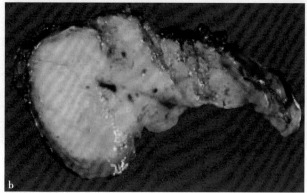

图 25.5　青少年鼻咽纤维血管瘤的肉眼检查。肿瘤呈多结节状，具有光滑且有光泽的外表面(a)。通过肿瘤的切割面可以看出，肿瘤坚韧，灰白色，呈固态均质(b)

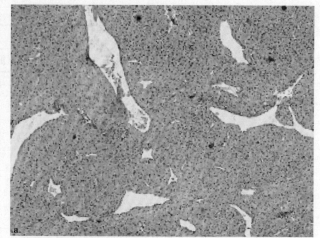

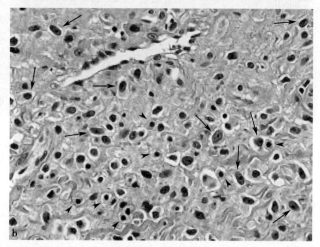

图 25.6　青少年鼻咽纤维血管瘤的显微镜检查。视野内显示出薄壁空腔的大型鹿角状血管(a)。肿瘤细胞较大，具有卵圆形胞核、单一突出核仁，以及相对丰富的胞浆(箭所指)(b)。通常会观察到浸润肥大细胞(箭头所指)(b)

晚期青少年鼻咽纤维血管瘤内镜手术方法的作用及适应证仍有待探索界定。就发病以及复发情况而言，关于哪种方法更为合适，业内尚未达成共识。关于内镜手术有效性及益处的研究，由于其病例数较少，并且因研究的病例群多为不同分期，而且多采用内镜手术治疗早期病变，故评价结果尚未达成一致[14, 15]。

内镜手术的局限性：晚期青少年鼻咽纤维血管瘤可能颅内侵犯，包括延伸进入海绵窦、眼眶，沿视神经周围生长，横向生长进入颞下窝，并向翼突后方蔓延。在这种情况下，不推荐单独进行内镜切除。在严重出血的情况下，单纯采用内镜手术，难以实现充分的暴露肿瘤，在狭小的空间下很难将肿瘤完整切除。在特定病例中，可采用内镜技术与传统开放手术相结合的方法规避这些困难。人们普遍认为，内镜切除应用于限定的Ⅲ期以内病变，而对于Ⅳ期病变则应采用鼻侧切开手术或颅面部切除术[26, 27]。

内镜手术

该方法的优势在于不会破坏面部骨骼，且不会产生瘢痕，大大降低了住院和恢复时间。在内镜手术中，为了便于切除肿物，通常需要去除中鼻甲或犁骨。动力系统包括电动吸切钻以及射频等离子手术系统，有利于辅助肿瘤切除。当肿瘤附着于骨骼时，例如翼突根或蝶骨面，可使用内镜下电钻磨除。蝶腭动脉通常可在蝶腭孔予以识别，并结扎。单极以及双极电凝也可用于止血(图 25.7)。

开放式手术

开放式手术包括经腭入路、鼻侧切开、面中部掀翻以及经颅入路等手术术式(图 25.8)。目前，经腭入路手术法已被内镜技术所取代，使用较少。针对Ⅱ期病变，范围广泛的患者，鼻侧切开能够实现肿瘤的充分暴露，但会留下瘢痕。面中部掀翻是目前最常见的开放式手术方法，能够提供较好的手术野，并且面部无切口。通过去除上颌窦后壁，可到达翼腭

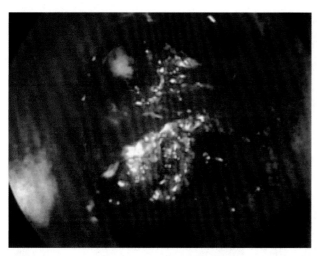

图 25.7 内镜切除局部青少年鼻咽纤维血管瘤。内镜切除后，图 25.1 中所述病变。开放蝶窦，并切除了肿物

窝及颞下窝。在发生颅内侵犯的病例中，需在神经外科医生的协助下进行颅面切除。

栓塞

无论使用哪种方法，建议在手术切除前至少 24～72 小时，进行血管造影以及供血血管栓塞。栓塞已被证实能够显著减少术中出血，术野更清晰，有助于较大肿瘤的切除 [28, 29]。栓塞是通过使用可吸收的微粒物质，例如明胶海绵、聚乙烯醇、葡聚糖颗粒，或不可吸收的微粒物质，例如 Ivalon 和 Terbal（参见图 25.8），经由动脉通路进行。

据报道，栓塞可能在手术进行过程中掩盖肿瘤延伸部分，进而导致肿瘤不能完全切除 [30, 31]。尽管如此，为了减少晚期青少年鼻咽纤维血管瘤手术中可能造成严重出血风险，专家仍然支持在术前进行常规血管栓塞。栓塞后，因视网膜中央动脉阻塞而造成的视力丧失亦有报道 [32, 33]。

并发症

手术副作用不仅与采用的外科手术方法相关，同样与肿瘤的分期有关系，因此进行详细的术前讨论十分必要。最常见的并发症是鼻、鼻窦和神经系统并发症 [14, 15]，包括出血、鼻腔结痂、溢泪以及鼻泪管狭窄。与开放式手术相关的并发症包括：眶下神经区域感觉异常、面部骨骼生长受损、面部畸形以及瘢痕等。行 Weber-Ferguson 术式后，经常发生的是面颊麻木。经颞下窝手术法可能会造成开口受限。脑膜炎以及偏瘫较为罕见，但可能在经颅入路手术后发生。眼科并发症包括眼肌麻痹和失明。短暂失明可能与栓塞相关联。行经腭入路手术后，软硬腭交界处可能会产生腭瘘，但可通过在腭瓣制作时保护腭大血管束予以避免。

结局

手术后局部控制的可能性随肿瘤程度以及所实施手术的不同而变化。复发是青少年鼻咽纤维血管瘤病程中的一个突出特点。整体复发率约为 18%，长期无病存活率为 87% [14, 15]。有报道称该复发率高达 30%～50% [26, 31]。与复发相关的危险因素包括疾病晚期、翼窝和蝶骨底存在肿瘤、斜坡侵蚀、颅内侵犯、经变宽的翼管入侵至蝶骨以及低龄发病等。采用内镜手术并不会增加复发率，尽管研究受到随访时间不长以及入组选择标准不同的限制 [14, 15, 34]。

辅助治疗

放射治疗

放射治疗通常适用于广泛性、无法切除的颅内病变以及因位置可能危及生命的复发病变。然而下列并发症，不推荐常规放射治疗 [35]：

- 辐射诱发性恶性肿瘤
- 白内障
- 角膜病
- 面部骨骼生长受损
- 垂体机能减退
- 一过性神经功能缺损
- 颞叶放射性坏死

目前，采用局部放射治疗晚期青少年鼻咽纤维血管瘤的研究表明，放射治疗具有良好的局部控制率，78%～85% 不等，但其存在明显的副作用，因此在大多数情况下，不采用放射性治疗 [16, 36]。接受单独放射治疗的患者复发率为 20%～33%。较新的放射技术，例如强度可调放射治疗（intensitymodulated radiotherapy，IMRT）以及立体定向放射治疗（射波刀），能够降低辐射诱导并发症的发生率，但这方面的临床经验仍较为有限。

图 25.8 晚期青少年鼻咽纤维血管瘤的开放手术。冠状 CT 扫描显示出晚期青少年鼻咽纤维血管瘤（a）。Weber-Ferguson 术式切开（b）为完整肿瘤切除（c）提供了充分的进入路径。所示为切除标本（d）

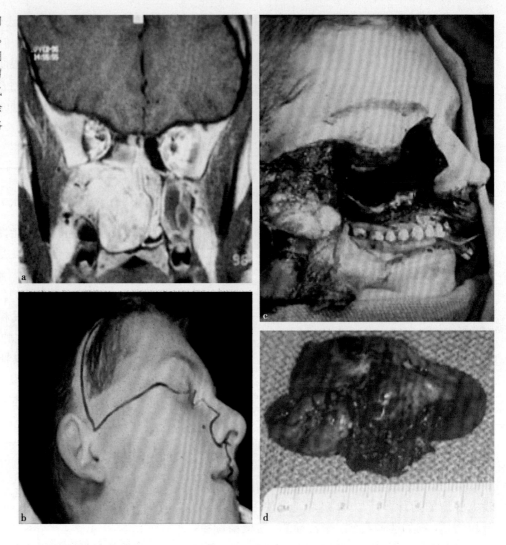

干扰素

在不适合进行手术切除或存在广泛颅内侵犯的特殊病例中，可使用干扰素。干扰素的使用报告较为有限。

氟他胺（flutamide）

据报道，采用氟他胺（一种非类固醇抗雄激素，睾丸激素受体阻断剂）口服给药，能够诱导肿瘤消退，但相关临床报道仍然有限[37]。氟他胺能够减少Ⅰ期以及Ⅱ期肿瘤体积的 44%，但较手术切除而言，单独使用氟他胺未能显示出对该期肿瘤的任何显著改善。在一个 20 例患者的队列研究中，青春期后的男性患者相比于青春期前的男性患者对药物更敏感；在这些患者中，服药后进行手术的患者较首发症状（服药前）肿瘤消退程度大于 25%[38]。报道的唯一副作用为乳房胀痛。未来，氟他胺可能会在多数青少年鼻咽纤维血管瘤综合治疗中发挥作用，然而目前必须进行进一步的研究。

自发消退

据报道，在一些年龄为 20～25 岁的患者中，出现了青少年鼻咽纤维血管瘤的自发消退，通常出现在肿瘤切除存在残余肿瘤的患者中[39-41]。

随访

在最初切除之后至少 6 个月，建议进行增强 MRI 检查，以检查残余或复发病变。MRI 影像提示为复发或残余肿瘤的组织，应进行活检。在某些情况下，

对有病变残余而无症状患者（手术无法切除）进行观
察等待以及定期影像检查，是较为合理的选择。

韩　阳　李艳珍　译
唐力行　校

参考文献

1. Lund VJ, Stammberger H, Nicolai P, Castelnuovo P, Beal T, Beham A, Bernal-Sprekelsen M, Braun H, Cappabianca P, Carrau R, Cavallo L, Clarici G, Draf W, Esposito F, Fernandez-Miranda J, Fokkens W, Gardner P, Gellner V, Hellquist H, Hermann P, Hosemann W, Howard D, Jones N, Jorissen M, Kassam A, Kelly D, Kurschel-Lackner S, Leong S, McLaughlin N, Maroldi R, Minovi A, Mokry M, Onerci M, Ong YK, Prevedello D, Saleh H, Sehti DS, Simmen D, Snyderman C, Solares A, Spittle M, Stamm A, Tomazic P, Trimarchi M, Unger F, Wormald PJ, Zanation A, European rhinologic society advisory board on endoscopic techniques in the management of nose, paranasal sinus and skull base tumours. European position paper on endoscopic management of tumours of the nose, paranasal sinuses and skull base. Rhinol Suppl. 2010;2010(22):1–143.
2. Coutinho-Camilo CM, Brentani MM, Nagai MA. Genetic alterations in juvenile nasopharyngeal angiofibromas. Head Neck. 2008;30:390–400.
3. Tewfik TL, Tan AK, al Noury K, Chowdhury K, Tampieri D, Raymond J, Vuong T. Juvenile nasopharyngeal angiofibroma. J Otolaryngol. 1999;28:145–51.
4. Neel 3rd HB, Whicker JH, Devine KD, et al. Juvenile angiofibroma. Review of 120 cases. Am J Surg. 1973;126:547–56.
5. Lloyd G, Howard D, Lund VJ, Savy L. Imaging for juvenile angiofibroma. J Laryngol Otol. 2000;114:727–30.
6. Ferreira LM, Gomes EF, Azevedo JF, Souza RF, Araujo R, Rios AS. Endoscopic surgery of nasopharyngeal angiofibroma. Rev Bras Otorrinolaringol. 2006;72(4):475–80.
7. Moschos M, Demetra A, Kontogeorgos G. Juvenile nasopharyngeal angiofibroma—a rare case of primary orbital development. Acta Ophthalmol Scand. 1998;78:506–8.
8. Banhiran W, Casiano RR. Endoscopic sinus surgery for benign and malignant nasal and sinus neoplasm. Curr Opin Otolaryngol Head Neck Surg. 2005;13:50–4.
9. Cansiz H, Güvenç MG, Sekercioğlu N. Surgical approaches to juvenile nasopharyngeal angiofibroma. J Craniomaxillofac Surg. 2006;34(1):3–8.
10. Cruz AAV, Atique JMC, Melo-Filho FV, Elias J. Orbital involvement in juvenile nasopharyngeal angiofibroma: prevalence and treatment. Ophth Plast Reconstr Surg. 2004;4:296–300.
11. Bales C, Kotapka M, Loevner LA, Al-Rawi M, Weinstein G, Hurst R, Weber RS. Craniofacial resection of advance juvenile nasopharyngeal angiofibroma. Arch Otolaryngol Head Neck Surg. 2002;128:1071–8.
12. Marshall AH, Bradley PJ. Management dilemmas in the treatment and follow-up of advanced juvenile nasopharyngeal angiofibroma. ORL. 2006;28:273–8.
13. Wu AW, Mowry SE, Vinuela F, Abemayor E, Wang MB. Bilateral vascular supply in juvenile nasopharyngeal angiofibromas. Laryngoscope. 2011;121(3):639–43.
14. Leong SC. A systematic review of surgical outcomes for advanced juvenile nasopharyngeal angiofibroma with intracranial involvement. Laryngoscope. 2013;123(5):1125–31.
15. Boghani Z, Husain Q, Kanumuri VV, Khan MN, Sangvhi S, Liu JK, Eloy JA. Juvenile nasopharyngeal angiofibroma: a systematic review and comparison of endoscopic, endoscopic-assisted, and open resection in 1047 cases. Laryngoscope. 2013;123(4):859–69.
16. Cherekaev VA, Golbin DA, Kapitanov DN, Roginsky VV, Yakovlev SB, Arustamian SR. Advanced craniofacial juvenile nasopharyngeal angiofibroma. Description of surgical series, case report, and review of literature. Acta Neurochir. 2011;153:499–508.
17. Sessions RB, Bryan RN, Naclerio RM, Alford BR. Radiographic staging of juvenile angiofibroma. Head Neck Surg. 1981;3:279–83.
18. Fisch U. The infratemporal fossa approach for nasopharyngeal tumors. Laryngoscope. 1983;93:36–44.
19. Andrews JC, Fisch U, Valavanis A, Aeppli U, Makek MS. The surgical management of extensive nasopharyngeal angiofibromas with the infra-temporal fossa approach. Laryngoscope. 1989;99:429–37.
20. Chandler JR, Goulding R, Moskowitz L, Quencer RM. Nasopharyngeal angiofibromas: staging and management. Ann Otol Rhinol Laryngol. 1984;93:322–9.
21. Radkowski D, McGill T, Healy GB, Ohlms L, Jones DT. Angiofibroma: changes in staging and treatment. Arch Otolaryngol Head Neck Surg. 1996;122:122–9.
22. Snyderman CH, Pant H, Carrau RL, Gardner P. A new endoscopic staging system for angiofibroma. Arch Otolaryngol Head Neck Surg. 2010;136:588–94.
23. Renkonen S, Hagstrom J, Vuola J, Niemelä M, Porras M, Kivivuori SM, Leivo I, Mäkitie AA. The changing surgical management of juvenile nasopharyngeal angiofibroma. Eur Arch Otorhinolaryngol. 2011;268:599–607.
24. Hackman T, Snyderman CH, Carrau R, Vescan A, Kassam A. Juvenile nasopharyngeal angiofibroma: the expanded endonasal approach. Am J Rhinol Allergy. 2009;23:95–9.
25. Pryor SG, Moore EJ, Kasperbauer JL. Endoscopic versus traditional approaches for excision of juvenile nasopharyngeal angiofibroma. Laryngoscope. 2005;115:1201–7.
26. Gullane PJ, Davidson J, O'Dwyer T, Forte V. Juvenile angiofibroma: a review of the literature and a case series report. Laryngoscope. 1992;102:928–33.
27. Douglas R, Wormald PJ. Endoscopic surgery for juvenile nasopharyngeal angiofibroma: where are the limits? Curr Opin Otolaryngol Head Neck Surg. 2006;14(1):1–5.
28. Moulin G, Chagnaud C, Gras R, Gueguen E, Dessi P, Gaubert JY, Bartoli JM, Zanaret M, Botti G, Cannoni M. Juvenile nasopharyngeal angiofibroma: comparison of blood loss during removal in embolized group versus nonembolized group. Cardiovasc Intervent Radiol. 1995;18:158–61.
29. Li JR, Qian J, Shan XZ, Wang L. Evaluation of the effectiveness of preoperative embolization in surgery for nasopharyngeal angiofibroma. Eur Arch Otorhinolaryngol. 1998;255:430–2.
30. Mann WJ, Jecker P, Amedee RG. Juvenile angiofibromas: changing surgical concept over the last 20 years. Laryngoscope. 2004;114:291–3.
31. McCombe A, Lund VJ, Howard DJ. Recurrence in juvenile angiofibroma. Rhinology. 1990;28:97–102.
32. Onerci M, Gumus K, Cil B, Eldem B. A rare complication of embolization in juvenile nasopharyngeal angiofibroma. Int J Pediatr Otorhinolaryngol. 2005;69:423–8.
33. Ramezani A, Haghighatkhah H, Moghadasi H, Taheri MS, Parsafar H. A case of central retinal artery occlusion following embolization procedure for juvenile nasopharyngeal angiofibroma. Indian J Ophthalmol. 2010;58:419–21.
34. Hyun DW, Ryu JH, Kim YS, Kim KB, Kim WS, Kim CH, Yoon JH. Treatment outcomes of juvenile nasopharyngeal angiofibroma according to surgical approach. Int J Pediatr Otorhinolaryngol. 2011;75(1):69–73.
35. Chakraborty S, Ghoshal S, Patil VM, Oinam AS, Sharma SC. Conformal radiotherapy in the treatment of advanced juvenile nasopharyngeal angiofibroma with intracranial extension: an institutional experience. Int J Radiat Oncol Biol Phys. 2011;80:1398–404.
36. Roche PH, Paris J, Regis J, Moulin G, Zanaret M, Thomassin JM, Pellet W. Management of invasive juvenile nasopharyngeal angiofibromas: the role of a multimodality approach. Neurosurgery. 2007;61:768–77.
37. Labra A, Chavolla-Magaña R, Lopez-Ugalde A, Alanis-Calderon J, Huerta-Delgado A. Flutamide as a preoperative treatment in juvenile angiofibroma (JA) with intracranial invasion: report of 7 cases. Otolaryngol Head Neck Surg. 2004;130(4):466–9.
38. Thakar A, Gupta G, Bhalla AS, Jain V, Sharma SC, Sharma R,

Bahadur S, Deka RC. Adjuvant therapy with flutamide for presurgical volume reduction in juvenile nasopharyngeal angiofibroma. Head Neck. 2011;33(12):1747–53.

39. Tosun F, Onerci M, Durmaz A, Ugurel S. Spontaneous involution of nasopharyngeal angiofibroma. J Craniofac Surg. 2008;19(6):1686–9.

40. Weprin LS, Siemers PT. Spontaneous regression of juvenile naso-

pharyngeal angiofibroma. Arch Otolaryngol Head Neck Surg. 1991;117(7):796–9.

41. Dohar JE, Duvall AJ 3rd. Spontaneous regression of juvenile nasopharyngeal angiofibroma. Ann Otol Rhinol Laryngol. 1992;101(6):469–71.

朗格汉斯细胞组织细胞增生症

Adam L. Green and Carlos Rodriguez-Galindo

26

概述

朗格汉斯细胞组织细胞增生症（Langerhans cell histiocytosis，LCH）是一种以组织细胞克隆性增生为特点的疾病，如此命名是因为疾病涉及皮肤内树突状细胞，这些细胞从形态到免疫表型特点均较为相似，被称为朗格汉斯细胞。但是，最新研究表明，朗格汉斯细胞组织细胞增生症的起源细胞与朗格汉斯细胞不同。该疾病常累及头颈部，在不同危险组中占55%～80%[1]，约1/3患者仅累及头颈部[2]。儿童头颈部中最常见的受累部位为骨骼、皮肤、淋巴结以及脑部。该疾病呈高度异质性，患者有的仅涉及单个部位，切除即可治愈，而有的则为危及生命的多系统疾病，需要综合治疗。朗格汉斯细胞组织细胞增生症需按危险度分组接受分层治疗，仅有单个病变的患者对局部治疗反应良好，而多系统疾病以及危险器官受累（造血系统、肝、脾）患者则需要强化治疗。无器官功能不全的患者生存率良好，存在器官功能不全的患者死亡率可达到30%～40%。虽然低危组患者几乎均可治愈，但其复发率超过30%。

要点

- 朗格汉斯细胞组织细胞增生症影响所有年龄段的儿童，婴幼儿多表现为多系统疾病。
- 该疾病会影响头颈部的许多组织和器官。骨病变最常见，也可涉及皮肤、淋巴结以及脑。
- 朗格汉斯细胞组织细胞增生症须病理证实。诊断需进行广泛的实验室以及影像学检查，因为一个器官的受累往往提示存在其他器官的受累。
- 仅累及一个器官系统的患者，通常可单独采用手术治疗，且预后良好；而累及多系统的患者，尤

其是累及危险器官者，通常需要综合治疗，其预后不定。

生物学和流行病学

朗格汉斯细胞组织细胞增生症包含的细胞是髓系组织细胞样细胞，与皮肤朗格汉斯细胞表达相同抗原，但基因表达数据能够区分这些细胞[3, 4]。该疾病较为罕见，尽管可发生于任何年龄，但往往在幼儿中更常见，且影响也更严重。在成年人，朗格汉斯细胞组织细胞增生症表现出严重的骨骼及皮肤受累，较少出现全身性疾病以及危险器官受累。成年吸烟者可能会出现单发肺部病变，这种形式的朗格汉斯细胞组织细胞增生症可能具有不同的发病机制，缺乏克隆性，且对戒烟治疗反应好。

病理生理学

- 病理性朗格汉斯细胞激活包括树突细胞在内的其他免疫细胞，导致细胞因子释放和炎症发生。这些导致了特征性炎症反应以及肿块，即病变的组织病理学特点。
- 这些细胞也将激活调节性T细胞（T-regs），通过抑制活化T细胞诱导对疾病的免疫耐受[5]。

分子/遗传病理学

- 长期以来，关于朗格汉斯细胞组织细胞增生症是反应性增生性疾病还是肿瘤性疾病的争辩持续不断。细胞因子水平升高、T-regs活化以及患者偶尔的自发缓解，均支持该疾病是一种反应性过程。
- 但另一方面，最新的研究在三分之二的病例中发现，癌基因 *BRAF V600E* 突变以及 BRAF 靶点 -MEK 和 ERK 的磷酸化[6]，因此认为朗格汉斯细胞组织细胞增生症是一种肿瘤。该疾病的克隆性以及对化疗的反应性也支持这一说法；

目前,认为朗格汉斯细胞组织细胞增生症是一种髓系恶性肿瘤。

- 在朗格汉斯细胞组织细胞增生症中,没有一致的细胞遗传学异常。

发病率及患病率

- 鉴于朗格汉斯细胞组织细胞增生症临床表现众多,极有可能漏诊,据报道其在儿童中的发病率为3/1 000 000~5/1 000 000[7, 8]。
- 该疾病可发生于所有年龄阶段,但最常见于1~3岁儿童。

年龄分布

- 年轻患者更易发生危险器官受累(肝、脾和骨髓),病情发展及蔓延迅速,2岁以下患者预后不良。当危险器官受累得到控制后,则对预后没有影响[2]。

地理/种族分布

- 相比非洲裔美国人,该疾病在白种人中更加常见。

风险因素—环境、生活方式

- 朗格汉斯细胞组织细胞增生症可能与环境因素并不相关。然而,一项流行病学研究表明该疾病与父母接触有机溶剂以及围产期感染存在相关性[9]。

与其他疾病状态、综合征的关系

- 朗格汉斯细胞组织细胞增生症很少发生在双胞胎或兄弟姐妹中。在极少数的情况下,患者伴随发生组织细胞疾病,包括脂质肉芽肿病(Erdheim-Chester disease)以及窦组织细胞增生症伴巨大淋巴结病(Rosai-Dorfman disease)[10, 11]。

临床表现

55%的患者仅表现为单一器官或系统受累,多系统受累病人占45%。头颈部器官是朗格汉斯细胞组织细胞增生症最常累及的器官;高达77%的患者存在骨受累,其次是皮肤(占39%)、淋巴结(占19%)、口腔黏膜(占13%)以及中枢神经系统(CNS)(占6%)。

因为大多数朗格汉斯细胞组织细胞增生症患者会累及骨骼,其常见的临床表现即为骨骼局部区域的疼痛以及肿瘤形成。颅骨是最常受累的骨骼[12],病变通常触之较柔软。头颅病变表现为挤压硬脑膜的软组织肿块,但严重的颅内侵犯通常较为罕见。当累及椎骨时,最常受累的为颈椎[13]。朗格汉斯细胞组织细胞增生症颅底骨受累也很常见,典型的位置包括眼眶或颞骨(通常为乳突)。17%的患者可发生颞骨受累,通常为单侧病变(占70%),双侧病变占30%。最常见表现为颞骨肿块(占70%),中耳炎或外耳道炎也十分常见(占60%)[14]。耳部受累表现出来的症状包括耳部分泌物、疼痛、听力下降以及眩晕;若经中耳炎或外耳道炎治疗,分泌物未见好转,则应怀疑为朗格汉斯细胞组织细胞增生症[2]。

中枢神经系统朗格汉斯细胞组织细胞增生症最常见的表现为尿崩症(Diabetes insipidus,DI),这是由于累及垂体所致,这种并发症通常在治疗后,发生于约25%的患者中。很多病因不明的尿崩症常常为朗格汉斯细胞组织细胞增生症所致,几乎所有因朗格汉斯细胞组织细胞增生症而致尿崩症的患者都同时出现或继发其他器官受累表现[15]。中枢灰质或白质的肿块较为罕见(1%)。明确是否有颅底骨累及非常重要,因其与晚期发生神经退行性病变的风险密切相关,这是一种发病原因不明的炎症性现象,其特征为小脑功能障碍以及神经认知功能低下。累及蝶骨、眼眶、筛窦、颧骨或颞骨预示着中枢神经系统受累的高风险(整体为25%),包括这些病变的颅内侵犯。

头颈部其他表现症状包括肿胀、颈部淋巴结肿大、流涕、眼球突出、脑神经麻痹、下颌疼痛以及牙齿松动[16]。呼吸困难可能是胸腺或纵隔淋巴结肿大引起气道受压所致。肺部受累的患者,通常为婴儿,可能表现为咳嗽、发热、消瘦,或自发性气胸。

头颈部皮肤受累也十分常见。在婴儿期可出现褐色或紫红色丘疹,称为先天性自愈性组织细胞增多症(Hashimoto-Pritzker disease),多在出生后第一年内自愈[17, 18]。朗格汉斯细胞组织细胞增生症皮肤受累的最典型表现是类似湿疹或念珠菌感染的皮疹,通常位于对磨区域,例如颈部褶皱。在头皮上,这种皮疹可能表现出更多的炎性特点,脱屑的斑片状区域,类似乳痂(图26.1)。具有皮损的患者应全面评估其他器官的受累情况,因为已有多个研究表明,大多数该类患者具有多系统疾病[19-21]。

3岁以下的患儿更有可能表现出急性转移性疾病,通常累及骨骼、皮肤以及危险器官,例如肝、脾以及造血系统。在年龄较大的患儿中,临床表现隐匿,通常仅涉及骨骼,不易被诊断。

鉴别诊断

因朗格汉斯细胞组织细胞增生症临床表现多样

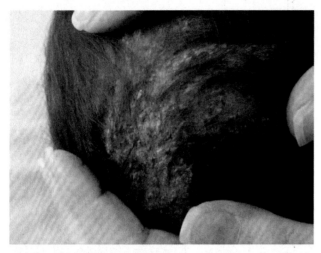

图 26.1 小患儿因朗格汉斯细胞组织细胞增生症造成的典型头皮累及，所示为红斑斑块以及大量脱皮脱屑

表 26.1 小儿头颈部朗格汉斯细胞组织细胞增生症鉴别诊断

组织细胞增生症	恶性肿瘤	其他
脂质肉芽肿病	淋巴瘤	湿疹
淋巴组织细胞增生症 / 巨噬细胞活化综合征	生殖细胞瘤	血管炎
窦组织细胞增生伴巨大淋巴结病	脑胶质瘤	中耳炎 / 外耳道炎
幼年黄色肉芽肿	原始神经外胚层肿瘤	
	横纹肌肉瘤	

化，所以不易确诊，该疾病可能会影响多个不同器官，与其他许多疾病相类似（感染、炎症以及肿瘤）。表 26.1 根据类型，列出了小儿头颈部朗格汉斯细胞组织细胞增生症常见鉴别诊断。

诊断与评价

体格检查

- 骨骼病变通常表现为质脆、凸起、柔软肿块。
- 颈部淋巴结触诊多柔软、融合，通常合并骨受累。
- 进行彻底的皮肤检查，以寻找皮肤临床表现[14]。

实验室检查

- 全血细胞计数（CBC）及分类；若存在造血功能障碍等症状，应进行骨髓穿刺和活检[22]。
- 电解质、肝功能试验、肾功能检查、蛋白质以及白蛋白。
- 如果怀疑存在尿崩症，应进行限水试验。

影像学检查

- 典型特征为"穿凿样"溶骨性病变，边缘模糊[14]，可伴随肿块（图 26.2）。
- 头颈部 CT 进一步显示组织受累情况。
- 所有尿崩症患者，存在中枢神经系统受累表现或

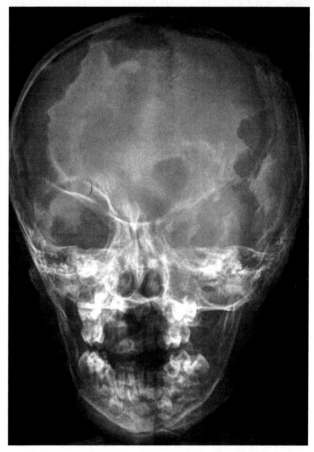

图 26.2 颅骨严重受累并存在多处溶骨性破坏的患儿 X 线平片

风险（诊断为多系统疾病和（或）累及蝶窦、眼眶、筛窦、颧骨或颞骨）的患者应进行增强 MRI 扫描[23]（图 26.3）。

- 累及垂体的典型表现为后部高亮信号缺失以及垂体柄增粗[24-26]（图 26.4）。
- 朗格汉斯细胞组织细胞增生症颞骨的典型 CT 表现为中耳侵蚀延伸至后方以及外半规管[14]。

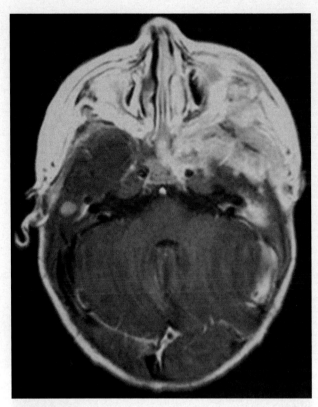

图 26.3　严重颅底受损以及颅内侵犯患儿的 MRI 影像

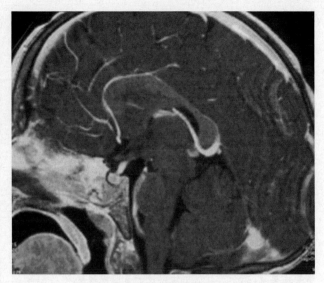

图 26.4　朗格汉斯细胞组织细胞增生症患儿在出现糖尿病尿崩症时的 MRI 影像，垂体柄增粗

- 朗格汉斯细胞组织细胞增生症通常表现出 T1 等信号或低信号，有明显的对比增强，并且 T2 为高信号 [27]。
- 进行完整的骨骼筛查以确定骨受累的其他部位，推荐使用骨骼检查以及核医学扫描（PET 或骨扫描）。

病理

　　由于病理性朗格汉斯细胞激活了其他免疫细胞，除朗格汉斯细胞之外，患病组织的显微镜检查还可检出嗜酸性粒细胞、中性粒细胞、淋巴细胞以及组织细胞；这种表现传统上被称为嗜酸性肉芽肿。也可存在脓肿和坏死。病理性朗格汉斯细胞较大，椭圆形，单核，具有突出的核仁以及嗜酸性胞浆，其不具有像皮肤朗格汉斯细胞一样的树突状细胞特征。蛋白 S-100、CD1a、CD207（朗格汉斯细胞产生的特异性凝集素）染色阳性，电子显微镜下可见胞浆棒状包涵体（被称为 Birbeck 颗粒）。朗格汉斯细胞组织细胞增生症的确诊靠病理免疫组化，活检组织中大的单核细胞 CD1a 或 CD207 阳性为典型特点（图 26.5）。

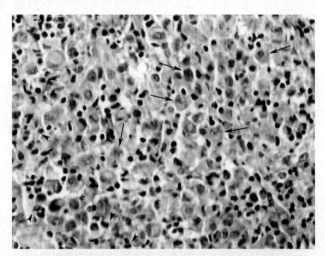

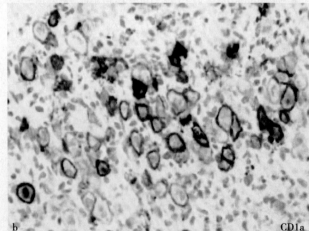

图 26.5　a. 混合炎症细胞浸润的特征性组织病理学图片，包括淋巴细胞、浆细胞、嗜酸性粒细胞（箭头所示）以及较大的组织细胞样朗格汉斯细胞，具有突出的核裂、单核仁及丰富的嗜酸性胞浆（箭所示）；b. 朗格汉斯细胞 CD1a 染色显示细胞膜以及高尔基体强阳性

治疗

多年来,对朗格汉斯细胞组织细胞增生症的治疗反映出对疾病过程观念的转变。事实上,对朗格汉斯细胞组织细胞增生症发病机制的理解越不足,开发更有效治疗方法的困难就越大。目前,朗格汉斯细胞组织细胞增生症患者的治疗多为按危险度分组的分层治疗。

患单一系统病变且局限于单一部位的患者,通常仅需要局部治疗或观察。病变广泛的患者(多发性骨病变或多处淋巴结肿大)通常需要全身治疗,这部分病人最佳治疗选择尚不明确。研究表明类固醇短期治疗(加或不加其他化疗药)有效。由国际组织细胞协会推荐的治疗方法包括 6 周的强的松和长春花碱诱导,随后每 3 周采用这两种药物进行脉冲式维持治疗。本组患者预后较好,约 30% 的患者复发,但复发后仍对治疗有效。

对于多系统受累的朗格汉斯细胞组织细胞增生症患者,目前组织细胞协会推荐的治疗方法是 12 个月的强的松和长春花碱治疗方案,若患者的反应较慢,则应早期转换为强度更大的以核苷类似物为主的化疗方案。危险器官受累的患者预后最差。高危患者的特征是发病年龄早(通常小于 2 岁),不同程度的肝、脾、造血系统以及肺部受累。高危组患者对治疗反应差,死亡率高达 40%。合并血小板减少以及低蛋白血症的患者预后尤其差,5 年生存率低于 20%[28]。

手术治疗

- 存在额骨、枕骨或顶骨等颅骨单一病变时,单独刮除术有一定疗效[29]。无需进行单病灶骨病变的完全切除,其可能会导致畸形[30]。瘤内注射甲泼尼龙作为辅助治疗,具有一定作用[31, 32]。
- 手术切除是单淋巴结受累患者的标准治疗方法。
- 对于累及蝶骨、眼眶、筛窦、颧骨或颞骨、皮肤或一个以上淋巴结的患者,通常不建议进行手术切除,应进行全身化疗。对这些患者采用化疗,通常能实现长期缓解,并且无需额外的手术或放射治疗。
- 对于患有中枢神经系统朗格汉斯细胞组织细胞增生症且存在肿块的患者而言,通常不进行手术切除;这些患者一般也采用化疗,使用可穿过血脑屏障的制剂,例如阿糖胞苷或克拉屈滨。

- 手术切除是单个皮肤病变的标准治疗方法,但当全切除术会造成残肢的情况下,可采用类固醇局部治疗或全身化疗[30]。

并发症

- 若影响椎骨,则可能发生脊椎扁平,这在治疗中较为罕见。
- 头颈部朗格汉斯细胞组织细胞增生症的患者在治疗过程中,晚期可能并发胆脂瘤[14]。
- 当累及中耳时,7.4% 的患者出现传导性听力下降[33]。

放射治疗

- 鉴于放射治疗已知的副作用以及朗格汉斯细胞组织细胞增生症的良好预后,避免进行放射治疗。
- 过去曾使用放疗治疗中枢神经系统占位性病变,其益处尚不清楚,目前不建议采用该方法[34]。
- 对于脊椎病变可能造成脊椎塌陷的患者,可考虑进行放射治疗,其在儿童中有效率高达 90%[35-38],同时会改善疼痛反应。通常小于 12~15Gy 低剂量辐射,足以诱导治疗反应发生。

结局

手术后结局

- 患有单一部位病变且符合单独手术治疗适应证的患者,具有良好的结局。然而,在约 30% 的病例中,可能会发生疾病复发(通常在其他部位)。

非手术治疗结局

- 在所有需要化疗的朗格汉斯细胞组织细胞增生症患者中,长春花碱以及泼尼松的诱导化疗一般需要持续 6 周[39]。6 周后对治疗的反应十分重要,有助于确定后续治疗。此阶段的评估应包括 MRI 和 PET。
- 最新临床试验表明,若将随后的维持化疗延长,总疗程 12 个月,可降低复发率。无危险器官受累的患者可采用长春花碱以及泼尼松维持治疗;存在危险器官受累的患者,额外加用巯嘌呤的维持方案会更有效[40]。
- 采用克拉屈滨治疗因朗格汉斯细胞组织细胞增生症累及垂体造成的尿崩症,未证明其能够扭转尿崩症。

- 伴有尿崩症的朗格汉斯细胞组织细胞增生症患者 10 年后出现生长激素缺乏症的风险为 54%，5 年出现神经退行性疾病的风险为 76%；治疗并不能完全解决这些问题，但对单独尿崩症患者使用化疗，能够阻止病情的进步一发展[30]。
- 使用克拉屈滨能够使朗格汉斯细胞组织细胞增生症中枢神经系统占位病变获得部分治疗反应或病情稳定。
- 朗格汉斯细胞组织细胞增生症患者可能更易患有与治疗无关的其他癌症，包括视网膜母细胞瘤、脑肿瘤以及尤因肉瘤[41, 42]。
- 多系统受累的朗格汉斯细胞组织细胞增生症患者治疗获得缓解者，其 5 年复发率为 46%[43]。
- 低危组的患者，若出现复发，再次原方案化疗通常有效[43, 44]。
- 复发性朗格汉斯细胞组织细胞增生症或难治性高危组朗格汉斯细胞组织细胞增生症患者通常需要换用二线化疗药物，有效率较差[45, 46]。

随访

门诊就医频率

- 细胞组织协会建议，无疾病活动或对治疗有持续反应的患者，在治疗期至少每 6 周进行一次评估，随后 2 年为每 3 个月一次随访，第三个 2 年为每 6 个月一次随访，以此类推。

影像检查频率

- 在进行前述随访时，即应对受影响器官进行影像学检查。
- 存在中枢神经系统累及或存在中枢危险的骨（蝶骨、眼眶、筛窦或颞骨）累及患者，应每 1～2 年进行脑部 MRI 检查，自诊断起持续 10 年，以寻找新的中枢神经系统疾病以及神经退行性疾病的证据[47]。
- 定期进行听性脑干诱发电位测定[48]。

赵　靖　张　蕊 译

王天有 校

参考文献

1. Buchmann L, Emami A, Wei JL. Primary head and neck Langerhans cell histiocytosis in children. Otolaryngol Head Neck Surg. 2006;135(2):312–7.

2. Nicollas R, Rome A, Belaich H, Roman S, Volk M, Gentet JC, et al. Head and neck manifestation and prognosis of Langerhans' cell histiocytosis in children. Int J Pediatr Otorhinolaryngol. 2010;74(6):669–73.

3. Willman CL, Busque L, Griffith BB, Favara BE, McClain KL, Duncan MH, et al. Langerhans'-cell histiocytosis (histiocytosis X)—a clonal proliferative disease. N Engl J Med. 1994;331(3):154–60.

4. Yu RC, Chu C, Buluwela L, Chu AC. Clonal proliferation of Langerhans cells in Langerhans cell histiocytosis. Lancet. 1994;343(8900):767–8.

5. Senechal B, Elain G, Jeziorski E, Grondin V, Patey-Mariaud de SN, Jaubert F, et al. Expansion of regulatory T cells in patients with Langerhans cell histiocytosis. PLoS Med. 2007;4(8):e253.

6. Badalian-Very G, Vergilio JA, Degar BA, MacConaill LE, Brandner B, Calicchio ML, et al. Recurrent BRAF mutations in Langerhans cell histiocytosis. Blood. 2010;116(11):1919–23.

7. Carstensen H, Ornvold K. The epidemiology of LCH in children in Denmark, 1975–89. Med Pediatr Oncol. 1993;21:387–8.

8. Baumgartner I, von Hochstetter A, Baumert B, Luetolf U, Follath F. Langerhans'-cell histiocytosis in adults. Med Pediatr Oncol. 1997;28(1):9–14.

9. Nicholson HS, Egeler RM, Nesbit ME. The epidemiology of Langerhans cell histiocytosis. Hematol Oncol Clin North Am. 1998;12(2):379–84.

10. Pineles SL, Liu GT, Acebes X, Arruga J, Nasta S, Glaser R, et al. Presence of Erdheim-Chester disease and Langerhans cell histiocytosis in the same patient: a report of 2 cases. J Neuroophthalmol. 2011;31(3):217–23.

11. Wang KH, Cheng CJ, Hu CH, Lee WR. Coexistence of localized Langerhans cell histiocytosis and cutaneous Rosai-Dorfman disease. Br J Dermatol. 2002;147(4):770–4.

12. Slater JM, Swarm OJ. Eosinophilic granuloma of bone. Med Pediatr Oncol. 1980;8(2):151–64.

13. Garg S, Mehta S, Dormans JP. Langerhans cell histiocytosis of the spine in children. Long-term follow-up. J Bone Joint Surg Am. 2004;86-A(8):1740–50.

14. Saliba I, Sidani K, El Fata F, Arcand P, Quintal MC, Abela A. Langerhans' cell histiocytosis of the temporal bone in children. Int J Pediatr Otorhinolaryngol. 2008;72(6):775–86.

15. Howarth DM, Gilchrist GS, Mullan BP, Wiseman GA, Edmonson JH, Schomberg PJ. Langerhans cell histiocytosis: diagnosis, natural history, management, and outcome. Cancer. 1999;85(10):2278–90.

16. D'Ambrosio N, Soohoo S, Warshall C, Johnson A, Karimi S. Craniofacial and intracranial manifestations of langerhans cell histiocytosis: report of findings in 100 patients. AJR Am J Roentgenol. 2008;191(2):589–97.

17. Munn S, Chu AC. Langerhans cell histiocytosis of the skin. Hematol Oncol Clin North Am. 1998;12(2):269–86.

18. Kapur P, Erickson C, Rakheja D, Carder KR, Hoang MP. Congenital self-healing reticulohistiocytosis (Hashimoto-Pritzker disease): ten-year experience at Dallas Children's Medical Center. J Am Acad Dermatol. 2007;56(2):290–4.

19. Minkov M, Prosch H, Steiner M, Grois N, Potschger U, Kaatsch P, et al. Langerhans cell histiocytosis in neonates. Pediatr Blood Cancer. 2005;45(6):802–7.

20. Lau L, Krafchik B, Trebo MM, Weitzman S. Cutaneous Langerhans cell histiocytosis in children 2 one year. Pediatr Blood Cancer. 2006;46(1):66–71.

21. Stein SL, Paller AS, Haut PR, Mancini AJ. Langerhans cell histiocytosis presenting in the neonatal period: a retrospective case series. Arch Pediatr Adolesc Med. 2001;155(7):778–83.

22. Minkov M, Potschger U, Grois N, Gadner H, Dworzak MN. Bone marrow assessment in Langerhans cell histiocytosis. Pediatr Blood Cancer. 2007;49(5):694–8.

23. Grois N, Potschger U, Prosch H, Minkov M, Arico M, Braier J, et al. Risk factors for diabetes insipidus in langerhans cell histiocytosis. Pediatr Blood Cancer. 2006;46(2):228–33.

24. Kaltsas GA, Powles TB, Evanson J, Plowman PN, Drinkwater JE, Jenkins PJ, et al. Hypothalamo-pituitary abnormalities in adult patients with langerhans cell histiocytosis: clinical, endocrinological, and radiological features and response to treatment. J Clin

Endocrinol Metab. 2000;85(4):1370–6.

25. Maghnie M, Bossi G, Klersy C, Cosi G, Genovese E, Arico M. Dynamic endocrine testing and magnetic resonance imaging in the long-term follow-up of childhood langerhans cell histiocytosis. J Clin Endocrinol Metab. 1998;83(9):3089–94.

26. Grois N, Prayer D, Prosch H, Minkov M, Potschger U, Gadner H. Course and clinical impact of magnetic resonance imaging findings in diabetes insipidus associated with Langerhans cell histiocytosis. Pediatr Blood Cancer. 2004;43(1):59–65.

27. Fernandez-Latorre F, Menor-Serrano F, Alonso-Charterina S, Arenas-Jimenez J. Langerhans' cell histiocytosis of the temporal bone in pediatric patients: imaging and follow-up. AJR Am J Roentgenol. 2000;174(1):217–21.

28. Braier JL, Rosso D, Latella A, Chantada G, Ozuna B, Ripoli M, et al. Importance of multi-lineage hematologic involvement and hypoalbuminemia at diagnosis in patients with "risk-organ" multisystem Langerhans cell histiocytosis. J Pediatr Hematol Oncol. 2010;32(4):e122–5.

29. Nauert C, Zornoza J, Ayala A, Harle TS. Eosinophilic granuloma of bone: diagnosis and management. Skeletal Radiol. 1983;10(4):227–35.

30. Abla O, Egeler RM, Weitzman S. Langerhans cell histiocytosis: current concepts and treatments. Cancer Treat Rev. 2010;36(4):354–9.

31. Chu T. Langerhans cell histiocytosis. Australas J Dermatol. 2001;42(4):237–42.

32. Lallemant B, Fayoux P, Nelken B, Leroy X, Vaneecloo FM. Management of head and neck Langerhan's cell histiocytosis in children. Ann Otolaryngol Chir Cervicofac. 2003;120(1):30–9.

33. Pollono D, Rey G, Latella A, Rosso D, Chantada G, Braier J. Reactivation and risk of sequelae in Langerhans cell histiocytosis. Pediatr Blood Cancer. 2007;48(7):696–9.

34. Kasper EM, Aguirre-Padilla DH, Alter RY, Anderson M. Histiocytosis X: characteristics, behavior, and treatments as illustrated in a case series. Surg Neurol Int. 2011;2:57.

35. Willis B, Ablin A, Weinberg V, Zoger S, Wara WM, Matthay KK. Disease course and late sequelae of Langerhans' cell histiocytosis: 25-year experience at the University of California, San Francisco. J Clin Oncol. 1996;14(7):2073–82.

36. Selch MT, Parker RG. Radiation therapy in the management of Langerhans cell histiocytosis. Med Pediatr Oncol. 1990;18(2):97–102.

37. el-Sayed S, Brewin TB. Histiocytosis X: does radiotherapy still have a role? Clin Oncol. 1992;4(1):27–31.

38. Greenberger JS, Cassady JR, Jaffe N, Vawter G, Crocker AC. Radiation therapy in patients with histiocytosis: management of diabetes insipidus and bone lesions. Int J Radiat Oncol Biol Phys. 1979;5(10):1749–55.

39. Gadner H, Grois N, Potschger U, Minkov M, Arico M, Braier J, et al. Improved outcome in multisystem Langerhans cell histiocytosis is associated with therapy intensification. Blood. 2008;111(5):2556–62.

40. Gadner H, Heitger A, Grois N, Gatterer-Menz I, Ladisch S. Treatment strategy for disseminated Langerhans cell histiocytosis. DAL HX-83 study group. Med Pediatr Oncol. 1994;23(2):72–80.

41. Egeler RM, Neglia JP, Arico M, Favara BE, Heitger A, Nesbit ME, et al. The relation of Langerhans cell histiocytosis to acute leukemia, lymphomas, and other solid tumors. The LCH-malignancy study group of the histiocyte society. Hematol Oncol Clin North Am. 1998;12(2):369–78.

42. Egeler RM, Neglia JP, Puccetti DM, Brennan CA, Nesbit ME. Association of Langerhans cell histiocytosis with malignant neoplasms. Cancer. 1993;71(3):865–73.

43. Minkov M, Steiner M, Potschger U, Arico M, Braier J, Donadieu J, et al. Reactivations in multisystem Langerhans cell histiocytosis: data of the international LCH registry. J Pediatr. 2008;153(5):700–5, 705.e1–2.

44. Weitzman S, Braier J, Donadieu J, Egeler RM, Grois N, Ladisch S, et al. 2'-Chlorodeoxyadenosine (2-CdA) as salvage therapy for Langerhans cell histiocytosis (LCH). results of the LCH-S-98 protocol of the Histiocyte Society. Pediatr Blood Cancer. 2009;53(7):1271–6.

45. Bernard F, Thomas C, Bertrand Y, Munzer M, Landman Parker J, Ouache M, et al. Multi-centre pilot study of 2-chlorodeoxyadenosine and cytosine arabinoside combined chemotherapy in refractory Langerhans cell histiocytosis with haematological dysfunction. Eur J Cancer. 2005;41(17):2682–9.

46. Apollonsky N, Lipton JM. Treatment of refractory Langerhans cell histiocytosis (LCH) with a combination of 2-chlorodeoxyadenosine and cytosine arabinoside. J Pediatr Hematol Oncol. 2009;31(1):53–6.

47. Wnorowski M, Prosch H, Prayer D, Janssen G, Gadner H, Grois N. Pattern and course of neurodegeneration in Langerhans cell histiocytosis. J Pediatr. 2008;153(1):127–32.

48. Allen CE, Flores R, Rauch R, Dauser R, Murray JC, Puccetti D, et al. Neurodegenerative central nervous system Langerhans cell histiocytosis and coincident hydrocephalus treated with vincristine/cytosine arabinoside. Pediatr Blood Cancer. 2010;54(3):416–23.

27 白血病与淋巴瘤

Natasha M. Archer and Lynda M. Vrooman

概述

血液系统恶性肿瘤（hematologic malignancies）是儿童期最常见的恶性肿瘤，临床表现为多种恶性疾病，根据诊断时骨髓中原始细胞的比例，可分为白血病和淋巴瘤两类。多数小儿白血病由淋巴来源及髓系来源两类构成，淋巴瘤进一步细分为霍奇金淋巴瘤（Hodgkin lymphoma，HL）和非霍奇金淋巴瘤（non-Hodgkin lymphoma，NHL）。Burkitt 淋巴瘤、大 B 细胞淋巴瘤、B 或 T 细胞淋巴母细胞淋巴瘤和间变性大细胞淋巴瘤是儿童最常见的非霍奇金淋巴瘤。

儿童白血病和淋巴瘤的常见临床症状包括乏力、贫血和（或）瘀青等，可出现头颈部病变；霍奇金淋巴瘤和非霍奇金淋巴瘤最常见的临床表现是颈部淋巴结肿大[1]；原发与继发中枢神经系统（CNS）淋巴瘤表现为淋巴瘤性脑膜炎和（或）中枢神经系统肿物。此外，儿童淋巴细胞白血病可累及中枢神经系统。皮肤白血病（即白血病的皮肤表现）主要见于粒细胞性白血病，但是头皮的肿瘤侵犯也有淋巴细胞白血病的报道[2]。粒细胞肉瘤，又称髓系肉瘤、髓外白血病或绿色瘤，是一种未成熟髓系细胞肿物，在急性髓系白血病（acute myeloid leukemia，AML）患者中的发病率可达 10%。

要点

- 白血病和淋巴瘤均可表现为头颈部病变。
- 颈部淋巴结肿大是霍奇金淋巴瘤和非霍奇金淋巴瘤最常见的临床表现。
- 白血病和淋巴瘤可表现为中枢神经系统受累。
- 粒细胞肉瘤在急性髓系白血病患者中的发病率可达 10%[3]。

生物学和流行病学

血液系统恶性肿瘤占小儿恶性肿瘤的 45%，血液系统恶性肿瘤主要源于髓细胞系或淋巴细胞系，常影响血液、骨髓和淋巴结。

分子 / 遗传病理学

- 对于小儿急性淋巴细胞性白血病（acute lymphoblastic leukemia，ALL）患者，数个染色体异常对其预后存在重要意义，其中，提示预后不良的染色体异常包括：位于 11q23 染色体的 MLL 基因重排；t（9；22）（q34；q11），又称 BCR/ABL1 易位；亚二倍体（染色体数小于 45）。提示预后良好的染色体异常包括：t（12；21）（p13；q22），又称 ETV6/ RUNX1；超二倍体（染色体数介于 54 和 58 之间）[4]。
- 小儿急性髓系白血病患者最常见的基因异常为 t（8；21）（q22；q22）平衡易位 RUNX1-RUNX1T1（曾用名称：AML-ETO 融合基因）。这种易位提示预后较好，除非出现 c-KIT 突变[5]。
- 眼眶粒细胞肉瘤与伴有 t（8；21）（q22；q22）的急性髓细胞白血病存在相关性[6-8]。
- t（15；17）（q24.1；q21.1）所致 PML-RARA 易位对急性早幼粒细胞白血病（Acute promyelocytic leukemia，APL）具有高度特异性，急性早幼粒细胞白血病是急性髓系白血病的亚型之一，其治疗和其他亚型不同。凝血功能障碍和出血等并发症可造成早期死亡。但如果能够快速开始治疗，并给予支持治疗，急性早幼粒细胞白血病总体预后良好[9]。
- FLT3/ITD 突变（FMS- 样酪氨酸激酶 3 基因内部跨膜重复）和 FLT3 受体酪氨酸激酶构成性激

活与急性髓系白血病患儿存活率较低相关[10]。

- c-MYC 基因能够编码控制细胞生长、分化和凋亡的蛋白。涉及 c-MYC 基因位点（8q24）的易位和 Burkitt 淋巴瘤存在相关性。t（8；14）（q24；q32）易位最常见，近 80% 的 Burkitt 淋巴瘤存在该易位。
- 间变性淋巴瘤激酶（ALK）阳性的间变性大细胞型淋巴瘤是儿童及青少年群体最常见的成熟 T 细胞肿瘤[12]。

发病率和患病率

- 美国急性白血病占 20 岁以下儿童恶性肿瘤的 30%，霍奇金淋巴瘤和非霍奇金淋巴瘤占 20 岁以下儿童恶性肿瘤的 15%[11]。

地理分布

地方性 Burkitt 淋巴瘤在非洲赤道附近具有较高的发病率，该疾病主要见于非洲，常与 Epstein-Barr 病毒（EBV）相关，特征性地侵犯 4 至 7 岁患儿的颌骨或其他面部骨骼[13]。

风险因素：环境、生活方式

- 血液系统恶性肿瘤与环境或体质因素无明确相关性。
- Burkitt 淋巴瘤的三种临床类型均已检出 EB 病毒，但 EB 病毒感染在疾病发展中的作用尚不明确。鉴于 Burkitt 淋巴瘤流行地区的疟疾发病率较高，人们认为疟疾也可能与其相关。目前已提出的机制有疟疾诱导 B 细胞多克隆活化，增加 c-MYC 基因易位机会，同时由于引起全身免疫功能抑制，导致针对 EBV 的免疫反应下降[14]。
- EB 病毒与霍奇金淋巴瘤也存在相关性[15]。

与其他疾病状态、综合征的关系

- 先天性和获得性免疫缺陷综合征（包括常见变异型免疫缺陷、Wiskott-Aldrich 综合征、共济失调毛细血管扩张以及 X- 连锁淋巴增生综合征）与恶性肿瘤相关，包括非霍奇金淋巴瘤[16]。

临床表现

霍奇金淋巴瘤和非霍奇金淋巴瘤的常见临床表现为颈部淋巴结肿大[1]。在一项 311 例儿童与成人患者的研究中共计 76 例霍奇金淋巴瘤和 235 例非霍奇金淋巴瘤，研究发现颈部淋巴结肿大是最常见的临床表现。24% 的霍奇金淋巴瘤患者以及 33% 的非霍奇金淋巴瘤患者均存在颈部淋巴结肿大症状[1]。部分类型的淋巴瘤和 T 细胞急性淋巴细胞性白血病也可观察到纵隔淋巴结肿大。存在纵隔肿物的患者可出现上腔静脉综合征，导致呼吸困难、晕厥、头痛、颈部或胸部静脉怒张及面部或手臂肿胀。

淋巴细胞性白血病和淋巴瘤的常见临床表现为发热、出血、骨痛和（或）淋巴结肿大。淋巴结肿大常固定、无触痛，多见于颈部，也可出现于其他任何部位。

除淋巴结肿大外，有时可出现面部和头皮侵犯。一项 18 岁以下急性淋巴细胞性白血病（1259 例）和淋巴母细胞淋巴瘤（Lymphoblastic lymphoma, LBL, 100 例）患者的研究中，24 例患者出现皮肤受累，其中 21 例患者出现至少一处面部或头皮皮肤病变[17]。

急性巨核细胞白血病除全血细胞减少外，还可出现骨病变和高钙血症[18]。

粒细胞肉瘤一般为质地坚硬、生长速度较快的肿物（表 27.1）。在一项回顾性研究中，研究对象为自 1983 年 3 月至 1995 年 4 月之间在儿童癌症协作组的急性髓系白血病临床试验中注册的儿科患者（年龄为 1 月至 21 岁），其中 199 例患者（占 10.9%）被诊断为髓外白血病；皮肤（5.9%）为最常见病变部位，其次是眼眶、头部和颈部（占 5.9%）。23 例非皮肤的髓外侵犯患者中，有 12 例眼眶病变，5 例头颈部病变，3 例中枢神经系统或脊柱病变，还有 3 例有

表 27.1　粒细胞肉瘤位置及相关症状

位置	相关症状
眼眶	复视与脑神经麻痹
	眼球突出
牙龈	牙龈增生
	牙龈出血
腮腺	面神经麻痹[19]
鼻腔	鼻出血、鼻腔气道阻塞
颞骨	面瘫[20]、耳痛、耳后肿胀、传导性耳聋、耳鸣[21]
中耳	中耳炎、贝尔氏麻痹[22]

表27.2 鉴别诊断

表现	炎症	感染	肿瘤
全身症状	类风湿关节炎	结核 EB病毒 巨细胞病毒	鼻咽癌 小圆形蓝色细胞瘤（尤因肉瘤，神经母细胞瘤，横纹肌肉瘤） 横纹肌样瘤
头颈部肿物		猫抓病 EB病毒 巨细胞病毒 结核 结核分枝杆菌 细菌性淋巴结炎	鼻咽癌 小圆形蓝色细胞瘤（尤因肉瘤，神经母细胞瘤，横纹肌肉瘤） 横纹肌样瘤
皮肤病变		脂肪瘤	朗格汉斯细胞组织细胞增生症 黑色素瘤 神经母细胞瘤

多部位侵犯，这表明病变具有向头部和面部骨骼附近发展的倾向性（表27.2）。这组患者的临床表现很大程度上取决于肿瘤发生的部位。

鉴别诊断

血液系统恶性肿瘤应包括在儿童头颈肿瘤的鉴别诊断中，尤其是发生全身症状时，更需进行鉴别（表27.2）。

诊断和评估

体格检查

- 血液系统恶性肿瘤患者常出现血流动力学不稳定的临床表现，如心动过速和感染后低血压。由于患者伴有免疫抑制及感染，所以要积极进行复苏和广谱抗生素治疗。
- 评估呼吸窘迫时，应评估呼吸频率、喘鸣、哮喘及颈胸肿物压迫所致的三凹征。
- 评估鼻腔和口咽病变时，应评估黏膜溃疡和粒细胞肉瘤。
- 地方性Burkitt淋巴瘤的患者可能出现颅面部骨骼的巨大肿块，最典型的位置为下颌骨或上颌骨。

- 评估皮肤，除了判断是否存在粒细胞肉瘤，还包括贫血的表现如有无苍白，以及血小板减少的表现如有无出血点和瘀青。
- 对患者实施全面的淋巴结及腹部检查，评估是否存在淋巴结肿大和肝脾肿大。

实验室数据

- 常规实验室检查项目包括全血细胞计数（CBC）与分类、凝血功能检查（PT/PTT）、血型及交叉配血试验。若出现全血细胞计数改变，甚至淋巴结肿大，则表明存在骨髓受累，应行骨髓穿刺和活检协助诊断。
- 腰椎穿刺脑脊液（CSF）细胞学评估，用于急性白血病分期和治疗，也适用于部分非霍奇金淋巴瘤患者，如Burkitt淋巴瘤和淋巴母细胞淋巴瘤。在诊断性操作的过程中行鞘内化疗可在治疗中枢神经系统病变的同时避免白血病细胞污染脑脊液。
- 肿瘤细胞溶解的实验检查包括钾、钙、磷酸盐、尿酸、肌酐以及乳酸盐脱氢酶。特别是对那些快速分裂的肿瘤，有巨大肿物的非霍奇金淋巴瘤患者及有高白细胞计数的白血病患者更应监测。

影像学检查

- 多数头颈部肿块不会造成严重呼吸窘迫，但纵隔肿块会造成呼吸窘迫。所有存在白血病或淋巴瘤临床表现的患者在接受镇静药前，应行胸部X线检查（正侧位），确定是否存在纵隔肿物。
- 外周血液未出现白血病或淋巴瘤征象时，应考虑采用超声评估颈部肿物或皮肤病变。
- 从淋巴瘤分期而言，除采用超声、CT或MRI对淋巴结肿大或肿物进行检查外，通常还需采用正电子发射计算机断层显像（positron emission tomography，PET）检查有无其他病变部位（图27.1）。

病理

怀疑白血病时，应行骨髓穿刺和活检（一般采用髂后嵴骨髓活检），并对所得样本进行形态学评估、流式细胞术、细胞遗传学检查及其他指定分子检查。对表现为绿色瘤的急性髓系白血病患者进行病变部

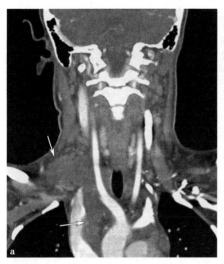
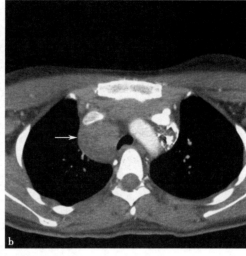
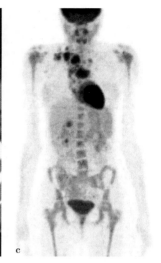

图27.1 霍奇金淋巴瘤（HL）。16岁女孩，右颈和锁骨上肿物。CT扫描（a和b）示一个结节状成团的肿物从颈部延伸进入纵隔（箭所示）。PET扫描（c）示右锁骨上区、前纵隔和右气管旁区的氟代脱氧葡萄糖（FDG）亲和力增强。最终诊断为ⅡA期霍奇金淋巴瘤

位活检具有诊断意义（图27.2）。霍奇金淋巴瘤和非霍奇金淋巴瘤的分期也需行骨髓检查。

　　假如淋巴瘤患者需行淋巴结活检，切除活检优于穿刺活检，因为评估淋巴结的整体结构，对于得出正确诊断结果具有重要意义。

　　T细胞和B细胞急性淋巴细胞性白血病均有淋巴母细胞（一种小到中等大小、形态一致、有少量胞浆的细胞）。流式细胞术和抗体染色可用于确诊，并帮助我们区分这两种类型的急性淋巴细胞性白血病。几乎所有淋巴母细胞均为末端脱氧核苷酸转移酶（TdT）和CD34阳性。B细胞标记物包括CD19、CD20、CD22、CD79A和PAX5；而T细胞标记物则包括CD2、CD3、CD5和CD7[23]。

　　经典霍奇金淋巴瘤可分为四个病理亚型：结节硬化型、混合细胞型、富淋巴细胞型以及淋巴细胞削减型（图27.3）。其中，结节硬化型霍奇金淋巴瘤是最常见亚型，正如其名，结节硬化型霍奇金淋巴瘤以结节和结节间分割纤维带（硬化）为特点。典型R-S细胞（大的双核细胞、胞浆丰富，嗜酸性核仁突出，伴有含嗜酸性粒细胞的混合炎性细胞背景）较为罕见。腔隙型R-S细胞较常见，其特征为分叶核，胞浆丰富、色淡。其次常见的是混合细胞亚型，也呈结节式生长模式，但无硬化现象，R-S细胞更常见。富淋巴细胞型和上述亚型的主要区别在于其背景中主要是B淋巴细胞（而非T淋巴细胞）、嗜酸性粒细胞、组织细胞或中性粒细胞浸润。淋巴细胞削减型炎症细胞极少，但在纤维化背景中存在大量R-S细胞[23]。

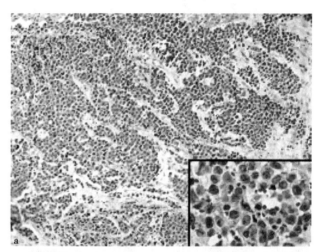
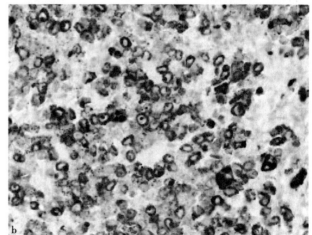

图27.2 绿色瘤（粒细胞肉瘤）。a.软组织丰富，见中等大小肿瘤细胞浸润。插图：高倍镜下，肿瘤细胞胞浆相对丰富，核质比高，肾形、裂隙样细胞核，有明显的嗜酸性单个核仁；b.肿瘤细胞对髓过氧化物酶呈胞浆弥漫性的强阳性

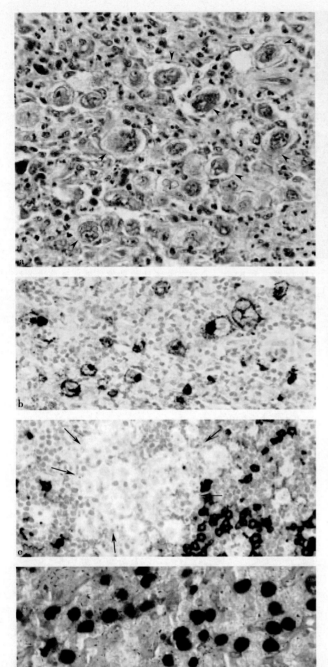

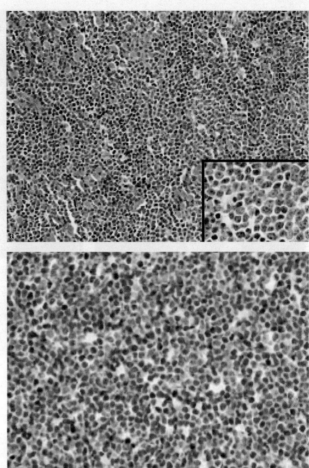

图 27.4 淋巴母细胞性淋巴瘤。a. 单一的小肿瘤细胞弥漫性增殖，浸润骨骼肌。插图：小至中等大小的肿瘤细胞，在高倍镜下，可见胞浆少，核被膜不规则，核内染色质微细分散，核仁较小。可见肌肉细胞，体积较大，呈嗜酸性，散布全野；b. 对末端转移酶 TdT 免疫染色，细胞核呈弥漫、强阳性

图 27.3 霍奇金淋巴瘤（HL）。a. 大量具有霍奇金和 Reed-Sternberg 细胞特征的多形性大肿瘤细胞（箭头所示），由非肿瘤性的混合性炎性背景细胞（含很多嗜酸性粒细胞）包围；b. 大肿瘤细胞的细胞膜和高尔基体对 CD15 的免疫反应呈阳性；c. 大肿瘤细胞（箭之间）呈 CD20（B 细胞标记）阴性，还可见散在分布的非肿瘤 B 细胞（深染细胞）；d. EBV EBE 原位杂交，示所有大的肿瘤细胞呈核强阳性（深蓝色核）

　　结节性淋巴细胞为主型霍奇金淋巴瘤（nodular lymphocyte-predominant Hodgkin lymphoma，NLPHL）是经典霍奇金淋巴瘤的一个罕见的变异类型，可通

过不典型的 R-S 细胞（又称淋巴组织细胞，L&H 细胞，或因其外观得名"爆米花细胞"）鉴别。通常来说，R-S 细胞呈 CD30、CD15 阳性和 CD45、CD20 阴性，L&H 细胞则相反，呈 CD30、CD15 阴性以及 CD45、CD20 阳性[23]。

　　如前所述，非霍奇金淋巴瘤类型多样。淋巴母细胞淋巴瘤的病理学特征和淋巴细胞性白血病（图 27.4）相似。此外，还有三种常见的小儿非霍奇金淋巴瘤，分别为 Burkitt 淋巴瘤、大 B 细胞淋巴瘤和间变性大细胞淋巴瘤，这三种疾病的病理特征各异。

　　Burkitt 淋巴瘤是最常见的儿童成熟 B 细胞肿瘤，由均匀的、中等大小的肿瘤细胞构成，细胞有多个明显的核仁，嗜碱性的胞浆充满脂质，其间混杂的巨噬细胞，充满了因肿瘤细胞快速分裂和凋亡形成的碎片，形成了经典的"满天繁星"外观（图 27.5）。肿瘤

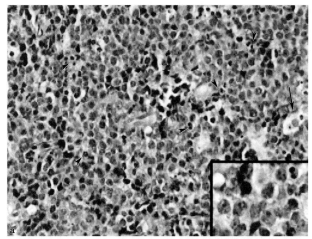

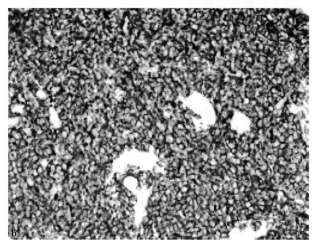

图 27.5　Burkitt 淋巴瘤。a. 未分化的小至中等大小的无裂淋巴母细胞和大量凋亡的肿瘤细胞（箭头所示）。箭头所示为巨噬细胞，含易染色胞浆体。插图：高倍镜下，肿瘤细胞呈高核浆比，轻度异型性，单个至多个明显核仁，胞浆较少，也可见凋亡肿瘤细胞；b. 对 B 淋巴细胞免疫标记 CD20 呈弥漫、强阳性

细胞表达 B 细胞抗原（如 CD19 和 CD20），缺乏未成熟标记（例如 TdT 和 CD34）。90% 的 Burkitt 淋巴瘤可见 MYC 基因易位。

儿童弥漫性大 B 细胞淋巴瘤（Diffuse large B-cell lymphoma，DLBCL）具有生发中心 B 细胞表型，因此是 BCL6 基因的产物，且呈 CD10 阳性。成人弥漫性大 B 细胞淋巴瘤极少见 t（14；18）易位。儿童弥漫性大 B 细胞淋巴瘤患者和成年患者相比，更易发生 IRF4 易位（15% 比 2%）[24]。

间变性大细胞淋巴瘤是最常见的儿童成熟 T 细胞肿瘤，特征性地表现为大的多形性细胞，表达 T 细胞特异性标记，如 CD2、CD3 或 CD5。少数表达非特异性的 CD43 抗原，被称为裸细胞表型。所有间变性大细胞淋巴瘤（ALCL）肿瘤细胞均呈 CD30 强阳性[23]。

多数患儿还表达 ALK 蛋白，可见具有马蹄形或肾形细胞核和嗜酸性胞浆的特征性细胞（图 27.6）[12]。

分期

为了确定最佳治疗方案，已经或正在确立儿童急性淋巴细胞性白血病和急性髓系白血病的危险度分组。急性淋巴细胞性白血病的危险度分组主要依据的因素包括诊断年龄、白细胞计数、细胞遗传学 / 染色体倍性和中枢神经系统受累等。因细胞遗传学因素对急性髓系白血病的结局具有预测性，因此急性髓系白血病的风险评估主要依据细胞的遗传学检查。儿童急性淋巴细胞性白血病和急性髓系白血病的危险度评估还包括对患者治疗反应的评价。

淋巴瘤分期主要应用下述两种分期系统：霍奇金淋巴瘤一般使用 Ann Arbor 分期系统；非霍奇金淋巴瘤一般使用 St. Jude/Murphy 分期系统（表 27.3 和表 27.4）[25, 26]。

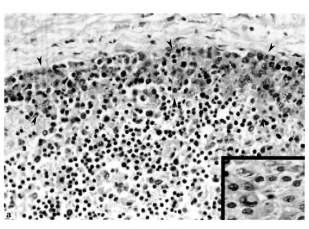

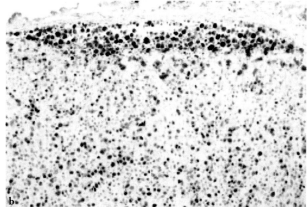

图 27.6　间变性大细胞淋巴瘤。a. 肿瘤细胞密集浸润，占据了一个淋巴结扩张的被膜下淋巴窦（箭头之间所示）。插图：细胞学特征性的标记细胞有丰富的苍白双嗜性胞浆，大肾形细胞核；b. 对 ALK-1 免疫染色，细胞核及胞浆均呈强性

表27.3　Ann Arbor分期系统

分期	
Ⅰ	单一的淋巴结区受侵；或单一淋巴结外器官或部位的局限受侵（ⅠE）
Ⅱ	膈肌同侧的两个或两个以上的淋巴结区受侵；或在膈肌同侧的单一淋巴结外器官或部位的局限受侵（ⅡE），并伴有膈肌同侧的1个或更多区域淋巴结受侵
Ⅲ	膈肌两侧的淋巴结区受侵，可伴有由于相邻受侵淋巴结的蔓延而致的淋巴结外病变（ⅢE），或伴有脾受侵（ⅢS）；或两者均有（ⅢE，ⅢS）
Ⅳ	弥漫性或播散性地一个或多个淋巴结外器官受侵

B症状包括发热＞38℃，夜间盗汗，6个月内体重进行性下降＞10%，伴有这些症状的为B型。没有这些症状的为A型

表27.4　St. Jude/Murphy分期系统

分期	
Ⅰ	单个淋巴结区或结外器官受侵，但纵隔及腹部肿块除外
Ⅱ	单个结外肿瘤伴局部淋巴结受累；膈肌同侧2个或2个以上肿瘤或淋巴结受累；原发于胃肠道肿瘤（完全切除），伴或不伴有区域淋巴结受累
Ⅲ	膈肌两侧有结外肿瘤或淋巴结受侵；原发于胸腔的肿瘤（纵隔、胸膜或胸腺）；所有广泛原发于腹腔内的病变；所有脊柱旁或硬膜下的肿瘤
Ⅳ	以上任何病变伴有中枢神经系统或骨髓浸润

治疗

化学疗法

　　化疗是血液系统恶性肿瘤的标准疗法。急性淋巴细胞性白血病患儿需要进行为期两年的治疗，包括诱导阶段（在此阶段患者被诱导缓解）、巩固阶段和维持阶段。尽管化疗方案不同，但各方案中的化疗药物均涉及糖皮质激素、甲氨蝶呤、长春新碱、巯嘌呤、门冬酰胺酶和蒽环霉素（如阿霉素）等。急性髓系白血病包括6个月的强化治疗，同时根据危险因素可行造血干细胞移植。多数治疗方案为大剂量阿糖胞苷加蒽环霉素。急性早幼粒细胞白血病是急性髓系白血病的亚型之一，其治疗采用全反式维A酸（ATRA）。

　　淋巴瘤的治疗方法很大程度上取决于淋巴瘤类型及其分期。但一般均采用联合化疗，常包括类固醇、蒽环类抗生素、抗代谢物以及烷基化剂等药物。

手术治疗

　　淋巴结手术切除是淋巴瘤最常见的诊断性操作，白血病则通过骨髓活检确诊，这两种方法极少产生并发症。

放射治疗

　　如上所述，化疗是血液系统恶性肿瘤的标准疗法，也是达到治愈效果的必要手段。但是，对于部分类型淋巴瘤和累及中枢神经系统的白血病，放射治疗也可发挥重要作用。

并发症

- 放射治疗的一般并发症包括疲劳、恶心、呕吐及照射区皮肤和黏膜的变化。颅脑放疗后前三周可出现嗜睡综合征、睡眠过度、困倦、昏睡、厌食等症状。
- 此外，与头颈部区域相关性较大的并发症还包括软组织和骨生长损害。
- 长期副作用包括照射野继发恶性肿瘤的风险；胸部照射增加继发乳腺癌及心脏并发症的风险[27, 28]。

结局

　　近四十年来，儿童急性白血病的总体生存率得到显著改善。预计80%以上的儿童及青少年急性淋巴细胞性白血病患者可实现长期治愈。急性髓系白血病的治愈率较低（55%～65%），采用根据危险度进行调整的治疗方案有希望改善其预后。儿童期淋巴瘤的5年生存率较高，对于年龄20岁以下的青少年儿童而言，霍奇金淋巴瘤和非霍奇金淋巴瘤生存率均达80%以上。鉴于其治愈率较高，研究者正在探索新的根据危险度进行调整的治疗方案，以减少长期继发的副作用[29-31]。

随访

　　针对癌症的治疗结束后，肿瘤医师应继续跟踪随访患者。随访最初的重点是密切监测疾病复发情况。随访包括询问病史、实施体格检查及实验室检

查。对于曾患淋巴瘤的患者，随访时还应进行影像学检查（如CT或胸部X线检查）。随着时间的推移，随访重点应转变为筛查和评估治疗晚期的副作用。

高 晖 张永红 杨 菁 译
郑胡镛 校

参考文献

1. Urquhart A, Berg R. Hodgkin's and Non-Hodgkin's lymphoma of the head and neck. Laryngoscope. 2001;111:1565–9.
2. Anderson PC, Stotland MA, Dinulos JG, Perry AE. Acute lymphocytic leukemia presenting as an isolated scalp nodule in an infant. Ann Plast Surg. 2010;64:251–3.
3. Dusenbery KE, Howells WB, Arthur DC, Alonzo T, Lee JW, Kobrinsky N, Barnard DR, Wells RJ, Buckley JD, Lange BJ, Woods WG. Extramedullary leukemia in children with newly diagnosed acute myeloid leukemia: a report from the Children's Cancer Group. J Pediatr Hematol Oncol. 2003;25:760–8.
4. Schultz KR, Pullen DJ, Sather HN, Shuster JJ, Devidas M, Borowitz MJ, Carroll AJ, Heerema NA, Rubnitz JE, Loh ML, Raetz EA, Winick NJ, Hunger SP, Carroll WL, Gaynon PS, Camitta BM. Risk- and response-based classification of childhood B-precursor acute lymphoblastic leukemia: a combined analysis of prognostic markers from the Pediatric Oncology Group (POG) and Children's Cancer Group (CCG). Blood. 2007;109:926–35.
5. Shimada AT, Taki T, Tabuchi K, et al. KIT mutations, and not FLT3 internal tandem duplication, are strongly associated with a poor prognosis in pediatric acute myeloid leukemia with t(8;21); a study of the Japanese Childhood AML Cooperative Study Group. Blood. 2006;107:1806–9.
6. Tallman MS, Hakimian D, Shaw JM, Lissner GS, Russell EJ, Variakojis D. Granulocytic sarcoma is associated with the 8;21 translocation in acute myeloid leukemia. J Clin Oncol. 1993;11:690–7.
7. Schwyzer R, Sherman GG, Cohn RJ, Poole JE, Willem P. Granulocytic sarcoma in children with acute myeloblastic leukemia and t(8;21). Med Pediatr Oncol. 1998;31:144–9.
8. Johnston DL, Alonzo TA, Gerbing RB, Lange BJ, Woods WG. Superior outcome of pediatric acute myeloid leukemia patients with orbital and CNS myeloid sarcoma: a report from the Children's Oncology Group. Pediatr Blood Cancer. 2012;58:519–24.
9. De Botton S, Dombret H, Sanz M, et al. Incidence, clinical features, and outcome of all transretinoic acid syndrome in 413 cases of newly diagnosed acute promyelocytic leukemia. The European APL Group. Blood. 1998;92:2712–8.
10. Zwaan CM, Meshinchi S, Radich JP, et al. FLT3 internal tandem duplication in 234 children with acute myeloid leukemia: prognostic significance and relation to cellular drug resistance. Blood. 2003;102:2387–94.
11. Gross TG, Perkins SL. Malignant non-Hodgkin lymphomas in children. In: Pizzo PA, Poplack DG, editors. Principles and practice of pediatric oncology. 6th ed. Philadelphia: Lippincott Williams & Wilkins; 2011.
12. Stein H, Foss HD, Durkop H, Marafioti T, Desol G, Pulford K, Pilieri S, Falini B. CD30 + anaplastic large cell lymphoma: a review of its histopathologic, genetic, and clinical features. Blood. 2000;96:3681–95.
13. Magrath IT. African Burkitt's lymphoma: history, biology, clinical features, and treatment. Am J Pediatr Hematol Oncol. 1991;13:222–46.
14. Magrath I. Epidemiology: clues to the pathogenesis of Burkitt lymphoma. Br J Haematol. 2012;156:744–56.
15. Flavell KJ, Murray PG. Hodgkin's disease and the Epstein–Barr virus. Mol Pathol. 2000;53:262–9.
16. Salavoura K, Kolialexi A, Tsangaris G, Mavrou A. Development of cancer in patients with primary immunodeficiencies. Anticancer Res. 2008;28:1263–9.
17. Millot F, Robert A, Bertrand Y, Mechinaud F, Laureys G, Ferster A, Brock P, Rohrlich P, Mazingue F, Plantaz D, Plouvier E, Pacquement H, Behar C, Rialland X, Chantraine JM, Guilhot F, Otten J. Cutaneous involvement in children with acute lymphoblastic leukemia or lymphoblastic lymphoma. The Children's Leukemia Cooperative Group of the European Organization of Research and Treatment of Cancer (EORTC). Pediatrics. 1997;100:60–4.
18. Muler JH, Valdez R, Hayes C, Kaminski MS. Acute megakaryocytic leukemia presenting as hypercalcemia with skeletal lytic lesions. Eur J Haematol. 2002;68:392–6.
19. Sood BR, Sharma B, Kumar S, Gupta D, Sharma A. Facial palsy as first presentation of acute myeloid leukemia. Am J Hematol. 2003;74:200–1.
20. Cankaya H, Ugras S, Dilek I. Head and neck granulocytic sarcoma with acute myeloid leukemia: three rare cases. Ear Nose Throat J. 2001;80:224–6, 228–9.
21. Almadori G, Del Ninno M, Cadoni G, Di Mario A, Ottaviani F. Facial nerve paralysis in acute otomastoiditis as presenting symptom of FAB M2, T8;21 leukemic relapse. Case report and review of the literature. Int J Pediatr Otorhinolaryngol. 1996;36:45–52.
22. Manning D, Palacios E, Neitzschman H. Recurrent pre-B-cell acute lymphoblastic leukemia in the middle ear: a form of granulocytic sarcoma. Ear Nose Throat J. 2012;91:272–4.
23. Heerema-McKenney A, Cleary M, Arber DA. Pathology and molecular diagnosis of leukemias and lymphoma. In: Pizzo PA, Poplack DG, editors Principles and practice of pediatric oncology. 6th ed. Philadelphia: Lippincott Williams & Wilkins 2011.
24. Salaverria I, Philipp C, Oschlies I, et al. Translocations activating IRF4 identify a subtype of germinal center-derived B-cell lymphoma affecting predominantly children and young adults. Blood. 2011;118:139–47.
25. Carbone PP, Kaplan HS, Musshoff K, et al. Report of the Committee on Hodgkin's Disease Staging Classification. Cancer Res. 1971;31:1860–1861.
26. Murphy SB. Classification, staging and end results of treatment of childhood non-Hodgkin's lymphomas: dissimilarities from lymphomas in adults. Semin Oncol. 1980;7:332–339.
27. Cooke R, Jones ME, Cunningham D, Falk SJ, Gilson D, Hancock BW, Harris SJ, Horwich A, Hoskin PJ, Illidge T, Linch DC, Lister TA, Lucraft HH, Radford JA, Stevens AM, Syndikus I, Williams MV, England and Wales Hodgkin Lymphoma Follow-up Group, Swerdlow AJ. Breast cancer risk following Hodgkin lymphoma radiotherapy in relation to menstrual and reproductive factors. Br J Cancer. 2013;108:2399–406.
28. Adams MJ, Lipsitz SR, Colan SD, Tarbell NJ, Treves ST, Diller L, Greenbaum N, Mauch P, Lipshultz SE. Cardiovascular status in long-term survivors of Hodgkin's disease treated with chest radiotherapy. J Clin Oncol 2004;22:3139–48.
29. Mauz-Körholz C, Hasenclever D, Dörffel W, Ruschke K, Pelz T, Voigt A, Stiefel M, Winkler M, Vilser C, Dieckmann K, Karlén J, Bergsträsser E, Fosså A, Mann G, Hummel M, Klapper W, Stein H, Vordermark D, Kluge R, Körholz D. Procarbazine-free OEPA-COPDAC chemotherapy in boys and standard OPPA-COPP in girls have comparable effectiveness in pediatric Hodgkin's lymphoma: the GPOH-HD-2002 study. J Clin Oncol. 2010;28(23):3680–6.
30. Metzger ML, Weinstein HJ, Hudson MM, Billett AL, Larsen EC, Friedmann A, Howard SC, Donaldson SS, Krasin MJ, Kun LE, Marcus KJ, Yock TI, Tarbell N, Billups CA, Wu J, Link MP. Association between radiotherapy vs no radiotherapy based on early response to VAMP chemotherapy and survival among children with favorable-risk Hodgkin lymphoma. JAMA. 2012;307:2609–16.
31. Meyer RM, Gospodarowicz MK, Connors JM, Pearcey RG, Wells WA, Winter JN, Horning SJ, Dar AR, Shustik C, Stewart DA, Crump M, Djurfeldt MS, Chen BE, Shepherd LE, NCIC Clinical Trials Group, Eastern Cooperative Oncology Group. ABVD alone versus radiation-based therapy in limited-stage Hodgkin's lymphoma. N Engl J Med. 2012;366:399–408.

28 淋巴管畸形

Karen Watters, Raja Shaikh, Horacio M. Padua and Reza Rahbar

概述

1843 年，沃纳率先描述淋巴管畸形（lymphatic malformations，LM），该疾病属于低流速脉管畸形，最常见于小儿头颈部。直至今日，淋巴管畸形的治疗仍是一项较大的挑战。

流行病学

淋巴管畸形的发病率约为每 2000～4000 名活婴中有一名患儿[1,2]。淋巴管畸形多见于低龄儿童。50% 的淋巴管畸形在患者出生时即发现，高达 90% 的淋巴管畸形患者在出生后第二年末出现临床症状，而最终得到确诊[3]。淋巴管畸形约占所有小儿良性肿瘤的 5%。75% 的淋巴管畸形发生在头颈部[4]。淋巴管畸形无种族特异性，男女无差异。

分类

以前，未在病理基础上建立淋巴管畸形的诊断术语，因此容易混淆，如常使用"囊状水瘤"或颈部水样瘤来形容，如此常致误诊及误治。1996 年，国际脉管性疾病研究学会（ISSVA）根据临床表现以及细胞动力学将脉管异常分为两类[5,6]。根据该分类，淋巴管畸形属于内皮细胞更新正常的低流速脉管畸形（表 28.1）。

根据组织学外观、囊肿大小以及与下颌舌骨肌的解剖关系，淋巴管畸形可分为两类[7,8]（1 类和 2 类，见表 28.2）：

- 1 类病变位于下颌舌骨肌下方，累及颈前三角区及颈后三角区，常称为大囊型（囊肿大于 1cm），

预后较好（图 28.1a）。
- 2 类病变位于下颌舌骨肌上方，常累及舌、颊、腮腺、上喉部、口腔底、口咽及唇部，常称为微囊型（囊肿小于 1cm），预后较差（图 28.1b）。

胚胎学

妊娠第 5 周淋巴系统作为静脉系统内皮细胞的产物开始发育；内皮细胞产物发育为 6 个淋巴囊，

表 28.1　血管异常二元分类

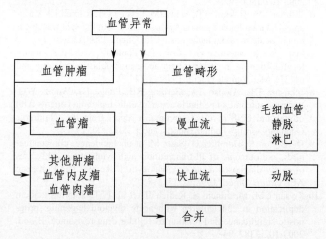

表 28.2　淋巴管畸形分类

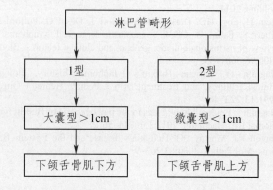

图 28.1　淋巴管畸形类型。a. 1 类 - 大囊型，常位于下颌舌骨肌下方；b. 2 类 - 微囊型，常位于下颌舌骨肌上方

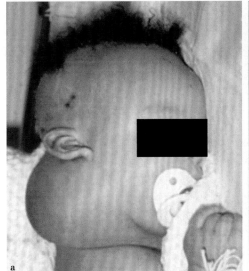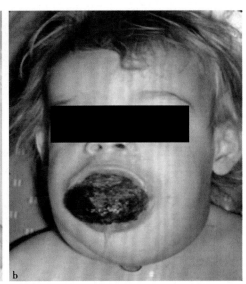

在"萌发"和分支过程中发育为淋巴系统。妊娠第 9 周，右侧及左侧胸导管经颈内静脉和锁骨下静脉的连接处和静脉系统互通。形成淋巴管畸形的潜在分子机制尚不清楚，但多数研究者认为淋巴管畸形是淋巴管畸形发育的结果[9, 10]。

发病机制

多数淋巴管畸形来自未能和主要淋巴系统或静脉通道相通的淋巴囊结构。淋巴管畸形的发生理论包括：

1. 淋巴系统未能充分分离或未能和静脉系统相通，引发囊肿形成及淋巴积液。
2. 胚胎形成过程中，淋巴组织分离异常。
3. 主静脉淋巴结构异常出芽或"萌发"。"离心"发展理论推测：淋巴管内皮细胞源于静脉内皮细胞，经离心式生长至外周，通过表达血管内皮生长因子受体 3（vascular endothelial growth factor receptor 3，VEGFR-3）和同源异型盒基因转录因子 -1（prospero homeobox protein，Prox-1）发育成为淋巴管[11]。导致淋巴管特异性分子异常表达的因素也可导致胚胎期淋巴管畸形。深入了解可能影响淋巴管畸形发展及生长的分子标记，有利于淋巴管特异性治疗方案的发展和淋巴管畸形患者临床进程的干预[9-13]。

组织病理学

和血管瘤不同，淋巴管畸形的内皮更新功能正常。淋巴管畸形组织学评估未发现细胞增殖，但可见结构异常，淋巴管异常扩张。

淋巴管畸形由充满嗜酸性粒细胞和富含蛋白质液体的脉管构成。扩张的多个淋巴管内层由单层基底膜处的单层静态扁平上皮细胞构成（图 28.2a）；管壁厚度不一，含平滑肌以及横纹肌结构；囊性结构常可见淋巴细胞结节簇；常见囊内出血，表明近期可能受伤或发生自发性灶内出血。

淋巴管畸形表达常见的内皮细胞表面标记，如 VEGFR-3、淋巴管内皮透明质酸受体 1（LYVE-1）并呈淋巴系特征性核 Prox-1 免疫反应（图 28.2b）。但是，淋巴管畸形不表达血管肿瘤生物标记（葡萄糖转运蛋白 1、分区蛋白及 Lewis Y 抗原）[5, 6]。

临床表现

病史

根据定义可知，淋巴管畸形出生即存在。几乎所有淋巴管畸形患儿在出生后 2 年内表现临床症状。淋巴管畸形的生长速度和患儿的生长速度相同，其症状和畸形的大小、位置及对邻近组织的侵犯相关。如发生感染或创伤，可继发性突然增大，致灶内出

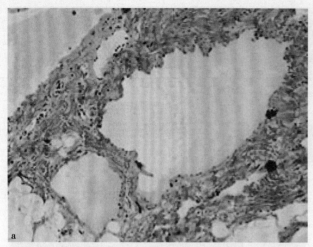

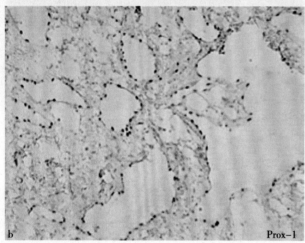

图 28.2　颈部软组织淋巴管畸形。a. 薄壁管道内层扁平淋巴细胞；b. 淋巴管内皮细胞呈强淋巴系特征性核 Prox-1 免疫反应

血。据文献报道，激素上升阶段（如青春期），淋巴管畸形可增大[3]。淋巴管畸形一般不能自发消退，但也有报道称淋巴管畸形可在感染后自发消退[7, 14]。

相关疾病

围产期颈后病变与特纳氏综合征以及其他综合征（如唐氏综合征）存在一定相关性[15]。如发生这种情况，则积液及弥漫性淋巴水肿可提高围产期死亡率。因此，建议行羊水穿刺、染色体分析和遗传咨询。一般，出生后的淋巴管畸形常与染色体异常不相关。

产前诊断

妊娠 10～16 周即可行淋巴管畸形的产前诊断。鉴于产前胎儿超声（US）和产前胎儿磁共振成像（MRI）

等配套检查越来越普及，产前检测率也随之提高[16]（图 28.3）。

大面积颈面部淋巴管畸形可并发严重呼吸道阻塞，影响分娩方式和时间的选择，因此大面积颈面部淋巴管畸形的产前诊断临床意义显著[17, 18]（图 28.4）。大面积颈面部淋巴管畸形患儿需在分娩时立即给予呼吸道干预。这种患儿的分娩应转诊三级中心，由多学科小组谨慎实施，包括产科、母胎医学、耳鼻喉、小儿外、新生儿以及产科麻醉和小儿麻醉。某些情况下需行子宫外产时处理（ex-utero intrapartum treatment，EXIT）手术。

诊断

多数情况下，结合完整的临床病史及体格检查即可确诊淋巴管畸形。患者病史应包括下述关键内容：

1. 初次发现病变的年龄。
2. 病变生长总速率及近期病变范围 / 大小的变化。
3. 因上呼吸道感染、创伤和激素水平变化导致的病变范围 / 大小发生急性变化。

病变颜色、温度、可压缩性、脉动性和结构及病变和周围组织结构的关系等显著体检特征。淋巴管畸形病变质地柔软，可见囊性病变。X 线射片可见囊性病变，如囊性病变出血，则照射无法确定囊性病变[19]。

微囊性病变常见于下颌舌骨肌水平上方，常累及口腔、颊、舌、唇、口底和腮腺。多数口腔内淋巴管畸形为混合性或微囊性病变，病变界限模糊，常浸润周围组织，肌肉和脂肪接触面模糊；可见鱼卵状（宏观观察）微囊泡，即小淋巴填充囊肿，提示累及真皮浅层。微囊泡囊内出血后可变紫，发生出血或溃疡（图 28.5）。舌部病变可引起出血、口腔异味、吞咽困难、构音障碍及气道阻塞等临床症状。

大囊型病变常见于下颌舌骨肌水平下方的颈前和颈后三角区；常呈多腔结构，内含大量形状和大小不同的囊肿。

虽然淋巴管畸形为良性病变，但病变可持续增长，感染、出血或创伤（含手术干预创伤）后可继发快速增大。颈颜面淋巴管畸形快速增长，致显著的临床后遗症，如：

1. 气道阻塞：口腔底、舌和口咽部受累的浸润型淋巴管畸形常可致上呼吸道阻塞[20]。感染、创伤或出血继发的淋巴管畸形可快速增大，引起上呼

图 28.3 淋巴管畸形产前影像。a. 妊娠 24 周产前超声影像，示邻近颈动脉囊性病变和淋巴管畸形表现一致；b. a 图患儿，妊娠 24 周 MRI，示左颈部囊性病变；c. 38 周，分娩，可见患儿左侧颈部肿大；d. 产后冠状 MRI 示左侧颈部囊性肿大

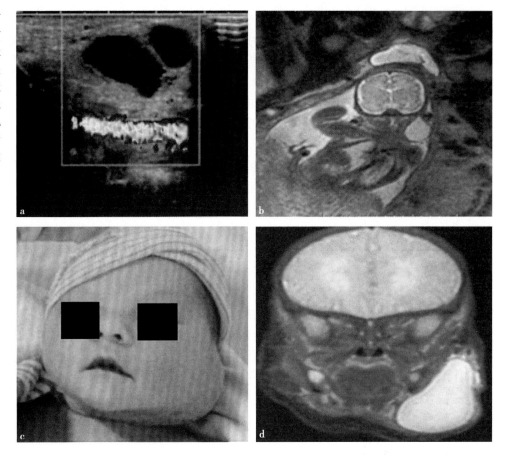

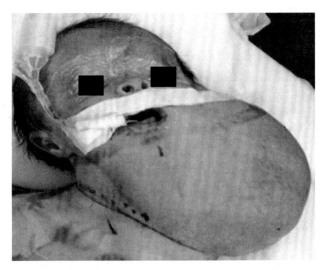

图 28.4 子宫外产时处理（EXIT）手术。新生儿，患大面积左侧颈面淋巴管畸形，合并呼吸道压迫。患儿经子宫外产时处理手术分娩，术中实施胎盘循环直接喉镜插管

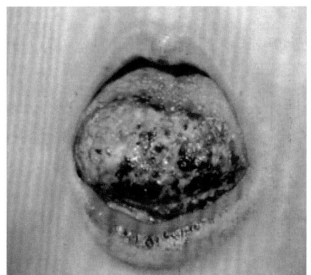

图 28.5 舌部淋巴管畸形，累及真皮浅层；可见多处微囊泡，易出血

吸道阻塞，需及时行紧急措施。优先行全麻紧急气管插管，可解决气道阻塞，充分评估病变程度。如声门或口咽部受累严重，则需行气管切开。

2. 功能问题：口咽部和上呼吸道受累可引起吞咽困难、语言障碍和牙齿疾病。可能需胃造口后

插管进食。如全舌受累，可引起巨舌、舌外伸，并损害语言功能。病变较大则可压迫神经，致疼痛和感觉障碍。

3. 畸形：淋巴管畸形增大可致广泛面部畸形，如骨骼过度增长引起颅面骨骼变形，则可继发巨舌、

凸颌、巨口和严重颈颜面不对称等临床症状。儿童成长过程中，广泛面部畸形可对其造成严重社会心理影响。

4. **出血和感染**：淋巴管畸形迅速增大可能和出血或感染相关。颈部淋巴管畸形出血可致急性呼吸窘迫和呼吸道阻塞。感染后，巨舌和口咽部蜂窝组织炎发病率增高。如病情严重，则需住院并密切监测气道情况，静脉注射抗生素治疗。文献曾报道大范围颈部纵隔患者发生乳糜胸和乳糜性心包炎。

鉴别诊断

准确的临床病史和体检可对血管肿瘤（血管瘤）和淋巴管畸形进行鉴别，一般可排除其他颈部病变，如鳃裂囊肿、脂肪瘤等。如淋巴管畸形合并静脉病变，则可通过影像学检查辅助诊断，如超声、计算机断层扫描（CT）和MRI。

影像学检查

临床病史和体检是淋巴管畸形的主要诊断手段，但影像学检查仍可作为重要手段，可辅助确诊，确定病变范围、病变类型（微囊型和大囊型）及病变和周围组织平面、肌肉和血管结构的解剖学关系；如需手术，影像学检查还可用于制定术前方案。主要影像学检查包括：超声、CT和MRI造影（钆显影剂）。其中，MRI造影是首选检查（见图28.6）。

治疗

头颈部淋巴管畸形的处理十分具有挑战性；主要治疗目标在于功能的恢复或保留。治疗取决于临床表现、病变大小、解剖位置和并发症。如出现危及生命的严重临床症状，则须立即干预。如未发生显著功能障碍，则应观察病变，直至出现"明确的特征性病变"及明显病变快速生长。一般选择婴儿期至学龄前期治疗，但患儿最佳的治疗时机仍待商榷。对所有广泛性颈面部淋巴管畸形患者而言，最重要的仍然是细致的多学科规划治疗。

淋巴管畸形的主要治疗方法包括观察、硬化治

疗和手术切除[21]。大囊型病变多采用硬化治疗和手术治疗；微囊病变具有浸润性，手术无法完全切除，此外，手术还可能造成不可接受的功能丧失；次全切除术的复发率较高[22]。

1. 硬化剂治疗

硬化剂治疗作为公认的淋巴管畸形微创疗法，广泛用于基础治疗及手术禁忌患者的替代疗法；硬化治疗还适用于术后残留病灶或复发病灶。硬化治疗时，首先通过药物注射引起强烈炎症反应和诱导内皮损伤，使病变纤维化并收缩。大囊型淋巴管畸形对硬化治疗的反应较好。从治疗技术角度分析，微囊型淋巴管畸形治疗难度大，对硬化治疗反应欠佳。

注射硬化剂可引起疼痛，因此，为小儿注射硬化剂时，应由经验丰富的介入放射科医生在全麻和影像引导下注射。如病变较小、注射时程较短，也可使用氯胺酮镇静[23]。使用20~23号针或血管导管经皮注射；一般在超声和实时荧光镜透视等图像引导下注射，确保进入淋巴包囊，注入放射造影剂后进行检查[23, 24]（图28.7和图28.8）。大囊型淋巴管畸形囊内常有血管（动静脉随机进出病灶），囊性病灶旁常有神经血管束包裹，因此这种治疗方法极适用于复杂的大囊型淋巴管畸形（图28.7）。

根据文献报道，大囊型淋巴管畸形的常用硬化剂包括乙醇、强力霉素、博来霉素、十四烷基硫酸钠、Ethibloc（玉米醇溶蛋白乙醇溶液）和OK-432（链球菌制剂）；一线硬化剂为10mg/ml浓度的强力霉素；该硬化剂适用于所有年龄段的患者，包括新生儿。强力霉素可和造影剂、水溶性和脂溶性（如乙碘油）溶液及阴性对比成分（如空气或二氧化碳）重构，从而在荧光镜检查和超声下监测其注射过程[23]。更大的囊肿须在硬化剂注射后引流，用猪尾导管吸出内容物后测量体积。硬化剂在囊肿内留置约3~4小时后排出。第2天和第3天经留置导管重复前述步骤。破坏内部间隔，增加硬化剂和不同腔室的接触十分重要。

术后6周即可评估囊肿是否退化。对于较广泛的病变，大囊萎缩后，后续影像学检查可见微囊病变增多（图28.8）。硬化治疗后常发生肿胀和病灶周围水肿。舌部、面颊、软腭或气道受累的，如发生严重术后水肿，可致一过性吞咽困难和呼吸困难。舌部和上纵隔前部广泛畸形可致气管压迫（图28.7）。患者和麻醉团队应知悉，治疗后可能需要转入重症监

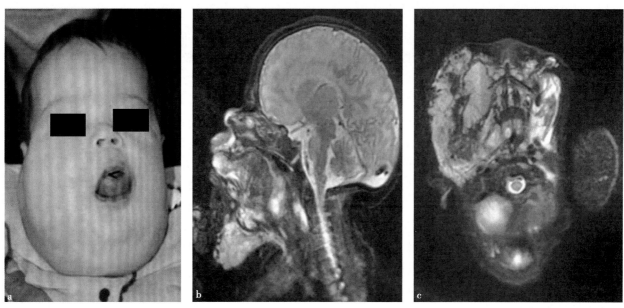

图 28.6　a. 大面积微囊型 - 大囊型颈面和舌部淋巴管畸形患者，微囊和大囊型病变致严重呼吸道阻塞；b. MRI 矢状位扫描；c. MRI 横断面扫描，示淋巴管畸形微囊和大囊病变和周围结构的关系

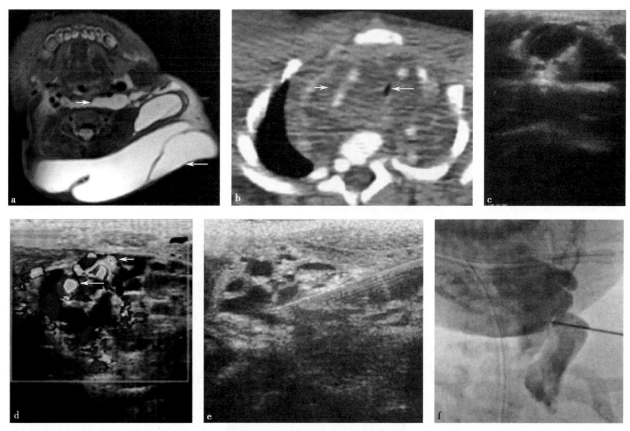

图 28.7　a. 患者，5 月龄，颈部大面积大囊型淋巴管畸形（见长箭头处），图为其 T2 加权横截面图像，示患者颈部 MR 图像；内陷进入颈部深层结构和气道周围（见短箭）；b. 上纵隔对比强化 CT，示淋巴管畸形向纵隔延伸，引起器官压迫，呈裂隙状（见长箭）。可见血管平面浸润，致血管分隔（短箭）；c. 实时超声图像，示大囊型病变；d. 彩色双倍图像，示颈动脉（长箭）和颈内静脉（短箭）穿过大囊型病变；e. 实时超声引导下，针头安全进入大囊型病变；f. 大囊病变经皮硬化剂（不透明强力霉素）注射过程的正面荧光镜图像，示硬化剂在病灶内部扩散

护室（ICU）。气道周围淋巴管畸形病变在硬化治疗前须先使用类固醇药物。

　　气道周围病变常使用具有细胞毒性的抗生素，如博来霉素，可显著减少治疗后水肿。博来霉素的化疗剂量和肺纤维化相关，但博来霉素的硬化剂量显著小于其化疗剂量，目前尚未有肺纤维化的报道[25]。但是，在常规博来霉素治疗方案中，治疗前须做胸透和肺功能检查，6个月后再次做肺功能检查，之后的十年里每年做一次肺功能检查。硬化治疗还出现一些不常见的副作用，极少数情况下可发生皮肤坏死伴永久性瘢痕，尤其是表浅组织受累时。还有一种较罕见的情况，硬化剂组织过度浸润可致肌肉萎缩和挛缩[23]。因存在外渗风险，可导致局部软组织损伤或全身静脉回流路径栓塞，因此，强烈建议在影像引导下行硬化治疗。

　　治疗完成后，使用抗生素敷料覆盖穿刺部位。可使用止痛药治疗术后疼痛。常规术后，患者应在恢复室观察3～4小时，可携止痛药出院。术后治疗区域可发生急性炎症和肿胀，术后3～5天达高峰；出

院时应知悉患者的父母或监护人。这期间，按照预定给药剂量及时间间隔持续给予止痛剂可控制疼痛和焦虑。除非病变极小，否则为达到最佳疗效，一般需进行多个疗程；为确保纤维化初步形成，常规疗程间隔约4～6周。影像显示针头进入病变部位（含淋巴间隙），则可注射。初次硬化治疗后可能复发或出现新的大囊病变，该情况不作为再次注射的禁忌。西环素硬化治疗的并发症发生率很低，其重大并发症和轻微并发症的发生率分别为2%和10%[26]。总体而言，在影像引导下由经验丰富的操作者实施经皮硬化治疗是一项安全、有效的一线微创淋巴管畸形疗法或二线非手术淋巴管畸形疗法。

2. 手术切除

　　完全切除病变的难度较大。从手术方法角度分析，必须考虑到淋巴管畸形是一种良性病变，需保留重要结构。硬化治疗或感染所致瘢痕和纤维化及解剖结构变形使得手术难度增加。淋巴管畸形具有浸

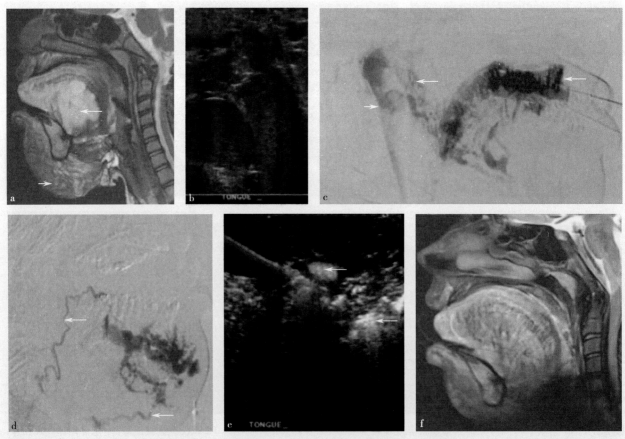

图28.8　a. 患者，男，14岁，面部矢状T2加权反转恢复图像，示舌部严重大囊疾病（长箭所示）及颈面部合并疾病（短箭所示）；b. 彩色双倍图像，示囊腔内大囊型病变及回声淋巴结。囊性包块内几乎未见血管穿过；c. 数字减影检查，示大囊型病变内容物排入颈内静脉（短箭所示）；d. 内容物经异常血管排出（箭所示）；e. 超声引导下安全进入病变部位，向囊肿内注射硬化剂泡沫，见回声曲线伪影（箭所示）；f. 2年内连续硬化治疗后行矢状T2加权反转恢复图像，示大囊型病变显著消除

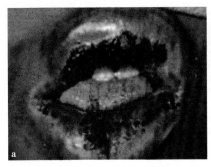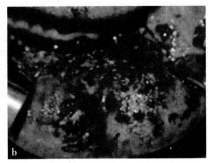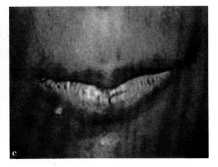

图 28.9 口唇部受累淋巴管畸形患者射频消融。a. 术前，见标签水疱，引起反复出血。b. 术中消融。c. 患者射频消融术 6 个月后

润性，常引起局部神经血管结构广泛受累，难以完全切除病变，无法确保降低发病率[27, 28]。面神经下颌缘支神经损伤是最常见的术中神经损伤；腮腺病变也和面神经关系密切。手术时神经监测至关重要[29]。有时需多次治疗。次全切除术的复发率较高。大囊型病变更适合手术切除，单次手术即可剥离并切除颈部病变，且预后良好。大囊肿吸引、切开并引流可作为权宜措施，但不建议使用。畸形和正常结构间没有明显的组织界限，因此微囊型病变手术的难度更大。局部舌切除术和舌缩小术常引起严重巨舌症。

辅助治疗方式

- 射频消融可用于缓解舌部或口腔黏膜微囊病变破溃引起的持续性刺激和出血症状。射频能量仅可到达病变的黏膜表面，在最大程度减少对周围组织损伤的前提下显著缓解流血、疼痛、感染和囊泡形成等症状[30]（图 28.9）。
- 口腔、舌、唇、喉上部受累的病变，可采用激光疗法缓解症状。二氧化碳激光可减少出血和溃疡[31]。近期，二氧化碳激光已逐渐被射频消融取代。
- 雷帕霉素是哺乳动物雷帕霉素抑制剂的靶向基因，血管畸形过度表达该基因。西罗莫司可减少血管内皮生长因子（VEGF）的产生，发挥其抗肿瘤血管生成和抗肿瘤细胞增殖的活性。小范围淋巴管畸形研究显示西罗莫司作用良好，但是，传统观念仍将淋巴管畸形视作非增殖性畸形，因此很难接受西罗莫司治疗淋巴管畸形。西罗莫司常用于肾移植患儿的免疫抑制，耐受性良好。前瞻性临床试验表明，西罗莫司用于治疗不可切除且危及生命的淋巴管畸形，初期结果较满意，临床研究将进一步确定其在淋巴管畸形治疗中的作用[32, 33]。

多学科方法

广泛颈面部淋巴管畸形应由多学科团队处理，其中包括耳鼻喉科、营养和生长科、口腔外科、整形外科、介入放射学、心理学以及言语和语言专家。该疾病常采取综合干预措施，如呼吸道阻塞时应行气管切开和胃管喂食。根据患者的个体情况及疾病的严重程度采取以硬化治疗和手术治疗为主，多种方式综合运用的治疗模式。

王生才　孙　念译

邰　隽校

参考文献

1. Brooks JE. Cystic hygroma of the neck. Laryngoscope. 1973;83:117–28.
2. de Serres LM, Sie KC, Richardson MA. Lymphatic malformations of the head and neck. A proposal for staging. Arch Otolaryngol Head Neck Surg. 1995;121:577–82.
3. Fageeh N, Manoukian J, Tewfik T, Schloss M, Williams HB, Gaskin D. Management of head and neck lymphatic malformations in children. J Otolaryngol. 1997;26(4):253–8.
4. Azizkhan RG, Rutter MJ, Cotton RT, Lim LH, Cohen AP, Mason JL. Lymphatic malformations of the tongue base. J Pediatr Surg. 2006;41(7):1279–84.
5. Mulliken JB, Glowacki J. Hemangiomas and vascular malformations in infants and children: a classification based on endothelial characteristics. Plast Reconst Surg. 1982;69:412.
6. Enjolras O, Mulliken JB. Vascualr tumors and vascular malformations (new issues). Adv Dermatol. 1997;13:375–423.
7. Kennedy TL. Cystic hygroma-lymphangioma: a rare and still unclear entity. Laryngoscope. 1989;99(suppl 49):1–10.
8. Perkins JA, Manning SC, Tempero RM, Cunningham MJ, Edmonds JL, Hoffer FA, Egbert MA. Lymphatic malformations: current cellular and clinical investigations. Otolaryngology Head and Neck Surg. 2010;142:789–94.
9. Sabin FR. The lymphatic system in human embryos, with a consideration of the morphology of the system as a whole. Am J Anat. 1909;9:43–91.
10. Wiegand S, Eivazi B, Barth PJ, et al. Pathogenesis of lymphangiomas. Virchows Arch. 2008;453:1–8.
11. Karkkainen MJ, Haiko P, Sainio K, et al. Vascular endothelial

growth factor C is required for sprouting of the first lymphatic vessels from embryonic veins. Nat Immunol. 2004;5:74–80.

12. Bloom DC, Perkins JA, Manning SC. Management of lymphatic malformations. Curr Opin Otolaryngol Head Neck Surg. 2004;12:500–4.

13. Perkins JA, Manning SC, Tempero RM, Cunningham MJ, Edmonds JL, Hoffer FA, Egbert MA. Lymphatic malformations: review of current treatment. Otolaryngol Head Neck Surg. 2010;142:795–803.

14. Perkins JA, Maniglia C, Magit A, Sidhu M, Manning SC, Chen EY. Clinical and radiographic findings in children with spontaneous lymphatic malformation regression. Otolaryngol Head Neck Surg. 2008;138(6):772–7.

15. Garzon MC, Huang JT, Enjolras O, et al. Vascular malformations: part I. J Am Acad Dermatol. 2007;56:353–70.

16. Gallagher PG, Mahoney MJ, Gosche JR. Cystic hygroma in the fetus and newborn. Semin Perinatol. 1999;23:341–56.

17. Gedikbasi A, Gul A, Sargin A, et al. Cystic hygroma and lymphangioma: associated findings, perinatal outcome and prognostic factors in live-born infants. Arch Gynecol Obstet. 2007;276:491–8.

18. Steigman SA, Nemes L, Barnewolt CE, Estroff JA, Valima C, Jennings RW, Fauza DO. Differential risk for neonatal surgical airway intervention in prenatally diagnosed neck masses. J Pediatric Surg. 2009;44:76–9.

19. Makkar HS, Frieden IJ. Transillumination of a cystic lymphatic malformation. N Engl J Med. 2003;(19):349.

20. Hartl DM, Roger G, Denoyelle F, et al. Extensive lymphangioma presenting with upper airway obstruction. Arch Otolaryngol Head Neck Surg. 2000;126:1378–82.

21. Boardman SJ, Cochrane LA, Derek Roebuck R, Elliott M, Hartley BEJ. Multimodality treatment of pediatric lymphatic malformations of the head and neck using surgery and sclerotherapy. Arch Otolaryngol Head Neck Surg. 2010;136(3):270–6.

22. Renton J, Richard JH. Smith RJH. Current treatment paradigms in the management of lymphatic malformations. Laryngoscope. 2011;121:56–9.

23. Choi DJ, Alomari AI, Chaudry G, Orbach DB. Neurointerventional management of low-flow vascular malformations of the head and neck. Neuroimaging Clin N Am. 2009;19(2):199–218.

24. Donnelly LF, Bissett GS 3rd, Adams DM. Combined sonographic and fluoroscopic guidance: a modified technique for percutaneous sclerosis of low-flow vascular malformations. AJR Am J Roentgenol. 1999;173:655–7.

25. Choi DJ, Alomari AI, Chaudry G, Orbach DB. Neurointerventional management of low-flow vascular malformations of the head and neck. Neuroimaging Clin N Am. 2009;19(2):199–218.

26. Burrows PE, Mitri RK, Alomari A, Padua HM, Lord DJ, Sylvia MB, Fishman SJ, Mulliken JB. Percutaneous sclerotherapy of lymphatic malformations with doxycycline. Lymphat Res Biol. 2008;6(3–4):209–16.

27. Dasguptaa R, Adamsb D, Elluru R, Wentzela MS, Richard G. Non-interventional treatment of selected head and neck lymphatic malformations. J Pediatr Surg. 2008;43:869–73.

28. Emery PJ, Bailey CM, Evans JN. Cystic hygroma of the head and neck: a review of 37 cases. J Laryngol Otol. 1984;98(6):613–9.

29. Chiara J, Kinney G, Slimp J, Lee GS, Oliaei S, Perkins JA. Facial nerve mapping and monitoring in lymphatic malformation surgery. Int J Pediatr Otorhinolaryngol. 2009;73:1348–52.

30. Grimmer F, Mulliken JB, Burrows PE, Rahbar R. Radiofrequency ablation of microcystic lymphatic malformation in the oral cavity. Arch Otolaryngol Head Neck Surg. 2006;32:1251–6.

31. Glade RS, Buckmiller LM. CO2 laser resurfacing of intraoral lymphatic malformations: a 10-year experience. Int J Pediatr Otorhinolaryngol. 2009;73:1358–61.

32. Reinglas J, Ramphal R, Bromwich M. The successful management of diffuse lymphangiomatosis using sirolimus: a case report. Laryngoscope. 2011 Sep;121(9):1851–4.

33. Hammill AM, Wentzel M, Gupta A, Nelson S, Lucky A, Elluru R, Dasgupta R, Azizkhan RG, Adams DM. Sirolimus for the treatment of complicated vascular anomalies in children. Pediatr Blood Cancer. 2011;57(6):1018–24.

黑色素瘤

Adam L. Green and Carlos Rodriguez-Galindo

概述

黑色素瘤（melanoma）是一种黑素细胞癌症，黑素细胞即位于皮肤和相关组织中含有色素的细胞。黑色素瘤作为一种罕见的小儿恶性肿瘤，在过去30年里，其发病率一直稳步增加。

要点

- 小儿黑色素瘤和某些遗传综合征相关，幼儿期最常见，随着紫外线照射的增加而在青少年发病率增加。
- 由于儿童期黑色素瘤的临床表现和病理改变与成人不同，使其诊断难度较大，因此诊断时多已是晚期。
- 手术切除仍是主要治疗手段，对于复发风险较高的患者，亦可采取免疫治疗、化疗（较少使用）。

生物学和流行病学

丝裂原活化蛋白激酶（MAPK）信号通路是黑色细胞生长和存活的重要途径，黑色素瘤的发生与MAPK通路的多重突变相关。儿童黑色素瘤发病率较低，15岁以下的小儿发病率为百万分之一[1]。青少年的黑色素瘤发病率略高，占该年龄组所有癌症的7%。在美国，小儿黑色素瘤病例数仅占所有黑色素瘤病例数的1.3%。但是，令人不安的是，自20世纪70年代以来，黑色素瘤的发病率一直以每年约3%的速度增长。以青少年女性患者的发病率最高。暴露部位皮肤的黑色素瘤发生率不断增加，其中，男性主要集中在躯干和面部，女性则主要集中在腿部和臀部[2]。

病理生理学

- 黑素细胞是能够产生黑色素并决定眼睛、毛发和皮肤颜色的含色素细胞，源于神经嵴细胞。
- 黑色素瘤和良性黑素细胞痣均常见 BRAF V600E 基因突变；有证据表明，该突变可致恶变、侵袭和疾病进展，但单一突变不足以致恶变[3]。

分子/遗传病理学

- MAPK 途径通常通过配体和跨膜受体结合而促进细胞生长，几乎在所有黑色素瘤中 MAPK 途径均激活。
- 各种黑色素瘤亚型中，MAPK 途径各分子（尤其是 BRAF 和 NRAS）可发生突变，常致 MAPK 途径组成性活化。
- 其他常见基因改变：C-KIT（尤其是肢端和黏膜黑色素瘤）、PTEN 及 AKT3。

发病率和患病率

- 在美国每年约有 300～420 例小儿诊断为黑色素瘤[4]。
- 约 10%～25% 发生于头颈部。

年龄分布

- 10～20 岁组小儿黑色素瘤的发病率是 10 岁以下组的 7 倍[5]；儿童期黑色素瘤的发病率随年龄的增长逐年递增，每增加一岁，其发病率增加46%[4]。
- 先天性黑色素瘤极罕见，有报道发现该疾病可经母体经胎盘转移致病[5]。
- 1～4 岁儿童中，头颈部是最常见的发病部位；青少年多见躯干发病。

- 青春期发育变化是黑色素瘤致死的高危因素；15～19 岁患者组的死亡率是 15 岁以下患者组的 8～18 倍。

性别差异

- 幼儿期男孩黑色素瘤的发生率较女孩高，男女发病比例约为 1.7∶1[5]，到青春期则女性患者多于男性患者，男女发病比例约为 1∶1.6。但是，头颈部黑色素瘤仍以男性患者为主[6]。

地域和种族分布

- 高加索人（白种人）的黑色素瘤患病率高于其他种族，有色人种的病例数量随年龄增长而下降[5]。

危险因素：环境和生活方式

- 间歇性强烈太阳光照是危险因素，尤其是皮肤白皙、蓝色或绿色眼睛、金发或红发，易发生晒伤或雀斑者[5]。

与其他疾病及综合征的关系

- 约半数患者存在已知的危险因素，如黑色素瘤家族史、先天性大痣、多痣及太阳敏感表型[1]。据估计，有黑色素瘤家族史的儿童的发病风险是无家族史儿童的 2 倍。
- 家族性黑色素瘤为常染色体显性遗传，不完全浸润；其中 25%～50% 的家庭存在 CDKN2A 和 CDK4 突变。这类家族性遗传占黑色素瘤的 5%～10%，并且与发病年龄较低及多原发病灶几率较高相关[7]。但是，仅不足 2% 的小儿黑色素瘤存在 CDKN2A 突变。
- 黑皮质素 -1 受体（MC1R）多态性和突变使得患黑色素瘤的风险增加 2～10 倍。
- 着色性干皮症为常染色体隐性遗传，因无法修复太阳紫外线引起的 DNA 损伤致病；着色性干皮症致黑色素瘤的总体发病率为 5%，多头颈部发病，中位年龄为 19 岁[7]。
- 约 12% 的童年期黑色素瘤由先天性黑素细胞痣（CMN）发展而来，其中约三分之一的患者由巨大先天性黑素细胞痣发展而来，但是仅 2% 的巨大先天性黑素细胞痣发展为黑色素瘤，且

多在 5 岁前发病[1]。尽管如此，其患黑色素瘤的风险亦增加数百倍[8]。先天性黑素细胞痣越大，患黑色素瘤的风险越高，痣较小（<1.5cm）的患病风险为 1%～2%，而巨大先天性黑素细胞痣（>20cm）的风险则大于 10%。青春期先天性黑素细胞痣的风险则更高。切除先天性黑素细胞痣不一定能阻止黑色素瘤的发生。椎旁有 3 个或以上先天性黑素细胞痣或 1 个巨大先天性黑素细胞痣的患者，有发展为神经皮肤黑素沉着病的风险，进而影响脑膜，引起神经系统表现，常进展为中枢神经系统（CNS）黑色素瘤，预后差[5]。

- 发育不良痣是黑色素瘤的潜在前体（在长痣部位和身体其他位置），可散发，也可作为常染色体显性发育异常痣综合征的临床表现之一。发育不良痣较大，边界不规则，着色不均[9]。有研究发现，半数小儿黑色素瘤患者存在散发性发育不良痣，9% 的小儿黑色素瘤患者患有发育不良痣综合征[10]。
- 对于有 100 个以上非先天性痣或 10 个以上大痣的小儿而言，黑色素瘤的风险显著增加；约半数小儿黑色素瘤发生于良性痣处[11]。
- 免疫抑制治疗或有癌症病史的儿童患黑色素瘤的风险增加数倍。

临床表现

小儿黑色素瘤的表现和成人黑色素瘤的表现既有相似之处，也存在差异。鉴别诊断（尤其是针对高危人群进行鉴别诊断）是确保及早诊断的重要手段。黑色素瘤病变的评价及诊断应注意考虑下述要点：

- 常采用 ABCDE 五个字母表示诊断要点，分别为：不对称（A）、边界不规则（B）、颜色变化（C）、生长直径（D）以及随时间的演变（快速变化，E）（图 29.1）。此外，若恶变，则可出现下述症状：出血、瘙痒、溃烂、疼痛、可触及淋巴结病变等。然而，小儿黑色素瘤的误诊率高达 50%。
- 小儿黑色素瘤可呈无特异性临床表现，和良性病变或发育不良痣、血管瘤、斯皮茨痣、化脓性肉芽肿或疣等表现相似。更甚者，和成人黑色素瘤相比，小儿黑色素瘤一般不含黑色素或不凸起[12]，且通常不出现上述临床症状[13]。
- 由已有痣发展为黑色素瘤的患者中，约百分之

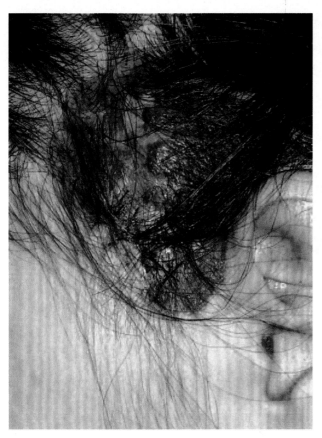

图29.1 头皮黑色素瘤患者,女性,5岁

七没有任何临床症状[14]。
- 头皮和颈部是最常见的头颈部受累部位,有时其他部位也有受累,如黏膜和眼睛[15]。

演变方式

- 鉴于小儿黑色素瘤发病率较低,且和成人黑色素瘤的表现存在差异,小儿黑色素瘤的诊断难度较大,常延误诊断,死亡率超过三分之二[16]。

临床表现的评估

- 经检查确定病变部位的特征后,应行穿刺活检。穿刺活检优于刮取活检,可了解肿瘤浸润的深度[13]。

鉴别诊断

黑色素瘤的鉴别诊断范围广(见表29.1),因此,如怀疑黑色素瘤,应行及时转诊和早期活检。对于

表29.1 黑色素瘤鉴别诊断

斯皮茨痣
先天性/获得性痣的外伤破溃
化脓性肉芽肿
发育不良痣
创伤疣
蓝痣
血管瘤
血管角质瘤
淋巴管瘤血栓
瘢痕瘤
脂溢性角化病
色素性基底细胞癌

幼儿而言,诊断时应考虑斯皮茨痣(又名梭形细胞痣或良性青少年黑色素瘤)。该疾病多见于儿童期,位于面部或下肢,呈粉色、棕褐色或红褐色圆顶状丘疹或结节,质地均匀。斯皮茨痣边界清楚,病变较小(<1cm)。

诊断和评估

体格检查

- 体格检查的诊断标准和成人标准相似:
  - 大于10mm
  - 颜色不一致
  - 不对称
  - 边界不清
  - 溃疡
- 应注意,有些小儿黑色素瘤病变可能不符合任何一条上述标准,因此为能及时诊断也应检查其他病变部位,这一点至关重要。

实验室检查

- 患者对前哨淋巴结(sentinel lymph node,SLN)活检耐受性良好,可标记厚度大于1mm的、存在溃疡或克拉克Ⅲ级或Ⅳ级或侵袭性或病理性质不确切的黑色素瘤的前哨淋巴结。如活检为阳性,则应行全淋巴结清扫[5];如为阴性,则采用病灶切除。
- 前哨淋巴结活检包括注射蓝染剂和放射性同位

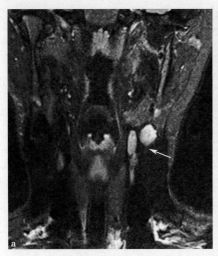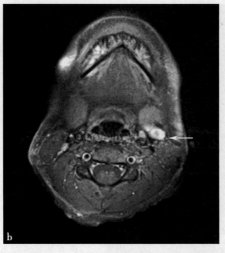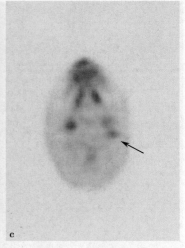

图 29.2　头皮黑色素瘤患儿，图为其头颈部冠状 MRI（a）和横断面 MRI（b），示多淋巴结增大（箭所示）。氟脱氧葡萄糖正电子放射断层造影（FDG-PET）示受累淋巴结可见 FDG 更新（箭所示）（c）

素淋巴显像，以增加前哨淋巴结的识别精确度，尤其是在淋巴引流变异性较大的头颈部。对一组七例小儿头颈部黑色素瘤研究显示，标记后的前哨淋巴结清晰可辨，两种标记间相关性良好。

- 对于小儿患者鉴别黑色素瘤和同系列良性病变有一定难度[18]，但前哨淋巴结活检可明确诊断[17]。该系列研究的结果表明，前哨淋巴结活检阳性的可能性随原发病灶厚度增加而增大，这和成人相似[17]。
- 前哨淋巴结活检应使用苏木素-伊红（H&E）染色；如黑色素瘤阴性，则采用免疫组织化学方法检查是否存在黑色素瘤特异性抗原。

影像学检查

- 如淋巴结受累，建议采取影像学检查。检查范围除了淋巴结病变外，还应包括检查肝和肺是否受累（图 29.2）。虽然小儿黑色素瘤的 PET 检查数据较少，但已证实 PET 成像适用于成人皮肤黑色素瘤转移的检查，35% 的患者经该检查后明确诊断更改了治疗方案，且 PET 对隐匿性转移的检查灵敏度高于 CT[19]。

病理学

显微镜检查时，下列特征提示恶性肿瘤（单个因素无法确诊）：明显表皮内单细胞变形性骨炎样变、不规则表皮内瘤巢、表皮萎缩或溃疡形成、延伸至真皮或皮下组织、边界膨胀性变深、细胞异型、有丝分裂变深或不典型及成熟度不足[20]。浅表扩散性黑色素瘤是小儿患者常见的亚型，其次为结节型。恶性雀斑样痣亚型常见于成人，小儿十分罕见[15]。相对于成人而言，小儿无色素病变更常见[5]。斯皮茨样黑色素瘤和痣样黑色素瘤的病理表现不同，应注意良恶性鉴别诊断。如为斯皮茨痣，则 HMB-45 和 Ki-67 免疫组化检查可帮助鉴别斯皮茨样黑色素瘤和斯皮茨痣。黏膜黑色素瘤十分罕见，镜下表现类似于皮肤黑色素瘤。约三分之二的克拉克Ⅳ～Ⅴ级或病变厚度大于 1.5mm 的患者存在结节性病变，而病变厚度小于 1.5mm 者则不易出现结节性传播[1]。图 29.3 为黑色素瘤最常见的细胞学和免疫组织化学特征。

治疗

手术切除是治疗小儿黑色素瘤的主要方法。对可能复发的高危人群（包括病变厚度较大和（或）淋巴结转移的患者），应同时行高剂量干扰素（IFN）辅助治疗，这种方法正逐渐作为标准治疗手段。

- 干扰素 α2b 是成人黑色素瘤高危人群（厚度大于 4mm 或出现淋巴结病变）的推荐辅助治疗手段[21]；一般情况下，一个月的高剂量治疗后应持续数月的低剂量维持治疗。小儿的耐受性优于成人[22]。最常见的副作用包括焦虑、易激惹和抑郁[13]。对小儿的疗效目前尚不清楚。

- 对无法手术切除、发生转移或复发性黑色素瘤需要进行全身的系统性治疗。标准化疗的疗效有限；最有效的活性药剂包括三嗪咪唑胺（DTIC）、替莫唑胺和紫杉烷类，但是仅 20%～30% 的

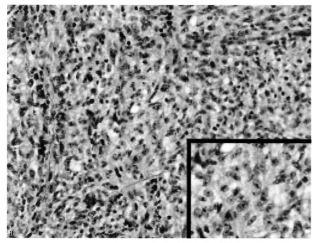

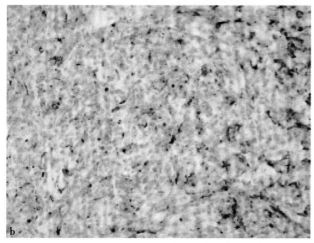

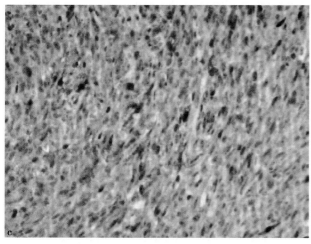

图 29.3　a. 未分化肿瘤的细胞牢固，模糊，呈嵌套增长。肿瘤细胞可见梭形上皮，单核，核大而突出，位于中心，嗜酸性核仁。高倍率镜下可见内凹；b. 肿瘤细胞呈 HMB45 弥漫阳性；c. 可见 S100 蛋白强免疫反应

患者对治疗有反应，而且其持续性一般不超过 4～6 个月。高剂量 IL-2 也有效，IL-2 使用常和化疗同时进行。

- 黑色素瘤是一种免疫原性较强的肿瘤；除 IFN 和 IL-2 外，晚期患者使用其他免疫学方法也获得显著成效。近期证实，抗 CTLA4 单克隆抗体易普利姆玛可延长复发性晚期黑色素瘤存活数月 [23]。此外，极少数的转移性难治性患者经自体肿瘤浸润淋巴细胞治疗可实现数年缓解 [24]。
- 对 BRAF 突变在黑色素瘤发展及进展中的作用方面的研究发现，特定的 BRAF 抑制剂如维罗非尼靶向治疗黑色素瘤可获得较好的短期效果 [25, 26]；但患者可对靶向药物产生耐药性 [27]。

手术治疗

- 手术是治疗小儿黑色素瘤的主要方法。根据病变深度决定手术切缘：
  - 原位疾病，切缘距病变 0.5cm
  - 厚度小于 1mm，切缘距病变 1cm
  - 厚度为 1～2mm，切缘距病变 1～2cm
  - 厚度大于 2mm，切缘距病变 2cm
- 有丰富的经验手术团队行前哨淋巴结活检同时广泛切除的平均手术时间为 3 小时 [17]。
- 前哨淋巴结活检显示至少一个淋巴结为阳性的，则应实施治疗性淋巴结清扫术（即头颈部改良根治性颈淋巴结清扫术）[5]。

放射治疗

一般放射疗法仅限于无法手术切除的、局部复发风险较高的黑色素瘤患者 [28]，或者对黑色素瘤引起的局部疼痛或外形改变进行姑息性的治疗 [21]。

结局

- 主要预后影响因素和成人相似，包括病变的厚度、分期、是否出现溃疡 [29]。
- 整体预后和成人黑色素瘤相似。分期十分重要：小儿黑色素瘤 Ⅰ～Ⅱ 期患者的 10 年生存率为 90%，Ⅲ 期降为 60%，Ⅳ 期则小于 30%。
- 在单组儿童头颈部黑色素瘤研究发现，存活患者肿瘤的平均厚度为 1.2mm，而死亡患者的平

均厚度为 2.3mm[15]。

- 淋巴结受累对复发风险或预后不具预测性[5]。
- 早期淋巴结清扫术未能明确改善患儿生存率。
- 头颈部病变和患儿预后较差相关性不明确；在成人中，其相关性更明确[30]。
- 年龄较大（大于 10 岁）可能是小儿头颈部黑色素瘤的预后不良因素[15, 31]。
- 过去 30 年里，该疾病所有分期的年存活率提高 4%[4]，但延迟诊断仍是进一步提高生存率的主要障碍。

随访

复诊时间

- 应指导患者了解黑色素瘤复发的症状。患者应每年一次进行病史了解和体格检查，包括完整的皮肤检查和淋巴结触诊，如有症状或有复发风险因素（淋巴结病变、黑色素瘤家族史、阳光曝晒增多等）需增加检查次数。

影像学检查时间

- 目前对于小儿黑色素肿瘤患者治疗后应用影像学检查进行随访的作用尚不确切。但对高危（Ⅲ期或Ⅳ）患者使用常规 PET/CT，有助于检查是否出现可治疗或可治愈的复发，以及其他继发的恶性肿瘤。

王桂香　刘悄吟　译
刘伟光　校

参考文献

1. Paradela S, Fonseca E, Prieto VG. Melanoma in children. Arch Pathol Lab Med. 2011;135(3):307–16.
2. Wong JR, Harris JK, Rodriguez-Galindo C, Johnson KJ. Incidence of childhood and adolescent melanoma in the United States: 1973–2009. Pediatrics. 2013;131(5):846–54.
3. Sullivan RJ, Flaherty KT. BRAF in melanoma: pathogenesis, diagnosis, inhibition, and resistance. J Skin Cancer. 2011;2011:423239.
4. Strouse JJ, Fears TR, Tucker MA, Wayne AS. Pediatric melanoma: risk factor and survival analysis of the surveillance, epidemiology and end results database. J Clin Oncol. 2005;23(21):4735–41.
5. Jen M, Murphy M, Grant-Kels JM. Childhood melanoma. Clin Dermatol. 2009;27(6):529–36.
6. Conti EM, Cercato MC, Gatta G, Ramazzotti V, Roscioni S, EURO-CARE Working Group. Childhood melanoma in Europe since 1978: a population-based survival study. Eur J Cancer. 2001;37(6):780–4.
7. Berg P, Wennberg AM, Tuominen R, Sander B, Rozell BL, Platz A, et al. Germline CDKN2 A mutations are rare in child and adolescent cutaneous melanoma. Melanoma Res. 2004;14(4):251–5.
8. Krengel S, Hauschild A, Schafer T. Melanoma risk in congenital melanocytic naevi: a systematic review. Br J Dermatol. 2006;155(1):1–8.
9. Hoang MT, Friedlander SF. Rare cutaneous malignancies of childhood. Curr Opin Pediatr. 1999;11(5):464–70.
10. Paradela S, Fonseca E, Pita-Fernandez S, Kantrow SM, Diwan AH, Herzog C, et al. Prognostic factors for melanoma in children and adolescents: a clinicopathologic, single-center study of 137 patients. Cancer. 2010;116(18):4334–44.
11. Schmid-Wendtner MH, Berking C, Baumert J, Schmidt M, Sander CA, Plewig G, et al. Cutaneous melanoma in childhood and adolescence: an analysis of 36 patients. J Am Acad Dermatol. 2002;46(6):874–9.
12. Ferrari A, Bono A, Baldi M, Collini P, Casanova M, Pennacchioli E, et al. Does melanoma behave differently in younger children than in adults? A retrospective study of 33 cases of childhood melanoma from a single institution. Pediatrics. 2005;115(3):649–54.
13. French JC, Rowe MR, Lee TJ, Zwart JE. Pediatric melanoma of the head and neck: a single institutions experience. The Laryngoscope. 2006;116(12):2216–20.
14. Ruiz-Maldonado R, Orozco-Covarrubias ML. Malignant melanoma in children. A review. Arch Dermatol. 1997;133(3):363–71.
15. Tcheung WJ, Marcello JE, Puri PK, Abernethy AP, Nelson KC. Evaluation of 39 cases of pediatric cutaneous head and neck melanoma. J Am Acad Dermatol. 2011;65(2):e37–42.
16. Vandeweyer E, Sales F, Deraemaecker R. Cutaneous malignant melanoma in children. Eur J Pediatr. 2000;159(8):582–4.
17. Pacella SJ, Lowe L, Bradford C, Marcus BC, Johnson T, Rees R. The utility of sentinel lymph node biopsy in head and neck melanoma in the pediatric population. Plast Reconstr Surg. 2003;112(5):1257–65.
18. Zuckerman R, Maier JP, Guiney WB Jr, Huntsman WT, Mooney EK. Pediatric melanoma: confirming the diagnosis with sentinel node biopsy. Ann Plast Surg. 2001;46(4):394–9.
19. Brady MS, Akhurst T, Spanknebel K, Hilton S, Gonen M, Patel A, et al. Utility of preoperative [(18)]f fluorodeoxyglucose-positron emission tomography scanning in high-risk melanoma patients. Ann Surg Oncol. 2006;13(4):525–32.
20. Barnhill R. Pathology of melanocytic nevi and malignant melanoma. 2nd ed. New York: Springer; 2004.
21. Huynh PM, Grant-Kels JM, Grin CM. Childhood melanoma: update and treatment. Int J Dermatol. 2005;44(9):715–23.
22. Navid F, Furman WL, Fleming M, Rao BN, Kovach S, Billups CA, et al. The feasibility of adjuvant interferon alpha-2b in children with high-risk melanoma. Cancer. 2005;103(4):780–7.
23. Hodi FS, O'Day SJ, McDermott DF, Weber RW, Sosman JA, Haanen JB, et al. Improved survival with ipilimumab in patients with metastatic melanoma. N Engl J Med. 2010;363(8):711–23.
24. Rosenberg SA, Yang JC, Sherry RM, Kammula US, Hughes MS, Phan GQ, et al. Durable complete responses in heavily pretreated patients with metastatic melanoma using T-cell transfer immunotherapy. Clin Cancer Res. 2011;17(13):4550–7.
25. Patel SP, Lazar AJ, Papadopoulos NE, Liu P, Infante JR, Glass MR, et al. Clinical responses to selumetinib (AZD6244; ARRY-142886)-based combination therapy stratified by gene mutations in patients with metastatic melanoma. Cancer. 2013;119(4):799–805.
26. Infante JR, Fecher LA, Falchook GS, Nallapareddy S, Gordon MS, Becerra C, et al. Safety, pharmacokinetic, pharmacodynamic, and efficacy data for the oral MEK inhibitor trametinib: a phase 1 dose-escalation trial. Lancet Oncol. 2012;13(8):773–81.
27. Roumiantsev S, Shah NP, Gorre ME, Nicoll J, Brasher BB, Sawyers CL, et al. Clinical resistance to the kinase inhibitor STI-571 in chronic myeloid leukemia by mutation of Tyr-253 in the Abl kinase domain P-loop. Proc Natl Acad Sci U S A. 2002;99(16):10700–5.
28. Mack LA, McKinnon JG. Controversies in the management of metastatic melanoma to regional lymphatic basins. J Surg Oncol. 2004;86(4):189–99.

29. Hamre MR, Chuba P, Bakhshi S, Thomas R, Severson RK. Cutaneous melanoma in childhood and adolescence. Pediatr Hematol Oncol. 2002;19(5):309–17.

30. Lachiewicz AM, Berwick M, Wiggins CL, Thomas NE. Survival differences between patients with scalp or neck melanoma and those with melanoma of other sites in the Surveillance, Epidemiology, and End Results (SEER) program. Arch Dermatol. 2008;144(4):515–21.

31. Pappo AS. Melanoma in children and adolescents. Eur J Cancer. 2003;39(18):2651–61.

30 鼻咽癌

Carlos Rodriguez-Galindo

概述

儿童鼻咽癌（nasopharyngeal carcinoma，NPC）十分罕见，19 岁以下的鼻咽癌患者仅占 1%[1]。在美国，儿童鼻咽癌每年的发病率是 1/1 000 000～1.5/1 000 000，约占所有儿童恶性肿瘤的 1%，占鼻咽部恶性肿瘤的 35%～50%。其病理学、生物学和临床表现与高发区鼻咽癌相似，遵循相同的治疗原则，采用放化疗综合治疗。

要点

- 儿童鼻咽癌为罕见恶性肿瘤，常发病于 11～20 岁；一般在诊断时已为晚期。
- 鼻咽癌和 EB 病毒（Epstein-Barr 病毒或 EBV）具有相关性；患者血清 EB 病毒抗体呈阳性，患者血液中常常可以检测到高 EB 病毒 DNA 拷贝数。
- 治疗主要包括化疗和放射治疗；罕有手术指征。
- 治疗效果好，晚期并发症风险高。

生物学和流行病学

鼻咽癌源于上皮，相比其他头颈部癌症，鼻咽癌具有独特的组织学、流行病学和生物学特征。鼻咽癌较罕见，其年发病率为 0.5/100 000～2/100 000。鼻咽癌具有特定种族和地区聚集性，如东南亚部分地区的居民和阿拉斯加爱斯基摩人，其年发病率分别为 25/100 000～50/100 000 和 15/100 000～20/100 000[2]。

鼻咽癌具有三个组织学亚型：Ⅰ型，又称角化鳞状细胞癌，该亚型和其他头颈部癌症相似；Ⅱ型，又称非角化鳞状细胞癌；Ⅲ型，未分化癌（或淋巴上皮样癌），是鼻咽癌最常见的亚型。在西方国家，鼻咽癌属散发，多为Ⅰ型，主要和患者暴露于酒精、烟草等典型头颈部癌症危险因素有关[3]。东南亚、地中海盆地和阿拉斯加爱斯基摩人等高发地区鼻咽癌通常为Ⅱ型或Ⅲ型。和散发性Ⅰ型不同，高发区鼻咽癌的致病因素还包括病毒学、环境危险因素和遗传易感性。EB 病毒在鼻咽癌的发病机制中发挥关键作用。作为疱疹病毒家族的成员之一，EB 病毒可感染宿主并在宿主体内形成持续感染。多数人类 EB 病毒的感染源于口咽部。EB 病毒基因中，核蛋白病毒核抗原（EBNA）参与复制，潜伏膜蛋白（LMP）刺激细胞生长。鼻咽癌患者常可见抗 EB 病毒免疫球蛋白 G（IgG）和免疫球蛋白 A（IgA）水平升高，未分化型鼻咽癌患者该现象尤其显著[4]。在高发地区，可利用抗 EB 病毒血清型进行鼻咽癌筛查和早期诊断[5]。除血清学指标外，还可利用分子学指标，如鼻咽癌肿瘤细胞中可见 EB 病毒 DNA[6]，患者血清中可检出 EB 病毒 DNA，其拷贝数高低与治疗反应和肿瘤复发相关[7]。此外，EB 病毒 DNA 可能通过克隆增殖，表明癌变发生时细胞内即存在 EB 病毒，提示 EB 病毒在癌变过程的作用。总体而言，相关研究数据表明鼻咽癌可能存在多重致病因素。在 EB 病毒持续感染条件下，EB 病毒的 LMP 和 NA 基因表达刺激鼻咽癌细胞的生长。随后，患者与致癌环境因素接触，如挥发性亚硝胺等因素，可诱导抑癌基因丢失，最终导致细胞不可控增殖和癌变[8]。

研究显示原位癌细胞内发现 EB 病毒，癌旁上皮内未发现 EB 病毒[9]，表明 EB 病毒感染发生在癌变细胞克隆增殖前，但 EB 病毒感染可能不是鼻咽癌发病机制中的第一步。EB 病毒阳性的鼻咽癌的病毒基因组表达与采用限制性潜伏感染的基因组表达一致。原位杂交研究可检测出 EB 病毒编码小核糖核酸（EBER）[10]。从蛋白质水平，还可检出 EBNA-1 和 LMP-1[11]。几乎所有非角化鼻咽癌（无论其地理来源)中均检出 EB 病毒,由此可见,EB 病毒可能是肿瘤发病机理中的限速步骤。相比之下,EB 病毒和角化型鳞状细胞癌的相关性存在较大争议,仅极少数病例检出 EB 病毒 DNA[12]。

儿童鼻咽癌和高发区成人鼻咽癌较相似,几乎所有鼻咽癌都为 III 型且 EB 病毒阳性。美国儿童鼻咽癌研究表明,非裔美国人和亚裔儿童发病率较高[1]。

临床表现

儿童鼻咽癌常在 11~20 岁(中位年龄为 13~15 岁)之间出现临床症状,男性患者较多[1, 13-15]。在美国,非裔美国人的发病率较高[1]。

鼻咽部血管供应和淋巴引流系统丰富,这些特征决定了鼻咽癌的侵犯路径、临床症状和治疗方法。临床上,早期鼻咽癌症状较少,如涕中带血、鼻塞、中耳炎或张口困难。鼻咽癌可由鼻咽局部向邻近的口咽侵犯,或侵犯颅底,也可致脑神经麻痹。淋巴引流经颈内静脉、颈后静脉和咽后淋巴链,早期出现淋巴结转移,常累及双侧淋巴结且转移淋巴结较大。患者确诊时,淋巴结转移发生率高达 80%,原发灶大多为体积较大的浸润性肿瘤[1, 13, 14]。和成人相比,儿童鼻咽癌多为晚期,原发肿瘤更大,淋巴结分期更晚[1]。

鉴别诊断

儿童鼻咽癌需要和一系列良恶性疾病进行鉴别(参见表 30.1),早期诊断是关键。

近期发现一类重要的实体肿瘤也需和鼻咽癌进行鉴别诊断,即伴 NUT(睾丸核蛋白)的中线癌,该疾病侵袭性强、进展迅速,是近期发现的罕见恶性侵袭性肿瘤,由 NUT 基因重排引发。研究发现,多数患者(75%),其 15q14 染色体 NUT 基因和 19p13 染色体的 BRD4 基因发生融合,该嵌合基因可编码 BRD-NUT 融合蛋白;其余患者,NUT 基因和 9q34 染色体的 BRD3 基因或未知伙伴基因发生融合,这类肿瘤称为 NUT 变异型肿瘤[16]。该肿瘤发生于中线上皮结构,特别是纵隔和上呼吸消化道,表现为强侵袭性未分化癌,可伴鳞状分化[17]。虽然,最初是在儿童和青少年中发现该肿瘤,但其可发生于所有年龄段,预后较差,平均生存时间小于 1 年。初步研究数据显示,NUT 突变肿瘤的病程可能更长[17]。临

表 30.1　儿童期鼻咽癌鉴别诊断

良性	传染性单核细胞增多症
	非典型分枝杆菌感染及其他淋巴腺炎
	青少年血管纤维瘤
恶性	伴 NUT(睾丸核蛋白)中线癌
	鼻窦癌
	脑膜旁横纹肌肉瘤
	嗅神经母细胞瘤
	淋巴瘤
	颈部神经母细胞瘤
	非横纹肌肉瘤型软组织肉瘤

床前研究表明,NUT-BRD4 和组蛋白乙酰化水平整体降低及转录抑制具有相关性,可通过组蛋白脱乙酰酶抑制剂修复乙酰化作用,引起鳞状分化,限制体外生长并抑制异种移植模型的生长。一项儿童难治性疾病治疗研究报道,患者使用伏立诺他进行治疗,出现病情缓解,表明伏立诺他类药物对该恶性肿瘤具有一定潜在的治疗效果[18]。

诊断

青少年出现鼻塞或鼻出血、头痛及颈部肿物时,应警惕鼻咽癌。多数患者可见双侧颈部淋巴结转移,早期体征可表现为无症状的颈部包块。鼻内窥镜检查常示鼻咽肿物,建议采取原发肿瘤活检;也可在发现鼻咽肿物情况下通过颈部淋巴结活检进行诊断。影像学检查包括合适的局部侵犯的影像学检查和除外远处转移的检查。推荐使用磁共振成像(MRI)检查(图 30.1),范围包含从鼻咽到锁骨上窝的头颈部;为更好的显示颅底是否有侵犯,可行 CT 扫描;建议行胸部 CT 扫描,评估是否存在肺转移和纵隔淋巴结转移,后者通常为颈部淋巴结转移的延续部位。目前正电子发射断层扫描(PET)对诊断的意义尚不明确,但可用于评估治疗效果(即缓解率)[19]。

角化型鼻咽癌是一种典型的鳞状细胞癌,可见角化和结缔组织增生。非角化型鼻咽癌可见少量(或无)角化,类似尿路上皮移行细胞癌。未分化型是最常见的儿童鼻咽癌类型。未分化型鼻咽癌的肿瘤细胞可像淋巴瘤样呈分散非密集生长模式,也可呈密集生长模式,形成癌巢,但不具有角化特征。这些肿瘤含有明显的非肿瘤性淋巴细胞成分。免疫组

图 30.1　非洲裔鼻咽癌患者，男性，14 岁，上图为其轴位 MRI 图像（a）和矢状位 MRI 图像（b）

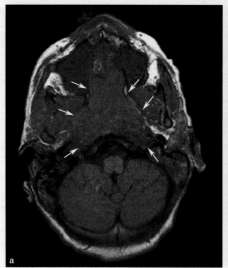
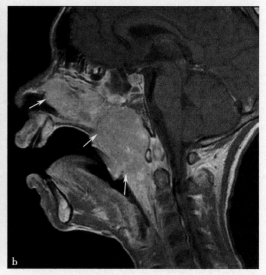

化检查显示，各种鼻咽癌类型均可与角蛋白发生免疫反应。未分化型鼻咽癌原位杂交 EB 病毒编码小核糖核酸（EBER）呈阳性，且所有（100%）癌细胞内均含病毒（图 30.2）。

鼻咽癌分期遵循 TNM 分期系统，该分期对治疗和预后具有预测性，同时有助于确定合理的治疗方式（表 30.2）[20]。

治疗

由于解剖位置复杂，通常认为鼻咽癌不可手术切除。鼻咽癌对放射治疗敏感，因此放射治疗是其主要治疗方法。为了达到较好局部区域控制效果，通常需要高剂量（>65Gy）放射治疗 [13-15, 21, 22]。照射范围包括鼻咽和邻近的周围结构，以及头颈部全部淋巴结区域。鼻咽癌的放疗控制率取决于肿瘤分期，Ⅱ期患者的生存率为 65%～85%，而Ⅳ期患者的生存率则小于 50%[23]。局部复发率及远处转移率均和原发肿瘤的大小及淋巴结分期相关。未分化型肿瘤（世界卫生组织（WHO）Ⅲ型）对放射治疗敏感程度更高，因此，该型肿瘤预后较好 [21]。

虽然在放射治疗和支持疗法方面取得一定进展，还有相当一部分局部晚期肿瘤患者的治疗不成功，长期生存率也不理想。和其他头颈部肿瘤不同，鼻咽癌对化疗极其敏感，因此，化疗应该会使晚期患者获益。在已经试验过的化疗药物中，疗效好的单药包括甲氨蝶呤、博来霉素、5-氟尿嘧啶（5-FU）、顺铂（CDDP）和卡铂 [13-15, 22]。联合治疗的有效率为 38%～91%，含顺铂的方案明显优于不含顺铂的方案。鼻咽癌化疗

的数据主要来自成人鼻咽癌的研究 [24]。目前化疗方式包括新型辅助化疗、同步放化疗和辅助化疗。鉴于鼻咽癌的化疗敏感性高，新型辅助化疗具有获得快速治疗效应和缓解症状的优势，同时还为放射治疗计划赢得了准备时间。顺铂通过抑制亚致死损伤修复、肿瘤细胞再氧合及促进肿瘤细胞进入增殖状态、使乏氧细胞增敏等途径增加放疗杀伤作用 [25]。因此，在放射治疗（放化疗联合治疗）期间使用顺铂有充分的理论基础；多项随机分组研究也显示，和单纯放疗相比，放疗联合顺铂化疗能够显著提高生存率 [24]。同时，对放疗后化疗的研究结果显示，放疗后化疗的耐受性更低，患者依从性更差 [24]。鼻咽癌新型辅助化疗、同步放化疗和辅助化疗的随机临床试验荟萃分析显示，同步放化疗的生存率最高，生存率提高 20%。新型辅助化疗通过降低远处转移和局部复发率达到提高生存率的效果 [24]。辅助化疗对疗效可能无法实现任何改善，甚至还会导致毒性增加及依从性降低 [24, 26]。目前少量研究在评估新型辅助化疗联合同步放化疗的治疗效果，这在成人鼻咽癌治疗中是一种具有可接受的毒性和良好效果的治疗方式 [27]。

对于儿童患者，新型辅助化疗也同样取得了显著的疗效，多数研究选择新型辅助化疗联合同步放化疗的方式 [13-15, 22]。德国、意大利和北美协作团队采用先顺铂和 5-氟尿嘧啶新型辅助化疗，再顺铂单药同步放化疗；通过这种方法，患者生存率可达 80%～90%[14, 15]（表 30.3）。近期研究中有一个重要发现，对于诱导化疗疗效好的患者，放射治疗剂量减少至 55～60Gy 并不降低局部控制率 [15, 22]。

鉴于 EB 病毒在儿童鼻咽癌的发病机制中发挥关键作用，德国团队选择治疗结束后继续给予 6 个

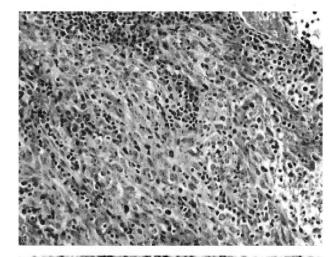

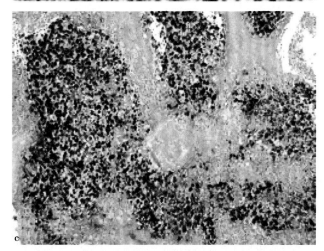

图 30.2　a. 未分化型鼻咽癌,肿瘤细胞团状密集分布,细胞质呈双嗜性,椭圆核,单个大嗜酸性核仁。炎性细胞(主要是淋巴细胞)众多,分散分布;b. 多数肿瘤细胞对角蛋白 AE1/AE3 免疫反应呈强阳性;c. EB 病毒编码小核糖核酸原位杂交示所有肿瘤细胞的细胞核染色阳性(深蓝色)

月的干扰素 β 治疗,强化抗病毒和抗肿瘤效果。目前为止,德国团队的 NPC-2003-GPOH 研究获得的结果最佳,30 个月的总生存率高达 97%[15]。

表 30.2　美国癌症联合委员会(AJCC)鼻咽癌分期

分期	定义		
T1	肿瘤局限于鼻咽部,或肿瘤浸润口咽部和(或)鼻腔但未累及咽旁		
T2	肿瘤累及咽旁		
T3	肿瘤侵颅底骨性结构和(或)鼻旁窦		
T4	肿瘤侵犯颅内和(或)累及脑神经、下咽部、眼眶或颞下窝 / 咀嚼肌间隙		
N0	无局部淋巴结转移		
N1	单侧颈部淋巴结转移,最大径≤6cm,位于锁骨上窝以上,和(或)单侧或双侧咽后淋巴结转移,最大径≤6cm		
N2	双侧颈部淋巴结转移,最大径≤6cm,位于锁骨上窝以上		
N3	任一淋巴结转移>6cm 和(或)转移累及锁骨上窝		
	N3a:最大径>6cm		
	N3b:锁骨上窝淋巴结转移		
M0	无远处转移		
M1	有远处转移		
Ⅰ 期	T1	N0	M0
ⅡA 期	T2a	N0	M0
ⅡB 期	T1	N1	M0
	T2	N0	M0
	T2	N1	M0
Ⅲ 期	T1	N2	M0
	T2	N2	M0
	T3	N0-2	M0
ⅣA 期	T4	N0-2	M0
ⅣB 期	任意 T	N3	M0
ⅣC 期	任意 T	任意 N	M1

复发患者的预后极差[13]。紫杉类药物和吉西他滨已经证实对复发肿瘤有效,多数含紫杉类和吉西他滨的治疗方案常与卡铂或奥沙利铂合并使用[28, 29]。应用细胞毒性 T 淋巴细胞(CTL)抗 EB 病毒已被证实可诱导持续的治疗缓解,因此,针对 EB 病毒阳性的复发鼻咽癌患者,应考虑抗 EB 病毒治疗联合紫杉类药物化疗的综合治疗方案[30]。

结果

通过联合新型辅助化疗和同步放化疗,儿童鼻咽癌的生存率已达到 80%～85% 以上[14, 15, 22]。据报

表30.3　晚期儿童鼻咽癌的治疗

方案	新辅助化疗	同步放化疗	放疗剂量
TREP[14]	CDDP 100mg/m², 第 1 天	CDDP 30mg/m²/ 周×7 次	T: Ⅰ～ⅡA 60Gy ⅡB-Ⅳ 65Gy
	5-FU 1000mg/m², 第 1～5 天		N: N+65Gy N-45Gy
NPC-2003-GPHO[15]	CDDP 100mg/m², 第 1 天	CDDP 20mg/m² 放疗第 1 和 3 周 第 1～3 天	CR+: 54.4Gy
	5-FU 1000mg/m², 第 1～5 天		CR−: 59.4Gy
	LV 25mg/m²×6 次		
ARAR0331	CDDP 80mg/m², 第 1 天	CDDP 100mg/m² 放疗第 1 和 3 周 第 1 天	CR/PR: 61.2Gy
	5-FU 1000mg/m², 第 1～4 天		PD: 70.2Gy

CDDP, 顺铂; 5-FU, 5- 氟尿嘧啶; LV, 甲酰四氢叶酸; RT, 放射治疗; CR, 完全缓解率; PR, 部分缓解率; PD, 进行性疾病; T, 肿瘤; N, 淋巴结

表30.4　儿童鼻咽癌治疗后晚期反应

类型	并发症
口腔牙齿	口干
	张口困难
	骨质坏死
	龋齿
内分泌	甲状腺功能减退
	全垂体功能减退
听觉	感音神经性耳聋
	慢性中耳炎
消化系统	食道狭窄
	吞咽功能障碍
眼睛	干眼症
	白内障
	视力改变
肾脏	顺铂致肾小管病
其他	慢性鼻窦炎
	脑神经麻痹
继发肿瘤	皮肤癌
	唾液腺癌
	骨肉瘤

道, 儿童鼻咽癌的预后优于成人[1]。但是, 高剂量放疗和大剂量铂剂的使用可导致严重的远期并发症, 如神经内分泌系统、牙科和眼部并发症和继发恶性肿瘤等[1, 13]（表 30.4）。图像引导放射治疗如适形和强调适形放射治疗及质子治疗可降低放疗并发症的发病率。长期生存的儿童鼻咽癌患者, 必须由多学科团队来随访, 以便共同识别、预防和处理各种治疗导致的晚期损伤。

王蓬鹏　孙　念　译
易俊林　校

参考文献

1. Sultan I, Casanova M, Ferrari A, Rihani R, Rodriguez-Galindo C. Differential features of nasopharyngeal carcinoma in children and adults: a SEER study. Pediatr Blood Cancer. 2010;55:279–84.
2. Fandi A, Cvitkovic E. Biology and treatment of nasopharyngeal cancer. Curr Opin Oncol. 1995;7:255–63.
3. Vokes EE, Liebowitz DN, Weichselbaum RR. Nasopharyngeal carcinoma. Lancet. 1997;350:1087–91.
4. Zeng Y, Zhang LG, Wu YC, et al. Prospective studies on nasopharyngeal carcinoma in Epstein-Barr virus IgA/VCA antibody-positive persons in Wuzhou City, China. Int J Cancer. 1986;36:545–8.
5. de-Vathaire F, Sancho-Garnier H, de-The H, et al. Prognostic value of EBV markers in the clinical management of nasopharyngeal carcinoma (NPC): a multicenter follow-up study. Int J Cancer. 1988;42:176–81.
6. Pathmanathan R, Prasad U, Chandrika G, et al. Undifferentiated, nonkeratinizing, and squamous cell carcinoma of the nasopharynx: variants of Epstein-Barr virus-infected neoplasia. Am J Pathol. 1995;146:1355–67.
7. Lo YMD, Chan ATC, Chan LYS, et al. Molecular prognostication of nasopharyngeal carcinoma by quantitative analysis of circulating Epstein-Barr virus DNA. Cancer Res. 2000;60:6878–81.
8. Liebowitz D. Nasopharyngeal carcinoma: the Epstein-Barr virus association. Semin Oncol. 1994;21:376–81.
9. Sam CK, Brooks LA, Niedobitek G, et al. Analysis of Epstein-Barr virus infection in naospharyngeal biopsies from a group at high risk of nasopharyngeal carcinoma. Int J Cancer; 1993;53:957–62.
10. Wu TC, Mann RB, Epdtein JI, et al. Abundant expression of EBER1 small nuclear RNA in nasopharyngeal carcinoma: a morphologically distinctive target for detection of Epstein-Barr virus in formalin-fixed paraffin-embeded carcinoma specimens. Am J Pathol. 1991;138:1461–9.
11. Murray PG, Niedobitek G, Kremmer E, et al. In situ detection of the Epstein-Barr virus-encoded nuclear antigen 1 in oral hairy leukoplakia and virus-associated carcinomas. J Pathol; 1996;178:44–7.
12. Hording U, Nielsen HW, Albeck H, et al. Nasopharyngeal carcinoma—histopathological types and association with Epstein-Barr virus. Eur J Cancer B Oral Oncol. 1993;29B:137–9.
13. Cheuk DKL, Billups CA, Martin MG, et al. Prognostic factors and long-term outcomes of childhood nasopharyngeal carcinoma. Cancer. 2011;117:197–206.
14. Casanova M, Bisogno G, Gandola L, et al. A prospective protocol for nasopharyngeal carcinoma in children and adolescents. Cancer. 2012;118:2718–25.
15. Buehrlen M, Zwaan CM, Granzen B, et al. Multimodal treatment, including interferon beta, of nasopharyngeal carcinoma in children and young adults: preliminary results.from the prospective, multicenter study NPC-2003-GPOH/DCOG. Cancer. 2012;118:4892–900.

16. French CA. Pathogenesis of NUT midline carcinoma. Annu Rev Pathol. 2012;7:247–65.

17. Bauer DE, Mitchell CM, Strait KM, et al. Clinicopathologic features and long-term outcomes of NUT midline carcinoma. Clin Cancer Res. 2012;18:5773–9.

18. Schwartz BE, Hofer MD, Lemieux ME, et al. Differentiation of NUT midline carcinoma by epigenomic reprogramming. Cancer Res. 2011;71:2686–96.

19. Cheuk DK, Sabin ND, Hossain M, et al. PET/CT for staging and follow-up of pediatric nasopharyngeal carcinoma. Eur J Nucl Med Mol Imaging. 2012;39:1097–106.

20. Pharynx. In: Edge SB, Byrd DR, Compton CC et al., Editors. AJCC cancer staging manual. 7th ed. New York: Springer; 2010. pp. 41–56.

21. Sanguineti G, Geara FB, Garden AS, et al. Carcinoma of the nasopharynx treated by radiotherapy alone: determinants of local and regional control. Int J Radiat Oncol Biol Phys. 1997;37:985–96.

22. Orbach D, Brisse H, Helfre S, et al. Radiation and chemotherapy combination for nasopharyngeal carcinoma in children: radiotherapy dose adaptation after chemotherapy response to minimize late effects. Pediatr Blood Cancer. 2008;50:849–53.

23. Perez CA, Devineni VR, Marcial-vega V, Marks JE, Simpson JR, Kucik N. Carcinoma of the nasopharynx: factors affecting prognosis. Int J Radiat Oncol Biol Phys. 1992;23:271–80.

24. Langendijk JA, Leemans C, Buter J, Berkhof J. Slotman BJ. The additional value of chemotherapy to radiotherapy in locally advanced nasopharyngeal carcinoma: a meta-analysis of the published literature. J Clin Oncol. 2004;22:4604–12.

25. Dewit L. Combined treatment of radium and cis-diamminedichloroplatinum (II): a review of experimental and clinical data. Int J Radiat Oncol Biol Phys. 1987;13:403–26.

26. Chen L, Hu CS, Chen XZ, et al. Concurrent chemoradiotherapy plus adjuvant chemotherapy versus concurrent chemoradiotherapy alone in patients with locoregionally advanced nasopharyngeal carcinoma: a phase 3 multicentre randomised controlled trial. Lancet Oncol. 2012;13:163–71.

27. Rischin D, Corry J, Smith J, Stewart J, Hughes P, Peters L. Excellent disease control and survival in patients with advanced nasopharyngeal cancer treated with chemoradiation. J Clin Oncol;2002:1845–52.

28. Johnson FM, Garden A, Palmer JL, et al. A Phase II study of docetaxel and carboplatin as neoadjuvant therapy for nasopharyngeal carcinoma with early T status and advanced N status. Cancer. 2004;100:991–8.

29. Zhang L, Zhang Y, Huang PY, Xu F, Peng PJ, Guan ZZ. Phase II clinical study of gemcitabine in the treatment of patients with advanced nasopharyngeal carcinoma after the failure of platinum-based chemotherapy. Cancer Chemother Pharmacol. 2008;61:33–8.

30. Louis CU, Straathof K, Bollard CM, et al. Adoptive transfer of EBV-specific T cells results in sustained clinical responses in patients with locoregional nasopharyngeal carcinoma. J Immunother. 2010;33:983–90.

31 神经母细胞瘤

Natasha M. Archer and Suzanne Shusterman

概述

神经母细胞瘤(neuroblastoma, NB)是一种交感神经系统的实体肿瘤,在儿童常见恶性肿瘤中排名第三位。主要临床表现为腹部肿物(65%),但肿瘤可发生在任何交感神经系统存在的部位[1]。约50%的神经母细胞瘤可通过血液或淋巴系统扩散,累及骨、骨髓和(或)其他器官。因此,原发或转移性头颈部神经母细胞瘤并不罕见。少数神经母细胞瘤可自发消退,目前神经母细胞瘤的治疗包括局部控制和系统化疗,后者更常用,包括新辅助化疗、辅助化疗、自体造血干细胞移植、维A酸和单克隆抗体。

要点

- 神经母细胞瘤是儿童期第三常见的恶性肿瘤,占所有儿童肿瘤的8%~10%,占15%儿童肿瘤死亡率[1]。
- 约2%~5%的神经母细胞瘤原发于颈部[2]。
- 8%的神经母细胞瘤患者在诊断时有眼部症状和体征[3]。
- 神经母细胞瘤的治疗需要多学科、多种治疗方法综合治疗,以达到治愈的可能。

生物学和流行病学

神经母细胞瘤源自多能分化外胚层组织,即神经嵴。神经母细胞瘤有三种病理类型,包括神经母细胞瘤、基质丰富型节细胞性神经母细胞瘤和神经节细胞瘤(良性病变,由成熟神经节细胞构成)。头颈部神经母细胞瘤多为继发的转移性病灶,但也可原发于头颈部。

病理生理学

- 神经嵴细胞在胚胎发育过程中发生迁移是肿瘤部位呈现多样性的原因。
- 头颈部神经母细胞瘤多为继发的转移性病灶;颈部神经母细胞瘤多起源于交感颈上神经节或沿着颈丛和颈部神经根生长。
- 颈部原发神经母细胞瘤可累及第Ⅸ、Ⅺ和Ⅻ脑神经,并经颅骨、颈静脉孔和颈动脉管侵犯颅内。

分子/遗传病理学

- 约20%的神经母细胞瘤患者因2号染色体(2p24)远侧臂扩增而过度表达MYCN[1]。MYCN癌基因扩增和高危险度及不良预后相关[4]。
- 1p(1p36)杂合缺失(LOH)和MYCN基因扩增及高危险度相关[5]。
- 11q(11q23)部分缺失在MYCN扩增的神经母细胞瘤中较罕见,但是与其他高危因素相关,如高危、诊断时年龄偏大和不良组织病理等[6]。
- 某些研究显示染色体17q获得预示预后不良,其他研究未发现该相关性[7, 8]。
- 已确定间变性淋巴瘤激酶(ALK)基因突变是家族性神经母细胞瘤的主要病因之一,而与先天性中枢性低通气综合征相关的家族性神经母细胞瘤的一小部分与配对样同源异形盒2B(PHOX2B)的种系突变有相关性,配对样同源异形盒2B作为转录因子在神经嵴发育过程中发挥作用[9, 10]。
- 7%~10%的散发神经母细胞瘤可见体细胞系ALK基因突变[11]。
- X连锁的α地中海贫血/伴智力低下综合征基因(ATRX)突变多见于年纪偏大的肿瘤人群,常呈无痛病程,总体存活率较低[12]。

发病率

- 神经母细胞瘤是儿童期最常见的颅外恶性实体肿瘤。在美国,15 岁以下儿童中,白人人群每年每百万人群中约有 10.4 名儿童发病,黑人每年每百万人群中约有 8.3 名儿童发病,每年约有 800 名新患者确诊[1]。
- 神经母细胞瘤约占 15 岁以下儿童期肿瘤的 8%～10%,约占所有儿童肿瘤死亡率的 15%[1]。
- 颈部原发性神经母细胞瘤较罕见,约占所有神经母细胞瘤的 2%～5%。一项对 617 例局部神经母细胞瘤研究发现,原发于颈部占 4.2%,颈胸部占 2.5%[2]。
- 50% 的患者存在转移病变,多数为颅骨病变。

年龄分布

- 多数神经母细胞瘤发生在婴儿期或儿童早期,中位发病年龄为 19 个月[1]。颈部神经母细胞瘤的发病年龄则更小。
- 5 岁以上的神经母细胞瘤仅占 10%[13]。

地理分布

- 国际报告显示,神经母细胞瘤的发病率在发达国家比不发达国家高,其原因可能是一些欠发达国家卫生保健基础设施受限,难以确诊疾病[14]。

危险因素:环境和生活方式

- 未发现环境危险因素。

其他疾病及综合征的关系

- Beckwith-Wiedemann 综合征(Beckwith-Wiedemann syndrome,BWS)患儿的患病风险增加,估计 10 岁以下患儿患良恶性肿瘤的风险为 4%～21%[15, 16]。尽管肝母细胞瘤和肾母细胞瘤更常见,但是也有神经母细胞瘤的报道[15, 17]。DeBaun 等人的一项病例对照研究表明,4 岁以下 Beckwith-Wiedemann 综合征患儿的年平均癌症发病率为 0.027,其相对危险度为 197(CI 22-711);而神经母细胞瘤的年发病率为 0.019[18]。

临床表现

症状

神经母细胞瘤的主要临床表现取决于肿物对头颈部结构的影响。颈部原发神经母细胞瘤最常见的症状是颈部肿块、眼部症状和呼吸困难。面部骨和颅骨转移病灶的主要表现是疼痛。

眼部症状

- 8% 的神经母细胞瘤患者在诊断时即表现出眼部症状,包括 Horner 综合征、眼阵挛和突眼[3]。
- 眼阵挛是指不受控制的眼球运动。眼阵挛和肌阵挛被视为一种免疫介导的副肿瘤综合征,约见于 2%～3% 的神经母细胞瘤患者[19, 20]。在该综合征患者体内检测到抗肿瘤抗体和小脑的神经细胞发生交叉反应。
- Horner 综合征的典型表现是眼、面部交感神经反馈阻滞所致的单侧上眼睑下垂、同侧瞳孔缩小和无汗(图 31.1)。患侧眼球可有虹膜异色。
- 神经母细胞瘤患者最易发生骨转移,眼眶骨后外侧部分是临床最常见的部位之一(图 31.2)。如发生眼周骨性结构或软组织转移,可出现突眼。"浣熊眼"便是该疾病的形象描述,由眶骨和软组织转移性肿瘤出血所致。

呼吸道和消化道症状

- 咽后间隙较大肿物或多个肿物可压迫气管,致呼吸窘迫。
- 吞咽困难和声带麻痹也有文献报道[21]。

鉴别诊断

绝大多数患者表现为肿块;因此,鉴别诊断主要是包括多种肿瘤和少数非肿瘤疾病(参见表 31.1)。

诊断

体格检查

体格检查包括头颈部详细检查,探查颈部是否

图 31.1　4 月龄右侧 Horner 综合征患儿 MRI 影像：T1 冠位状（a）和 T2 水平位（b）图像示颈动脉鞘内肿物；活检提示神经母细胞瘤

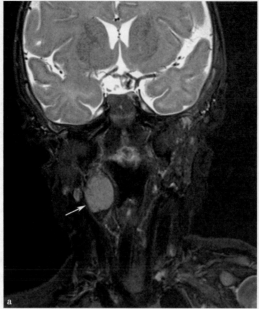
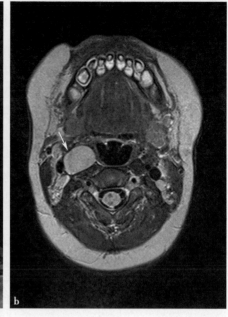

出现固定质硬的肿物及该疾病的常见的眼部症状，如 Horner 综合征、眼阵挛、突眼和眶周瘀斑等。颅底转移性病灶也可触及。腹部检查主要探查是否存在肝大和（或）固定质硬的腹部肿物（最常见于肾上腺原发肿瘤）。最后行神经系统详细检查，应重点检查神经母细胞瘤患者是否具有进行性瘫痪，此外，未排除椎旁肿物前必须多次行该项检查。

实验室数据

- 超过 90% 的神经母细胞瘤患者存在尿儿茶酚胺代谢产物 4- 羟基 -3- 甲氧杏仁酸（VMA）和高香草酸（HVA）升高。
- 标准术前实验室检查全血细胞计数（CBC）及分

类、凝血时间（PT/PTT）、血库血型和交叉配血（T&C）、血液生化检查（Chem 10）。

影像学检查

- 头颈部评估通常行 MRI 检查，以便更好地了解病灶范围和重要结构（图 31.1 和图 31.2）。
- 无论是起源于肾上腺还是交感神经链上的任何部位，绝大多数神经母细胞瘤都有腹部的原发病灶，需行 CT 和（或）MRI 评估腹部肿瘤情况。
- 通过胸片（后前位和侧位）评估胸部病变。如检查结果为阳性，则应继续行胸部 CT 检查。
- 如果发生转移，骨转移的评估是必需的。间碘苄胍（MIBG）可在交感神经支配细胞内聚集，90%

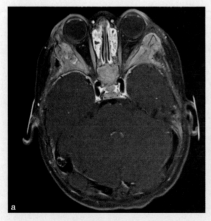
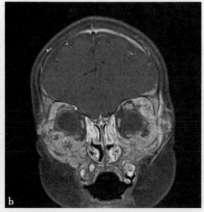
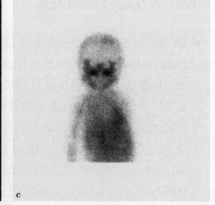

图 31.2　转移性神经母细胞瘤。a. T1 水平位 MRI 图像，示弥漫膨胀性骨髓浸润，累及双侧颅面骨性结构；b. T1 冠状位 MRI 图像，示眼眶骨弥漫性受累；c. 间位碘代苄胍（MIBG）扫描，示受累结构吸收

表31.1　神经母细胞瘤鉴别诊断

原发部位	鉴别诊断
腹部	肾母细胞瘤
	肝母细胞瘤
	横纹肌肉瘤
	淋巴瘤
胸腔和腹腔后	淋巴瘤
	生殖细胞瘤
颈部	淋巴瘤
	感染
骨	淋巴瘤
	横纹肌肉瘤
	软组织肉瘤
	朗格汉斯细胞组织细胞增生症
骨髓	淋巴瘤
	白血病（尤其是巨核细胞白血病）
椎管	硬纤维瘤
	表皮样瘤
	畸胎瘤
	星形细胞瘤
皮肤	皮样囊肿
	皮下脂肪坏死
	婴儿型纤维肉瘤
	横纹肌肉瘤
	先天性白血病

表31.2　国际神经母细胞瘤病理学分类（Shimada 指数）

	Schwannian 基质	年龄（岁）	神经母细胞分化程度	有丝分裂指数（MKI）
预后较好	≥50%	所有	神经节神经母细胞瘤，无结节	
	<50%	1.5～5	已分化	MKI<100
	<50%	<1.5		MKI<200
预后不良	≥50%	所有	结节	
	<50%	>5		
	<50%	1.5～5	未分化	
	<50%	<1.5		MKI<200

的神经母细胞瘤可吸收该物质。因此，MIBG 扫描比骨扫描更具敏感性和特异性。相比 ^{131}I MIBG 扫描，[123]I MIBG 扫描更具确诊意义[22]。多数机构同时实施骨扫描和 ^{123}I MIBG 扫描，如扫描结果一致，则之后仅行 ^{123}I MIBG 扫描（图31.2）。

病理

国际神经母细胞瘤病理分类（INPC）1999 年制定，2003 年修订。该分类以形态学特征为依据，区分预后良好和预后不良的神经母细胞瘤组织学类型，其所依据的形态学特征包括 Schwannian 基质发育、神经母细胞分化程度和有丝分裂指数（MKI）（表31.2）[23, 24]。INPC 还纳入诊断时的年龄，但是研究者发现依据形态学特征便可确定神经母细胞瘤的预后情况[25]。

未分化和低分化的神经母细胞瘤最不成熟，侵袭性最强，无显著 Schwannian 基质，主要由神经母细胞（有或没有神经纤维）构成（图31.3a）。肿瘤细胞的 MKI 可随时变化。神经母细胞瘤是儿童期小圆蓝细胞瘤之一，未形成神经纤维网时，可能难以与其他小圆蓝细胞肿瘤，如淋巴瘤、骨肉瘤、横纹肌肉瘤和尤因肉瘤等相鉴别。使用神经组织特异性抗体（如突触素和嗜铬粒蛋白）进行免疫组化分析，神经母细胞瘤患者的结果通常是阳性的。神经节分化及神经母细胞瘤细胞内含显著 Schwannian 基质是重要的组织病理学分类依据。鉴别神经母细胞瘤时，应注意 5% 以上的肿瘤细胞可见神经节分化（图31.3b）。神经节细胞瘤为良性肿瘤，完全由成熟神经节细胞组成（图31.3c）；该疾病是一种变异性神经节细胞瘤，逐渐成熟的神经节细胞瘤是一种良性肿瘤，但是部分神经节细胞较小且未完全发育成熟。节细胞性神经母细胞瘤是由神经母细胞瘤和神经节细胞瘤构成的复合肿瘤，有两种变异型：内混合型神经节神经母细胞瘤和结节型神经节细胞瘤，前者可见低分化神经母细胞分散其间，后者可见神经母细胞瘤形成明显结节。

为评估神经母细胞瘤，应对患者进行双侧髂骨的骨髓穿刺和活检以及原发肿物的病理学检查。如进行组织病理诊断，需对肿物进行 10 处核心细针穿刺活检。

治疗

手术治疗

现行国际神经母细胞瘤危险度分组（INRG）在治疗前风险评估纳入疾病分期、患者年龄、组织病理学分类、MYCN 扩增情况以及 1p 或 11q 的染色体倍

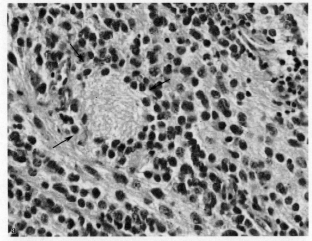

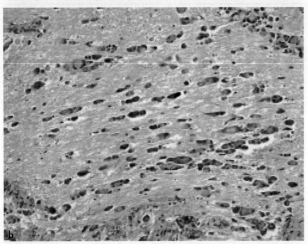

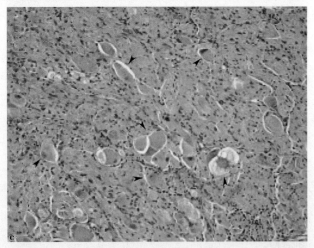

图31.3 a. 低分化神经母细胞瘤。小圆蓝细胞完全浸润在大量神经纤维网构成纤维性基质中。箭头处可见由神经纤维围绕而成的特征性圆丛；b. 分化神经母细胞瘤。多数肿瘤细胞可见神经节分化，被神经纤维网分离；c. 神经节细胞瘤。肿瘤由大量成熟神经节细胞（箭头处）和无活性神经纤维瘤样基质构成

数和杂合丢失等因素，然后再根据危险度分组确定神经母细胞瘤的后续治疗步骤（表31.3）[26]。

- 极低危和低危（如颈部局部神经母细胞瘤）仅需手术治疗。手术治疗无高风险特征的局部肿瘤时，其目标是最大程度降低对局部结构破坏，并在此前提下确诊、确定肿瘤扩散范围、切除肿瘤并提供遗传检查所需的组织样本。为了确定局部神经母细胞肿瘤的最佳手术方式，研究者提出神经母细胞瘤手术的危险因素。2005年，Cecchetto等人的研究（作为欧洲国际儿科肿瘤协会神经母细胞瘤研究组的LNESGI研究的一部分）验证了一些手术危险因素，并将这些因素作为不良手术结局的预测因子（见表31.4），临床医师决定采取局部病变控制前，应首先考虑这些危险因素[27]。

- 手术治疗是一项重要的局部神经母细胞瘤的治疗手段，但是在晚期神经母细胞瘤治疗中，手术治疗的具体作用和时机尚存争议。一些研究者注意到，积极的手术治疗可改善患者预后，但仍有研究者对手术效果提出质疑[28, 29]。

- 一项德国前瞻性队列研究临床试验97例神经母细胞瘤中，纳入287名18月龄及以上的Ⅳ期小儿患者，首次手术（诱导化疗前）和最佳手术（原发瘤广泛切除）的切除范围对无事件生存率（EFS）、局部无进展生存率（LPFS）及总体生存率没有任何影响，表明手术团队应行不完全切除，以避免严重并发症的发生[30]。

- 合理确定颈部神经母细胞瘤的临床、病理学和生物学特征，对于调整治疗强度至关重要。低危（生物学预后良好）疾病可选择保守的手术治疗方式；残留疾病可发育成熟或无需治疗而消退。对于颅底和眼眶转移患者，治疗时应遵循全身受累的原则，且不可对转移部位实施手术治疗。

手术相关并发症

- 手术并发症包括术中出血、肠梗阻、术后腹泻和腹部病灶切除后腹水、术后局部和全身感染、肿瘤破裂、血管神经损伤和肾切除。

- 法国儿童肿瘤协会（SFOP）实施的神经母细胞瘤LNESGI研究显示，手术危险因素和手术相关并发症的增加相关[27]。

- 尽管手术危险因素是针对局部神经母细胞瘤制定的，但可能对于伴有转移的原发病灶切除同样有帮助。

表 31.3　国际神经母细胞瘤危险度分组（INRG）预处理风险分级 [26]

INRG 分期	年龄（月龄）	组织学类型	肿瘤分化级别	MYCN	11q 畸变	染色体倍数	预处理风险组
L1/L2		成熟 GN；混合型 GNB					极低
L1		除成熟 GN 或混合型 GNB 外的任何类型		无扩增			极低
				扩增			高
L2	<18	除成熟 GN 或混合型 GNB 外的任何类型		无扩增	否		低
					是		中
L2	≥18	结节型 GNB；神经母细胞瘤	有分化	无扩增	否		低
					是		中
			低分化或未分化	无扩增			中
				扩增			高
M	<18			无扩增		超二倍体	低
	<12			无扩增		二倍体	中
	12～18			无扩增		二倍体	中
	<18			扩增			高
	≥18						高
MS	<18			无扩增	否		极低
					是		高
				扩增			高

L1：局部肿瘤局限于一个体腔，不存在影像学确定的危险因素；L2：局部肿瘤可见一项或多项影像学确定的危险因素；M：远端转移疾病（除 MS 期外）；MS：转移疾病仅限于皮肤、肝脏和（或）骨髓，且患者年龄小于 18 个月

放射治疗

神经母细胞瘤对放射治疗敏感，但因头颈部肿瘤放疗可引起较多副作用，因此很少采用放射疗法治疗头颈部肿瘤；此外，由于微小转移的存在，仅采用放疗很难达到疾病治愈的效果。

放疗相关并发症

- 一般放射治疗相关的并发症包括疲劳、恶心呕吐及放疗部位皮肤和黏膜的改变。
- 此外，与头颈部放疗特别相关的可能是骨骼停止生长。

化疗

化疗是中高危神经母细胞瘤的主要治疗方式。中危组可使用以卡铂为主的化疗方案，常可选择合

并使用环磷酰胺、依托泊苷和阿霉素。这一治疗方案能够迅速缓解病情并促进手术局部控制。对于高危组和存在远处转移患者，需要更强的化疗方案；常采用多种药物化疗的诱导期治疗，随后是原发肿瘤局部控制、大剂量化疗巩固治疗和自体造血干细胞移植。最后是微小残留病的治疗，可以使用诱导分化类的化疗药物，如顺式维 A 酸和最近的抗 GD-2 单克隆抗体 [31]。

结局

鉴于肿瘤位置不同，局限性颈部神经母细胞瘤的总体预后较好 [2, 21]。转移性神经母细胞瘤预后不佳，尤其是 18 个月龄以上且具有高危因素（如 MYCN 基因扩增和预后不良组织病理分型）的小儿患者，其预后较差，整体存活率约为 40%～60%。

表31.4　肿瘤部位相关的手术危险因素[27]

肿瘤位置	手术危险因素类型
颈部	椎动脉包绕
	累及其他大血管
	臂神经丛包绕
	跨越中线
	胸腔扩散
	哑铃形肿瘤
	肿瘤大小
	肿瘤脆性
胸部	锁骨下血管包绕
	累及其他大血管
	下纵隔肿瘤
	腹部扩散
	气管和（或）主支气管包绕
	哑铃形肿瘤
	肿瘤大小
	肿瘤脆性
腹部	腹腔动脉包绕
	肠系膜上动脉包绕
	主动脉包绕
	下腔静脉包绕
	髂和（或）下腹部血管包绕
	肾蒂浸润
	肝门浸润
	肾和（或）输尿管损害
	骨盆肿瘤穿过坐骨切迹
	肌肉浸润
	哑铃形肿瘤
	肿瘤大小
	肿瘤脆性

黄　程　李斯慧译

倪　鑫校

参考文献

1. Brodeur GM, HM, Mosse YP, Maris JM. Neuroblastoma. In: Pizzo PA, Poplack DG, editors. Principles and practice of pediatric oncology. 6th ed. Philadelphia: Lippincott Williams & Wilkins; 2011.
2. Haddad M, Triglia JM, Helardot P, Couanet D, Gauthier F, Neuenschwander S, Bourlière B, Bergeron C, Munzer C, Rubie H, Guys J. Localized cervical neuroblastoma: prevention of surgical complications. Int J Pediatr Otorhinolaryngol. 2003;67:1361–7.
3. D'Ambrosio N, Lyo J, Young R, Haque S, Karimi S. Common and unusual craniofacial manifestations of metastatic neuroblastoma. Neuroradiology. 2010;52:549–53.
4. Brodeur GM, Seeger RC, Schwab M, Varmus HE, Michael JB. Amplification of N-myc in untreated human neuroblastomas correlates with advanced disease stage. Science. 1984;224:1121–4.
5. Attiyeh EF, London WB, Mossé YP, Wang Q, Winter C, Khazi D, McGrady PW, Seeger RC, Look AT, Shimada H, Brodeur GM, Cohn SL, Matthay KK, Maris JM. Chromosome 1p and 11q deletions and outcome in neuroblastoma. N Engl J Med. 2005;353:2243–53.
6. Guo C, White PS, Weiss MJ, Hogarty MD, Thompson PM, Stram DO, Gerbing R, Matthay KK, Seeger RC, Brodeur GM, Maris JM. Allelic deletion at 11q23 is common in MYCN single copy neuroblastomas. Oncogene. 1999;18:4948–57.
7. Plantaz D, Mohapatra G, Matthay KK, Pellarin M, Seeger RC, Feuerstein BG. Gain of chromosome 17 is the most frequent abnormality detected in neuroblastoma by comparative genomic hybridization. Am J Pathol. 1997;150:81–9.
8. Spitz R, Hero B, Ernestus K, Berthold F. Gain of distal chromosome arm 17q is not associated with poor prognosis in neuroblastoma. Clin Cancer Res. 2003;9:4835–40.
9. Mossé YP, Laudenslager M, Longo L, Cole KA, Wood A, Attiyeh EF, Laquaglia MJ, Sennett R, Lynch JE, Perri P, Laureys G, Speleman F, Kim C, Hou C, Hakonarson H, Torkamani A, Schork NJ, Brodeur GM, Tonini GP, Rappaport E, Devoto M, Maris JM. Identification of ALK as a major familial neuroblastoma predisposition gene. Nature. 2008;455:930–5.
10. Mossé YP, Laudenslager M, Khazi D, Carlisle AJ, Winter CL, Rappaport E, Maris JM. Germline PHOX2B mutation in hereditary neuroblastoma. Am J Hum Genet. 2004;75:727–30.
11. Mossé YP, Lim MS, Voss SD, Wilner K, Ruffner K, Laliberte J, Rolland D, Balis FM, Maris JM, Weigel BJ, Ingle AM, Ahern C, Adamson PC, Blaney SM. Safety and activity of crizotinib for paediatric patients with refractory solid tumours or anaplastic large-cell lymphoma: a Children's Oncology Group phase 1 consortium study. Lancet Oncol. 2013;14:472–80.
12. Cheung NK, Zhang J, Lu C, Parker M, Bahrami A, Tickoo SK, Heguy A, Pappo AS, Federico S, Dalton J, Cheung IY, Ding L, Fulton R, Wang J, Chen X, Becksfort J, Wu J, Billups CA, Ellison D, Mardis ER, Wilson RK, Downing JR. Dyer MA, St Jude Children's Research Hospital–Washington University Pediatric Cancer Genome Project. Association of age at diagnosis and genetic mutations in patients with neuroblastoma. JAMA. 2012;307:1062–71.
13. Howman-Giles R, Shaw PJ, Uren RF, Chung DK. Neuroblastoma and other neuroendocrine tumors. Semin Nucl Med. 2007;37:286–302.
14. Parkin DM, Kramárová E, Draper GJ. International incidence of childhood cancer. IARC Scientific Publications; 1998.
15. Yoon G, Graham G, Weksberg R, Gaul HP, DeBaun MR, Coppes MJ. Neuroblastoma in a patient with the Beckwith-Wiedemann syndrome (BWS). Med Pediatr Oncol. 2002;38:193–9.
16. Sorrentino S, Conte M, Nozza P, Granata C, Capra V, Avanzini S, Garaventa A. Simultaneous occurrence of pancreatoblastoma and neuroblastoma in a newborn with Beckwith-Wiedemann syndrome. J Pediatr Hematol Oncol. 2010;32:e207–9.
17. Emery LG, Shields M, Shah NR, Garbes A. Neuroblastoma associated with Beckwith-Wiedemann syndrome. Cancer. 1983;52:176–9.
18. DeBaun MR, Tucker MA. Risk of cancer during the first four years of life in children from The Beckwith-Wiedemann Syndrome Registry. J Pediatr. 1998;132:398–400.
19. Pranzatelli MR. The neurobiology of the opsoclonus–myoclonus syndrome. Clin Neuropharmacol. 1992;15:186–228.
20. Rudnick E, Khakoo Y, Antunes NL, Seeger RC, Brodeur GM, Shimada H, Gerbing RB, Stram DO, Matthay KK. Opsoclonus-myoclonus-ataxia syndrome in neuroblastoma: clinical outcome and antineuronal antibodies-a report from the Children's Cancer Group Study. Med Pediatr Oncol. 2001;36:612–22.
21. Abramson SJ, Berdon WE, Ruzal-Shapiro C, Stolar C, Garvin J. Cervical neuroblastoma in eleven infants—a tumor with favorable prognosis. Clinical and radiologic (US, CT, MRI) findings. Pediatr Radiol. 1993;23:253–7.
22. Shulkin BL, Shapiro B. Current concepts on the diagnostic use of MIBG in children. J Nucl Med. 1998;39:679–88.

23. Shimada H, Ambros IM, Dehner LP, Hata J, Joshi VV, Roald B, Stram DO, Gerbing RB, Lukens JN, Matthay KK. Castleberry RP. The International Neuroblastoma Pathology Classification (the Shimada system). Cancer. 1999;86:364–72.

24. Peuchmaur M, d'Amore ES, Joshi VV, Hata J, Roald B, Dehner LP, Gerbing RB, Stram DO, Lukens JN, Matthay KK, Shimada H. Revision of the International Neuroblastoma Pathology Classification: confirmation of favorable and unfavorable prognostic subsets in ganglioneuroblastoma, nodular. Cancer. 2003;98:2274–81.

25. Sano H, Bonadio J, Gerbing RB, London WB, Matthay KK, Lukens JN, Shimada H. The international neuroblastoma pathology classification adds independent prognostic information beyond the prognostic contribution of age. Eur J Cancer. 2006;42:1113–9.

26. Cohn SL, Pearson AD, London WB, Monclair T, Ambros PF, Brodeur GM, Faldum A, Hero B, Iehara T, Machin D, Mosseri V, Simon T, Garaventa A, Castel V, Matthay KK, INRG Task Force. The International Neuroblastoma Risk Group (INRG) classification system: an INRG Task Force Report. J Clin Oncol. 2009;27:289–97.

27. Cecchetto G, Mosseri V, De Bernardi B, Helardot P, Monclair T, Costa E, Horcher E, Neuenschwander S, Toma P, Rizzo A, Michon J, Holmes K. Surgical risk factors in primary surgery for localized neuroblastoma: the LNESG1 study of the European International Society of Pediatric Oncology Neuroblastoma Group. J Clin Oncol. 2005;23:8483–9.

28. La Quaglia MP, Kushner BH, Su W, Heller G, Kramer K, Abramson S, Rosen N, Wolden S, Cheung NK. The impact of gross total resection on local control and survival in high-risk neuroblastoma. J Pediatr Surg. 2004;39:412–7.

29. Castel V, Tover JA, Costa E, Cuadros J, Ruiz A, Rollan V, Ruiz-Jimenez JI, Perez-Hernández R, Cañete A. The role of surgery in stage iv neuroblastoma. J Pediatr Surg. 2002;37:1574–8.

30. Simon T, Häberle B, Hero B, von Schweinitz D, Berthold F. Role of surgery in the treatment of patients with stage 4 neuroblastoma age 18 months or older at diagnosis. J Clin Oncol. 2013;31:752–8.

31. Yu AL, Gilman AL, Ozkaynak MF, London WB, Kreissman SG, Chen HX, Smith M, Anderson B, Villablanca JG, Matthay KK, Shimada H, Grupp SA, Seeger R, Reynolds CP, Buxton A, Reisfeld RA, Gillies SD, Cohn SL, Maris JM, Sondel PM, Children's Oncology Groups. Anti-GD2 antibody with GM-CSF. interleukin-2, and isotretinoin for neuroblastoma. N Engl J Med. 2010;363:1324–34.

32 牙源性囊肿

Sang Yoon Kim，Alfredo A. Dela Rosa and Bonnie Padwa

　　儿童牙源性囊肿（odontogenic cyst）经常在常规口腔筛查或正畸术前检查评估时偶然发现；部分患者有颌囊性病变相关的临床症状体征等表现。理解不同类型的囊肿及其在口腔颌面部的特征性表现，对我们选择最佳的治疗方案和进行患者管理非常有帮助。

　　囊肿是一种含管或半液体物质的囊样结构[1]。真性囊肿的管腔内层为上皮衬里[1, 2]。牙源性囊肿大致分为炎症性和发育性囊肿，表32.1的分类选自世界卫生组织（WHO）于1992年建立并于2005年修订的颌囊肿分类WHO分类，该分类于2005年将牙源性角化囊肿（odontogenic keratocyst，OKC）修改为牙源性角化囊性瘤（keratocystic odontogenic tumor，KCOT）[3]。

牙源性囊肿

炎症性囊肿

根端囊肿

概述

　　根端囊肿是一种炎症性牙源性囊肿，其前体为慢性根尖周肉芽肿，因牙周膜 Malassez 上皮剩余刺激而逐渐成熟[3, 4]。根端囊肿按照位置分类如下：

- 根尖周囊肿：见于根尖部位。
- 根侧囊肿：见于患病牙齿的横向辅根根管开口处。
- 残留囊肿：拔除患齿后仍存在的囊肿[2, 5]。

生物学和流行病学

　　炎症过程可刺激 Malassez 上皮剩余增殖，病变中心退化液化形成囊肿[1, 2, 5, 6]。根尖周放射片可见透亮病变区，经细胞崩解和高渗梯度持续增大，最终致液体渗出病变内腔[2, 5, 6]而持续增大。

临床表现

- 最常见的颌骨囊性病变，占牙源性囊肿的60%[2, 5, 6]。
- 临床特征：龋齿或外伤牙齿触诊叩诊疼痛。
- 慢性病变常无症状[2]。

鉴别诊断

- 牙源性囊肿：炎症性（根尖囊肿）和发育性（含牙囊肿）。
- 牙源性肿瘤：牙源性角化肿瘤、成釉细胞瘤。
- 非牙源性骨骼病变，如骨巨细胞瘤。

诊断

- 体格检查：
  - 牙齿常为死髓牙。
  - 波及牙齿触痛或叩痛。
- 影像学检查：
  - 根尖周或曲面断层片：受累牙齿根尖周围呈透亮区（图32.1）。
  - 患处一般小于1~2cm，偶见较大病变[2, 7, 8]。

病理

　　组织学检查示不同厚度的结缔组织壁和不同程度的炎性细胞浸润，可见无角化的复层鳞状上皮细胞[1, 2, 4-8]。

治疗

　　受疾病影响的牙齿多为死髓牙，需实施根管治疗术，清除牙髓组织，消除细菌负荷。

- 如病变较大，则需实施摘除术，根除炎症性囊性病变，再实施牙根尖切除术和根尖倒充填术。
- 如无法保留患齿，则可拔除患齿，消除感染源。
- 若拔除患齿后，仍存在残留囊肿，则需实施摘除术。

并发症

　　罕见。

- 根端囊肿上皮细胞层可发生鳞状细胞癌或表皮样癌[2, 8]。
- 可能发生继发感染，需切开引流。

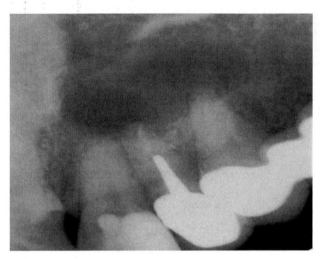

图 32.1 根尖周放射线照片，示根尖周透亮区，涉及此前接受根管治疗的牙齿

表 32.1 小儿牙源性囊肿

感染性
根端囊肿（根尖、根侧和残留囊肿）
牙旁囊肿（炎症性根旁囊肿、下颌颊侧感染性或颊侧分叉囊肿）
发育性
含牙（滤泡）囊肿
萌出性囊肿
婴幼儿牙龈囊肿
牙源性钙化囊肿
牙源性囊肿（始基囊肿）→牙源性角化囊性瘤
根侧囊肿
腺牙源性囊肿：唾液腺牙源性囊肿
非牙源性囊肿
鼻腭管（切牙管）囊肿
鼻唇（鼻牙槽）囊肿

- 如囊肿增大穿通皮质骨，则可能发生下颌骨病理性骨折 [2, 7]。

颊侧根分叉囊肿（buccal bifurcation cyst，BBC）

概述

颊侧根分叉囊肿，曾用名下颌感染性颊囊肿，Stonema 和 Worth 于 1983 年描述该疾病，根据 WHO 分类，该疾病属于牙旁囊肿 [9]。同时，它还是一种罕见的炎症性牙源性囊肿；同时，鉴于根端囊肿较常见，且两者临床表现相似，因此颊侧根分叉囊肿极易误诊为根端囊肿 [2, 9-11]。

具有相似特征的病变可能命名不同，例如 1964 年 Thoma 使用"圆周型含齿囊肿"这一术语。Thoma 描述的病变是一种累及下颌第二磨牙的囊肿，牙颈部成釉器囊性变妨碍牙齿萌出。1970 年，Main 将其命名为"炎症性根侧囊肿"，其组织学和炎症性根端囊肿相似，并和下颌第三磨牙慢性冠周炎相关。1976 年，Craig 称该囊肿为"青少年牙旁囊肿"；他所描述的是附着于颊侧分叉的第三磨牙周围囊肿 [11]。

生物学和流行病学

颊侧根分叉囊肿是一种炎症性囊肿，而不是由原发囊肿病变导致的发育性囊肿。颊侧根分叉囊肿和其他炎症性牙旁囊肿相比，具有不同的临床和放射学特征 [2, 10]。

- 颊侧根分叉囊肿在下颌第一磨牙颊面发病，偶可累及第二磨牙 [9-11]。
- 病因：尚不清楚，根据诸多推测，其病因可能是萌牙过程中牙囊炎症反应所致。第一磨牙近颊尖穿透口腔上皮时，可诱导结缔组织发生炎性反应，致上皮细胞增殖和囊肿形成 [2, 7-11]，也有可能是冠周炎的炎症反应刺激致囊肿形成 [9-11]。
- 颊侧根分叉囊肿也可能是横向牙旁囊肿的变体，囊肿上皮细胞可能由 Serres 上皮剩余、Malassez 上皮剩余、牙板细胞或缩余釉上皮发展而来 [9]。
- 年龄分布：见于 4～14 岁的儿童。

临床表现

- 病变位置及年龄特异性。
- 患者可能出现的临床表现包括病变相关肿胀和（或）疼痛。
- 患者萌齿的颊侧可发生局部肿胀 [2, 8, 11]。

鉴别诊断

- 牙源性囊肿（颊侧根分叉囊肿、根端囊肿或含牙囊肿）。
- 良性牙源性肿瘤（成釉细胞瘤或牙源性角化囊性瘤）。
- 非牙源性肿瘤（骨巨细胞瘤/黏液瘤或血管畸形）。

诊断

- 主要依据临床表现和影像学检查结果。

体格检查

- 根据 1983 年 Stoneman 和 Worth 报道的"下颌感染性颊囊肿"概念，患侧磨牙区（常为下颌第一磨牙）常出现肿胀和压痛。
- 活髓牙颊侧深牙周袋受累时可使萌牙方式发生变化 [6, 9-11]。
- 牙冠常向颊侧倾斜 [9-12]。

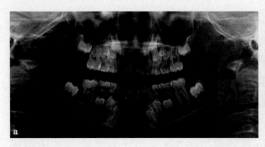 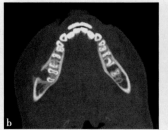 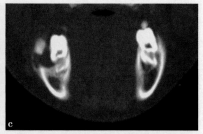

图 32.2　a. 全景放射片，示右下第一磨牙牙根周围 U 形透亮区。水平位 CT（b）和冠状位 CT（c）示患牙颊侧边界清晰的病变，可见皮质骨穿通

影像学检查

- 通过全景或根尖片以及咬合位片即可诊断。病变于患牙颊侧呈覆盖牙根 U 形透亮区（图 32.2）。牙周膜间隙（骨硬板）完整，囊肿一般不侵犯下颌骨下缘。患牙向颊侧倾斜，将牙根根尖推向舌侧骨板，颊侧可见明显骨膜反应。病变大小可达 1cm[2, 9-13]。
- 电脑断层（CT）扫描：现代医疗体系常使用 CT 扫描，以更好地界定病变范围（图 32.2）。

病理

组织病理学检查（图 32.3）示囊壁内为一层无角化复层鳞状上皮和慢性炎症纤维间质[9-11]。这些检查结果不存在特异性和根端囊肿的检查结果相似。因此，仅靠组织病理学检查无法确诊[9]。

治疗

可通过手术治愈，复发率较低。

- 治疗方案：刮除术、袋形缝合术、摘除术、牙齿拔除术。
- 非手术方法：有文献报道使用颊侧牙周袋探查和生理盐水冲洗（每日）[10]。

- 研究表明，因成年人很少患这些疾病，因此这些疾病可能是自愈性疾病[2, 10, 13]。

发育性囊肿

含齿（滤泡）囊肿

概述

含齿或滤泡囊肿是除根端囊肿外第二种最常见的牙源性囊肿[1, 14-17]。牙源性角化囊性瘤（KCOT，曾用名牙源性角化囊肿）和含牙齿囊肿的临床和影像学表现相似[2, 10, 13]。

生物学和流行病学

含牙囊肿发病于埋伏发育中牙齿的牙囊。

- 发病高峰：10 至 30 岁间。
- 男性多发（1.6∶1），白种人流行发病。
- 多发病于下颌后侧，常和上下颌第三磨牙和上颌尖牙相关[2, 14, 15]。

临床表现 / 诊断

- 常在常规放射片检查时发现，此外，也可能因疾病致下颌骨 / 上颌骨无痛性扩张而发现（图 32.4）。

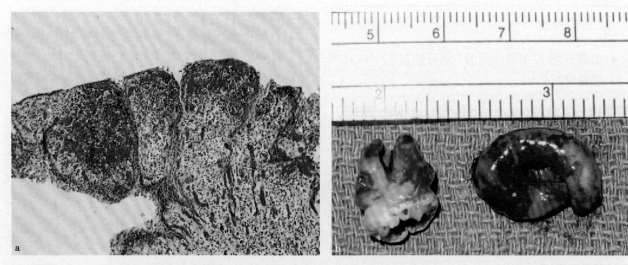
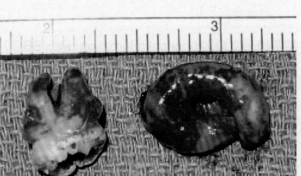

图 32.3　a. 组织学检查示无角化复层鳞状上皮和海绵层水肿覆盖的慢性炎症纤维结缔组织。标本（b）示 U 形病变

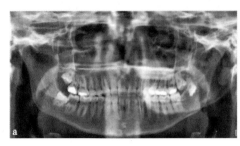
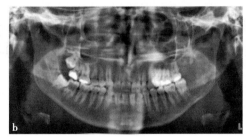
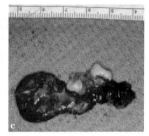

图32.4 全景射线照片示阻生左下颌第三磨牙自釉牙骨质(CEJ)膨大透亮区。b. 术后全景片；c. 术后标本

- 常和阻生牙齿相关。

鉴别诊断

- 牙源性囊肿（颊侧根分叉囊肿、根端囊肿或含齿囊肿）。
- 良性牙源性肿瘤（成釉细胞瘤或牙源性角化囊性瘤）。
- 非牙源性肿瘤（骨巨细胞瘤/黏液瘤或血管畸形）。

影像学检查

- 全景片：和未萌牙冠相关的界限清楚的单腔透亮区。附着于釉牙骨质界处（图32.4）。
- 囊肿可引起牙齿移位和影响邻牙牙根吸收。

组织病理学

（2～3行立方或扁平上皮构成的）内衬缩余釉上皮，可见黏液细胞 [2, 7, 8, 14-17]。

治疗

囊肿摘除术或患齿拔除术。

预后

复发罕见。

并发症

罕见。

- 可变大，患者可发生病理性颌骨骨折风险 [14-16]。
- 如不及时治疗，可能会发生恶性转化，致成釉细胞瘤。
- 含牙囊肿上皮细胞可分化成纤毛和黏液分泌上皮。未治疗囊肿很少发展成骨内黏液表皮样癌或者鳞状细胞癌 [17, 18]。

萌牙性囊肿

概述

萌牙性囊肿是一种乳牙或恒牙萌出中的发育性囊肿 [2, 7, 8, 19]，是和含牙囊肿相对应的良性软组织囊肿 [19-21]。

生物学和流行病学

上皮和牙冠釉质分离时发生萌出性囊肿。因滤泡间隙扩大积液而致病。

- 可发生于新生儿乳牙萌出到21岁第三磨牙萌出期间。
- 约11%的儿童在切牙萌出过程中发生囊肿，30%的儿童在尖牙和磨牙萌发过程中发生囊肿。
- 女性多发（女：男＝2：1）[2, 8, 19-21]。

临床表现/诊断

囊肿常无痛，但如继发感染，可产生触痛。肿瘤表现如下：

- 大小：一般直径小于1cm。
- 可呈蓝色。
- 牙槽嵴顶穿窿样外观 [20]（图32.5）。

鉴别诊断

- 萌牙性囊肿
- 血肿
- 汞合金纹身
- 肉芽肿

组织病理学

无角化薄层鳞状上皮细胞伴多种炎性细胞浸润基底固有层。

治疗

因囊肿常随萌牙发育而自愈，常无需治疗。

- 如出现病变症状或干扰萌出过程，则可行手术治疗，如囊肿减压术或覆盖牙龈切除术。采取以上干预措施后，一般牙齿可以正常萌出 [19, 21]。

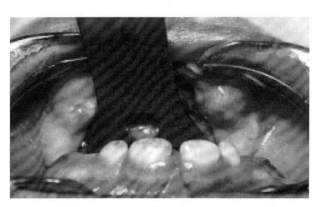

图32.5 右侧埋伏下颌磨牙相关的萌出性囊肿

新生儿（婴幼儿）牙龈囊肿

概述

　　新生儿牙龈囊肿是一种多发、浅表角蛋白填充型小囊肿病变，常见于婴儿牙槽嵴[2, 22]。

- 发生于残余牙板。
- 常小于 2～3mm。
- 上颌牙槽比下颌牙槽更常见。

鉴别诊断

- 新生儿牙龈囊肿
- 萌出性囊肿
- 新生儿先天性牙龈瘤
- 纤维瘤

治疗

　　新生儿牙龈囊肿可自发消退，因此无需治疗[2, 7, 8, 22]。

牙源性钙化囊肿/Gorlin 囊肿 / 牙本质生成性影细胞瘤 / 牙源性影细胞钙化囊肿

概述

　　Gorlin 等于 1962 年首次描述牙源性钙化囊肿（COC），该疾病十分罕见，多为骨内病变，组织病理学和临床表现多样[23, 24]。在颌囊肿中，牙源性钙化囊肿所占比例小于 1%。因牙源性钙化囊肿偶有侵袭性和复发性，一些研究者倾向于将其归类为良性肿瘤[23]。

- 三种变异型：简单单囊型、牙瘤相关单囊型和棘皮瘤增生单囊型[23]。
- 牙源性钙化囊肿的肿瘤变异型：牙本质生成性影细胞瘤或非囊性上皮牙源性影细胞瘤[2, 23-27]。

生物学和流行病学

- 多数患者确诊年龄介于 11～40 岁，平均年龄为 33 岁[23, 26]。
- 牙瘤相关性牙源性钙化囊肿（20%）的发病年龄较低，平均年龄 17 岁。
- 无性别差异。
- 骨内与骨外：骨内囊肿常见于人生第二个十年。骨外型占所有牙源性钙化囊肿的 13%～30%，常发年龄为 60 岁以上。
- 上下颌发生骨内和骨外病变的几率无显著差异。
- 老年患者可发生变异型牙源性钙化囊肿肿瘤，较罕见（2%～16%）[2, 7, 8, 23, 26]。

临床表现

　　常在检查时偶然发现牙源性钙化囊肿，患者常无任何症状。多发生在切牙或尖牙区。

鉴别诊断

- 牙源性腺样瘤牙源性钙化上皮瘤
- 骨化性纤维瘤
- 成釉细胞瘤
- 成釉细胞纤维瘤
- 成釉细胞成纤维型牙瘤
- 牙瘤

诊断

- 体格检查：
  - 可触及软组织实质肿物，大小 2～4cm，范围 1～12cm。
  - 32% 的牙源性钙化囊肿和埋伏牙相关。
- 影像学检查：
  - 全景片：常呈单腔透亮区，边界清晰，偶发多腔病变。病变内可因不规则钙化或齿状结构呈不透亮区表现。
  - 钙化 X 片有三种形式，分别为"花白斑点"、蓬松云状花纹和"月牙形"[23, 24, 26, 27]。
  - 病变与未萌齿相关，可见牙根吸收或邻根分散[23, 26]。

病理

　　86%～98% 的牙源性钙化囊肿为囊性（非肿瘤性）病变。其组织病理学检查可见纤维包膜，内层为牙源性上皮，厚度为 4～10 个细胞[23, 25]。上皮层基底由立方形或柱状细胞构成。该囊肿的病理学特点是上皮层内可见影细胞，但是一些牙源性肿瘤（如成釉细胞瘤、纤维瘤成釉细胞瘤、成釉细胞成纤维型牙瘤和牙瘤）也可见上皮层内影细胞[26]。

治疗

　　囊性牙源性钙化囊肿建议采用摘除刮除术治疗，复发率低。

- 由医生建议切除前先行微创疗法缩小病变范围，如袋形缝合术或解压术[2, 23, 26]。
- 实体肿瘤变异型（成牙本质性影细胞瘤）切除后可能复发。

非牙源性囊肿

鼻腭管囊肿（NPDC）

概述

　　鼻腭管囊肿是一种非牙源性发育性囊肿，也称为切牙管囊肿或鼻腭管囊肿[2, 7, 8]。

生物学和流行病学

- 患病率：占所有颌囊肿的 1%～11.6%[28, 29]。
- 鼻腭管囊肿可发生于任何年龄，多发于 30～60 岁。
- 男性多发。
- 病因：胚胎鼻腭管残余上皮增殖[28, 30]。

临床表现

常在日常牙齿影像学检查时偶然发现鼻腭管囊肿。

- 前腭疼痛和（或）肿胀。
- 囊肿继发感染可致引流瘘管。
- 平均大小：小于 20mm。病变可增大至 60mm。囊肿大小和症状不相关[30]。

影像学检查

- 咬合平片：可见正中心形单腔透亮区。
- CT 扫描能够更详细地描述病变（图 32.6）。囊肿可引起相邻切牙牙根移位和（或）吸收。小鼻腭管囊肿和正常切牙管（正常导管≤6mm）很难鉴别。

病理学

鼻腭管囊肿病变组织学检查示复层鳞状上皮或假柱状上皮或两者均有。28% 的病变可见呼吸（纤毛）上皮[8, 10]。

治疗

摘除术。

- 据报道，其复发率为 0～11%，主要取决于是否完全摘除。
- 恶变罕见[2, 8, 28-30]。

鼻唇沟囊肿（鼻牙槽囊肿）

概述

鼻唇沟囊肿（nasolabial cyst），曾用名鼻牙槽囊肿（nasoalveolar cyst）[2, 31]，是一种罕见病变，见于上颌切牙根尖上方牙槽突相邻的软组织。

流行病学/临床表现

- 病因尚不清楚。
- 患者临床表现包括上唇肿大、鼻唇沟消失和鼻翼上抬。
- 除非感染，否则疼痛较罕见[2, 7, 8, 31]。
- 年龄范围：十几岁的青少年至七十岁以上者。
- 女性易发（女：男＝3：1）。

影像学检查

- 平片：该病变为骨外病变，鼻腔底和（或）前鼻棘侧缘或前缘可发生骨性变形，因此无法通过平片确诊该疾病[2, 31, 32]。
- CT 扫描或磁共振成像（MRI）在诊断和明确病变范围方面更有优势。

病理

鼻唇沟囊肿是一种厚结缔组织包膜性软组织病变，感染后还可见黏液和浆液；可见假复层鳞状上皮、复层鳞状上皮或立方上皮（含杯状细胞）。

治疗

切除是首选治疗方法。

王 华 马 宁 译

赵振民 校

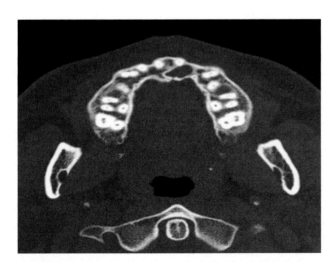

图 32.6 轴位 CT 扫描，示上颌前牙皮质骨完整的圆形／卵圆形病变

参考文献

1. Shear M. Developmental odontogenic cysts. An update. J Oral Pathol Med. 1994 Jan;23(1):1–11.
2. Neville BW, Damm DD, Allen CM, et al. Odontogenic cysts and tumors. 2nd ed. Philadelphia: Saunders; 2002. pp. 589–642.
3. Li TJ. The odontogenic keratocyst: a cyst, or a cystic neoplasm? J Dent Res. 2011 Feb;90(2):133–42.
4. Antoh M, Hasegawa H, Kawakami T, Kage T, Chino T, Eda S. Hyperkeratosis and atypical proliferation appearing in the lining epithelium of a radicular cyst. Report of a case. J Craniomaxillofac Surg. 1993 Jul;21(5):210–4.
5. Gardner DG. Residual cysts. Oral Surg Oral Med Oral Pathol Oral Radiol Endod. 1997 Aug;84(2):114–5.
6. Gardner DG, Sapp JP, Wysocki GP. Odontogenic and "fissural" cysts of the jaws. Pathol Annu. 1978;13(Pt 1):177–200.
7. Sapp JP, et al. Contemporary oral and maxillofacial pathology. St Louis: Mosby; 2004.
8. Marx RE, Stern DS, editors. Odontogenic and nonodontogenic cysts. In: Oral and Maxillofacial Pathology: a rationale for diagnosis and treatment. Chicago: Quintessence; 2003.
9. Corona-Rodriguez J, Torres-Labardini R, Velasco-Tizcareño M, Mora-Rincones O. Bilateral buccal bifurcation cyst: case report and

literature review. J Oral Maxillofac Surg. 2011 Jun;69(6):1694–6.

10. Zadik Y, Yitschaky O, Neuman T, Nitzan DW. On the self-resolution nature of the buccal bifurcation cyst. J Oral Maxillofac Surg. 2011 Jul;69(7):e282–4.

11. Pompura JR, Sándor GK, Stoneman DW. The buccal bifurcation cyst: a prospective study of treatment outcomes in 44 sites. Oral Surg Oral Med Oral Pathol Oral Radiol Endod. 1997 Feb;83(2):215–21.

12. Stoneman DW, Worth HM. The mandibular infected buccal cyst–molar area. Dent Radiogr Photogr. 1983;56(1):1–14.

13. David LA, Sándor GK, Stoneman DW. The buccal bifurcation cyst: in non-surgical treatment an option? J Can Dent Assoc. 1998 Nov;64(10):712–6.

14. Zhang LL, et al. Dentigerous cyst: a retrospective clinicopathological analysis of 2082 dentigerous cysts in British Columbia, Canada. Int J Oral Maxillofac Surg. 2010 Sep;39(9):878–82.

15. Norris LH, Piccoli P, Papageorge MB. Multiple dentigerous cysts of the maxilla and mandible: report of a case. J Oral Maxillofac Surg. 1987 Aug;45(8):694–7.

16. Güven O, Keskin A, Akal UK. The incidence of cysts and tumors around impacted third molars. Int J Oral Maxillofac Surg. 2000 Apr;29(2):131–5.

17. Johnson LM, Sapp JP, McIntire DN. Squamous cell carcinoma arising in a dentigerous cyst. J Oral Maxillofac Surg. 1994 Sep;52(9):987–90.

18. Yasuoka T, Yonemoto K, Kato Y, Tatematsu N. Squamous cell carcinoma arising in a dentigerous cyst. J Oral Maxillofac Surg. 2000 Aug;58(8):900–5.

19. Seward MH, et al. Eruption cyst: an analysis of its clinical features. J Oral Surg. 1973 Jan;31:31–5.

20. Nagaveni NB, Umashankara KV, Radhika NB, Maj Satisha TS. Eruption cyst: a literature review and four case reports. Indian J Dent Res. 2011;22:148–51.

21. Anderson RA. Eruption cysts: a retrograde study. ASDC J Dent Child. 1990 Mar–Apr;57(2):124–7.

22. Cataldo E, Berkman MD. Cysts of the oral mucosa in newborns. Am J Dis Child. 1968 Jul;116(1):44–8.

23. Souza LN, Souza AC, Gomes CC, Loyola AM, Durighetto AF Jr, Gomez RS, Castro WH. Conservative treatment of calcifying odontogenic cyst: report of 3 cases. J Oral Maxillofac Surg. 2007 Nov;65(11):2353–6.

24. Gorlin RJ, Pindborg JJ, Odont, Clausen FP, Vickers RA. The calcifying odontogenic cyst—a possible analogue of the cutaneous calcifying epithelioma of Malherbe. An analysis of fifteen cases. Oral Surg Oral Med Oral Pathol. 1962 Oct;15:1235–43.

25. Idia S, et al. Calcifying odontogenic cyst: radiologic findings in 11 cases. Oral Surg Oral Med Oral Pathol Oral Radiol Endod. 2006;101(3):356–62.

26. Phillips MD, Closmann JJ, Baus MR, Torske KR, Williams SB. Hybrid odontogenic tumor with features of ameloblastic fibro-odontoma, calcifying odontogenic cyst, and adenomatoid odontogenic tumor: a case report and review of the literature. J Oral Maxillofac Surg. 2010 Feb;68(2):470–4.

27. Buchner A. The central (intraosseous) calcifying odontogenic cyst: an analysis of 215 cases. J Oral Maxillofac Surg. 1991;49(4):330–9.

28. Swanson KS, Kaugars GE, Gunsolley JC. Nasopalatine duct cyst: an analysis of 334 cases. J Oral Maxillofac Surg. 1991 Mar;49(3):268–71.

29. Allard RH, van der Kwast WA, van der Waal I. Nasopalatine duct cyst. Review of the literature and report of 22 cases. Int J Oral Surg. 1981 Dec;10(6):447–61.

30. Suter VG, Sendi P, Reichart PA, Bornstein MM. The nasopalatine duct cyst: an analysis of the relation between clinical symptoms, cyst dimensions, and involvement of neighboring anatomical structures using cone beam computed tomography. J Oral Maxillofac Surg. 2011;69(10):2595–603.

31. Sumer AP, Celenk P, Sumer M, Telcioglu NT, Gunhan O. Nasolabial cyst: case report with CT and MRI findings. Oral Surg Oral Med Oral Pathol Oral Radiol Endod. 2010 Feb;109(2):e92–4.

32. Allard RH. Nasolabial cyst. Review of the literature and report of 7 cases. Int J Oral Surg. 1982 Dec;11(6):351–9.

牙源性肿瘤

Alfredo A. Dela Rosa, Sang Yoon Kim and Bonnie Padwa

概述

小儿牙源性囊肿较常见，但是牙源性肿瘤（odontogenictumors）并不常见。根据病理学表现，牙源性肿瘤分为三种类型：牙源性上皮肿瘤、牙源性间充质肿瘤和牙源性上皮间充质混合肿瘤。世界卫生组织（WHO）也对牙源性肿瘤的分类做出相关规定（表33.1）[1]。

牙源性上皮肿瘤（tumors of odontogenic epithelium）

成釉细胞瘤（ameloblastoma）

概述

成釉细胞瘤是一种牙源性上皮来源的肿瘤[1]，也是继牙瘤之后第二种最常见的牙源性肿瘤。成釉细胞瘤主要有三种类型，分别为实性或多囊型肿瘤（占所有病例的86%）、单囊型肿瘤（占所有病例的13%）和周围型肿瘤（占所有病例的1%）。各型造釉细胞瘤的治疗和预后不同[2]。

生物学和流行病学

成釉细胞瘤起源于牙板剩余上皮，是一种良性肿瘤，生长缓慢，有局部侵袭性。

- 单囊型：常见于年轻患者，50%的患者确诊年龄介于11~20岁。出现临床症状的平均年龄为23岁[2]，不存在性别差异。单囊型成釉细胞瘤有三种组织病理变异型（囊内型、囊腔型和囊壁型），不同变异型的治疗和预后不同[3]。囊壁变异型的病变位于囊壁外面，距周围骨质结构近，因此其侵袭性较囊内型和囊腔变异型强。
- 实性或多囊型：患者的发病年龄范围广，主要发

生年龄为30~70岁，偶见10~20岁发病。小儿患者罕见[2]。无性别差异。是一种良性肿瘤，但有局部侵袭性。

- 周围型成釉细胞瘤：常见于中年患者，平均年龄52岁[2]。
- 非洲裔儿童患成釉细胞瘤的概率增加。非洲裔小儿成釉细胞瘤具有患病部位偏向性，最常见于下颌联合区。其形态类型和成人肿瘤相似，而不是单囊型[4]。该疾病是否存在种族差异尚不明确，肿瘤发生率不详。
- 成釉细胞瘤可表现为恶性和转移性发展，这种肿瘤称为恶性或转移性成釉细胞瘤。其发生率占成釉细胞瘤的1%以下[2]。

临床表现

肿瘤可发生于上下颌，呈无症状肿胀和（或）膨大。疼痛和感觉异常不常见。

表 33.1　小儿牙源性肿瘤

牙源性上皮肿瘤
成釉细胞瘤
牙源性鳞状细胞瘤
牙源性腺样瘤
牙源性角化囊性瘤
牙源性钙化上皮瘤（又名 Pindborg 瘤）
牙源性透明细胞癌
牙源性骨内癌
牙源性间充质肿瘤
牙源性黏液瘤
成牙骨质细胞瘤
牙源性纤维瘤
牙源性混合肿瘤
成釉细胞纤维瘤
成釉细胞纤维 - 牙瘤 / 纤维牙本质瘤
牙瘤

- 单囊型成釉细胞瘤：多数和阻生齿相关，下颌第三磨牙部位为最常见发病部位。
- 实性和多囊型：多发生在下颌，一般在下颌后部[5]。

鉴别诊断

牙源性和非牙源性病变的临床和放射影像表现相似。

- 含牙囊肿
- 牙源性角化囊性瘤
- 成釉细胞瘤
- 牙源性黏液瘤
- 巨细胞病变
- 淋巴瘤
- 朗格汉斯细胞组织细胞增生症

诊断

体格检查

- 常见颊和（或）舌侧骨皮质膨出
- 常无痛觉
- 可引起牙根吸收和（或）移位
- 单囊型成釉细胞瘤：常和下颌未萌出的第三磨牙相关

影像学检查　全景射片：

- 单囊型成釉细胞瘤：呈边界清楚的透亮区，常位于下颌未萌出第三磨牙周围，和含牙囊肿相似（图33.1和图33.2）[3]。
- 多囊型成釉细胞瘤：呈多房透亮病变，常用"肥皂泡"或"蜂巢状"形容，透亮区可见不规则扇形边缘。

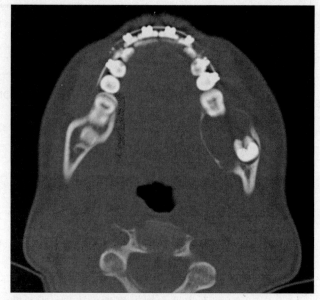

图33.2　轴位计算机断层扫描（CT），示单房病变，见颊舌质变薄膨大，未见皮质穿孔或软组织侵袭

- 实性变异型：呈单房透亮病变，一般情况下和牙冠不相关。

病理

文献曾对单囊型成釉细胞瘤的三种病理组织变异型进行描述（见图33.3、图33.4a和图33.4b）[2, 3]。单囊型成釉细胞瘤囊腔型局限于囊腔腔衬里，单囊型成釉细胞瘤囊内型含肿瘤结节，从囊腔衬里伸入囊腔内。单囊型成釉细胞瘤囊壁型中，纤维囊壁被肿瘤结节浸润。实性和多囊型也有多种变异型，其中滤泡型和丛状型最常见；还由一些其他不常见的

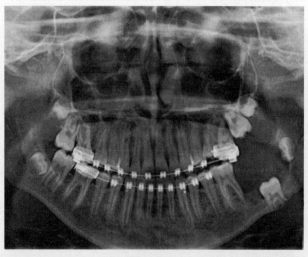

图33.1　全景片，示大单房透亮病变，位于左侧下颌，和下颌第二低位阻生磨牙牙冠相关，病变范围自第一磨牙到下颌升支中部，可见第三磨牙牙胚移位

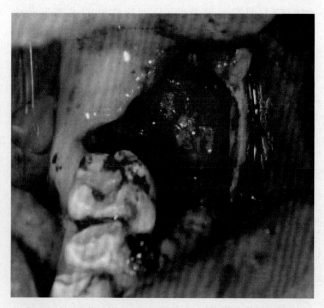

图33.3　术中患处照片，示第二、三磨牙摘除和拔除后

图 33.4　囊肿外表面大体标本(a)；可见第二磨牙根部。囊肿内侧充满突起(b)

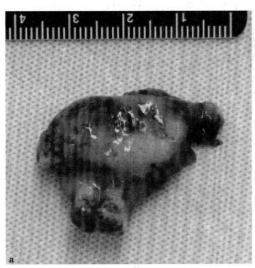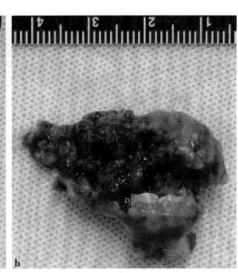

变异型，如颗粒细胞型、结缔组织增生型、棘皮瘤型和基底细胞型。滤泡型的纤维间质内可见牙源性上皮岛，其基底细胞较高，呈柱状和多染色质(深染)。细胞核距基底膜较远(极性相反)。成釉细胞瘤细胞的有丝分裂活动罕见。

治疗及预后

- 单囊型成釉细胞瘤囊腔和囊内型：摘除及刮除术后应密切随访[3,6]；摘除及刮除术后复发率低于 25%[7]。手术过程中，病变组织应行冰冻切片检查，鉴别成釉细胞瘤的变异分型[3]。如有证据显示纤维包膜受累，则肿瘤为囊壁型，应行边缘切除术，切除边缘外约 1cm。
- 实性和多囊型：骨边缘切除，切除边缘外约 1～1.5cm，同时切除未受累的解剖屏障边缘[8]。仅摘除和刮除术无法充分治疗该分型，否则其复发率高达 50%～60%[9]；广泛切除后复发率仅2%～4.5%[8,9]。
- 因复发可发生于较后期，因此，治疗后随访须持续至少 10 年[10]。

牙源性鳞状细胞瘤(squamous odontogenic tumor)

概述

　　牙源性鳞状细胞瘤是一种罕见的良性牙源性上皮肿瘤。该疾病首次于 1975 年描述，至今文献已经报道不足 50 例病例[11,12]。

生物学和流行病学

　　因牙板上皮剩余或 Malassez 上皮剩余致瘤性转化致病[11,12]。

- 发生于已萌出牙齿根侧面的牙周韧带骨内[11,12]。
- 发病年龄范围广泛，可见于 20～70 岁，多发生于 20～30 岁[12]。
- 无性别差异[12]。

临床表现

- 最常见主诉为局部牙龈肿痛，伴相关牙齿松动，25% 的患者无症状[2]。
- 上下颌骨发病率无显著差异[13]。

鉴别诊断

- 含牙囊肿
- 根尖囊肿
- 成釉细胞瘤
- 鳞状细胞癌

诊断

体格检查

- 多数病变较小，其直径小于 1.5cm[2](图 33.5)。
- 松动牙齿牙龈肿胀、压痛。

影像学检查

- 全景 X 线照片：检查结果不定，无法作为确诊手段(图 33.6)。可大可小，可呈不规则状，也可呈边界光滑的半圆透亮区。见于牙槽骨内沿牙根侧面走行[14]。

病理

　　该肿瘤由许多中心角质化和钙化的高分化鳞状上皮岛构成，成熟纤维结缔组织间质间可见散在囊性退化[15]。和成釉细胞瘤中的鳞状上皮化生相似，其不同点在于周围缺乏柱状栅栏样核细胞。该病变未见任何细胞核极化，细胞缺乏非典型有丝分裂，通过这一点可和高分化鳞状细胞癌鉴别。

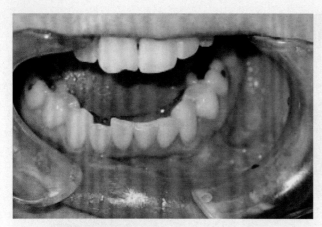

图 33.5　女性患者，35 岁，示其左颊侧牙龈肿胀

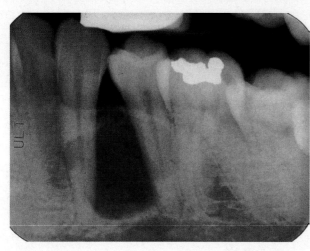

图 33.6　根尖片，示相邻牙根间牙槽骨内的不规则透亮病变区，边界清晰

治疗

摘除术和刮除术治疗[8]。

结局

复发罕见，多数复发原因为切除不完全。通常可再次切除后治愈。百分之二十的患者在其他部位发生新病灶[15]。

牙源性腺样瘤（adenomatoid odontogenic tumor，AOT）

概述

牙源性腺样瘤是一种良性错构瘤，最初，研究者将该疾病作为成釉细胞瘤的一个变异型[2, 16, 17]。但是，两者的临床特征和生物学行为显著不同。Philipsen 和 Birn[16] 首次使用牙源性腺样瘤这一术语；1971 年，世界卫生组织对该疾病进行分类[16, 17]。

生物学和流行病学

牙源性腺样瘤是一种良性肿瘤，仅占所有牙源性肿瘤的 3%～7%[2, 17]。病变源于牙板上皮残留。

- 三种变异性：滤泡型、滤泡外型和周围型[16, 17]。滤泡型是该疾病的主要变异型（75%），主要是中央骨内病变伴随阻生牙[2, 13, 16-18]。滤泡外型也是一种骨内病变，但不伴有牙齿阻生。周围型十分罕见，多为骨外病变。
- 年轻患者多发，诊断年龄多在 11～20 岁之间。
- 女性多发，女男比例为 2∶1。

临床表现

肿瘤常无症状，多在对未萌牙行影像学检查时偶然发现。牙源性腺样瘤多发生于上颌前部[2, 13, 16-18]。

鉴别诊断

- 牙源性角化囊性瘤
- 成釉细胞瘤
- 含牙囊肿
- 牙源性钙化囊肿
- 牙源性钙化上皮瘤

诊断

体格检查

- 尺寸：直径常小于 3cm。
- 病变较大时可引起软性骨膨大[2]。

影像学检查

- 全景 X 线照片：可见边界清楚的梨形透亮区。百分之七十五的患者伴未萌牙。和附着在阻生牙釉牙骨质界的含牙囊肿不同，附着在阻生牙的牙源性腺样瘤多位于牙根表面顶部[2, 13]。透亮病灶区内可见细小钙化。

病理

肿瘤组织的包膜结构较厚，由结节和上皮细胞巢构成，围绕同一中心构成玫瑰花样结构。也可见小钙化病灶。其特征是，中空管状结构外包一层柱状或立方上皮细胞结构[2, 13]。

治疗

摘除术为主要治疗手段，手术时应确保完整去除包膜结构。

- 复发罕见。
- 因为牙源性腺样瘤没有侵袭性行为方面的文献记录，因此医师应鉴别牙源性腺样瘤和成釉细胞瘤，避免针对牙源性腺样瘤采取侵袭性肿瘤手术治疗。

牙源性角化囊性瘤（keratocystic odontogenic tumor，KCOT）

概述

牙源性角化囊性瘤是一种良性牙源性骨内囊性瘤，可能具有局部破坏性，复发率高。该病变曾用名为牙源性角化囊肿，2005年世界卫生组织将其重命名为牙源性角化囊性瘤（因为该名称更能够反映该病变的肿瘤性质）[1, 19]。

生物学和流行病学

牙源性角化囊性瘤源于牙板上皮细胞剩余[20]。近期研究显示，*PTCH* 基因在散发性牙源性角化囊性瘤中发挥重要作用。

- 患者年龄范围广泛，从10～90岁均可能发病，峰值发病年龄范围为20～30岁[21]。
- 男性发病率略高。
- 如果同时患有多处病变，则应检查患者是否存在痣样基底细胞癌综合征（Gorlin 综合征）的其他症状。

临床表现

较小的牙源性角化囊性瘤常无症状，多在常规射线检查时偶然发现。较大的牙源性角化囊性瘤可能引起肿胀、疼痛或继发感染。

鉴别诊断

- 含牙囊肿
- 成釉细胞瘤
- 成釉细胞纤维瘤
- 朗格汉斯细胞组织细胞增生症
- 骨巨细胞瘤
- 动脉瘤样骨囊肿

诊断

体格检查

- 多数病变位于下颌骨后方第三磨牙区[21]。
- 牙齿可发生移位，但牙根吸收较罕见。
- 骨膨大和波动感，如出现该症状，则可能发生骨皮质吸收或穿孔。

影像学检查

- 全景 X 线照片：界限清楚的透亮区，边界光滑（图33.7和33.8）。百分之二十五到百分之四十的病例伴有未萌牙[2]。可致下牙槽神经向下移位。

病理

肉眼检查，囊腔内可见干酪样物质或透明液体。

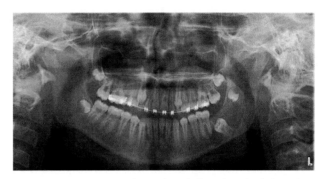

图33.7 全景 X 线照片，示左下颌体及和下颌升支大的透亮病变区，伴有第二磨牙阻生，第三磨牙上方移位

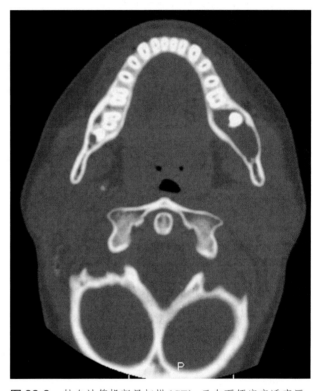

图33.8 轴向计算机断层扫描（CT），示左下颌病变透亮区，骨皮质完整，可见轻微颊侧和舌侧皮质膨大

内层薄脆。镜下检查，内上皮层由均匀的复层鳞状上皮构成，厚度为5～8层细胞，无上皮钉突。囊腔表面可见角化不全上皮。可见界限清楚的柱状或立方细胞基层[21]。

治疗

牙源性角化囊性瘤的治疗尚存争议，常见治疗建议为袋形缝合术和减压术、摘除术（刮除或不刮除）、周围骨切除术和（或）冷冻疗法以及切除术。

- 目前研究者尚未在最佳治疗方法上达成共识。虽然切除术的治愈率高、复发率低，但是，会导致很大程度的功能障碍。摘除术（伴或不伴刮除术）、周围骨切除术或冷冻疗法可保留颌骨结构,但其复发率较高。

- 近期研究表明,患处解压并植入支架(每日灌洗) 9 个月后行囊肿切除术[13],结果显示残留上皮 去分化,复发率较低[22]。

结局

牙源性角化囊性瘤复发率较高的原因可能是未 能完全切除或存在残余上皮岛(子囊肿)。

- 完全移除急性感染性或多房牙源性角化囊性瘤 的困难较大,因此其复发率较高。
- 摘除术的复发率最高,达 17%~56%,尤其是分 段摘除牙源性角化囊性瘤时[23]。
- Marker 等发现,先进行囊肿切除术再进行减压 术治疗的患者复发率较低(8.7%)[24]。

与其他疾病状态和综合征的关系

- 痣样基底细胞癌综合征(nevoid basal cell carcinoma syndrome, NBCCS):痣样基底细胞癌综合征又名 Gorlin 综合征或 Gorlin-Goltz 综合征[25],Gorlin 和 Goltz 于 20 世纪 60 年代首先描述该疾病,称其 是一种由多发性基底细胞癌、牙源性角化囊肿 和分叉肋构成的三合一综合征。
- 74% 的痣样基底细胞癌综合征患者可发生牙源 性角化囊性瘤,其中 80% 的患者在 20 岁时出现 首个肿瘤[26]。
- 从广义上来说,其临床表现的范围还包括表皮 囊肿、大脑镰钙化、掌跖点凹、分叉肋(八字形、 融合、部分缺失)和眶距增宽(图 33.9 和 33.10)。 还有一些不常见临床症状,如颈椎或胸椎隐性 脊柱裂、神经母细胞瘤、卵巢钙化性纤维瘤及精 神发育迟滞[26]。
- 常染色体显性遗传病,外显率较高,表现度多变。 近期研究发现,该疾病和染色体 9q22.3-Q31 的 PTCH 基因突变具有相关性[26]。

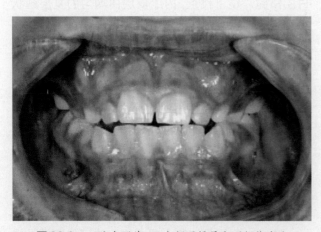

图 33.9   口腔内照片,示上颌牙槽骨和下颌体膨隆

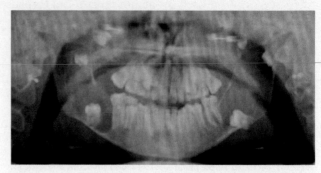

图 33.10   全景 X 线照片,示双侧下颌骨透亮病变区,从第 一磨牙到整个下颌升支。第二磨牙移位到下缘,正在发育的 第三磨牙胚向上位移位。左右上颌可见多个透亮病变区,同 时可见多个牙齿发生移位

牙源性间充质肿瘤(tumors of odontogenic mesenchyme)

牙源性黏液瘤(odontogenic myxoma)

概述

牙源性黏液瘤是一种罕见的良性肿瘤,仅占所 有牙源性肿瘤的 3%~6%[27, 28]。

生物学和流行病学

研究者认为,牙源性黏液瘤是一种牙源性外胚 层间充质引起的骨内肿瘤,有局部侵袭浸润性。胶 原含量较相对大时,常用黏液纤维瘤这一术语表示 该疾病。

- 常伴有阻生牙或发育性牙齿缺失[29]。
- 见于青壮年,平均年龄为 30 岁。Kafee 等对 164 例病例回顾研究发现,10~40 岁的发病率为 75%。 这项研究中,7% 的患者在 10 岁前发病。
- 女性多发,女男比例为 1.5∶1[30]。

临床表现

常累及下颌骨。在 Kafee 的研究中,109 例患者 (66%)下颌骨受累,55 例患者(34%)上颌骨受累。

- 较小病变常无症状,常在放射检查时偶然发现。
- 较大病变可引起骨结构无痛性膨大,致面部畸形。

鉴别诊断

- 牙囊
- 牙源性角化囊性瘤
- 造釉细胞瘤
- 造釉细胞纤维瘤
- 牙源性纤维瘤

诊断

体格检查

- 见于磨牙和前磨牙区,常伴有牙齿阻生。如在上颌骨,则容易致上颌窦消失。
- 常见骨皮质膨大和穿孔。
- 可引起肿瘤区牙齿移位或牙体吸收,后者少发。
- 一般不引起感觉变化。

影像学检查

全景 X 线照片:临床表现多变,可表现为小的单房透亮区或大的多房透亮区(图 33.11)。多数病变呈透亮区表现,12.5% 的病变呈混合表现,7% 的病变呈不透亮区表现[30]。边缘常呈不规则或扇形。变薄的骨小梁呈"肥皂泡"、"蜂巢"、"网球拍"、"束状"和(或)"蜘蛛网状"[2, 29]。但是,上述影像学表现对该疾病不具有特异性。

病理

肉眼检查,可见肿瘤无包膜,呈灰白色至黄褐色。外观检查,可见肿瘤呈反光、半透明、均匀状,柔软橡胶状,呈凝胶质地[2]。肿瘤边界不清。显微镜下,可见松散黏液质内星状、纺锤状和圆形细胞及少许胶原纤维[31, 32]。黏液样基质内透明质酸和硫酸软骨素含量丰富。值得注意的是,黏液瘤无有丝分裂的功能。

治疗

治疗尚存争议[28]。

- 黏液瘤无包膜,常浸润周围组织,因此,一直以来,手术治疗时,提倡切除黏液瘤边缘外 1cm 和未受累解剖屏障[13, 28, 33]。
- 手术可造成面部损形,影响面部发育,因此针对儿童群体应尽量避免手术治疗[28, 33]。Wachter 建议结合摘除术和外围骨切除术,环形切除肿瘤边缘外 0.5~1.0mm 的骨结构[34]。此外,Rotenberg 等的研究和探讨表明,保守切除术(缩小切除范围或明显组织平面)是小儿上颌黏液瘤的有效治疗方法[35]。

结局

复发率约为 25%。

- 如果复发,一般出现于治疗后两年内[35]。
- 复发率较高的原因可能是切除不完全,而非肿瘤的内在生物学行为。松质骨局部浸润可能超出放射影像的可见边缘和包膜缺失是造成切除不完全的潜在原因[36]。

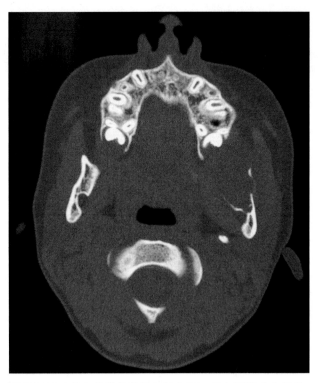

图 33.11 轴向计算机断层扫描(CT),示左下颌升支病变,见皮质骨侵蚀和颊舌侧膨大

成牙骨质细胞瘤(cementoblastoma)

概述

成牙骨质细胞瘤是一种罕见的肿瘤,占所有牙源性肿瘤的 1% 以下[2]。因结缔组织发生牙骨质样钙化,病变延续到邻近的牙根部[1]。

生物学和流行病学

成牙骨质细胞瘤是一种良性外胚间充质牙源性肿瘤,可形成和牙根相连的牙骨质或牙骨质样组织肿物,常发生在下颌前磨牙或第一磨牙。

- 无性别差异
- 年龄分布:已报道百余例病例,年龄范围为 8~44 岁,平均年龄为 20 岁[1]。

临床表现

病变多见于下颌,上颌相对少[1, 2]。病变常伴肿痛。

鉴别诊断

- 牙源性钙化肿瘤
- 成牙骨质细胞瘤
- 成牙骨质样骨化纤维瘤
- 牙瘤
- 骨母细胞瘤

诊断

体格检查

- 牙槽骨颊侧和（或）舌侧／上腭触痛性肿胀。
- 病变直径范围：0.5～5.5cm[13]。
- 受累牙活力正常。
- 感觉异常较罕见[37]。

影像学检查

- 全景X线照片：界限清楚的不透亮或半透亮病变（图33.12），外侧由附着在牙根上的薄层透亮圆环包绕。可呈圆形或不规则形状，常见斑驳纹理[37]。常出现牙根吸收，可见牙根轮廓缺失和周围牙周韧带间隙消失。

病理学

肉眼检查，见牙根处附着圆形或结节肿物（图33.13）。显微镜下观察，可见成片的牙骨质样钙化组织，常呈辐射状排列[1]。肿物和牙根融合，可见牙根吸收。

治疗

主要治疗手段为清除病灶、拔除受累牙后再行刮除术和周围骨切除术[13]。

结局

据文献报道，其复发率为37.1%[37]，原因可能是未完全清除。

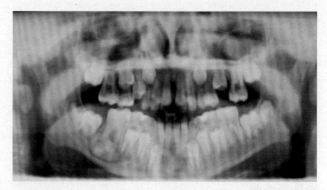

图33.12 全景X线照片，示不透亮肿物包绕并替代右侧第一磨牙根根尖部分，还可见周围薄层透亮区

牙源性混合型肿瘤（mixed odontogenic tumors）

成釉细胞纤维瘤（ameloblastic fibroma）

概述

成釉细胞纤维瘤是一种罕见肿瘤，仅占牙源性肿瘤的2%[38]。成釉细胞纤维瘤是一种上皮和间充质源性混合良性肿瘤，不累及牙体硬组织。

生物学和流行病学

成釉细胞纤维瘤源于成釉器上皮和原始牙髓的牙源性间充质。

- 常在20岁前确诊[39]，平均年龄为16岁[39]，但是也有7周龄婴儿的报道[40]。
- 未发现性别差异。

临床表现

较小的肿瘤常无症状，较大的肿瘤常伴无痛性肿大[1, 13]。

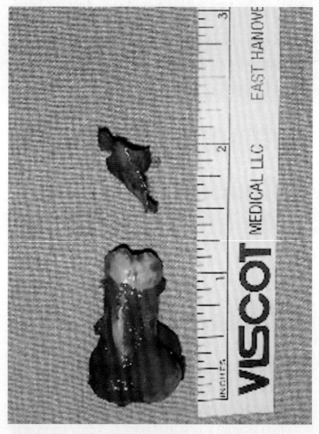

图33.13 大体标本，示附着在牙根上的圆形／结节样肿物

鉴别诊断

- 含牙囊肿
- 牙源性角化囊性瘤
- 牙源性腺样瘤
- 成釉细胞纤维瘤
- 牙源性黏液瘤
- 成釉细胞瘤
- 骨化性纤维瘤
- 巨细胞病变

诊断

体格检查

- 患处无触痛性肿胀（图 33.14）。
- 下颌骨后部为最常见发病部位，该部位病变占所有病变的 70%[2]。
- 皮质膨大可引起牙齿移动，但很少引起牙根吸收[13]。

影像学检查

- 全景 X 线照片：表现为单房或多房透亮病变区，分界清楚[1, 13]（图 33.15）。大小范围为 1～8cm[41]。75% 的病变伴未萌牙，和含齿囊肿相似[41]。

病理

肉眼检查，标本呈实性软组织肿物，外表光滑。镜下检查，可见细胞丰富的间叶组织（类似原始牙乳头）和增生牙源性上皮层混合组织。上皮组织由狭长牙源性上皮排列而成，含两层较厚的立方或柱状细胞。间充质部分由饱满的星形和卵圆形细胞构成，基质排列松散（类似于牙乳头），未见胶原蛋白基质[1, 41]。

治疗

局部切除或刮除术的复发风险较高，治疗不充分可致恶性转化。

- 陈等人[39]发现，年轻患者（22 岁以下）的恶性转化率显著较低，其五年恶变率为 3.3%。因此，

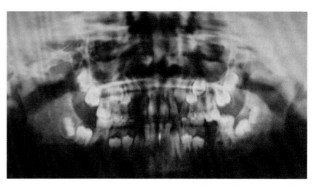

图 33.15 全景 X 线照片，示左侧下颌透亮病变区，病变自下颌切迹延伸至下颌下缘

对于 22 岁以下的年轻患者，采取保守方法治疗比较合理[1, 6, 13, 41]。

- 对于 22 岁以上的复发性成釉细胞纤维瘤患者或肿瘤体积较大的患者，手术切除是首选治疗方法[39]。

结局

整体复发率为 33.3%[39]，其中 90% 的复发发生于接受摘除术和刮除术治疗的患者。最长的复发间隔时间为 96 个月。

- 复发率较高的可能原因是残余肿瘤重新生长。
- 纤维肉瘤的恶变率为 11.4%。约 45% 的成釉细胞纤维肉瘤由复发性成釉细胞瘤发展而来[13]。

成釉细胞纤维 - 牙瘤 / 成釉细胞纤维牙本质瘤（ameloblastic fibro-odontoma/ fibrodentinoma）

概述

成釉细胞纤维 - 牙瘤比成釉细胞纤维瘤更罕见，仅占牙源性肿瘤的 1%～3%[41]。人们认为，该疾病是在牙釉质和牙本质形成过程中牙齿形成异常所致，因此，该疾病和牙瘤有一定相似性。如果病变只含牙本质，则称为成釉细胞纤维牙本质瘤。

生物学和流行病学

该疾病是一种因牙源性上皮和间充质增殖受限导致的骨内病变，可产生一些釉质，但多数为牙本质。该疾病没有侵袭性，增长至最大尺寸后即停止生长。

- 病变原因尚不清楚，但是初步认为可能与外伤、感染或遗传因素相关。
- 多数病变（98%）发生在 20 岁之前，平均年龄为 9 岁。
- 男性稍多发[1]。

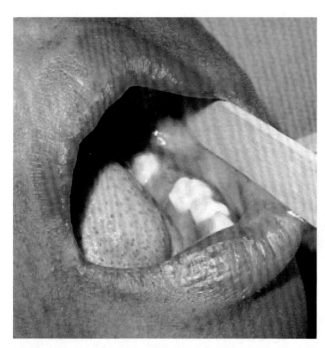

图 33.14 口腔内检查，示左侧下颌第一磨牙移位，伴下颌骨颊侧膨隆

临床表现

病变通常无症状，常在放射片检查时偶然发现，多见于萌牙失败处。表现为生长缓慢的无痛性膨大病变[1]。

鉴别诊断

- 牙瘤
- 成釉细胞纤维 - 牙瘤
- 牙源性钙化囊肿
- 成牙骨质细胞瘤
- 纤维异常增殖症
- 骨母细胞瘤

诊断

体格检查

- 肿瘤（54%）多数发生于下颌后部，其次为上颌后部[2, 42]。
- 多数病变伴有未萌出牙齿[1]。

影像学检查

- 全景 X 线照片：呈单房透亮区，含不同数量的钙化物，其密度和牙齿相近[1]（图 33.16a-c）。可伴邻牙牙根吸收。

病理

镜下检查，肿瘤边界清楚，部分肿瘤组织的构成和造釉细胞纤维瘤组织的构成相同（细胞丰富的间质组织内见牙源性上皮束分散其间），该肿瘤也可和牙源性上皮及牙乳头、成釉器及间充质细胞混合存在[1, 2, 13]（图 33.17a, b）。钙化部分由釉质和牙本质灶构成。

治疗

主要治疗手段为摘除术和刮除术[38]。

- 术中病变界限清楚，可轻易分离病灶和周围骨结构。

结局

预后良好，复发较罕见[1]。

- 摘除术和刮除术后自发成骨，年轻患者术后 9～12 个月即可填充缺损[8]。

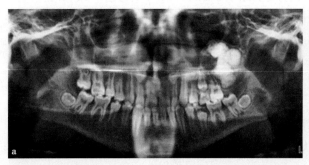
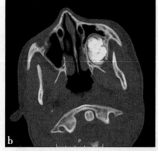
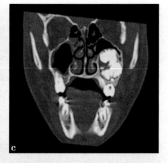

图 33.16　全景 X 线照片和计算机断层扫描（CT），示左侧上颌后部较大透亮 / 不透亮混合病变区（a、b、c）。病变含牙样密度组织，周围为薄层软组织边缘

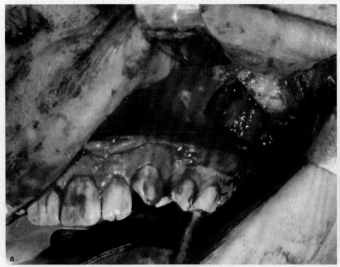
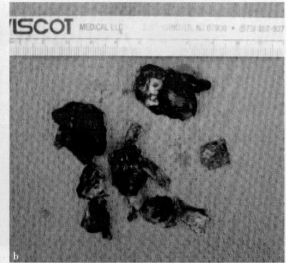

图 33.17　a. 术中照片，示硬组织病变；b. 标本

牙瘤（混合型和复合型）odontoma（compound vs. complex）

概述

颌骨最常见的牙源性肿瘤[1,2,8]。该疾病是一种上皮细胞和间质细胞源性的混合型牙源性肿瘤[1,2,6,8]。有两种牙瘤类型：组合性牙瘤和混合性牙瘤。组合性牙瘤由多个小齿样结构构成，而混合性牙瘤则由牙釉质和牙本质肿物构成，不存在明显的牙齿样结构。两种类型可同时存在[1]。

生物学和流行病学

该病变属于发育异常，不是真正的肿瘤。牙瘤可伴牙源性钙化囊肿（第 32 章）[9]。

- 组合性牙瘤和混合性牙瘤稍有差异，组合性牙瘤多发于上颌骨和颌骨前部，混合性牙瘤则多发于下颌骨和颌骨后部。
- 多数牙瘤确诊于 20 岁以前[1]。
- 未发现性别差异。

临床表现

几乎所有牙瘤均不表现任何症状，常在乳牙滞留和（或）恒牙萌出延迟的常规牙科放射片检查时发现。该疾病一般不会导致面部肿胀或疼痛。

鉴别诊断

- 纤维 - 牙瘤
- 骨瘤
- Gardner 综合征
- 成釉细胞瘤
- 牙源性钙化囊肿伴牙瘤
- 牙源性钙化上皮瘤（Pindborg 瘤）伴牙瘤。

诊断

体格检查

- 放射检查可诊断
- 如病变较大，则临床检查时可见牙槽骨膨大

影像学检查

全景 X 线片：

- 组合性牙瘤：不透亮肿物，含多个大小不同的牙齿样结构（图 33.18）。
- 混合性牙瘤：密集的不透亮钙化肿物，无明显牙齿样结构。

病理

组合性牙瘤和混合性牙瘤组织病理学很难鉴别，鉴于两者的治疗方式相同，因此鉴别两种类型的组织病理表现无显著临床意义。组合性牙瘤还可见

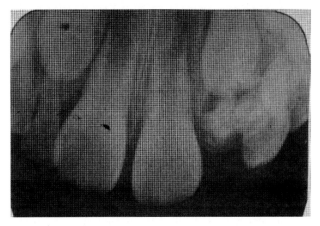

图 33.18　组合性牙瘤，可见多个阻碍左上侧切牙萌出的不透亮结构

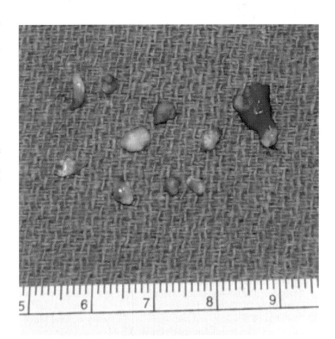

图 33.19　多个牙齿样结构伴牙囊典型组合性牙瘤

结缔组织包膜（图 33.19）。

治疗

- 简单摘除或是刮除。
- 预后好没有复发。

王　华　马　宁　译
赵振民　校

参考文献

1. Barnes L, Eveson J, Reichart P, Sidransky D. World health organization classification of tumours: pathology and genetics of the head and neck tumours. Lyon: IARC Press; 2005. pp 283–327.
2. Neville BW, Damm DD, Allen CM, Bouquot JE. Oral and maxillofacial pathology. 3rd ed. St. Louis: Saunders; 2009. pp 678–732.

3. Miloro M, Ghali GE, Larsen PE, Waite P. Peterson's oral and maxillofacial surgery. 2nd ed. Hamilton: BC Decker; 2004.pp 575–96.

4. Ord RA, Blanchaert RH Jr, Nikitakis NG, Sauk JJ. Ameloblastoma in children. J Oral Maxillofac Surg. 2002;60(7):762–70; discussion, 770–1.

5. Kessler HP. Intraosseous ameloblastoma. Oral Maxillofac Surg Clin North Am. 2004;16(3):309–22.

6. Kaban LB, Troulis MJ. Pediatric oral and maxillofacial surgery. Philadelphia: Saunders; 2004. pp 212–46.

7. Philipsen HP, Reichart PA. Unicystic ameloblastoma. A review of 193 cases from the literature. Oral Oncol. 1998;34(5):317–25.

8. Marx RE, Stern D. Oral and maxillofacial pathology: a rationale for diagnosis and treatment. Carol Stream: Quintessence Publishing Co; 2003. pp 637–85.

9. Becker R, Pertl A. [On the therapy of ameloblastoma]. Dtsch Zahn Mund Kieferheilkd Zentralbl Gesamte. 1967;49:423.

10. Fitzgerald GW, Frenkiel S, Black MJ, Rochon L, Baxter JD. Ameloblastoma of the jaws: a 12 year review of the McGill experience. J Otolaryngol. 1982;11(1):23–8.

11. Pullon PA, Shafer WG, Elzay RP, Kerr DA, Corio RL. Squamous odontogenic tumor. report of six cases of a previously undescribed lesion. Oral Surg Oral Med Oral Pathol. 1975;40(5):616–30.

12. Baden E, Doyle J, Mesa M, Fabie M, Lederman D, Eichen M. Squamous odontogenic tumor. report of three cases including the first extraosseous case. Oral Surg Oral Med Oral Pathol. 1993;75(6):733–8.

13. Fonseca R, Marciani R, Turvey T. Oral and maxillofacial surgery. 2nd ed. St. Louis: Saunders; 2009. pp 466–538.

14. Cillo JE Jr, Ellis E 3rd, Kessler HP. Pericoronal squamous odontogenic tumor associated with an impacted mandibular third molar: a case report. J Oral Maxillofac Surg. 2005;63(3):413–6.

15. Lin YL, White DK. Squamous odontogenic tumor. Oral Maxillofac Surg Clin North Am. 2004;16(3):355–7.

16. Philipsen HP, Srisuwan T, Reichart PA. Adenomatoid odontogenic tumor mimicking a periapical (radicular) cyst: a case report. Oral Surg Oral Med Oral Pathol Oral Radiol Endod. 2002;94(2):246–8.

17. Lee JK, Lee KB, Hwang BN. Adenomatoid odontogenic tumor: a case report. J Oral Maxillofac Surg. 2000;58(10):1161–4.

18. Philipsen HP, Reichart PA, Zhang KH, Nikai H, Yu QX. Adenomatoid odontogenic tumor: Biologic profile based on 499 cases. J Oral Pathol Med. 1991;20(4):149–58.

19. Madras J, Lapointe H. Keratocystic odontogenic tumour: reclassification of the odontogenic keratocyst from cyst to tumour. J Can Dent Assoc. 2008;74(2):165–165h.

20. Stoelinga PJ. Etiology and pathogenesis of keratocysts. Oral Maxillofac Surg Clin North Am. 2003;15(3):317–24.

21. Shear M. Odontogenic keratocysts: clinical features. Oral Maxillofac Surg Clin North Am. 2003;15(3):335–45.

22. August M, Faquin WC, Troulis MJ, Kaban LB. Dedifferentiation of odontogenic keratocyst epithelium after cyst decompression. J Oral Maxillofac Surg. 2003;61(6):678–83; discussion 683–4.

23. Forssell K, Forssell H, Kahnberg KE. Recurrence of keratocysts. A long-term follow-up study. Int J Oral Maxillofac Surg. 1988;17(1):25–8.

24. Marker P, Brondum N, Clausen PP, et al. Treatment of large odontogenic keratocysts by decompression and later cystectomy. a long-term follow-up and a histologic study of 23 cases. Oral Surg Oral Med Oral Pathol Oral Radiol Endod. 1996;82(2):122–31.

25. Gorlin RJ, Goltz RW. Multiple nevoid basal-cell epithelioma, jaw cysts and bifid rib: a syndrome. N Engl J Med. 1960;262:908–12.

26. Kimonis VE, Goldstein AM, Pastakia B, et al. Clinical manifestations in 105 persons with nevoid basal cell carcinoma syndrome. Am J Med Genet. 1997;69:299–308.

27. White SC, Pharoah MJ. Oral radiology: principles and interpretation. 6th ed. St Louis: CV Mosby; 2009. pp 366–404.

28. King TJ 3rd, Lewis J, Orvidas L, Kademani D. Pediatric maxillary odontogenic myxoma: a report of 2 cases and review of management. J Oral Maxillofac Surg. 2008 May;66(5):1057–62.

29. Brannon RB. Central odontogenic fibroma, myxoma (odontogenic myxoma, fibromyxoma), and central odontogenic granular cell tumor. Oral Maxillofac Surg Clin North Am. 2004;16(3):359–74.

30. Kaffe I, Naor H, Buchner A. Clinical and radiological features of odontogenic myxoma of the jaws. Dentomaxillofac Radiol. 1997;26(5):299–303.

31. Halfpenny W, Verey A, Bardsley V. Myxoma of the mandibular condyle. A case report and review of the literature. Oral Surg Oral Med Oral Pathol Oral Radiol Endod. 2000;90(3):348–53.

32. Lo Muzio L, Nocini P, Favia G, Procaccini M, Mignogna MD. Odontogenic myxoma of the jaws: a clinical, radiologic, immunohistochemical, and ultrastructural study. Oral Surg Oral Med Oral Pathol Oral Radiol Endod. 1996;82(4):426–33.

33. Fenton S, Slootweg PJ, Dunnebier EA, Mourits MP. Odontogenic myxoma in a 17-month-old child: a case report. J Oral Maxillofac Surg. 2003;61(6):734–6.

34. Wachter BG, Steinberg MJ, Darrow DH, McGinn JD, Park AH. Odontogenic myxoma of the maxilla: a report of two pediatric cases. Int J Pediatr Otorhinolaryngol. 2003;67(4):389–93.

35. Rotenberg BW, Daniel SJ, Nish IA, et al. Myxomatous lesions of the maxilla in children: a case series and review of management. Int J Pediatr Otorhinolaryngol. 2004;68:1251–6.

36. Pahl S, Henn W, Binger T, Stein U, Remberger K. Malignant odontogenic myxoma of the maxilla: case with cytogenetic confirmation. J Laryngol Otol. 2000;114(7):533–5.

37. Brannon RB, Fowler CB, Carpenter WM, Corio RL. Cementoblastoma: an innocuous neoplasm? A clinicopathologic study of 44 cases and review of the literature with special emphasis on recurrence. Oral Surg Oral Med Oral Pathol Oral Radiol Endod. 2002;93(3):311–20.

38. Cohen DM, Bhattacharyya I. Ameloblastic fibroma, ameloblastic fibro-odontoma, and odontoma. Oral Maxillofac Surg Clin North Am. 2004;16(3):375–84.

39. Chen Y, Wang JM, Li TJ. Ameloblastic fibroma: a review of published studies with special reference to its nature and biological behavior. Oral Oncol. 2007;43(10):960–9.

40. Mosby EL, Russell D, Noren S, Barker BF. Ameloblastic fibroma in a 7 week old infant, a case report and review of the literature. J Oral Maxillofac Surg. 1998;56:368–72.

41. Philipsen HP, Reichart PA, Praetorius F. Mixed odontogenic tumours and odontomas. considerations on interrelationship. review of the literature and presentation of 134 new cases of odontomas. Oral Oncol. 1997;33(2):86–99.

42. Miller AS, Lopez A-CF, Pullon PA, et al. Ameloblastic fibro-odontoma: report of seven cases. Oral Surg. 1976;41:354–65.

甲状旁腺肿瘤

Biren P. Modi and Stephen A. Huang

34

概述

小儿甲状旁腺肿瘤（parathyroid tumors）极其罕见。除散发性甲状旁腺腺瘤外，多数小儿甲状旁腺的病理生理和综合征性内分泌疾病相关，尤其与多发性内分泌腺瘤综合征 1 型和 2a 型（multiple endocrine neoplasia syndromes，MEN 1，MEN 2a）或肾功能障碍相关[1]。手术干预的指征是确定存在甲状旁腺功能障碍。

甲状旁腺功能障碍的常见临床表现为甲状旁腺功能亢进。但是，小儿甲状旁腺功能亢进十分罕见，且肿瘤（甲状旁腺癌或副癌综合征）不能导致小儿甲状旁腺功能亢进[2]。甲状旁腺功能亢进症可作为原发疾病（如 MEN 综合征）、继发疾病或三级疾病（如肾功能不全）等的临床表现。

要点

- 小儿甲状旁腺肿瘤极其罕见。
- 甲状旁腺功能障碍的常见临床表现为甲状旁腺功能亢进，该症状可作为原发疾病、继发疾病或三级疾病的临床表现。
- 多数综合征性或疾病相关性甲状旁腺功能亢进的首选治疗方式是甲状旁腺次全切术（保留正常腺体的二分之一）。

生物学和流行病学

妊娠第 5、6 周时，第三、四咽囊发育成为甲状旁腺。来源于第三咽囊的上皮和胸腺原基下降发育成为下甲状旁腺；第四咽囊发育的腺体下降到颈部（止于下旁腺上方），成为上甲状旁腺。

甲状旁腺主细胞的主要功能是通过其蛋白质产物甲状旁腺素（parathyroid hormone，PTH）维持体内钙和磷酸盐代谢稳定。甲状旁腺素直接作用于骨和肾，并通过维生素 D 代谢，调节肠道对钙的吸收。因此，甲状旁腺功能亢进是甲状旁腺异常最常见的表现，主要表现为高钙血症及其相应症状。理解钙稳态平衡的反馈机制有利于对临床检查数据做出合理解读，确定甲状旁腺功能异常的原因（表 34.1）。

病理生理学

- 一般来说，对于因体内钙稳态平衡反馈调节异常引起的甲状旁腺增生患者，虽然体内钙离子浓度升高，甲状旁腺激素仍可过量产生。此外，单个腺瘤也可具有自主性功能亢进。
- 这将增加 25- 羟维生素 D 向 1,25- 二羟基维生素 D 的转化，肠道钙吸收增加，因高钙血症而致肾脏钙排出增加，易造成肾结石，最令人担忧的是，这种现象还可导致皮质骨吸收增加。
- 强烈的机体刺激是产生继发甲状旁腺功能亢进的原因，常见于维生素 D 缺乏或肾脏疾病伴尿钙流失和 25- 羟基维生素 D 向 1,25- 二羟维生素 D 的转化率低下的患者。

分子/遗传病理学

- *MEN1* 基因缺陷指 11 号染色体 *MEN1* 基因的功能缺失性突变，为常染色体显性遗传。该基因编码的 Menin 蛋白，调节 DNA 复制和转录[3,4]。
- *MEN2a* 基因缺陷指 10 号染色体 RET 原癌基因的功能获得性突变。甲状旁腺功能亢进仅见于少数 MEN2a 患者，而更多见于发生 RET 原癌基因 634 位密码子突变的患者[3]。

表34.1 各型甲状旁腺功能亢进的实验室检查

类型	血清钙	血清甲状旁腺素(PTH)	注释
原发	↑	↑或正常	15%患者PTH正常
继发	↓或正常	↑	评估病因
三级	↑	↑	临床病史可确诊

↑，水平升高；↓，水平降低

- 基因突变到发生甲状旁腺功能亢进所涉及的分子通路尚未完全明确。
- 3号染色体的钙敏受体基因(calcium-sensing receptor gene, CASR)是家族性低尿钙性高血钙症(familial hypocalciuric hypercalcemia, FHH)和新生儿重症甲状旁腺功能亢进症的遗传缺陷位点[4, 5]。

发病率和患病率

- 小儿原发性甲状旁腺功能亢进极为罕见，年发病率约为2/100 000～5/100 000[2, 6]。
- MEN1是原发性甲状旁腺功能亢进的最常见家族型，占所有甲状旁腺功能亢进的2%～4%，约占原发性甲状旁腺功能亢进的20%，甲状旁腺增生的57%。MEN1的患病率为2/100 000～3/100 000[3, 4, 6]。
- 约20%的MEN2a患者会出现甲状旁腺功能亢进。和MEN1相比，MEN2a的其他特征性疾病，尤其是甲状腺髓样癌(～90%)和嗜铬细胞瘤(50%)的发生率均高于甲状旁腺功能亢进[3]。

年龄分布

- 60～70岁是成人甲状旁腺功能亢进症的发病高峰期[5]。
- 婴儿期甲状旁腺功能亢进症较少见，但可伴严重新生儿原发性甲状旁腺功能亢进，常见发病原因通常为钙敏感受体基因的双等位基因功能缺失性突变[2, 4, 5]。
- 在MEN1中，原发性甲状旁腺功能亢进通常是首先出现的内分泌病，常在20岁前确诊，95%的患者年龄小于40岁[3]。

性别差异

- 原发性甲状旁腺功能亢进多见于女性，男女比例介于1:3到2:3之间[2]。
- MEN1在男女性发病率相同[3]。

地理/种族分布

- 小儿甲状旁腺疾病，尚未发现特定的种族或地理分布。

风险因素

- 原发性甲状旁腺功能亢进与儿童期颈部照射及长期使用锂剂相关[5]。

与其他疾病和综合征的关系

- 如上所述，小儿甲状旁腺疾病与其他几种疾病状态和综合征相关。MEN1和MEN2a均可导致甲状旁腺功能亢进。此外，慢性肾衰竭因慢性钙流失和维生素D生成不足而致继发性甲状旁腺功能亢进。继发性甲状旁腺功能亢进可作为刺激因素引发自主性甲状旁腺功能亢进，即三级甲状旁腺功能亢进，如肾衰竭伴继发甲状旁腺功能亢进患者在肾移植后仍存在持续的甲状旁腺功能亢进[2, 3]。
- 诊断MEN1需要遗传学证据，这有时是困难的，因为存在基因型/表型相关性的不确定以及较高的新胚系突变率(10%)[7]。另一方面，如患者的三个典型器官(甲状旁腺、胰腺/十二指肠、垂体)中有两个发生肿瘤或患者有MEN1家族史且三个典型器官中有一个发生肿瘤，则可作出临床诊断[3]。
- 对已知或新发MEN1患者，其一级亲属和已知的基因携带者须每年接受血钙测试筛查。同期PTH水平检测是否具有价值尚不明确。MEN2a也可采取相似的筛查方案，尤其是儿童期为预防甲状腺髓样癌行甲状腺切除术的同时对甲状旁腺疾病实施较保守的手术正愈发普遍[3]。
- 本章将探讨甲状旁腺功能亢进症的特点及在不同相关疾病和综合征中出现的甲状旁腺功能亢进的不同处理。

临床表现

症状

- 甲状旁腺病变，即便是甲状旁腺腺瘤，也极少出现颈部肿物。
- 甲状旁腺功能过度活跃引起的高钙血症，可导致患者出现疲乏无力、多尿、肾结石和胰腺炎，同时还可出现一系列神经精神症状，如抑郁或注意力难以集中[2,3,5]。患者诉恶心、腹痛及其他非特异性胃肠道症状。
- 皮质骨分解代谢增加，可致骨质减少或骨质疏松症，在极其严重的情况下，还可致病理性骨折或囊性纤维性骨炎。
- 严重慢性甲状旁腺功能亢进患者可发生钙异常沉积，致器官损伤，如肾钙盐沉着症。

演变模式

- 小儿患者，除非有家族史，常常症状持续存在数年后才得到确诊。如上所述，长期高钙血症导致终末器官损伤[6]。
- 甲状腺功能亢进伴骨质破坏后期可致囊性纤维性骨炎，导致骨膜下骨质吸收，指/趾骨和颅骨尤其显著。颅骨病变可呈"盐胡椒征"的影像学改变。值得庆幸的是，如今这种晚期病变非常少见。

鉴别诊断

- 高钙血症的鉴别诊断范围广泛，涉及多器官系统疾病。鉴别诊断示例见表34.2，摘自Safford等人的论著[2]。

诊断和评估

体格检查

- 如前所述，甲状旁腺病变，即便是甲状旁腺腺瘤，也极少出现颈部肿物。
- 有症状的高钙血症病例可表现为肌肉无力。

表34.2　小儿高钙血症鉴别诊断（摘自Safford等的论著[2]，经Elsevier许可）

小儿高钙血症的鉴别诊断
甲状旁腺素（PTH）分泌紊乱，升高或失常
• 原发甲状旁腺功能亢进
• 继发甲状旁腺功能亢进
• 三级甲状旁腺功能亢进
• 异位甲状旁腺素分泌
维生素 D 过多症
维生素 A 过多症
肉样瘤
严重皮下脂肪坏死
家族性低尿钙性高钙血症（FHH）
特发性婴儿期高钙血症
甲状腺毒症（规范名词）
低磷酸酯酶症
长期制动
药物作用，如噻嗪类利尿药、锂剂

- 神经精神检查时，可见注意力难以集中或抑郁症状。

实验室数据

- 表34.1示各种类型的甲状旁腺功能亢进症的典型实验室检查结果。和疾病状态相关的临床表现有助于鉴别甲状旁腺功能亢进的类型。由于正常情况下儿童血钙浓度高于成人，应按年龄调整正常血钙范围。总血清钙的测量结果应根据血清白蛋白调整，以排除高白蛋白血症导致的假性高钙血症。
- 多数原发性甲状旁腺功能亢进患儿伴高钙血症，甲状旁腺素浓度显著增高；少数患者的血清甲状旁腺素浓度可处于正常范围。血清钙浓度升高的同时甲状旁腺素浓度异常升高，表明存在机体反馈调节缺失或不足。
- 继发和三级甲状旁腺功能亢进常可据其临床表现确诊。
- 尿液检查可鉴别原发甲状旁腺功能亢进（其特点为高钙尿症）和家族性低尿钙性高钙血症（常呈低尿钙/肌酐比＜0.01）[5]。这两种疾病的鉴别十分重要，因为家族性低尿钙性高钙血症很少有甲状旁腺切除术的指征。
- 对于血清甲状旁腺素浓度较低的高钙血症患儿，应检查其非甲状旁腺病因，包括检测维生素 D 代谢物和甲状旁腺素相关蛋白(parathyroid hormone-related protein, PTHrP)。

影像学评估

- 无高钙血症或相关症状家族史的患儿,其原发性甲状旁腺功能亢进通常因单个腺瘤所致。这种情况下,颈部超声检查有助于发现是否为孤立的肿大腺体。
- 超声检查结果和锝-99甲氧基异丁基异腈(sestamibi, MIBI)核素扫描结果相符,可证实单个腺瘤样腺体。确诊成人甲状旁腺疾病时,这两项检查的结果的一致性对单腺病变具有高度敏感性和特异性,并用于指导甲状旁腺手术。
- 近期文献报道称,颈部4D计算机断层扫描(computed tomography, CT)的敏感性和特异性高于超声和MIBI[8]。

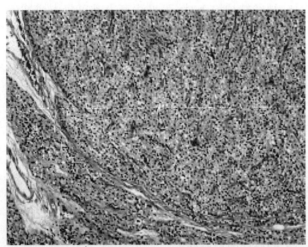

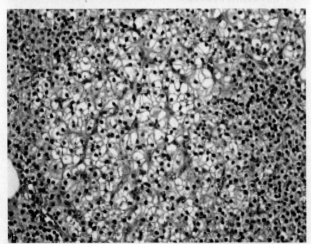

图34.1 甲状旁腺增生。a. 甲状旁腺结节状增生,示多发结节状细胞丰富而缺乏脂肪组织的实质;b. 主细胞和透明细胞混合存在,透明细胞呈中心聚集

- 对于儿童患者,很少进行定向型或微小型甲状旁腺切除术,通常要对四个腺体进行全面检查,因此定位技术常常不是必须的。但是,对于再次手术的病例,影像学定位至关重要,以发现有活性的甲状旁腺组织以及潜在的额外和(或)异位甲状旁腺[3]。
- 其他影像学检查的目的在于评估长期高钙血症所致的器官损害,如,考虑肾结石或肾钙盐沉着症时行肾脏超声检查,以及用双能X射线吸收(dual-energy X-ray absorptiometry, DEXA)扫描来评估骨矿物质密度[5]。

病理

- 单腺体病变标本的组织病理学检查示该病变为良性主细胞腺瘤。
- 增生病变的组织学检查显示,甲状旁腺组织除细胞丰富外其他发面正常(图34.1)。MEN1患者可出现不对称结节性增生和多克隆性增生形成的多个单克隆结节[3]。
- 增生一般为不对称性增生,对腺体的影响程度不同,往往使术者难以制定手术决策。下文手术部分将详细讨论这一问题。

治疗

目标

小儿甲状旁腺功能亢进的治疗目标是纠正血清钙浓度、防止或逆转终末器官损害并控制疾病的症状,包括逆转骨质吸收并骨量重建,纠正肾脏钙清除率以防止肾结石形成,预防和逆转组织钙沉积及改善肌肉无力或相关神经精神障碍。

几乎所有小儿原发和三级甲状旁腺功能亢进都会引起相关症状和疾病,均需手术治疗。药物可以消除刺激因素,因而对继发性甲状旁腺功能亢进的治疗是有效的。但是,症状较严重时,如发生骨质流失、病理性骨折或肾钙盐沉着,则应采取手术治疗[2,6]。

手术治疗

手术治疗的选择 无家族遗传综合征的初发甲状旁腺功能亢进症患者因腺瘤致病的可能性较大。

但是，年轻患者常常是家族疾病的先证者，也为疾病评估带来一定困难[3]。受累腺体的增生过程可存在不均匀性和不同步性，因而最初诊断为腺瘤的病例到最后可能是甲状旁腺增生。当然，继发和三级甲状旁腺功能亢进患者的四个腺体均会不同程度的受累。

鉴于存在多结节性增生的可能，所谓的微小型或定向型甲状旁腺切除术似乎并非合理的手术选择。对于幼儿而言，最佳选择是对颈部两侧进行全面检查，看到并识别四枚腺体。如果明确为单个腺体受累，则应切除腺瘤并标记剩余的正常腺体。

对于增生性病变，尤其是 MEN1 和新生儿重症甲状旁腺功能亢进，任何小于甲状旁腺次全切术范围（$3\frac{1}{2}$）的手术均有极大可能出现持续性或复发性甲状旁腺功能亢进[3,4]。到底是做甲状旁腺次全切除术还是做甲状旁腺全切伴自体移植术尚存争议，多数研究结果还是支持甲状旁腺次全切除术，以避免出现甲状旁腺功能的减退[4,9]。

因此，甲状旁腺次全切除术（切除三个病变最明显的腺体和第四个腺体的一半，保留带血管蒂的一半）同时切除颈部胸腺组织以切除潜在的额外甲状旁腺腺体是最佳的手术选择。在这种情况下，应首先完成第四个病变最轻的腺体的部分切除，以确保保留腺体存活完好[3]。此外，保留的腺体应使用不可吸收缝线或血管夹标记，以便于再次手术。如四个腺体均明显异常或存在血管损伤或因持续性或复发性疾病再次手术，则应考虑行甲状旁腺全切术并将部分旁腺组织移植入非优势前臂肌肉。但是，这样一来，患者将有长期或永久术后甲状旁腺功能减退的风险[3]。曾有文献描述可在低温条件下保存甲状旁腺[4]。

如四个腺体无法都得到定位，则应考虑甲状旁腺异位，位置包括颈动脉鞘、食管后间隙、甲状腺周围（perithyroid）脂肪组织和胸腺。由于额外甲状旁腺的出现率超过 15%，不管是否找到全部（4 枚）甲状旁腺，都应该在做甲状旁腺次全切除术的同时，行颈部胸腺切除并常规探查异位甲状旁腺[3,4]。如无法辨认所有甲状旁腺，可以切除没有找到甲状旁腺一侧的甲状腺腺叶[2]。术中甲状旁腺素测定的意义尚不明确，可能在再次手术中更有意义[4]。

经典学说中，MEN2a 患者的治疗方式是在预防性甲状腺切除的同时行甲状旁腺次全切术（通常在 5 岁左右）。但是，由于 MEN2a 中甲状旁腺功能亢进症的发病率相对较低（20%），且症状多较轻微，研究者提出更人性化的治疗方式。一般来说，手术要避

免甲状旁腺功能减退，尤其是在行预防性甲状腺切除术和淋巴结清扫时。这种情况下，即使存在高钙血症，在做甲状腺切除术的同时，也仅切除增大的甲状旁腺，并标记余下的甲状旁腺[4]。如所有腺体受累，则应行甲状旁腺次全切术[3]，意外损伤或切除的甲状旁腺应行自体移植。

时机　由于较高的终末器官损害风险，如骨质流失和肾钙盐沉着，多数患儿一旦确诊原发和三级甲状旁腺功能亢进，即应采取手术治疗。继发性甲状旁腺亢进的药物治疗旨在缓解症状并消除潜在致病因素；但是，症状显著或发生器官损害时，应更多考虑手术干预。如为 MEN1 型，应在确诊甲状旁腺功能亢进症（通过每年例行的实验室检查作为监测手段，确定是否发病）时即实施手术干预。

并发症　MEN1 型患者经甲状旁腺次全切除术治疗后 10 年内的复发率高达 30%。甲状旁腺次全切除术能够降低复发率，任何小于这一范围的切除将导致更高的复发率（> 50%）[3,9,10]。如复发，术前定位，如 MIBI、超声以及 4D CT 扫描或选择性静脉采样，将极大地指导手术干预。多数复发病例的手术治疗目的是完全 / 全部切除甲状旁腺后再行植入一部分外观最正常的残余腺体。

同任何颈中部手术一样，手术并发症包括，意外甲状旁腺功能减退症（尤其是甲状旁腺全切除术伴剩余腺体再植入者）以及喉返神经损伤。对于因复发需再次行甲状旁腺切除术的患者，其神经损伤的风险增大。首次手术时使用不可吸收缝线或止血夹标记保留的腺体在这种情况下将很有帮助。

药物治疗

儿童甲状旁腺功能亢进的药物治疗主要针对继发性甲状旁腺功能亢进。病因是维生素 D 缺乏的，治疗药物中应包含足量维生素 D。对于慢性肾病患者，药物治疗的目的是将甲状旁腺素降低至正常水平，促进骨健康并预防异常钙化。方法包括限制饮食中磷酸盐的摄取、使用磷酸盐结合剂及使用维生素 D 和维生素 D 类似物等。使用钙敏感受体调节剂也有一定作用。终末器官损伤是主要手术干预指征，如骨密度受损明显，则遇到其症状也应行手术干预，如明显的持续性肾结石。

对原发性甲状旁腺功能亢进实施短期药物治疗的主要目标是纠正术前高钙血症。水合是其一线治疗方法，可伴或不伴袢利尿剂，以增加尿钙排出。此

外,还可使用降钙素抑制破骨性骨吸收。对于病情较严重的,可能需使用二磷酸盐类药物或行透析治疗。

结局

家族性甲状旁腺功能亢进的复发率较高。如上文所述,保守手术治疗 MEN1 型患者的复发率高达 50% 以上,如使用甲状旁腺次全切除术和颈部胸腺切除术,则 10 年复发率可降低至 30%。但是,对于 MEN2a 型患者而言,采取保守策略即可取得较好的治疗效果,并可在实施预防性甲状腺切除术时仅切除较大甲状旁腺。其治愈率接近 100%,复发率小于 5%[3]。

随访

就医频率

术后早期,诊室复诊或者至少就实验室检查结果进行电话咨询应相对频繁。多数情况下,术后即对患者使用维生素 D_3(骨化三醇)和钙补充剂,控制潜在的甲状旁腺功能减退,防止因突然的皮质骨沉积导致严重低钙血症(即骨饥饿综合征)。这些问题得到稳定和纠正后,随访则应重点关注钙浓度的不稳定性和甲状旁腺功能。如甲状旁腺功能和钙浓度方面的问题得到解决(一般情况下绝大多数患者均能够解决),则应定期检查血钙浓度,监测是否存在持续的甲状旁腺功能亢进或复发。

影像学检查频率

对于甲状旁腺功能亢进复发的患者而言,影像学检查的作用仅限于复发或异位功能亢进腺体的定位。此外,还可通过 DEXA 或肾超声监测骨和肾的健康状态。

王生才 冯 凌 译
房居高 校

参考文献

1. Lietman SA, Germain-Lee EL, Levine MA. Hypercalcemia in children and adolescents. Curr Opin Pediatr. 2010;22:508–15.
2. Safford SD, Skinner MA. Thyroid and parathyroid disease in children. Semin Pediatr Surg. 2006;15:85–91.
3. Akerstrom G, Stalberg P. Surgical management of MEN-1 and –2: state of the art. Surg Clin North Am. 2009;89:1047–68.
4. Stalberg P, Carling T. Familial parathyroid tumors: diagnosis and management. World J Surg. 2009;33:2234–43.
5. Marcocci C, Cetani F. Clinical practice. Primary hyperparathyroidism. N Engl J Med. 2011;365:2389–97.
6. Kollars J, Zarroug AE, Heerden J van, et al. Primary hyperparathyroidism in pediatric patients. Pediatrics. 2005;115:974–80.
7. Thakker RV, Newey PJ, Walls GV, et al. Clinical practice guidelines for multiple endocrine neoplasia type 1 (MEN1). J Clin Endocrinol Metab. 2012;97(9):2990–3011.
8. Rodgers SE, Hunter GJ, Hamberg LM, et al. Improved preoperative planning for directed parathyroidectomy with 4-dimensional computed tomography. Surgery. 2006;140:932–40; discussion 40–1.
9. Elaraj DM, Skarulis MC, Libutti SK, et al. Results of initial operation for hyperparathyroidism in patients with multiple endocrine neoplasia type 1. Surgery. 2003;134:858–64.
10. Hellman P, Skogseid B, Oberg K, Juhlin C, Akerstrom G, Rastad J. Primary and reoperative parathyroid operations in hyperparathyroidism of multiple endocrine neoplasia type 1. Surgery. 1998;124:993–9.

钙化上皮瘤

Christian J. Vercler and John G. Meara

概要

1880 年，Malherbe 和 Chenantais[1] 开始使用钙化上皮瘤一词描述一种可能源于皮脂腺的良性皮下肿瘤。1961 年，Forbis and Helwig[2] 提出使用 pilomatrixoma 一词，明确了钙化上皮瘤这一概念，更准确地描述这类起源于毛囊基质细胞的良性肿瘤。该肿瘤多见于儿童，常被误诊为其他皮肤疾病。头颈部是该病最常见的发病部位，且以女孩多见。主要治疗手段为手术切除，术后复发率较低[3, 4]。

生物学和流行病学

除表皮样囊肿外，钙化上皮瘤是第二常见的小儿浅表皮肤病变[5]。约 60% 的钙化上皮瘤发生于 20 岁以前[6]。该病女孩多见，男女发病比例介于 1∶1.5 到 1∶1.75 之间[4, 7]。

几乎所有病变均为孤立存在，但是也有文献报告，多发性钙化上皮瘤或复发性肿瘤可能和加德纳综合征[8]、强直性肌营养不良[9] 或特纳综合征[10] 相关。有研究发现，位于 3p22-p21.3 的 CTNNB1 位点基因突变导致的 β 连环蛋白激活[11, 12]，可能是肿瘤发生的原因。

虽然文献曾报道过儿童钙化上皮瘤有侵袭性生长[13, 14]，但钙化上皮肉瘤在儿科尚未报道，该肿瘤恶变十分罕见。研究者对恶性钙化上皮瘤观察发现，其恶性表现和基底细胞癌相似[15]。

临床表现

钙化上皮瘤最常发生在头颈部，其中，最常见的发病部位为脸颊和耳前区（见表 35.1），典型临床表现为生长缓慢、界限清楚、牢固且无压痛的皮下结节。无毛发皮肤处不发生该疾病，证实其具有毛细胞肿瘤源性。

鉴别诊断

钙化上皮瘤小儿患者常见，但是仅 28.9%～46% 的患者能够得到准确的术前诊断[4, 16-19]。鉴别诊断包括皮样囊肿、鳃裂囊肿、皮脂腺囊肿、耳前囊肿、骨化性血肿、软骨瘤、异物反应、巨细胞瘤、表皮骨瘤、纤维黄瘤和淋巴结肿大等（见表 35.2）。

诊断

体格检查

钙化上皮瘤的常见临床表现为质地较硬的皮下肿物，生长缓慢，可能质地柔软，但一般不会。肿瘤固定在皮肤上，可随深层结构移动。肿瘤常发生颜色变化，蓝色最为常见[4]，也可能因毛细管扩张、过度角化、含铁血黄素沉积和侵蚀而致颜色变化不明显。1978 年，Graham and Merwein[20] 使用"帐篷征"描述钙化上皮瘤表面多层皮肤拉紧的现象，这种现象的本质多为钙化。

实验室数据

目前针对钙化上皮瘤还没有特异性的实验室检查手段，因为该肿瘤不引起任何可通过实验室检查检测到的系统性生理变化。虽然可对病变行细针穿刺检查，但是其结果往往具有误导性[21-23]，因此一般

表35.1　病变部位（经授权，摘自 Pirouzmanesh 等[4]）

位置	病例数量
头部	
脸颊	175（50.6%）
耳廓周	65（18.8%）
眼眶区域	19（5.5%）
前额	15（4.3%）
眼睑	13（3.8%）
头皮	11（3.2%）
颞部	9（2.6%）
耳	7（2.0%）
颏下/下颌下区	5（1.4%）
枕骨部位	5（1.4%）
唇	3（0.9%）
颈部	61（17.6%）
躯干	50（14.4%）
背部	25（7.2%）
肩部	15（4.3%）
胸部	9（2.6%）
腋下	1（0.3%）
上肢	53（15.3%）
下肢	7（2.0%）

表35.2　术前诊断（经授权，摘自 Pirouzmanesh 等[4]）

术前诊断	病例数量
钙化上皮瘤	100（28.9%）
不明肿物	98（28.3%）
表皮样囊肿	41（11.8%）
皮脂腺囊肿	30（8.7%）
皮样囊肿	24（6.9%）
非特异性囊肿	21（6.1%）
异物	5（1.4%）
钙化血肿	3（0.9%）
血管畸形	3（0.9%）
皮下脓肿	2（0.6%）
皮样肿瘤	2（0.6%）
小叶血管瘤	2（0.6%）
梭形裂口	1（0.3%）
脂肪瘤	1（0.3%）
舌系带缩短	1（0.3%）
非典型肺结核	1（0.3%）
淋巴结炎症	1（0.3%）
甲状舌管囊肿	1（0.3%）
移植术后淋巴增生性障碍	1（0.3%）

需要切取活检确诊。

多发性钙化上皮瘤的患者有必要进行遗传筛查，有病例显示，多发性钙化上皮瘤是强直性肌营养不良和腺瘤性息肉病的早期标志[24-26]。

影像学检查

尚未发现明确诊断钙化上皮瘤的影像学方法；在一般情况下，没有进行影像学检查的必要。CT 扫描检查见皮下组织肿物，界限清晰，可伴有或不伴钙化。MRI 检查示非强化低中信号异常[7]可以提示钙化上皮瘤的可能。超声检查有助于探查是否存在钙化，并可探查病变部位和深层结构的关系，可用于检查体积较大的肿瘤或腮腺区病变[27]。相比 CT 和 MRI，超声检查成本相对较低，是一种无创检查手段，且检查过程中无需镇静或麻醉，因此，超声检查可作为儿童患者检查的首选检查方法。

病理

所有患者均可通过组织学检查确诊，肿瘤位于真皮下层。典型的检查结果包括：肿物细胞呈圆形排列，中央为无核"影细胞"，周围为嗜碱性有核细胞；这些细胞是未成熟的毛发生成细胞。因基底样细胞无法分化滤泡，因此病变处不产生毛发。细胞可激发异物反应和巨细胞形成。钙化上皮瘤常可见钙化[7, 28, 29]，在细胞质内钙化呈点状[19]。肿瘤一般不累及表皮，但是，纤维组织（假包膜）可将表皮隔离。体格检查时，可通过皮肤附着力检查进行验证（见图35.1和表35.3）。

一项336例患者的综述研究[4]发现，巨细胞（50.6%）为最常见检查发现。约40.8%的患者存在炎症；31.5%的患者存在蓝色细胞；19.1%的患者存在钙化，2.6%的患者存在骨化；仅2.6%的患者存在显著色素沉着。

表35.3　组织病理学特点（经授权，摘自 Pirouzmanesh 等[4]）

组织病理学特点	病例数量
巨细胞	175（50.6%）
炎症	141（40.8%）
蓝细胞	109（31.5%）
钙化	66（19.1%）
骨化	9（2.6%）
色素沉着	9（2.6%）

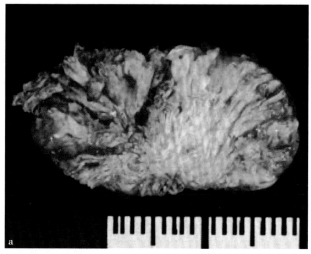

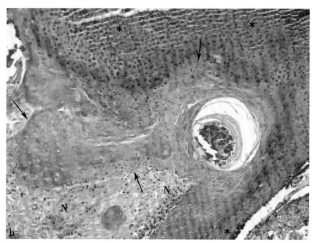

图 35.1　a. 肉眼观察钙化上皮瘤。界限清楚，有颗粒的实体肿瘤，柔软，坚韧，切面灰黄色。b. 镜下观察钙化上皮瘤：毛囊样结构，外层为基底样细胞 *，其内为"影细胞"鳞状细胞层（凝固性坏死，见图中箭头之间），中心区域为细胞和角质碎片及炎症结构（N）

虽然核分裂活性加强，该肿瘤仍是一种良性肿瘤。侵袭性钙化上皮瘤发生恶变的可能性较低；恶性钙化上皮瘤可浸润周围结构[30-32]。

治疗

药物治疗

目前该肿瘤没有有效的治疗药物。

外科治疗

手术切除是该疾病的首选治疗手段，切除后（即使是近手术缘切除）复发率较低[2, 4]。该肿瘤主要发生于面部，手术过程中应尽量降低瘢痕的发生率，根据外观的重要性选择切口位置。治疗过程中，手术切缘尽量齐整。从组织学角度，不涉及真皮附着；从技术层面考虑，可不切除表皮层。但是，在实际操作过程中，在尽量表浅的范围内切除覆层表皮有利于肿瘤的切除。

辅助治疗

钙化上皮瘤无需其他辅助治疗手段。

结局

复发率约为 1.5%～6%。大范围回顾研究发现，其平均复发时间为 1.6 年[4]。鉴于该肿瘤为良性，且生长缓慢，疾病进程在逻辑上符合初次行不完全切除手术的治疗方式。但是，完全切除病变组织能够确保良好的临床结局。

苏立新　龙　婷 译
范新东 校

参考文献

1. Malherbe A, Chenantais J. Note sur l'épithélioma calcifidés glandes sébacées. Prog Med. 1880;8:826–37.
2. Forbis R, Helwig EB. Pilomatrixoma (calcifying epithelioma). Arch Dermatol. 1961;83:606–17.
3. Julian CG, Bowers PW. A clinical review of 209 pilomatricomas. J Am Acad Dermatol. 1998;39:191–5.
4. Pirouzmanesh A, Reinisch JF, Gonzalez-Gomez I, Smith EM, Meara JG. Pilamatrixoma: a review of 346 cases. Plast Reconstr Surg. 2003;112:1784–9.
5. Knight PJ, Reiner CB. Superficial lumps in children: what, when, and why? Pediatrics. 1983;72:147–53.
6. Moehlenbeck FW. Pilomatrixoma (calcifying epithelioma): a statistical study. Arch Dermatol. 1973;108:606–18.
7. Agarwal RP, Handler SD, Matthews MR, Carpentieri D. Pilomatrixoma of the head and neck in children. Otolaryngol Head Neck Surg. 2001;125:510–5.
8. Cooper PH, Fechner RE. Pilomatricoma-like changes in the epidermal cysts of Gardner's syndrome. J Am Acad Dermatol. 1983;8:639–44.
9. Harper PS. Calcifying epithelioma of Malherbe: association with myotonic muscular dystrophy. Arch Dermatol. 1972;106:41–4.
10. Noguchi H, Kayashimi K, Nishimaya S, et al. Two cases of pilomatrixoma in Turner's syndrome. Dermatology. 1999;4:338–40.
11. Chan EF, Gat U, McNiff JM, Fuchs E. A common human skin tumour is caused by activating mutation in beta-catenin. Nat Genet. 1999;21:410–3.
12. Chan EF. Pilomatricomas contain activating mutation in β-catenin. J Am Acad Dermatol. 2000;43:701–2.
13. Marrogi A, Wick M, Dehner L. Pilomatrical neoplasms in children and young adults. Am J Dermatopathol. 1992;14:87–94.

14. Nield D, Saad M, Ali M. Aggressive pilomatrixoma in a child: a case report. Br J Plast Surg. 1986;39:139–41.

15. Black SJ, Marble BF, Vuitch F. Multiple giant pilomatrix carcinomas of the head and neck. Otolaryngol Head Neck Surg. 1993;109:543–7.

16. Jacobsen AS, Bowen J, Bruce J, Gough DCS. The calcifying epithelioma of Malherbe in children: a 15-year experience. Pediatr Surg Int. 1995;10:44–5.

17. Wells NJ, Blair GK, Magee JF, Whiteman DM. Pilomatrixoma: a common, benign childhood skin tumor. Can J Surg. 1994;37:483–6.

18. Colver GB, Buxton PK. Pilomatrixoma an elusive diagnosis. Int J Dermatol. 1988;27:177–8.

19. Kumaran N, Azmy A, Carachi R, Rainie PAM, Macfarlane JH, Howatson AG. Pilomatrixoma—accuracy of clinical diagnosis. J Pediatr Surg. 2006;41:1755–8.

20. Graham JL, Merwin CF. The tent sign of pilomatricoma. Cutis. 1978;22(5):577–80.

21. Bansal C, Handa U, Mohan H. Fine needle aspiration cytology of pilomatrixoma. J Cytol. 2011;28:1–6.

22. Sanyal S, Monickam A, Komala G, Verma SK. Fine needle aspiration cytology of pilomatrixoma. J Cytol. 2004;21:109–10.

23. Ma KF, Tsui MS, Chan SK. Fine-needle aspiration diagnosis of pilomatrixoma: a monomorphic population of basaloid cells with squamous differentiation not to be mistaken for carcinoma. Acta Cytol. 1991;35:570–4.

24. Geh JLC, Moss ALH. Multiple pilomatrixomata and myotonic dystrophy: a familial association. Br J Plast Surg. 1999;52:143–5.

25. Sherrod QJ, Chiu MW, Gutierrez MA. Multiple pilomatricomas: cutaneous marker for myotonic dystrophy. Dermatol Online J. 2008;14:22.

26. Trufant J, Kurz W, Frankel A, Muthusamy V, McKinnon W, Greenblatt M, Lazar A, Cook D, Bosenberg M. Familial multiple pilomatrixomas as a presentation of adenomatous polyposis coli. J Cutan Pathol. 2012;39:440–3.

27. Brander MD, Bunkis J. Pilomatrixoma presenting as a parotid mass. Plast Reconstr Surg. 1986;78:518–21.

28. Duflo S, Nicollas R, Roman S, Roman M, Triglia JM. Pilomatrixoma of the head and neck in children: a study of 38 cases and a review of the literature. Arch Otolaryngol Head Neck Surg. 1998;124:1239–42.

29. Demircan M, Balik E. Pilomatricoma in children: a prospective study. Pediatr Dermatolog. 1997;14:430–2.

30. Lopansi S, Mihm MC Jr. Pilomatrix carcinoma or calcifying epitheliocarcinoma of Malherbe: a case report and review of literature. Cancer. 1980;45:2368–73.

31. Inglefield CJ, Muir IF, Gray ES. Aggressive pilomatricoma in childhood. Ann Plast Surg. 1994;33:656–8.

32. Sasaki CT, Yue A, Enriques R. Giant calcifying epithelioma. Arch Otolaryngol. 1976;102:753–5.

垂体区肿瘤

Edward R. Smith

36

概要

儿童垂体区可发生多种病变。本章重点讲述垂体原发病变,包括垂体腺瘤、Rathke 囊肿(RCC)和垂体中叶囊肿。(颅咽管瘤将在其他章节讲述,儿童垂体瘤十分罕见。)功能性垂体腺瘤对患者产生的临床影响远超肿瘤体积本身所产生的影响,症状性 Rathke 囊肿和垂体中叶囊肿则有治疗希望。

要点

- 儿童垂体肿瘤十分罕见,其中泌乳素瘤是最常见的实体儿童肿瘤。
- 常见临床症状:内分泌功能障碍(生长停滞、青春期发育延迟)、视觉障碍(双颞侧偏盲或海绵窦损伤性复视)或头痛。
- 无症状的垂体病变可采取观察即可,但是,除泌乳素瘤外,多数症状性垂体肿瘤需行手术治疗[2]。

生物学和流行病学

垂体腺瘤的病因尚不明确,多数为原发性。腺瘤可随时间增大,典型特点是细胞源性和具有产生激素的能力[1-14]。

通常将 RCC 视作起源于 Rathke 囊(即鼻咽顶上部内陷形成的结构)的异常胚胎残余。有鳞状上皮排列(可分泌黏液),可随分泌黏液、浆液性或血液产物(极少)增大(图 36.1)[5]。

垂体中叶囊肿是腺垂体和神经垂体之间充满液体的胚胎腔。与 RCC 区别在于,垂体中叶囊肿不是 Rathke 囊来源,没有上皮细胞排列,一般不随时间增大[5,6]。

病理生理学

- 该区域病变均可因局部肿物压迫引起相关症状,如压迫视神经通路(导致典型的双颞侧偏盲)、下丘脑(导致肥胖)、第三脑室(导致脑水肿)或海绵窦(导致脑神经损伤,造成眼部体征或疼痛主诉)。
- 腺瘤可致某种激素过度表达而引起相关症状,或由于病灶体积大占位效应造成的腺垂体功能受损(一般表现为生长停滞或性功能障碍)。
- 极罕见的情况下,垂体病变的临床表现还包括肿瘤卒中,和成人患者相比,儿童患者出现中风的临床表现更罕见。

分子 / 遗传病理学

I 型多发性内分泌肿瘤(MEN-1)、GSPT1、p53 和 p16 基因异常表达已被证实和腺瘤的发展有关,但是,垂体腺瘤的高发病率(0.3%)提示肿瘤发生过程还可能涉及大量其他因素[2,7]。

发病率和患病率

儿童颅脑肿瘤发病率中垂体腺瘤所占比例不足 5%[1,4]。

高达 10% 的人患隐匿性垂体病变[8,9]。

青春期前儿童最易患生长激素(GH)型和促肾上腺皮质激素(ACTH)型腺瘤,年纪稍大的儿童易患催乳素型腺瘤(这也是最常见的腺瘤,约占所有儿童腺瘤的 50%)。

促性腺激素和促甲状腺激素型垂体肿瘤尤其罕见,发病率不足 1%[1,10]。

高达 25% 的成人患 RCC,说明儿童患者的发病率可接近该比例[6]。

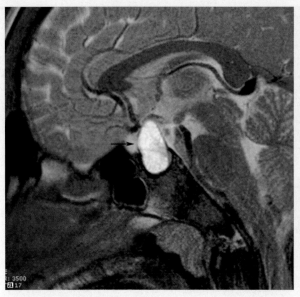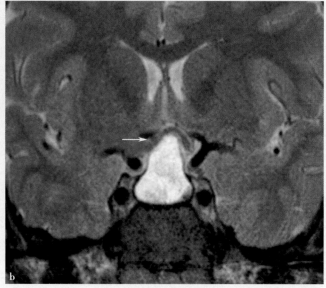

图 36.1　磁共振影像学检查检查（MRI），示 Rathke 囊肿外观，上图为矢状（a）和冠状（b）T2 加权图像。蝶鞍（黑色箭头）处发生显著病变，压迫视交叉（白色箭头）

年龄分布

　　婴儿易患 GH 型腺瘤，而其他腺瘤的发生率则无年龄差异，根据一些文献报道显示，青少年阶段的检出率较高（达所有腺瘤的 66%）[4]。

　　幼儿易患 ACTH 型腺瘤，青少年则易患泌乳素腺瘤 [3, 4]。

性别差异

- 儿童群体中，女性患病比男性患病更常见（女男比例 = 3 : 1），但是 ACTH 腺瘤则为男性好发（男女比例 = 2 : 1）[10, 11]。

地理分布

- 无

风险因素：环境和生活方式

- 无

和其他疾病及综合征的关系

　　研究者发现 MEN-1 和腺瘤相关，但是在儿童群体中极为罕见。

　　垂体腺瘤可以伴发 RCC，有些研究者认为这是一种"旁观者效应"，即影像学检查显示有症状的腺瘤，然后偶然发现存在 RCC（依据是 RCC 在总人口中的发病率高达 25%，见上文）。

临床表现

　　一般情况下，该区域的病变为检查时偶然发现或以下述三种临床表现之一就诊：

- 失明（通常为视交叉受压引起的双颞侧偏盲）
- 内分泌或下丘脑功能障碍（因肿瘤分泌激素或下丘脑损伤引起）
- 鞍区占位相关症状（头痛、脑积水和海绵窦脑神经功能障碍导致的复视或面部疼痛）

鉴别诊断

　　儿童垂体区病变的鉴别诊断包括：

- 腺瘤
- RCC
- 垂体中叶囊肿
- 颅咽管瘤
- 生殖细胞瘤 / 非生殖细胞瘤性生殖细胞肿瘤
- 视通路肿瘤

- 脂肪瘤
- 皮样 / 表皮样囊肿
- 蛛网膜囊肿 / 空蝶鞍
- 淋巴细胞性垂体炎 / 感染（结核）
- 动脉瘤

诊断和评估

体检和病史

症状

常见激素症状包括生长停滞（特别是年纪较小的患儿和促肾上腺皮质激素分泌过度的库欣病患者）、青春期延滞（包括闭经和月经不规则，由原发性性腺机能减退致病或高泌乳素血症继发所致）和溢乳（泌乳素瘤）。库欣病可致肥胖、多毛症、疲劳和痤疮。

头痛症状多变，但多和 RCC 相关。

失明多为双颞侧偏盲，但是在极罕见肿瘤卒中时可出现急性、严重的视力完全丧失[12]。

尿崩症（DI）极为罕见（非生殖细胞瘤性生殖细胞肿瘤除外）

- 泌乳素瘤——青春期延迟、月经异常、溢乳和男性乳房发育症
- 促肾上腺皮质激素分泌性疾病（库欣病）——肥胖、生长延迟、月经不调、痤疮、高血压（精神问题较为罕见）
- 生长激素分泌性疾病——肢端肥大症、高血压、巨人症（如在骨板融合前发病，患者可能仅表现体型高大，否则可表现肢端肥大症的面容和身形）

疾病演变

- 几乎所有症状均为亚急性到慢性发病，可持续数月到数年。
- 肿瘤卒中经可数分钟到数小时发病，表现为严重头痛、视力下降和眼运动麻痹，个别情况还出现意识不清。但是，儿童患者罕见[12]。

临床表现评价

- 视野和散瞳眼底检查有助于评估视神经交叉压迫。
- 影像学和实验室检查（见下文）。
- 考虑转诊至内分泌科。

实验室数据

- 全套内分泌检查 - 血清催乳素（PRL）、皮质醇、促肾上腺皮质激素、胰岛素样生长因子 -1（IGF-1）、黄体生成激素（LH）、促卵泡激素（FSH）、促甲状腺激素（TSH）、游离 T4、生长激素、葡萄糖、钠、α- 胎儿蛋白（AFP）和定量人绒毛膜促性腺激素（hCG）。同时还应检查尿液 24 小时皮质醇水平。
- 极少数情况下，岩下窦取样和静脉置管检查可识别和定位促肾上腺皮质激素分泌性肿瘤。但是，这一技术难度较大，常作为备选手段。
- 使用地塞米松高低剂量皮质醇抑制测试，可区分中枢性（库欣病）和周围（异位）源性皮质醇水平升高。对患者使用低剂量地塞米松不会抑制腺瘤相关性肾上腺皮质醇增多症，但高剂量地塞米松可抑制垂体相关性肾上腺皮质醇增多症（但不抑制异位（非垂体）皮质醇来源）。
- 采用葡萄糖测试检测可检查是否存在生长激素分泌性肿瘤。口服葡萄糖后，每 1～2 小时检查一次生长激素水平。对于健康个体而言，生长激素水平的正常抑制水平小于 5ng/ml；对于生长激素分泌肿瘤患儿而言，该抑制水平大于 5ng/ml，实际水平可升高至 10ng/ml 以上。

影像学检查

- 包括冠状和矢状位头部平扫及增强 MRI 扫描、蝶鞍区薄层 MRI 扫描。垂体大腺瘤（> 1cm）、泌乳素型腺瘤和 GH 型腺瘤通常显示清晰，但 ACTH 腺瘤易显示不清（多达 50% 的病例无法显示）（见图 36.2 和图 36.3）[11, 13]。
- 如怀疑颅咽管瘤，则可使用计算机断层扫描（CT）检查是否可见钙化（儿童颅咽管瘤常伴有钙化）。CT 也可协助制定手术计划，尤其是考虑经蝶入路手术时。
- 仔细观察周围结构，如蝶窦的气化、颈动脉 / 海绵窦的范围和解剖学结构以及和视神经的关系。

病理

腺瘤是良性病变，几乎没有儿童腺癌的报道。利用免疫组化方法识别特定激素种类，进行诊断。相关研究表明，高达 29% 的儿童垂体腺瘤可分泌多种激素（图 36.4）[3, 4]。

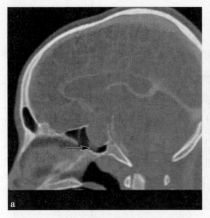
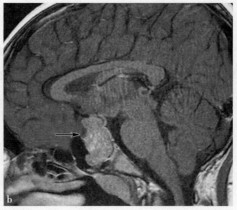
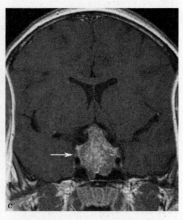

图 36.2　垂体大腺瘤的影像学表现。a. 矢状 CT 示鞍底破坏病变进入蝶窦（黑色箭头）。b. 在矢状 T1 加权 MRI 下观察同一病变；注意到病变斑片状强化（黑色箭头）。c. 冠状图像下观察，可注意到肿瘤侵犯海绵窦及包绕颈内动脉（白色箭头）

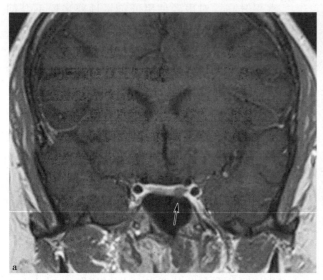
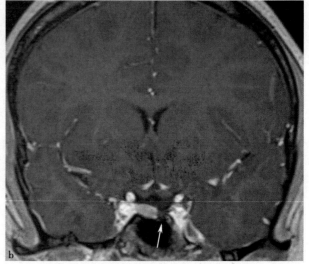

图 36.3　垂体微腺瘤（ACTH 型）。a. 术前冠状 T1 加权增强 MRI 示垂体左侧未增强病变（黑色箭头）。b. 术后图像，示手术残腔（白色箭头）

相比垂体中叶囊肿，RCC 是胚胎起源的上皮细胞排列的病变，两者发病均在垂体前叶和后叶之间的相同位置，但是垂体中叶囊肿不涉及上皮层[6]。

治疗

目标　防止肿物对神经结构产生影响（尤其是视通路）并消除激素症状（如果存在的话）。对于 RCC 这种发病率的病例，治疗目的为缓解头痛。应注意，许多垂体病变无需任何治疗。

多数病灶可行观察或手术切除，但泌乳素腺瘤例外，该疾病的一线治疗方法多为药物治疗。

RCC 的手术中，可采用部分切除和蝶窦内部分囊肿开窗减压的方法缓解症状，无需行全切术（全切除可增加腺体受损风险）[14, 15]。

药物治疗

对于有症状的泌乳素瘤（或血清 PRL 水平大于 200ng/ml 时），首选为药物治疗。一般可使用多巴胺激动剂，如溴隐亭或其类似物，并可经血清催乳素浓度和连续影像学检查测量药物的有效性。一般来说，药物治疗周期不定，疗效高达 90%。手术治疗仅限于对药物治疗无反应或无法耐受药物副作用的患者。肿瘤消退可暴露因侵蚀破坏造成的鞍底骨质缺陷，因此药物治疗大腺瘤时需要注意颅底脑脊液（CSF）漏的发生。

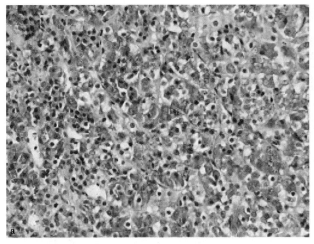

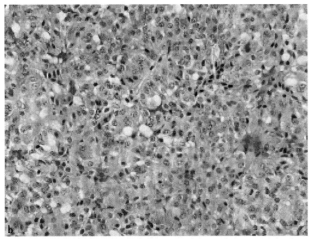

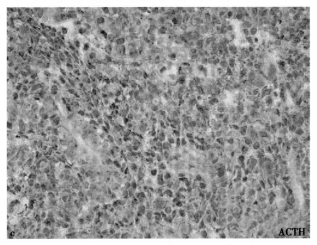

ACTH

图 36.4　垂体腺瘤。a. 由嗜酸、嗜碱和嫌色细胞构成的普通垂体前叶。b. 库欣病的典型嗜碱性腺瘤，由均匀嗜碱性细胞构成。未见明显多形核和核分裂。c. 肿瘤胞浆 ACTH 染色弥漫阳性

对于手术切除没能控制的生长激素型腺瘤也可采用药物治疗。对这种肿瘤常需使用生长抑素类药物。

手术治疗

时机　如患儿表现颅内压（ICP）增高或罕见的肿瘤卒中导致的急性失明症状，则需行紧急手术治疗，但这种情况并非常态；一般情况下，多数垂体疾病患者可行择期手术。

几乎所有垂体病变均可经蝶窦入路手术切除病灶。对于 ACTH 和 GH 型腺瘤、有占位症状 RCC 和难治性泌乳素瘤，手术切除可作为一线治疗手段。尽管显微镜下经蝶手术具有很长历史，随近期内镜技术的发展，其有效性和安全性得到了广泛认可。但是，对于年龄较小的儿童，尤其是蝶窦尚未气化的患者，经蝶骨手术并不现实，针对这种有症状的腺瘤，仍需行开颅手术（图 36.5）。

并发症

- 脑脊液渗出
- 颈动脉损伤
- 垂体损伤（包括暂时性或永久性尿崩症、全垂体功能减退）
- 感染
- 脑神经损伤

垂体病变患者对手术难以产生应激反应，因此，对所有垂体肿瘤患者，应考虑补充糖皮质激素，这一点至关重要，应牢记。

放射治疗

对垂体肿瘤，放射治疗的作用有限；仅用于难治性 GH 型腺瘤（手术治疗和药物治疗均失败）和 ACTH 型腺瘤，而对泌乳素瘤几乎无任何治疗作用。此外，放射治疗对 RCC 或脑垂体中叶囊肿无任何治疗作用。

结局

患者的病变类型不同，预后不同。

- 药物治疗对高达 90% 的泌乳素瘤有效[1]。其有效标准包括血清 RTL 下降、肿瘤缩小以及症状缓解。治疗持续时间和停药仍存在争议。对药物治疗失败的患者，手术治愈率高达 70%。但是，所有体积过大的肿瘤治疗难度较大，复发率高达三分之一[10]。
- ACTH 腺瘤的首选治疗方式是手术，手术确诊

图 36.5　垂体病变的手术图像。a. 暴露蝶鞍硬膜窗的典型经蝶手术视野（黑色箭，未打开硬膜）。b. 右侧翼点入路开颅下显露 RCC 视野，显示病变将视交叉向后推挤（黑色箭），并使视神经发生移位（黑星，下方为颈内动脉）

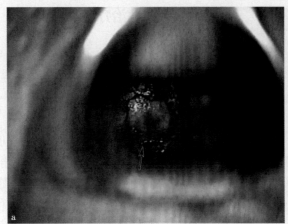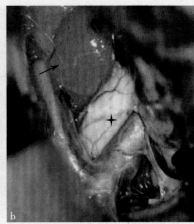

的库欣病治愈率高达 76%[16]，如同时采用药物治疗或放射治疗，其治愈率可达 90%[13, 16]。但是，复发率也可达 40%，并可在数年后复发。复发患者的治疗难度较大，需要更多关注他们的积极治疗和长期随访。

- 手术可治愈 GH 型腺瘤，但成功率较低，一些研究报告显示其长期控制率小于 15%[17]。生长抑素类药物的出现使其治疗成功率提高至 50%，但由于费用昂贵而使其应用有难度。

- 严格掌握手术适应证，约三分之二的 RCC 患者经过手术可以改善原有症状（如视觉、内分泌问题或头痛）[14, 15]。但其复发率较高，个别报告为 50%。

随访

- 术后护理包括：术后 1 个月赴医院就诊，之后每年赴医院就诊一次。放射治疗后每年赴医院就诊。

- 对有症状的患者，随访过程中应和其他相关科会诊，如内分泌科及眼科。

- 术后 6-12 周行 MRI/MRA 作为基线检查，其后每年行 MRI 检查参照基线检查进行对比。影像学检查像通常为每年一次，共持续 5 年（如果可行的话）。

- 连续实验室检查（对于功能性垂体腺瘤）也有一定作用。

刘　巍　张雪溪 译
葛　明 校

参考文献

1. Haddad SF, VanGilder JC, Menezes AH. Pediatric pituitary tumors. Neurosurgery. 1991;29:509–14.
2. Jagannathan J, Kanter AS, Sheehan JP, Jane JA Jr, Laws ER Jr. Benign brain tumors: sellar/parasellar tumors. Neurol Clin. 2007;25:1231–49, xi.
3. Mindermann T, Wilson CB. Pituitary adenomas in childhood and adolescence. J Pediatr Endocrinol Metab. 1995;8:79–83.
4. Mindermann T, Wilson CB. Pediatric pituitary adenomas. Neurosurgery. 1995;36:259–68 (discussion 69).
5. Fager CA, Carter H. Intrasellar epithelial cysts. J Neurosurg. 1966;24:77–81.
6. Voelker JL, Campbell RL, Muller J. Clinical, radiographic, and pathological features of symptomatic Rathke's cleft cysts. J Neurosurg. 1991;74:535–44.
7. Levy A, Hall L, Yeudall WA, Lightman SL. p53 gene mutations in pituitary adenomas: rare events. Clin Endocrinol (Oxf). 1994;41:809–14.
8. Hall WA, Luciano MG, Doppman JL, Patronas NJ, Oldfield EH. Pituitary magnetic resonance imaging in normal human volunteers: occult adenomas in the general population. Ann Intern Med. 1994;120:817–20.
9. Vernooij MW, Ikram MA, Tanghe HL, et al. Incidental findings on brain MRI in the general population. N Engl J Med. 2007;357:1821–8.
10. Kane LA, Leinung MC, Scheithauer BW, et al. Pituitary adenomas in childhood and adolescence. J Clin Endocrinol Metab. 1994;79:1135–40.
11. Partington MD, Davis DH, Laws ER Jr, Scheithauer BW. Pituitary adenomas in childhood and adolescence. Results of transsphenoidal surgery. J Neurosurg. 1994;80:209–16.
12. Sugita S, Hirohata M, Tokutomi T, Yamashita M, Shigemori M. A case of pituitary apoplexy in a child. Surg Neurol. 1995;43:154–7.
13. Magiakou MA, Mastorakos G, Oldfield EH, et al. Cushing's syndrome in children and adolescents. Presentation, diagnosis, and therapy. N Engl J Med. 1994;331:629–36.
14. Cavallo LM, Prevedello D, Esposito F, et al. The role of the endoscope in the transsphenoidal management of cystic lesions of the sellar region. Neurosurg Rev. 2008;31:55–64 (discussion 64).
15. Frank G, Sciarretta V, Mazzatenta D, Farneti G, Modugno GC, Pasquini E. Transsphenoidal endoscopic approach in the treatment of Rathke's cleft cyst. Neurosurgery. 2005;56:124–8 (discussion 9).
16. Kanter AS, Diallo AO, Jane JA Jr, et al. Single-center experience with pediatric Cushing's disease. J Neurosurg. 2005;103:413–20.
17. Dyer EH, Civit T, Visot A, Delalande O, Derome P. Transsphenoidal surgery for pituitary adenomas in children. Neurosurgery. 1994;34:207–12 (discussion 12).

视网膜母细胞瘤

37

Carlos Rodriguez-Galindo, Darren B. Orbach and
Deborah Vanderveen

概要

视网膜母细胞瘤（retinoblastoma）是小儿眼部最常见的恶性肿瘤，在所有年龄人群中，其发病率居眼部恶性肿瘤第三位，仅次于恶性黑色素瘤和转移癌，约占所有小儿恶性肿瘤的 2.5%～4%。在美国和欧洲，视网膜母细胞瘤平均标准化年龄发病率为 2～5 名 / 百万小儿（约每 14 000～18 000 名活产儿中就有 1 名）[1, 2]。视网膜母细胞瘤是低龄人群癌症；约三分之二患者的诊断年龄低于 2 岁，95% 患者低于 5 岁 [1]。因此，在治疗方法选择时，不仅需要考虑治愈疾病，还需尽可能保存患儿的视力，减少治疗所带来的副作用。

视网膜母细胞瘤主要分为两种不同的临床表型：①双侧或多灶遗传型（占所有病例的 25%），其特征在于存在 RB1 基因种系突变。多灶视网膜母细胞瘤的基因突变可以来源于父辈先证者（占 25%），也可来源于新的种系突变（75%）。②单侧或单灶型（占所有病例的 75%），其中 90% 为非遗传；约 10% 的单侧型病例携带种系突变；因此，对于不存在阳性家族史，且未经基因检测的单侧型患儿，无法确定其是否能够遗传给下一代。

要点

- 视网膜母细胞瘤是小儿眼部最常见的恶性肿瘤，约占所有小儿恶性肿瘤的 3%。
- 视网膜母细胞瘤常发生于小龄儿童：约三分之二患者在 2 岁前确诊，90% 以上的患者 5 岁前确诊。
- 两种临床表型的鉴别：①单侧视网膜母细胞瘤，约占所有病例的 75%；②双侧视网膜母细胞瘤，约占所有病例的 25%。双侧患者一般携带 RB1 基因种系突变；其中 25% 的突变由患病父母遗

传，75% 为发生于宫内的新发突变所致。
- 视网膜母细胞瘤治疗方案根据具体风险等级进行调整。制定治疗方案时，需考虑的风险因素包括眼内期或眼外期、单侧或双侧以及保留视力的可能性。
- 视力保留治疗包括全身或动脉内化疗、病灶局部强化治疗（激光光凝、温热疗法、冷冻疗法和近距离放射治疗）及外放射治疗。
- 双侧病变患儿发生第二肿瘤的风险较高，因此需密切随访。这一患儿群体应避免使用放射治疗。

生物学和流行病学

全球视网膜母细胞瘤的发病率各异。非洲、印度和北美本土后裔小儿群体的患病率偏高（每百万儿童 6～10 例）。该群体主要为单侧患病。发病率差异是由种族还是社会经济因素造成的，目前尚未明确。但是，事实上，即使在工业发达的国家，视网膜母细胞瘤的发病率因贫穷和母亲教育程度较低而增加，说明环境对发病有一定影响 [3]。

近年研究表明，人类乳头瘤病毒（HPV）可能在视网膜母细胞瘤的发病机制中发挥作用。高风险 HPV 型的病毒癌蛋白 E7 可以和 RB1 基因产物（pRB）结合并使该基因产物失活。因此，HPV 感染在功能上等同于 RB1 等位基因缺失。28%～36% 的肿瘤中均检测到高风险 HPV 序列 [4]。

生物学

1971 年，经过对双侧（遗传性）和单侧（主要为非遗传）视网膜母细胞瘤患者出现症状的年龄进行统计分析，Knudson 提出了"二次打击假说"，即在

视网膜细胞发育过程中发生两次突变事件，最终导致视网膜母细胞瘤的发生[5]。随后该假说得到进一步延伸，对两个事件具体描述，即这两个事件分别为 *RB1* 基因的两个等位基因的依次突变。*RB1* 基因位于 13q14，1986 年确定并克隆该基因[6, 7]，其产物 pRb 是 G1 细胞周期素 CDK 复合物的关键底物，CDK 复合物可促使细胞周期转变所需的靶基因产物发生磷酸化。活化的 Rb 蛋白作为一种肿瘤抑制物，是控制生长调节的关键蛋白。缺乏 Rb 蛋白或 Rb 蛋白灭活使细胞周期调控缺乏约束，造成细胞增殖失控。*RB1* 两个等位基因的缺失导致肿瘤发生；对于双眼患儿，*RB1* 等位基因缺失包含一个种系突变和一个体细胞突变，在单眼患者中，是肿瘤细胞发生了两次体细胞突变。当然，肿瘤的进展还涉及其他过程。约三分之二的肿瘤存在 *MDM4/MDM2* 扩增，致 p53 途径失活[8]，还可同时涉及其他基因和途径；比较基因组杂交研究显示，还存在 16p 和 1q 位点的基因扩增以及 16q1 位点缺失。此外，少数肿瘤出现正常 *RB1* 的上下游序列扩增；也可见 *N-MYC* 扩增[9]。

预防、早期发现和遗传咨询

治疗视网膜母细胞瘤成功与否关键取决于是否可以早期诊断；疾病分期和诊断延误具有关联性[10]。在发展中国家，转诊过晚是疾病眼外和远处转移的重要因素[11]。因此，应对所有新生儿进行眼底筛查，并由初级保健人员在后续健康检查过程中监督和检查；同时也推荐肿瘤普查，尤其是发病率高的地区，如南美和亚洲地区。视网膜母细胞瘤是一种独特的肿瘤，基因型可影响疾病的易感性，倾向于常染色体显性遗传，外显率极高（85%～95%）[12]。多数患儿自身发生第一次突变，多数为新的种系突变，其中，仅 15%～25% 的患儿有阳性家族史。遗传咨询至关重要，有助于父母一代理解视网膜母细胞瘤的遗传方式，评估亲属风险。无论何种临床表现，建议所有患者进行基因检测。过去十年以来，随着突变分析方法和技术的显著改善，目前检出率已提高至 90% 以上[13]。

临床表现、患者评估和分期

从定义来看，视网膜母细胞瘤是一种婴幼儿肿瘤，患者出现临床表现的年龄和单或双眼发病相关。双侧视网膜母细胞瘤患者（常为 1 岁之前）比单侧患者（常出现于两岁或三岁）的年龄更小[12, 14]。逾一半患者出现标志性白瞳症，常在用闪光灯拍照时偶然发现（如图 37.1）。斜视是第二常见的临床症状，常与黄斑受累相关。晚期眼内肿瘤可因继发性青光眼而出现疼痛症状。须与其他可表现出白瞳症的疾病鉴别，如永存原始玻璃体增生症、晶状体后纤维发育不良、Coat's 病、先天性白内障、弓蛔虫病和弓形虫病。

一小部分双侧患者（5%～6%）存在 13q14 片段缺失，如果缺失足够大的话，核型分析可以检测出此缺失。这部分患者的视网膜母细胞瘤往往是合并其他遗传物质缺失所致的复杂综合征表现的一部分。"13q 综合征"患者表现典型面部畸形特征、细微骨骼异常及不同程度的智力迟钝和运动障碍表征[15]；还可表现其他畸形特征，如耳垂前倾且较厚、前额高宽阔、人中突出和鼻子较短等。另有部分患者出现叠指 / 趾、小头畸形和骨骼成熟延迟。

"三侧"视网膜母细胞瘤是指同时存在双眼视网膜母细胞瘤和不同期颅内肿瘤的联合疾病，不超过 10% 的双眼视网膜母细胞瘤存在"三侧"现象[16]。包含三侧视网膜母细胞瘤在内的原始神经外胚层肿瘤（PNET），其表现出不同程度的神经元或光感受器分化，提示其起源于原始细胞生发层。大多数颅内肿瘤为松果体区 PNET（松果体母细胞瘤），其中，有 20%～25% 的肿瘤位于蝶鞍上或蝶鞍旁。三侧视网膜母细胞瘤的诊断中位年龄为 23～48 个月，而双侧视网膜母细胞瘤确诊和脑瘤确诊的间隔时间一般超过 20 个月[17]。约 5% 的双侧患者可发生松果体囊肿，该现象可能是三侧视网膜母细胞瘤的不完全型[18]。

通常，无需病理确认即可诊断眼内视网膜母细胞瘤。在全身麻醉，巩膜压迫器下的散瞳眼底检查可以检查全部视网膜（如图 37.2）。内生型肿瘤指向玻璃体腔内生长的肿瘤，因其具有一定脆性，故内生视网膜母细胞瘤可在整个玻璃体腔范围内形成种

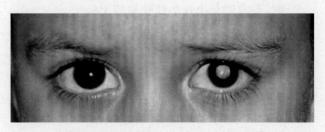

图 37.1　白瞳症患者（左眼），男，13 岁

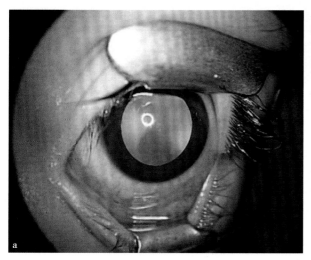
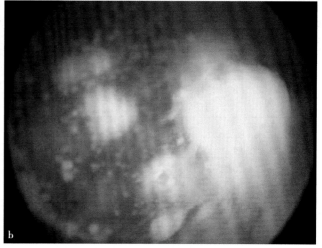

图37.2 麻醉下检查视网膜母细胞瘤。散大瞳孔后显示后节肿物(a),进一步检查可见巨大内生肿物伴大量玻璃体种植(b)

植。外生型视网膜母细胞瘤可长入视网膜下腔,从而引起进展性视网膜脱离及视网膜下种植。病例中必须详细记录肿瘤的数量、位置和大小、是否存在进行性视网膜脱离及视网膜下液体,是否存在玻璃体和视网膜下种植。实时广角视网膜影像学检查系统,如 RetCam® 系统,可进行 130° 视网膜检查和数字记录,有利于对疾病进行诊断和监测。

其他可协助诊断的影像学检查包括双二维超声、计算机 X 线断层扫描(CT)和磁共振影像学检查(MRI)。该类检查手段对评价眼外病变的程度及鉴别视网膜母细胞瘤和其他表现为白瞳症的疾病十分重要(图 37.3)。对一些患者群体,还应考虑是否存在肿瘤转移。约 10%~15% 的患者可以发生肿瘤转移,其眼内常出现典型组织学特征,如侵入深脉络膜和巩膜或虹膜受累或睫状体受累或视神经受累越过筛板。须对这类患者行检查和再分级,检查手段包括骨扫描、骨髓穿刺活检及腰穿。

曾经人们将 Reese-Ellsworth(R-E)系统视为最常用的眼内肿瘤分期标准。这一分期系统可以预测体外放射治疗的结局。该系统根据病变的大小、位置和数目以及是否出现玻璃体种植将疾病分为五期(表 37.1)[19]。但是,随着眼内视网膜母细胞瘤保守治疗的不断发展,R-E 分类系统难以预测保眼治疗的结局,而且对于治疗的指导意义也不强。在当前已有治疗手段的基础上,已制定出更适合和更简便易行的新分期系统(视网膜母细胞瘤国际分类)。新分期系统的依据是玻璃体腔及视网膜下肿瘤种植的程度,而非肿瘤的大小和位置,新分期系统对治疗成功率的预测效果更佳(图 37.3 和表 37.2)[20]。

对接受眼球摘除术的患者,还应采用进一步病

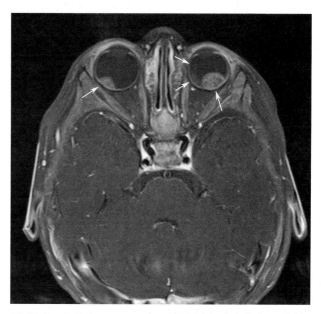

图37.3 水平位 MRI,T1 像,示视网膜细胞瘤患儿,8 月龄,可见双侧眼内肿物(箭头)

理分期。病理分期综合其他已知的、能够对治疗和预后产生影响的多种因素,如脉络膜和巩膜受累、视神经受侵和提示肿瘤转移的其他特征等。眼科医生和儿科肿瘤学家组成的国际团体提出了一种新的分期系统,其纳入了老分期系统中最重要的几个元素(表 37.3)[21]。生长和侵袭是肿瘤逐步进展的不同时期,仅当眼内肿瘤生长到一定大小时,才会发生视网膜外浸润;作为此过程的一部分,视网膜母细胞瘤延伸进入眼球外层(如脉络膜和巩膜)、视神经和眼前部。这种进展的下一步是眼外转移;直接通过巩膜延伸进入眼眶内和耳前淋巴结发生局部扩散,眶外转移主要为颅内传播和血行转移。

表 37.1　视网膜母细胞瘤放射治疗适合性 R-E 分期

I 类预后十分良好	
I a	单个独立肿瘤,小于 4dd,位于赤道或赤道后
I b	多个肿瘤,小于 4dd,均位于赤道或赤道后
II 类预后良好	
II a	4～10dd 的单个独立肿瘤
II b	4～10dd 的多个肿瘤
III 类预后不确定	
III a	发生在眼赤道之前的任何病变
III b	单个独立的肿瘤,位于赤道后,但是大于 10dd
IV 类预后差	
IV a	多个肿瘤,部分肿瘤大于 10dd
IV b	任何向前侧侵及视网膜锯齿缘的病变
V 类预后极差	
V a	大量肿瘤,累及视网膜一半以上
V b	玻璃体种植

dd,视盘直径(1.5mm)

病理和传播途径

　　从宏观角度分析,视网膜母细胞瘤较软,易碎,生长速度大于血管生长速度,易引起坏死和钙化。因其具有一定脆性,视网膜母细胞瘤常以较小的白色结节(种植)形式在玻璃体和视网膜内播散(图 37.2b)[22]。显微镜下观察,视网膜母细胞瘤的外观取决于其分化程度。未分化视网膜母细胞瘤由密集的小圆细胞构成,细胞核染色较浅,胞浆少;光感受器分化程度不同,肿瘤细胞排列独特;Homer-Wright 菊形团是由肿瘤细胞围绕无腔(或内界膜)纤维团形成的不规则花环。在视网膜母细胞瘤中不常见,多见于其他原始神经母细胞瘤,如神经母细胞瘤和髓母细胞瘤。从另一方面来将,视网膜母细胞瘤的典型特征是可见 Flexner-Wintersteiner 菊形团;Flexner-Wintersteiner 菊形团由一群低柱状细胞围绕中心腔构成,并以与正常视网膜外层相似的嗜酸性膜为界。约 70% 的肿瘤可见这种 Flexner-Wintersteiner 菊形团;而花纹结构较少见,这种情况下,细胞表现出更超微的光感受器分化结构特征。花纹由较大的嗜酸性胞质细胞排列成弯尾花形状;尤其是分化较好的肿瘤,几乎均由花纹构成,这种肿瘤又名视网膜细胞瘤。从超微结

表 37.2　眼内视网膜母细胞瘤国际分类

A 组
小肿瘤,距离小凹和视盘距离较远
肿瘤最大直径≤3mm,局限于视网膜,距离小凹至少 3mm,距离视盘至少 1.5mm
B 组
除上组之外所有局限于视网膜的肿瘤
局限于视网膜但是不属于 A 类的所有肿瘤
视网膜下积液和肿瘤基底的距离≤3mm(无视网膜下种植)
C 组
视网膜下局部积液或种植
单个视网膜下局部积液与肿瘤的距离 >3mm 且≤6mm
玻璃体种植或视网膜下种植距肿瘤≤3mm
D 组
弥散性视网膜下积液或种植
单个视网膜下积液距肿瘤 >6mm
玻璃体种植或视网膜下种植距肿瘤 >3mm
E 组
出现任何或更多下述预后不良特征
肿瘤体积占据眼球 2/3 以上
眼前节肿瘤
睫状体内或上的肿瘤
虹膜新血管形成
新生血管性青光眼
出血致屈光介质混浊
肿瘤坏死,伴无菌性眼眶蜂窝织炎
眼球萎缩

表 37.3　视网膜母细胞瘤国际分期系统

0 期	保守治疗
I 期	眼球摘除,肿瘤完全切除
II 期	眼球摘除,显微镜判断残存肿瘤
III 期	局部浸润
	a. 侵犯眼眶
	b. 耳前或颈部淋巴结转移
IV 期	远处转移疾病
	a. 血行转移(未累及中枢神经系统(CNS))
	1. 单个病变
	2. 多个病变
	b. 累及中枢神经系统(伴或不伴其他局部侵犯或转移)
	1. 视交叉前病变
	2. 中枢神经系统肿物
	3. 脑膜和脑脊液(CSF)受累

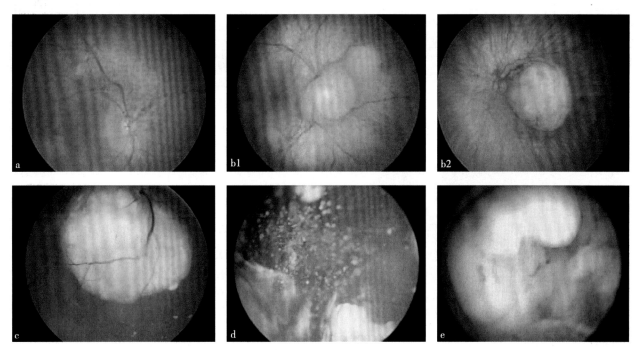

图37.4 眼内视网膜母细胞瘤国际分类。a. 局限于视网膜的小肿瘤，距离黄斑小凹和视神经距离较远（A组）。b1.局限于视网膜的两个小肿瘤，和视神经相邻（B组）。b2.肿瘤伴有少量视网膜下积液，无视网膜下种植（B组）。c. 外生性视网膜母细胞瘤，伴有视网膜下积液和种植（C组）。d. 内生性视网膜母细胞瘤，伴有广泛玻璃体种植（D组）。e. 较大视网膜母细胞瘤，占整个眼球三分之二以上（E组）

构角度分析，视网膜母细胞瘤细胞可呈光感受器样分化，出现双9-0微管结构、丰富的细胞质微管、突触色带和神经分泌颗粒。视网膜母细胞瘤的典型宏观和微观特性见图37.5。

治疗原则

治疗视网膜母细胞瘤的目的是挽救生命和保存视力，因此需要个体化对症治疗。需考虑的因素包括单侧还是双侧疾病、保留视力的可能性及眼内和眼外分期[23]。

手术

眼球摘除术的指征为肿瘤较大，充满整个玻璃体，以致视力难以保存；或肿瘤侵及前房或者出现新生血管性青光眼。此手术应由经验丰富的眼科医生实施；眼球须完好无损取出，避免眼球穿孔，确保眼眶不发生恶性肿瘤种植[24]。为了优化分期，摘除眼球时应同时剪除一段视神经（10～15mm）。手术过程中常置入眼眶植入物并将眼外肌附着在植入物上；再在眼眶植入物上安装陶瓷义眼。眼眶内容物剜除术已经很少应用了。对于存在眼眶侵犯的患儿，应合理选择化疗、手术（摘除术）和放射治疗以达到控制肿瘤，避免行眼眶内容物剜除术。

局部疗法

局部疗法适用于小肿瘤（小于3～6mm），多用于双侧疾病患者，常需要同时配合全身化疗。常使用氩激光凝疗法治疗眼赤道部及其后部肿瘤，也可用于治疗放疗造成的视网膜新血管形成[25]。该技术仅限于基底不超过4.5mm、厚度不超过2.5mm的肿瘤。激光可直接阻断肿瘤的血供。此外，还常使用冷冻疗法治疗赤道及其附近的小肿瘤，指征为大小不超过3.5mm、厚度不超过2mm[26]。一般情况下，连续治疗一到两个月，每月或每两个月实施一次三个循环的冷冻治疗即可获得较好的肿瘤控制率。经瞳孔温热疗法也是一种重要的局部疗法，该方法通过二极管激光器将热量集中在次光凝水平[27]；温热治疗的目标是向肿瘤持续加热5～20分钟（42～60℃），低温防止视网膜血管发生光凝效应。局部疗法与化疗两种治疗方法可相互协同，十分重要。一般情况下，这种综合治疗的局部控制率可达 70%～80%。局部疗法的并发症包括一过性浆液性视网膜脱离、视网膜牵拉及局部纤维化。

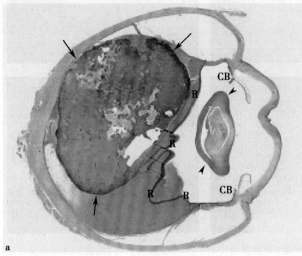

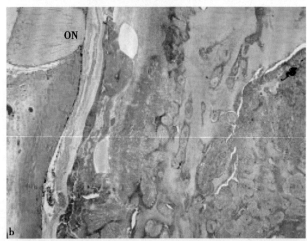

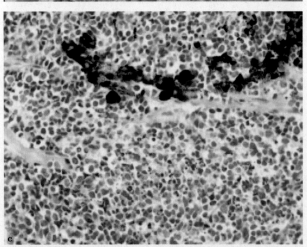

图 37.5　视网膜母细胞瘤。a. 摘除的眼球切片，视网膜母细胞瘤位于后部（箭之间），使视网膜分层（R）。箭头表示晶状体，CB 表示睫状体。b. 低分化视网膜母细胞瘤及坏死区。视神经（ON）。c. 由密集小圆细胞构成的视网膜母细胞瘤，内含大量凋亡小体；还可见含丰富深染黑色素的细胞群

化疗

化疗指征为眼外浸润患者和部分局限于眼内、但肿瘤具有高风险组织学特征的患者，对双眼患者可行局部疗法联合化疗。对视网膜母细胞瘤有效的化疗制剂包括铂化合物、依托泊苷、环磷酰胺、阿霉素、长春新碱和异环磷酰胺[23]。

放射治疗

放射治疗的目标是最大程度减少患者的累积放射剂量，避免治疗并发症，如迟发正常组织损伤和第二肿瘤。即使不使用放射治疗，该患者群体的第二肿瘤发病率也十分高。放射治疗有两种形式，分别为短距离放射治疗和体外放射治疗。针对小肿瘤使用短距离放射治疗疗法，常和其他疗法合并使用；在该过程中，放射性植入物置入巩膜表面一段时间，针对肿瘤局部提供高剂量照射并保护正常结构不受放射线影响。目前，放射性植入物多是碘 -125（^{125}I）。也可使用其他试剂，如金、钴、钯及钌等[28-31]。外放射技术照射整个眼球，适用于整个眼球受累但可以保留眼球或治疗眼眶外、中枢神经系统及其他部位转移性病变。常使用的是光子技术。对于双侧患者，光子治疗在降低第二肿瘤发生潜在风险方面具有显著优势[32]。

眼内视网膜母细胞瘤的治疗

单侧视网膜母细胞瘤

如果无眼外转移，仅通过眼球摘除术治疗单眼视网膜母细胞瘤患儿，其有效率为 85%～90%。单眼患者行摘除术治疗的效果极好，功能结局良好，且能够最大程度减少治疗后并发症[33]。鉴于化疗减容术能够成功治疗双眼患者，目前化疗和局部疗法相结合的保守治疗措施越来越普遍。通过动脉内化疗，眼保留率可达 70%～80% 以上[34]。眼球摘除的患者如出现巩膜侵袭和视神经断端残存肿瘤细胞，则应同时采用辅助化疗。对于其他眼内患者，辅助治疗尚待商榷。已有信息表明使用辅助化疗对于部分眼外转移风险较高的患者（指存在筛板后和脉络膜同时受累或脉络膜广泛受累的患者）更为有利，但目前尚缺乏随机对照试验。筛板前受累或孤立局部

脉络膜受累的患者无需采用辅助化疗[23]。目前已提出不同的化疗方案。经证实，6个月疗程的 VDC（长春新碱、环磷酰胺和阿霉素）、VCE（长春新碱、卡铂和依托泊苷）或两种方案交替的治疗方法有效。只有出现经巩膜外浸润或视神经断端受累时才采用放射治疗。

双侧视网膜母细胞瘤

以前，对双侧视网膜母细胞瘤患者，对于处于较晚期且无保留视力可能的患眼，采用摘除眼球的治疗方法，并对未摘除眼进行体外放射治疗。但是，放射治疗可导致多种并发症。经一段时间放疗后，可致眼眶发育受限，容积较正常小，容易发生面中部畸形。更重要的是，辐射治疗区域发生肉瘤的风险增加。该风险可能与年龄相关，并随照射延迟而降低[35]。由于存在这些问题，人们更倾向于选择相对保守的治疗方法。目前，治疗双侧视网膜母细胞瘤时进行前期化疗，目的是在早期最大程度实现眼内肿瘤的化疗减容，之后再合并局部治疗。化疗减容合并局部治疗能够提高保眼率，减少（和延迟）放疗法的使用。虽然使用长春新碱、卡铂和依托泊苷组合可达最佳疗效，目前研究者仍在不断实验不同的化疗药物组合。对于早期眼内病变患者（R-E Ⅰ～Ⅲ类，国际 B 类），仅使用强化程度较低的长春新碱和卡帕方案即有疗效[23]。通过这些治疗技术，A、B

组患儿的保眼率接近 100%。对于晚期眼内肿瘤患者（C 和 D 组），保眼率小于 50%～70%，且常需要合并体外放射治疗[36]。但是，放射治疗通常可延迟数月。从而使得眼眶正常发育，降低第二肿瘤发生的风险。

玻璃体内和动脉内灌注化疗治疗眼内视网膜母细胞瘤

日本研究者率先经玻璃体和动脉注射美法仑，治疗晚期或复发眼内视网膜母细胞瘤[37]。目前，进展性视网膜母细胞瘤患者在热疗后接受玻璃体内美法仑给药被证实有一定的临床疗效[37]。Kaneko 等报道经同侧颈动脉注射美法仑的可行性，并记录了该方法的疗效[37]。此后，Mohry 利用气囊导管给药，实现眼动脉的选择性药物注射[38]。Abramson 等人又报道一项改良技术，利用微导管对眼动脉直接插管注射[39]；使用这种方法，经动脉内注射 3～5mg 美法仑后即可实现较高的眼部保存率，有时也使用其他药物，如拓扑替康和卡铂[34, 39, 40]。这种新的治疗方法正逐步成为一线保眼治疗手段。此外，直接向玻璃体注射美法仑也是一种颇有前途的玻璃体疾病治疗方法[41]。

眼内视网膜母细胞瘤的保眼治疗方法总结见表 37.4。

表 37.4　眼内视网膜母细胞瘤推荐治疗方法

R-E 分类	ABC 分类	治疗方法			
		局灶性治疗	动脉内化疗	系统化疗	放疗
Ⅰ～Ⅱ	A	+	如果为 PD	如果为 PD	如果为 PD
Ⅰ～Ⅲ	B	+	MEL 3～5mg, 3～6 个疗程	第 1 天 VCR 0.05mg 第 1 天 CBP 18.6mg 2～6 个疗程	如果为 PD
Ⅳ～Ⅴ	C～Dᵃ	+	MEL 3～5mg, 3～6 个疗程 考虑加入第二种化疗药物（TOP、CBP）	第 1 天 VCR 0.05mg 第 1、2 天 CBP 14mg 第 1、2 天 ETO 6mg 6 个疗程	如果为 PD 如化疗结束时存在广泛玻璃体种植，考虑早期 EBRT
Ⅴb	E	摘除术			

PD，进展性疾病；MEL，美法仑；TOP，托普乐肯；CBP，卡帕；VCR，长春新碱；ETO，依托泊苷；EBRT，体外照射
ᵃ 如果为单侧，考虑提前行摘除术

眼外视网膜母细胞瘤的治疗

视网膜母细胞瘤眼外转移和社会经济状况不良导致的诊断和治疗延误密切相关。在欧洲和美国，眼外病变患者不足 5%，而在不发达国家则相反，眼外病变患者高达 40%～80%[42,43]。目前已经确认三种眼外疾病的传播形式：①局部传播，包括眼眶浸润、肿瘤累及视神经断端以及扩散至耳前淋巴结；②中枢神经系统转移；③其他部位的视网膜母细胞瘤转移。

眼眶和局部视网膜母细胞瘤

眶内视网膜母细胞瘤转移主要是肿瘤通过进出眼球的血管和巩膜散播至眼眶内所造成的结果。因此，人们将巩膜肿瘤浸润视为肿瘤眼外转移并遵循眼外肿瘤的治疗方式。60%～70% 患者仅仅单独存在眶内视网膜母细胞瘤浸润；其余患者可出现淋巴、血行或中枢神经系统转移[44]。其治疗包括全身化疗和放射治疗；通过这种治疗方式，60%～85% 的患者可治愈。鉴于多数复发疾病的发病部位位于中枢神经系统，推荐使用可进入中枢神经系统的药物治疗。经证明，多种化疗方案有效，如长春新碱、环磷酰胺和以阿霉素铂和表鬼臼毒素为基础的化疗方案或两种药物合并的化疗方案[23]。对于肉眼可见的眼眶转移而言，建议患者在接受化疗（通常为 2～3 个疗程）后再行手术治疗；此后还应行眼球摘除术并增加 4～6 个疗程的化疗；再合并眼眶放射治疗（剂量 40～45Gy）进行局部控制。通过这种方法，可避免实施眶内容物剜除术[45]。巩膜浸润患者应采用同样的方式，包括放射治疗（尽管也有不进行放射治疗也取得良好治疗效果的报道）[42]。单独视神经断端受累患者也应采用相似的全身治疗，但是放射治疗范围应包括整个眼眶（36Gy）和视交叉强化治疗（9～10Gy），剂量共计 45～46Gy。20% 的眼眶视网膜母细胞瘤可发生淋巴转移，因此还应仔细检查耳前和颈部淋巴结[44]；只要在治疗过程中对受累淋巴结进行照射，已经发生淋巴转移患者的预后不一定较差。

中枢神经系统受累

经视神经可直接发生颅内转移，预后较差[42,45]。该类患者的治疗应包括以铂剂为基础的全身强化化疗和神经系统定向治疗。虽然一直以来多采用鞘内化疗，但该治疗方式并没有临床前或临床证据的支持。虽然对该类患者实施化疗具有一定争议，但是 23.4～36Gy 强度的全脑脊髓照射及对可预知疾病位点进行 45Gy 强度放射治疗具有一定效果。研究者还探讨过高剂量骨髓消融化疗和自体造血干细胞救治强化方案，但其作用尚不明确[46,47]。虽然治疗强度较大，也有文献记载该治疗方法有一定疗效，但是颅内疾病的患者仍无法治愈，幸存者极其罕见。如果可以的话，应当对这些患者进行治疗方案评估。

（颅外）转移性视网膜母细胞瘤

骨、骨髓和肝（发病率较低）可发生血行性转移。虽然报道称存在经过传统化疗后长期存活的患者，幸存者仍比较罕见。近年来，有研究表明，通过使用高剂量、骨髓消融化疗和自体造血干细胞移植的方式治愈了小部分转移性视网膜母细胞瘤患者。该方法和转移性神经母细胞瘤的治疗方式类似；患者接受短期强化化疗方案，包括烷基化物类药物、蒽环类药物、依托泊苷和铂剂，之后合并骨髓消融化疗和自体造血干细胞疗法。通过该方法，治疗效果极佳[47]。有趣的是，对诱导化疗反应良好的远端骨转移患者在接受骨髓消融治疗时可无需放射治疗。

视网膜母细胞瘤及其治疗的长期影响

携带 RB1 种系突变患者发生第二肿瘤的累积发病率随放射治疗的使用时间和剂量的增大而上升，据报道，该发病率随着年龄的增大而稳定上升，近期研究显示，30～50 岁患者的发病率高达 40%～60%[48,49]。非遗传视网膜母细胞瘤患者的发病风险则无明显增加。所有视网膜母细胞瘤出现第二肿瘤的存活患者中，约 60%～70% 的第二肿瘤发生在头部和颈部区域[48,49]。最常见的第二肿瘤是在内、外照射区域发生的骨肉瘤，约占所有第二恶性肿瘤的三分之一，其次是软组织肉瘤和黑色素瘤，约占 20%～25%。近几年发现，遗传性视网膜母细胞瘤患者在成年发生上皮癌的风险较高[50]；其中，肺癌最常见。

因小儿眼眶仍处于生长阶段，视网膜母细胞瘤患儿接受治疗后易发生眶骨功能障碍和显著外观异常。这些后遗症对青春期早期患者更为明显，由于那时眶骨发育已经大致完成，从而容易导致明显的

"沙漏式面部畸形"。眼球摘除术（可致眼眶收缩）和放射治疗（可诱导骨生长停滞）均对眼眶生长产生不利影响。对于接受双侧视网膜母细胞瘤治疗的小儿而言，眼球摘除术对眼眶发育的影响和放射治疗的影响相同；但眼球摘除后的眼眶容积和眶内植入物的尺寸相关。

张诚玥 肖 潇 译
赵军阳 校

参考文献

1. Young JL, Smith MA, Roffers SD, Liff JM, Bunin GR. Retinoblastoma. Bethesda: SEER; 1999. p. 73–8. (Monograph)
2. Parkin DM, Stiller CA, Draper GJ, Bieber CA. The international incidence of childhood cancer. Int J Cancer. 1988;42:511–20.
3. Bunin GR, Meadows AT, Emanuel BS, Buckley JD, Woods WG, Hammond GD. Pre- and postconception factors associated with sporadic heritable and nonheritable retinoblastoma. Cancer Res. 1989;49:5730–5.
4. Orjuela M, Ponce Castaneda V, Ridaura C, et al. Presence of human papilloma virus in tumor tissue from children with retinoblastoma: an alternative mechanism for tumor development. Clin Cancer Res. 2000;6(10):4010–6.
5. Knudson AG. Mutation and childhood cancer: a probabilistic model for the incidence of retinoblastoma. Proc Natl Acad Sci USA. 1971;68:820–3.
6. Lee WH, Bookstein R, Hong F, Young LJ, Shew JY, Lee EY. Human retinoblastoma susceptibility gene: cloning, identification, and sequence. Science. 1987;235(4794):1394–9.
7. Friend SH, Bernards R, Rogelj S, et al. A human DNA segment with properties of the gene that predisposes to retinoblastoma and osteosarcoma. Nature. 1986;323(6089):643–6.
8. Laurie NA, Donovan SL, Shih CS, et al. Inactivation of the p53 pathway in retinoblastoma. Nature. 2006;444(7115):61–6.
9. Rushlow DE, Mol BM, Kennett JY, et al. Characterisation of retinoblastomas without RB1 mutations: genomic, gene expression, and clinical studies. Lancet Oncology. 2013;14:327–34.
10. Goddard AG, Kingston JE, Hungerford JL. Delay in diagnosis of retinoblastoma: risk factors and treatment outcome. Br J Ophthalmol. 1999;83:1320–3.
11. Chantada GL, Qaddoumi I, Canturk S, et al. Strategies to manage retinoblastoma in developing countries. Pediatr Blood Cancer. 2011;56:341–8.
12. Draper GJ, Sanders BM, Brownhill PA, Hawkins MM. Patterns of risk of hereditary retinoblastoma and applications to genetic counselling. Br J Cancer. 1992;66(1):211–9.
13. Richter S, Vandezande K, Chen N, et al. Sensitive and efficient detection of RB1 gene mutations enhances care for families with retinoblastoma. Am J Hum Genet. 2003;72(2):253–69.
14. Abramson DH, Frank CM, Susman M, Whalen MP, Dunkel IJ, Boyd NW. Presenting signs of retinoblastoma. J Pediatr. 1998;132:505–8.
15. Baud O, Cormier-Daire V, Lyonnet S, Desjardins L, Turleau C, Doz F. Dysmorphic phenotype and neurological impairment in 22 retinoblastoma patients with constitutional cytogenetic 13q deletion. Clin Genet. 1999;55:478–82.
16. Holladay DA, Holladay A, Montebello JF, Redmond KP. Clinical presentation, treatment, and outcome of trilateral retinoblastoma. Cancer. 1991;67:710–5.
17. Kivel T. Trilateral retinoblastoma: a meta-analysis of hereditary retinoblastoma associated with primary ectopic intracranial retinoblastoma. J Clin Oncol. 1999;17(6):1829–37.
18. Beck-Popovic M, Balmer A, Maeder P, Braganca T, Munier FL. Benign pineal cysts in children with bilateral retinoblastoma: a new variant of trilateral retinoblastoma? Pediatr Blood Cancer. 2006;46:755–61.
19. Reese AB, Ellsworth RM. The evaluation and current concept of retinoblastoma therapy. Trans Am Acad Ophthalmol Otolaryngol. 1963;67:164–72.
20. Shields CL, Mashayekhi A, Au AK, et al. The international classification of retinoblastoma predicts chemoreduction success. Ophthalmology. 2006;113(12):2276–80.
21. Chantada G, Doz F, Antonelli CBG, et al. A proposal for an international retinoblastoma staging system. Pediatr Blood Cancer. 2006;47(6):801–5.
22. Sang DN, Albert DM. Retinoblastoma: clinical and histopathologic features. Hum Pathol. 1982;13(2):133–47.
23. Rodriguez-Galindo C, Chantada GL, Haik B, Wilson MW. Retinoblastoma: current treatment and future perspectives. Curr Treat Options Neurol. 2007;9(4):294–307.
24. Shields CL, Shields JA. Recent developments in the management of retinoblastoma. J Pediatr Ophthalmol Strabismus. 1999;36(1):8–18.
25. Shields JA, Shields CL, DePotter P. Photocoagulation of retinoblastoma. Int Ophthalmol Clin. 1993;33:95–9.
26. Shields JA, Parsons H, Shields CL, Giblin ME. The role of cryotherapy in the management of retinoblastoma. Am J Ophthalmol. 1989;108(3):260–4.
27. Shields CL, Santos MCM, Diniz W, et al. Thermotherapy for retinoblastoma. Arch Ophthalmol. 1999;117(7):885–93.
28. Fass D, McCormick B, Abramson D, Ellsworth R. Cobalt60 plaques in recurrent retinoblastoma. Int J Radiat Oncol Biol Phys. 1991;21:625–7.
29. Freire JE, De Potter P, Brady LW, Longton WA. Brachytherapy in primary ocular tumors. Semin Surg Oncol. 1997;13:167–76.
30. Al-Haj AN, Lobriguito AM, Lagarde CS. Radiation dose profile in 125I brachytherapy: an 8-year review. Radiat Prot Dosimetry. 2004;111:115–9.
31. Abouzeid H, Moeckli R, Gaillard MC, et al. (106)Ruthenium brachytherapy for retinoblastoma. Int J Radiat Oncol Biol Phys. 2008;71:821–8.
32. Reisner ML, Viegas CM, Grazziotin RZ, et al. Retinoblastoma–comparative analysis of external radiotherapy techniques, including an IMRT technique. Int J Radiat Oncol Biol Phys. 2007;67:933–41.
33. Ross G, Lipper EG, Abramson D, Preiser L. The development of young children with retinoblastoma. Arch Pediatr Adolesc Med. 2001;155(1):80–3.
34. Gobin YP, Dunkel IJ, Marr BP, Brodie SE, Abramson DH. Intra-arterial chemotherapy for the management of retinoblastoma: four-year experience. Arch Ophthalmol. 2011;129:732–7.
35. Abramson DH, Frank CM. Second nonocular tumors in survivors of bilateral retinoblastoma. A possible age effect on radiation-related risk. Ophthalmology. 1998;105:573–80.
36. Shields CL, Honavar SG, Meadows AT, et al. Chemoreduction plus focal therapy for retinoblastoma: factors predictive of need for treatment with external beam radiotherapy or enucleation. Am J Ophthalmo. 2002;133:657–64.
37. Kaneko A, Suzuki S. Eye-preservation treatment of retinoblastoma with vitreous seeding. Jpn J Clin Oncol. 2003;33:601–7.
38. Mohri M. The technique of selective ophthalmic arterial infusion for conservative treatment of recurrent intraocular retinoblastoma. Keio Igaku. 1993;70:679–87.
39. Abramson DH, Dunkel IJ, Brodie SE, Kim JW, Gobin YP. A phase I/II study of direct intraarterial (ophthalmic artery) chemotherapy with melphalan for intraocular retinoblastoma: initial results. Ophthalmology. 2008;115:1398–404.
40. Abramson DH, Dunkel IJ, Brodie SE, Marr B, Gobin YP. Bilateral superselective ophthalmic artery chemotherapy for bilateral retinoblastoma: tandem therapy. Arch Ophthalmol. 2010;128:370–2.
41. Munier FL, Gaillard M-C, Balmer A, et al. Intravitreal chemotherapy for vitreous disease in retinoblastoma revisited: from prohibition to conditional indications. Br J Ophthalmol. 2012;96:1078–83.
42. Antonelli CBG, Steinhorst F, Ribeiro KCB, et al. Extraocular retinoblastoma: a 13-year experience. Cancer. 2003;98:1292–8.
43. Menon BS, Reddy SC, Maziah W, Ham A, Rosline H. Extraocular

retinoblastoma. Med Pediatr Oncol. 2000;35:75–6.

44. Doz F, Khelfaoui F, Mosseri V, et al. The role of chemotherapy in orbital involvement of retinoblastoma. Cancer. 1994;74(2):722–32.

45. Chantada G, Fandiño A, Casak S, Manzitti J, Raslawski E, Schvartzman E. Treatment of overt extraocular retinoblastoma. Med Pediatr Oncol. 2003;40:158–61.

46. Namouni F, Doz F, Tanguy ML, et al. High-dose chemotherapy with carboplatin, etoposide and cyclophosphamide followed by a haematopoietic stem cell rescue in patients with high-risk retinoblastoma: a SFOP and SFGM study. Eur J Cancer. 1997;33(14):2368–75.

47. Dunkel IJ, Khakoo Y, Kernan NA, et al. Intensive multimodality therapy for patients with stage 4a metastatic retinoblastoma. Pediatr

Blood Cancer. 2010;55:55–9.

48. Kleinerman RA, Tucker MA, Tarone RE, et al. Risk of new cancers after radiotherapy in long-term survivors of retinoblastoma: an extended follow-up. J Clin Oncol. 2005;23:2272–9.

49. Kleinerman RA, Tucker MA, Abramson DH, Seddon JM, Tarone RE, Fraumeni JF. Risk of soft tissue sarcomas by individual subtype in survivors of hereditary retinoblastoma. J Natl Cancer Inst. 2007;99:24–31.

50. Fletcher O, Easton D, Anderson K, Gilham C, Jay M, Peto J. Lifetime risks of common cancers among retinoblastoma survivors. J Natl Cancer Inst. 2004;96(5):357–63.

横纹肌肉瘤

Karen Watters and Reza Rahbar

38

概述和分类

横纹肌瘤（rhabdomyomas）是一种罕见的良性横纹肌肿瘤。从分布来说，该疾病分为心脏型和心外型。心脏横纹肌瘤是最常见类型，人们认为其是一种错构瘤，约占婴儿心脏肿瘤的90%。心外横纹肌瘤是一种新生物，根据临床和组织学表现可分为三种亚型，分别为成人型、胎儿型和生殖道型（表38.1）。95%的心外横纹肌瘤主要累及头部和颈部区域[1]。横纹肌瘤极其罕见，在横纹肌肿瘤中所占比例不足2%，相对而言，横纹肌肉瘤更常见，约占所有肌肉骨骼肿瘤的98%。横纹肌瘤和横纹肌肉瘤均为独立疾病[2]。

病因

目前未发现横纹肌瘤有任何种族或地理差异。心脏型常见于结节性硬化患者，不同的是，心外横纹肌瘤和结节性硬化症不相关。由于横纹肌瘤较罕见，故暂无法估计其发病率。

临床表现

胎儿横纹肌瘤：胎儿横纹肌瘤是最少见的横纹肌瘤类型。德纳尔于1972年首次描述该疾病，此后，仅有小范围疾病报告描述该疾病的特征[3]。据推测，胎儿横纹肌瘤可能源于胚胎残余；主要见于3岁以下男性婴儿头颈部，常呈孤立性肿物，其症状和病变所在具体位置相关，如声音嘶哑、言语障碍、吞咽困难或呼吸窘迫等[4-6]。

该疾病有两种变异型，分别为经典型和中间型：

- 经典型或黏液样亚型最常见，常表现为头颈部区域分界清晰的皮下肿物，对耳前和耳后区域多见。仅在一岁之内患者中见过该亚型。
- 中间型或蜂窝型常见于头颈部软组织和黏膜组织，如舌、鼻咽、喉、眼眶和颈部。病理报告曾描述过颞下窝和环咽病变[7,8]。

成人横纹肌瘤：成人横纹肌瘤发生于第三和第四鳃弓鳃肌。最经常见于40岁以上男性的上呼吸消化道和颈部肌肉组织。最常见的病变位置包括喉黏膜、口咽黏膜、口底黏膜和嘴唇黏膜。常见表现为生长缓慢的肿物，呈上呼吸消化道梗阻、呼吸困难、声音嘶哑和新发睡眠呼吸暂停相关症状。成人横纹肌瘤常孤立存在，曾有多灶性发病的报告[9,10]。

组织学

肉眼观，横纹肌瘤分界清晰，有被膜，柔软均匀，黄褐色至灰褐色，切开后质地均匀，有黏液。通过组织学标准和免疫组化可鉴别胎儿和成人横纹肌瘤（图38.1）。

胎儿横纹肌瘤

- 经典未成熟型，由原始梭形细胞和含不明显胞质和肌纤维的细长肌细胞构成。梭形细胞在胚胎发育6～10周时在纤维黏液样基质中杂乱排列，可见不同分化阶段的成肌细胞。
- 中间型横纹肌瘤的骨骼肌细胞分化程度和数量更高，呈"横纹肌细胞成熟"。两种类型可同时混合存在。胎儿横纹肌瘤免疫组化检查可表达结蛋白、肌特异性肌动蛋白和肌红蛋白。原始间充质细胞可表达S-100蛋白、胶质纤维酸性蛋白、平滑肌肌动蛋白和波形蛋白。

成人型横纹肌瘤　其特点是存在类似横纹肌细胞的高分化大细胞片层。这些细胞为嗜酸性多角形细胞，细胞核较小、位于细胞周围，细胞内偶见空泡。

表 38.1 横纹肌瘤分类

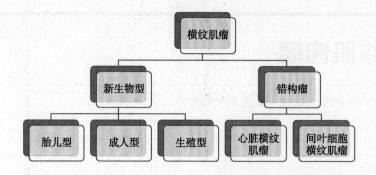

横纹是其识别标记,有丝分裂活动程度低或不存在。肌特异性肌动蛋白、结蛋白和肌红蛋白的表达程度高于胎儿横纹肌瘤,成人型中不表达波形蛋白。

鉴别诊断

由于胎儿横纹肌瘤的案例较少,且难以和横纹肌肉瘤鉴别,因此其诊断较复杂。众所周知,胚胎性横纹肌肉瘤梭形细胞的变异识别十分困难。胎儿横纹肌瘤界限清楚,不侵袭和破坏邻近软组织,与胎儿横纹肌瘤不同的是,横纹肌肉瘤浸润性生长并侵袭正常组织。从组织学角度来说,可通过细胞异型、有丝分裂活性增加、低分化及恶性肉瘤表现鉴别横纹肌肉瘤。横纹肌肉瘤还可见坏死灶和出血灶。

其他鉴别诊断包括良性错构瘤性病变,如神经肌肉错构瘤、皮肤横纹肌瘤性间叶性错构瘤、畸胎瘤血管畸形、神经纤维瘤、神经鞘瘤、颗粒细胞瘤、蛰伏脂肪瘤、副神经节瘤以及恶性肿瘤伴骨骼肌分化。免疫组化染色检查包括 S-100、结蛋白和肌红蛋白,免疫组化检查也有利于做出排他性诊断(表 38.2)。例如,颗粒细胞瘤表达 S-100 蛋白,但一般不表达骨骼肌标记物。

诊断

因胎儿横纹肌瘤没有特异的临床特点,因此做出临床诊断具有一定挑战性。

活检 通过穿刺活检(X 射线引导下)、开放活检或病变切取活检做出组织学诊断。细针穿刺也是横纹肌瘤一种有效诊断工具。横纹肌瘤的细胞学特征包括梭形细胞和横纹肌细胞的聚集簇,其具有丰富的嗜酸粒细胞质,后者细胞核位于细胞周围,有横纹,细胞内含物狭长,无核分裂象。鉴别横纹肌肉瘤

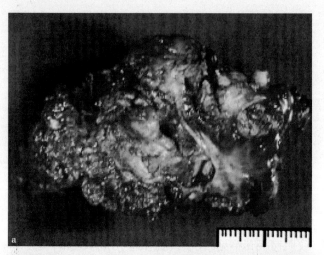

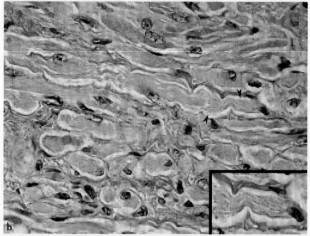

图 38.1 颈部横纹肌瘤。a. 分叶状软组织肿物切面,红色和白灰色肉质外观。肿物为均匀软橡胶质地,无坏死。b. 肿瘤细胞外观类似高分化横纹肌细胞,一些细胞可见横纹(如箭头之间和插图所示)

的检查结果十分重要,横纹肌肉瘤常示多形核和细胞异形。目前有报告称通过术前细针穿刺细胞学检查成功确诊孤立性横纹肌瘤(孤立存在)[11, 12]。

影像学 目前没有较明确的心外横纹肌瘤影像学表现特征。虽然仅通过影像学检查不能明确鉴别横纹肌瘤和其他良性肿瘤,但横纹肌瘤在黏膜下的

表38.2 鉴别诊断：肿瘤组织学特征

肿瘤	组织学	免疫组化
横纹肌瘤		
胎儿型	原始梭形细胞、成肌细胞，无核分裂象	表达肌特异性肌动蛋白、结蛋白和肌红蛋白，S-100 和波形蛋白表达较弱
成人型	高分化骨骼肌细胞，可见横纹	肌动蛋白和肌红蛋白表达强，不表达波形蛋白
横纹肌肉瘤	细胞多形性，细胞核异型、核分裂象，坏死，侵袭	
颗粒细胞肿瘤	细胞较小	S-100 强染色
蛰伏脂肪瘤	颗粒细胞和小空泡细胞混杂，脂肪细胞（似胎儿脂肪）	可表达 S-100 无肌肉组织免疫染色

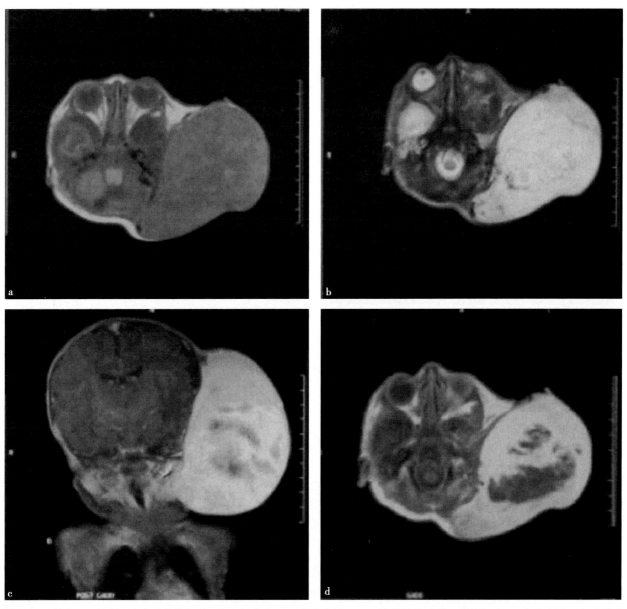

图38.2 轴向CT扫描，胎儿型横纹肌瘤，左颈部发病。T1加权图像（a）示肿物均匀弥散，边界规则；T2加权图像（b）示肿瘤强化。钆造影（c）冠状（c）和轴向（d）CT图像示肿瘤区别于周围肌肉组织，呈高信号，中央见坏死区，见中央坏死区

位置和是否侵袭周围组织有助于和恶性病变相鉴别。计算机断层扫描（CT）和磁共振影像学检查（MRI）能够确定肿瘤特性，包括其大小、局部受累范围、坏死以及肿瘤性质以及可能偶然出现的多叶性和多灶性。建议在活检或切开前行影像学检查。胎儿超声和 MRI 可确定妊娠约 12～16 周子宫内横纹肌瘤。

CT 检查可示横纹肌瘤为分界清晰、多为多叶肿物，密度和周围肌肉组织相同。使用造影介质后，可示肿瘤轻微均匀增强，边界清晰（图 38.2）。

MRI T1 加权图像示横纹肌瘤和周围肌肉密度相同。T2 加权图像示强化。用钆增强显示出具有规则边缘的轻度弥散均匀的肿物。

治疗

通常完全切除至切缘阴性对横纹肌瘤是有效的。没有肿瘤局部侵袭性生长或转移方面的文献记录。如肿瘤范围较广泛，则有必要行颅面切开和重建术（图 38.3 和图 38.4）。有文献记录局部肿瘤复发，该复发十分罕见，其原因可能为切除不完全 [13]；对于复发的病例应进行全面彻底的重新检查，以排除横纹肌肉瘤。复发后应行再次切除。虽然有横纹肌瘤恶变的报道，但是这种情况十分罕见 [2]。化疗和放疗均无效。

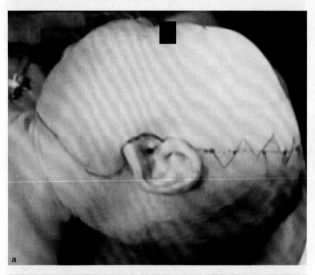
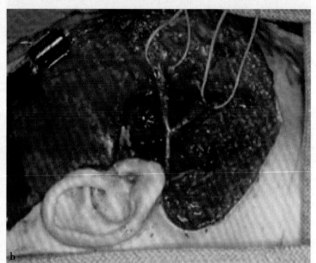
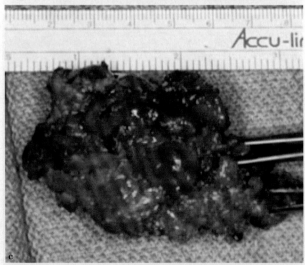

图 38.3 胎儿横纹肌瘤，男，新生儿，左腮腺受累，侵及左下颌和上颌骨。行左侧改良布莱尔腮腺切口暴露肿瘤（a）。解剖并保留左侧面神经（b）。被切除之肿瘤深达面神经，大小约为 7cm×6cm（c）

图38.4 图38.2患儿术中图像。使用钛假体重建下颌骨；假体在原位，深入面神经主干和上支深方（a）；钛假体（b）；切除蝶骨（c）

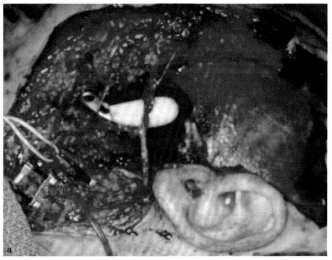
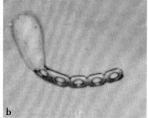
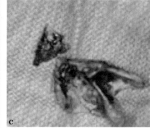

王桂香 译

王焕民 校

参考文献

1. Helliwell TR, Sissons MC, Stoney PJ, Ashworth MT. Immunochemistry and electron microscopy of head and neck rhabdomyoma. J Clin Pathol. 1988;41(10):1058–63.
2. Kodet R, Fajstavr J, Kabelka Z, Koutecky J, Eckschlager T, Newton WA Jr. Is fetal cellular rhabdomyoma an entity or a differentiated rhabdomyosarcoma? A study of patients with rhabdomyoma of the tongue and sarcoma of the tongue enrolled in the intergroup rhabdomyosarcoma studies I, II, and III. Cancer. 1991;67(11):2907–13.
3. Dehner LP, Enzinger FM, Font RI. Fetal rhabdomyoma: an analysis of nine cases. Cancer. 1972;30:160–6.
4. Carron JD, Darrow DH, Karakla DW. Fetal rhabdomyoma of the posterior cervical triangle. Int J Pediatr Otorhinolaryngol. 2001;61(1):77–81.
5. Cacciari A, Predieri B, Mordenti M, Ceccarelli PL, Maiorana A, Cerofolini E, Bernasconi S. Rhabdomyoma of a rare type in a child: case report and literature review. Eur J Pediatr Surg. 2001;11(1):66–8.
6. Pichi B, Manciocco V, Marchesi P, Pellini R, Ruscito P, Vidiri A, Covello R, Spriano G. Rhabdomyoma of the parapharyngeal space presenting with dysphagia. Dysphagia. 2008;23(2):202–4.
7. Leboulanger N, Picard A, Roger G, Garabedian EN. Fetal rhabdomyoma of the infratemporal fossa in children. Eur Ann Otorhinolaryngol Head Neck Dis. 2010;127(1):30–2.
8. Pownell PH, Brown OE, Argyle JC, Manning SC. Rhabdomyoma of the cricopharyngeus in an infant. Int J Pediatr Otorhinolaryngol. 1990;20(2):149–58. Review.
9. Koutsimpelas D, Weber A, Lippert BM, Mann WJ. Multifocal adult rhabdomyoma of the head and neck: a case report and literature review. Auris Nasus Larynx. 2008;35(2):313–7.
10. Liess BD, Zitsch RP 3rd, Lane R, Bickel JT. Multifocal adult rhabdomyoma: a case report and literature review. Am J Otolaryngol. 2005;26(3):214–7. Review.
11. Wan WK, Sng TY, Goh HK, Hwang SG. Foetal rhabdomyoma with fine-needle aspirate cytology correlation. Singapore Med J. 2009;50(4):e138–40.
12. Eigenbrodt ML, Cunningham LF. Fine needle aspiration cytology of a rhabdomyoma of the pharynx. Acta Cytol. 1986;30(5):528–32.
13. Valdez TA, Desai U, Volk MS. Recurrent fetal rhabdomyoma of the head and neck. Int J Pediatr Otorhinolaryngol. 2006;70(6):1115–8.

涎腺肿瘤

Paul Lennon and Michael J. Cunningham

概述

儿童涎腺恶性肿瘤（malignant neoplasms of the salivary glands）较罕见，其中大多数为腮腺肿瘤。最常见表现为耳前无痛性肿物。手术治疗是首选治疗方案。根据临床表现及肿瘤类型可采用辅助放射治疗或化疗。该疾病预后主要取决于病理类型。

病理生理学

涎腺肿瘤被称为"肿瘤研究孤儿"[1]。疾病的起源及危险因素知之甚少。一些良性肿瘤如多形性腺瘤（pleomorphic adenoma，PA）可发生恶变，而某些恶性肿瘤如腺样囊腺癌（adenoid cystic carcinomas，AdCCs）在发展过程中不产生任何疼痛及症状。不同肿瘤类型具有形态多样性，有时甚至单个肿瘤也存在形态多样性，这些特点导致涎腺肿瘤的起源难于判断[1]。

关于涎腺肿瘤组织病理类型的多样性，目前主要有两种假说。双细胞理论认为，分泌管和闰管的基底细胞作为干细胞最终分化形成多种具有不同组织形态的肿瘤[2]。根据这一理论，闰管干细胞是腺瘤样肿瘤的起源，包括多形性腺瘤、Warthin 瘤、嗜酸细胞瘤、腺泡细胞癌（acinic cell carcinomas，ACC）和腺样囊腺癌，分泌管干细胞则引起表皮样肿瘤，如鳞状细胞癌和黏液表皮样癌。

多细胞理论则与其相反，各肿瘤类型和涎腺单元内的特定细胞相匹配。例如，嗜酸细胞肿瘤由纹管细胞产生，腺泡细胞癌由腺泡细胞产生，鳞状细胞癌和黏液表皮样癌由分泌管细胞产生，多形性肿瘤由闰管细胞产生。对涎腺所有细胞包括腺泡细胞的研究证明多种细胞类型均有可能发生异常增殖，因

此双细胞理论遭到质疑[3]。

分子或遗传病理学

涎腺肿瘤分子生物学研究目的是明确具有评估、诊断和生物评价意义的客观指标[4]。多种致癌基因与涎腺肿瘤发生相关[5]。

C-erbB-2/HER-2/neu 基因在乳腺癌发生中的作用已知，其属于 EGFR 信号转导家族，目前在涎腺腺癌和黏液表皮样癌中发现 *HER-2* 基因过表达与临床病理类型负相关[5]。KIT 蛋白作为原癌基因见于某些特定肿瘤类型，如腺样囊腺癌、淋巴上皮瘤样癌和肌上皮癌。KIT 蛋白抑制剂治疗腺样囊腺癌已取得一定成功[6]。

其他原癌基因包括 *Maml2*（黏液表皮样癌）、*H-ras* 基因（黏液表皮样癌和腺癌）、*WNT1*（上皮 - 肌上皮癌），以及 *SOX4*（腺样囊腺癌）与涎腺恶性肿瘤也有相关[7]。抑癌基因的缺失在癌变过程中的作用尚不清楚。迄今为止位于 17 号染色体短臂的 TP53 基因的研究相对较多[8]。

发病率和患病率

涎腺肿瘤的流行病学研究尤其是儿童涎腺肿瘤的研究很少[9]。全球良、恶性涎腺肿瘤的年发病率为 0.4/100 000～13.5/100 000，其中恶性涎腺肿瘤的发病率为 0.4/100 000～2.6/100 000[9, 10]。儿童和青少年恶性涎腺肿瘤极为罕见，发病率约为 0.08/100 000[11]。美国军队病理研究所回顾研究了近 10 000 例涎腺疾病，仅有 35 例 14 岁以下涎腺上皮癌患者[12]。

多数涎腺肿瘤研究资料来自三级医疗机构开展的回顾性研究[13-33]。这些纵向研究的时间跨度长达 58 年，儿童上皮源性癌总数从 3 到 46 不等，意味着平均每两年诊断一名儿童患者（表 39.1）。排除血管

表 39.1　小儿涎腺恶性肿瘤研究论著

第一作者 （发表年份）	研究周期 （单位：年）	小儿恶性肿瘤 （病例数）
Castro，1972 年	34	19
Dahlqvist，1982 年	22	9
Byers，1884 年	37	26
Baker，1985 年	25	13
Shikhani，1988 年	30	3
Lack，1988 年	58	15
Fonseca，1991 年	30	7
Callender，1992 年	43	21
Otago，1994 年	26	11
Rogers，1994 年	19	8
Kessler，1994 年	9	8
Bull，1999 年	18	5
Orvidas，2000 年	21	19
Ribeiro Khe，2002 年	44	27
Yu，2002 年	25	46
Ethunandan，2003 年	26	3
De cruz Peres，2004 年	34	26
Verdiner，2006 年	20	18
Guzzo，2006 年	30	15
Rahbar，2006 年	10	7
Ellies，2006 年	34	9
Castro，1972 年	34	19

畸形后，高达 50% 的儿童大涎腺肿瘤为恶性，是成人病例的两倍以上 [17, 23]。即使包括小涎腺儿童涎腺肿瘤的恶性比例也高于成人。

解剖学分布

腮腺是儿童涎腺肿瘤最常见的发病部位 [24]。前面提及的 20 篇儿童回顾性研究 [13-33] 分析表明，315 例涎腺肿瘤中，腮腺占 82%；颌下腺约占 7%，而舌下腺不到 1%；剩下的 11% 为小涎腺。上述发病率和成人报道差别不大。儿童副腮腺组织源性恶性肿瘤的发生率极低 [34]。

肿瘤分类

儿童涎腺恶性肿瘤的组织病理学和成人差别不大。世界卫生组织已将涎腺肿瘤分为 14 种良性肿瘤和 24 种恶性肿瘤 [4]（表 39.2）。但是，各种组织学类型的发病率差别较大。最常见的儿童涎腺肿瘤为黏液表皮样癌，占前述回顾性研究总数的 61% [13-33]。腺泡细胞（11%）和腺癌（10%）相对较多，腺样囊腺癌（9%）、多形性癌（1%）和鳞状细胞癌（0%）较少见（图 39.1）。肉瘤，特别是横纹肌肉瘤和淋巴瘤也可以发生在儿童涎腺 [35]。

年龄和性别分布

虽然涎腺肿瘤可发生于所有年龄段的儿童，但绝大多数为年龄较大的儿童和青少年。年龄上限的范围为 14～20 岁，综合回顾性研究确定中位年龄为 12 岁（28、31 和 47）。有流行病学研究得出平均年龄为 13.4 岁，与该结果接近 [36]。涎腺良性肿瘤平均发病年龄稍大，为 15 岁 [17]。虽然个别研究表明女性患者占大多数（35），但综合上述回顾性研究 [13-33] 表明，女性涎腺恶性肿瘤为 53%，其患病率和男性患病率（47%）较接近。

地理分布

涎腺肿瘤的地区差异性极低 [10]。在由 11 个国家进行的 20 项回顾研究中发病率差异较小（表 39.1）。

危险因素

辐射暴露是涎腺肿瘤公认的危险因素之一 [10]。该结论主要来自对广岛和长崎原子弹爆炸幸存者的研究，研究人员发现，这些幸存者的良、恶性涎腺肿瘤的相对危险度分别为 3.5% 和 11% [37]。黏液表皮样癌存在剂量 - 效应关系 [38]，研究发现，涎腺组织的反应时间可达 20 年以上。其他研究数据表明，涎腺癌症和前期放射治疗具有一定相关性，受照射患者群体发生黏液表皮样癌的概率升高，但不存在成比例增长 [39]。

儿童继发恶性肿瘤成为儿科肿瘤最棘手的并发症之一 [40]。过去几十年中，许多研究证实曾接受癌症治疗的儿童患者和涎腺癌症有一定相关性，尤其是白血病和淋巴瘤治疗 [16, 40, 41]。一项研究显示，原发和继发恶性肿瘤之间的中位潜伏时间为七年 [16]，通过荟萃分析显示，和放射治疗患者相比，放射与化疗合并治疗患者的中位潜伏时间显著缩短 [42]。目前，还不清楚导致该结果的原因是细胞毒性治疗还是细胞毒性治疗和基因因素的共同作用结果 [16]。

表39.2　WHO 涎腺肿瘤分类（经文献[4]授权列于本文）

恶性上皮肿瘤	
腺泡细胞癌（ACC）	8550/3
黏液表皮样癌	8430/3
腺样囊性癌（AdCC）	8200/3
多形性低度恶性腺癌	8525/3
上皮 - 肌上皮癌	8562/3
透明细胞癌，未另行规定	8310/3
基底细胞腺癌	8147/3
皮脂腺癌	8410/3
皮脂淋巴腺癌	8410/3
囊腺癌	8440/3
低度恶性筛状囊腺癌	
黏液腺癌	8480/3
嗜酸细胞癌	8290/3
涎腺导管癌	8500/3
腺癌，未另行规定	8140/3
肌上皮癌	8982/3
多形性腺瘤癌	8941/3
癌肉瘤	8980/8
转移性多形性腺瘤	8940/1
鳞状细胞癌	8070/3
小细胞癌	8041/3
大细胞癌	8012/3
淋巴上皮癌	8082/3
涎腺母细胞瘤	8974/1
良性上皮肿瘤	
多形性腺瘤	8940/0
肌上皮瘤	8982/0
基底细胞腺瘤	8147/0
乳头状淋巴囊腺瘤（Warthin 肿瘤）	8561/0
嗜酸细胞瘤	8290/0
管状腺瘤	8149/0
皮脂腺腺瘤	8410/0
淋巴腺瘤	
脂质分泌型	8410/0
非脂质分泌型	8410/0
导管乳头状瘤	
内翻性导管乳头状瘤	8503/0
导管内乳头状瘤	8503/0
乳头状涎腺瘤	8406/0
囊腺瘤	8440/0
软组织肿瘤	
血管瘤	9120/0
淋巴造血肿瘤	
霍奇金淋巴瘤	
弥漫性大 B 细胞淋巴瘤	9680/3
结外边缘区 B 细胞淋巴瘤	9699/3
继发肿瘤	

肿瘤性质编码：0/指良性肿瘤，3/指恶性肿瘤，1/指交界性或未知
国际疾病分类形态学编码（ICD-O）{821} 以及医学系统命名法
（http://snomed.org）

EB 病毒（epstein Barr virus，EBV）和涎腺淋巴上皮癌具有显著相关性[43]。研究证实其它病毒如人类免疫缺陷病毒（human immunodeficiency virus，HIV）、多瘤病毒和乳头状瘤病毒与涎腺恶性肿瘤之间不具有相关性[4, 10]。

临床表现

颈侧或颌下实性肿物是涎腺肿瘤最常见的临床表现。儿童实性涎腺肿物虽少见，但 50% 以上为恶性，需头颈外科医生进行彻底的诊断评估[44]。从发现肿物到确诊之间的时间不一，可能从 2 个月至 156 个月不等[20]。出现临床症状的平均时间通常为 8～12 个月[17, 18, 25]。腮腺肿瘤一般无症状，少数腺样囊腺癌和腺泡细胞癌会产生疼痛[15, 30]。面神经麻痹的发生率约为 4%[16, 19, 21, 22, 26, 30, 33]。3.5% 的儿童患者会发生局部淋巴结转移[16, 17, 24, 28]。腮腺深叶肿瘤可表现为扁桃体或软腭附近的咽部肿物，文献报道 1.7% 的腮腺肿瘤患者存在这种临床表现[45]。

颌下腺肿瘤常表现为颌下无痛性肿块。鉴别诊断包括常见的颌下腺炎和颌下淋巴结病变。舌下腺肿瘤的典型临床表现为口底肿块。颌下腺和舌下肿物双合诊可发现肿物与周围结构固定。虽然临床常为无症状，但随着肿物增大、可逐步产生疼痛。肿瘤晚期可累及面神经下颌缘支、舌神经和舌下神经[46]，引起相应的神经麻痹。

小涎腺肿瘤的症状取决于肿瘤的部位，因此更难以诊断。例如，硬腭的恶性小涎腺肿瘤可导致骨质缺损[47]，而喉部起源的肿瘤可导致气道阻塞、吞咽困难或声音嘶哑。肿瘤易碎为恶性肿瘤特点[17]。口腔内病变占儿童小涎腺恶性肿瘤的发病部位 50% 以上[48]。颚部或口底无痛性肿物为最常见临床表现。

诊断

影像学检查

高分辨率超声是适用于儿童腮腺或颌下腺肿物的影像学检查。超声对于鉴别肿物的囊实性具有优势。多普勒超声检查还可评估肿物的血供情况。超声的特点为无创无辐射，在检查过程中可根据情况选择是否使用镇静剂[49]。对于排除炎症可能的腮

图39.1 儿童患者涎腺
恶性肿瘤类型频率分布

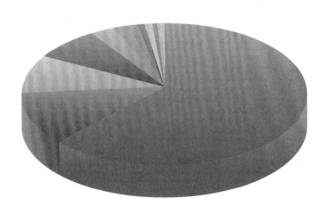

- ■ 黏液表皮样癌61.2%
- ■ 腺泡细胞癌11.4%
- ▨ 腺样囊性癌8.8%
- ■ 腺癌7.9%
- ■ 未分化癌2.8%
- ■ 乳头状腺癌1.9%
- ■ 非多样性癌1.2%
- ■ 多样性癌0.9%
- ▨ 先天性0.9%
- ■ 上皮-肌上皮癌0.6%
- ▨ 肌上皮癌0.3%
- ▨ 基底细胞腺癌0.3%
- ▨ 实性非特异性腺癌（NOS）0.3%

腺或颌下肿物，还需行计算机断层扫描（computed tomography，CT）或磁共振成像（magnetic resonance imaging，MRI）获取更详细的影像学信息[23]。检查选择还需考虑儿童在检查中是否需要镇静剂或全身麻醉。

年龄较小的儿童也可在无镇静剂条件下耐受短时间的 CT 检查。CT 检查能有效显示淋巴结转移（lymph node metastasis，LNM）情况，骨质破坏和神经孔侵犯情况[50]。但腺体的信号强度和强化特征在 CT 中与肌肉组织相似，这一现象在儿童中尤其明显，儿童腮腺间隙相对缺乏脂肪，因此软组织分辨率较低[41]。

MRI 通过它多向平面成像的功能更好区分腺体组织和肿瘤组织，同时具有无辐射的优势。T1 加权像中，腮腺的信号介于脂肪和肌肉之间，而颌下腺的信号接近肌肉组织[51]。鉴于 T1 加权像中腮腺为高信号，因此能够清晰呈现肿瘤组织。T1 加权像能够评估肿瘤界限、侵犯程度及其浸润形式[52]。结合压脂像，增强 T1 加权像还可用于评估周围神经受累范围[53]。恶性肿瘤 MR 常表现为分界模糊、浸润咽旁间隙和周围肌肉组织[54]。传统观点认为，T2 加权像中，高信号肿物一般为良性，而中低信号强度的肿物为恶性[52]。经大量研究证实，上述观点并非可靠鉴别特点[54]。一些创新检查手段如弥散加权成像和体素内不相干运动成像技术具有鉴别良恶性肿瘤的发展前景[55]。

细针穿吸活检或切取活检

细针穿吸活检（fine needle aspiration，FNA）是诊

断成人涎腺肿瘤的病理学手段，具有可靠的敏感性和特异性[56]。虽然有人建议在儿童群体中应用 FNA 技术[57]，但是由于 FNA 对儿童涎腺肿瘤的特异性较低，且对年龄较小的儿童行 FNA 检查时需要镇静剂或全身麻醉[22]，因此，FNA 在儿童中的应用存在一定争议[58]。回顾性研究回顾显示，儿童患者中实施FNA 检查很少，诊断的准确度较低，为 33%[16]。

切取活检适用于累及腮腺尾叶的肿物，尤其是针对临床无法切除肿物只需要活检的情况。多数情况下首选颌下腺切除或腮腺浅叶切除术，以便切取活检标本的同时给予实际上的最终治疗[59]。手术过程中需区分并保留下颌缘支和面神经。

分期

儿童涎腺肿瘤没有确定的分期标准。对于腮腺、颌下腺和舌下肿瘤，常应用美国癌症联合委员会（American Joint Committee on Cancer，AJCC）和国际抗癌联盟（International Union Against Cancer，UICC）统一的成人肿瘤淋巴结转移（tumor node metastases，TNM）分期标准（表 39.3；[60]）。对于恶性小涎腺肿瘤而言，常应用鳞状细胞癌分期或根据肿瘤部位（口腔/口咽/鼻腔/鼻咽部）进行分期。儿童确诊时的分期常早于成人[11]。

分级

由于涎腺肿瘤具有多种病理类型和其生物学多样性，涎腺肿瘤没有统一的分级系统。一部分腺癌、基底细胞腺癌和腺泡细胞癌为低级别，其他部分腺

表 39.3　AJCC 涎腺恶性肿瘤分期

T	原发肿瘤		
TX:	原发肿瘤不能评估		
T0:	无肿瘤证据		
T1:	肿瘤最大直径≤2cm，无肿瘤腺体实质外侵		
T2:	肿瘤直径>2cm，≤4cm，无肿瘤腺体实质外侵		
T3:	肿瘤直径>4cm，或有肿瘤腺体实质外侵		
T4a:	肿瘤侵犯皮肤、下颌骨、外耳道或面神经		
T4b:	肿瘤侵犯颅底，翼板或包绕颈动脉		
注意	肿瘤腺体实质外侵是临床或肉眼判断软组织或神经受到侵袭，但除外 T4a 和 T4b 的情况。肉眼所见不能单独作为肿瘤腺体实质外侵的证据。		
N	淋巴转移		
NX:	区域淋巴结不能评估		
N0:	无区域淋巴结转移（LNM）		
N1:	同侧单个淋巴结转移，直径≤3cm		
N2:	同侧单个淋巴结转移，直径>3cm，≤6cm；同侧多个淋巴结转移，直径≤6cm；双侧或对侧淋巴结转移，直径≤6cm		
	N2a：同侧单个淋巴结转移，直径>3cm，≤6cm		
	N2b：同侧多个淋巴结转移，直径<6cm		
	N2c：双侧或对侧淋巴结转移，直径<6cm		
N3:	转移淋巴结最大直径>6cm		
M	远处转移		
Mx	远处转移不能评估		
M0	无远处转移		
M1	有远处转移		
	分期组合		
Ⅰ	T1	N0	M0
Ⅱ	T2	N0	M0
Ⅲ	T3	N0	M0
	T1 T2 T3	N1	M0
ⅣA	T4A，T4B	N0 N1	M0
	T1 T2 T3 T4A	N2	M0
ⅣB	T4B	任何 N	M0
	任何 T	N3	M0
ⅣC	任何 T	任何 N	M1

表 39.4　WHO 涎腺恶性肿瘤风险分级（摘自 Seethala[61]，经 Springer Science＋Business Media 许可）

低危	高危
腺泡细胞癌（ACC）	皮脂腺癌/皮脂淋巴腺癌
低度 MEC[a]	高度 MEC[a]
上皮-肌上皮癌	腺样囊腺癌[b]（AdCC）
多形低度腺癌	黏液腺癌
透明细胞癌	鳞状细胞癌
基底细胞腺癌	小细胞癌
低度涎腺管或筛板腺癌	大细胞癌
肌上皮癌	淋巴上皮癌
嗜酸细胞腺癌	转移性多形性腺瘤（PA）
多形性腺癌（低度/囊内）	多形性腺癌（高度/广泛侵袭性）
涎腺母细胞瘤	癌肉瘤
腺癌（未另作规定），低度[a]	腺癌（未另作规定），低度[a]
囊腺癌，低度	囊腺癌，低度

[a] 上述肿瘤的中度变异型在高、低风险分配方面存在争议。MEC 的风险分配取决于分级方案的具体规定。腺癌（未另作规定）的可参考数据较少，目前已有数据表明，其中度变异型应属于高风险组
[b] 研究者认为 AdCC 有局部复发性，应属于高风险组，从转移方面而言，只有实性 AdCC 属于高风险组

其恶性程度分为 3 级，Ⅰ级以管状和筛状结构为主，实性区增生越多级别越高，Ⅲ级以实性型为主[60, 61]。该分级系统存在争议，部分学者认为实性区大于 30% 为Ⅲ级[62]，而部分学者则认为实性区小于 50% 虽为实性但恶性程度介于两者之间[63]。

黏液表皮样癌有一些量化分级系统[64]。这些分级系统根据组织学特点如囊性成分比例、侵犯神经及坏死、核分裂、细胞异形等将黏液表皮癌分为低度、中度和高度恶性[60]。大部分儿童黏液表皮样癌属于低度恶性。低度、中度和高度分别占儿童黏液表皮样癌的 76%、14% 和 10%（表 39.5）。

涎腺恶性肿瘤根据其癌细胞分化程度分成高分化、中分化、低分化或未分化。以该分级系统为标准，儿童高分化和中分化的比例为 88%，显著高于成人（49%）[11]。

癌、鳞状细胞癌、未分化癌为高级别[60]。此外，恶性涎腺肿瘤还分为低危和高危，低危肿瘤只需手术切除，高危肿瘤则需要其他治疗（表 39.4）[61]。需要说明的是，高级别肿瘤可能包括本质上的低级别肿瘤，而低级别肿瘤也有潜在恶变为高级别肿瘤的风险[61]。

对于涎腺恶性肿瘤，成人已开始采用统一的分级系统。例如，根据腺样囊腺癌的组织形态学，将

治疗

儿童和青少年涎腺肿瘤患者应转诊至专业治疗中心，由多学科医疗小组（包括儿科肿瘤医师、放射肿瘤医师和头颈外科医师）提供最佳综合治疗[29]。

表 39.5 黏液表皮样癌分级（摘自 Auclair 等[81]，经 John Wiley & Sons.Inc 许可）

作者 / 年份	低度	中度	高度
Dahlqvist，1982 年	5	0	0
Byers，1884 年	9	4	2
Baker，1985 年	3	0	0
Lack，1988 年	6	0	0
Fonseca，1991 年	5	0	0
Otago，1994 年	6	0	0
Rogers，1994 年	2	3	1
Kessler，1994 年	8	0	0
Bull，1999 年	1	0	0
Orvidas，2000 年	7	1	0
Ribeiro Khe，2002 年	6	6	5
Ethunandan，2003 年	3	0	0
De cruz Peres，2004 年	18	2	1
Verdine，2006 年	11	3	2
Guzzo，2006 年	9	1	2
Rahbar，2006 年	7	0	0
Ellies，2006 年	3	0	1
总计	109	20	14
比例（%）	76	14	10

手术

彻底切除病灶和足够安全切缘是多数涎腺肿瘤的首选治疗方法[14]。对颌下腺肿瘤，建议行颌下腺全切[59]；对腮腺肿瘤，根据病变范围行腮腺浅叶切除术或腮腺全切术。肿瘤摘除术的复发率和面神经损伤率较高，腮腺腺叶切除术更安全有效。腮腺浅叶切除术适用于位于面神经外侧的低度恶性肿瘤。腮腺深叶受累、怀疑或已确诊的高级别肿瘤或肿瘤为侵袭性（如面神经受累、腮腺内多个肿物或颈部淋巴结转移）时，建议行腮腺全切术[14,59]。在部分研究中显示，正确的手术方式局部控制效果较好，可达97%[16,42]。

是否行面神经切除尚存争议。以往面神经切除的指征包括肿瘤完全包绕神经、肿瘤直径 > 3cm 及未分化肿瘤[18,31]。但目前只有术中肉眼或冰冻发现肿瘤侵犯面神经时才建议行面神经切除[59]。如面神经未直接受累，保留面神经不会影响预后[65]。如需要行面神经切除应同期行神经移植重建[66]。及时干预是面神经功能恢复的关键。

颈部淋巴结清扫术在儿童涎腺肿瘤的效果存在争议。所有年龄段中，原发腮腺恶性肿瘤伴淋巴结转移的发病率为 18%～28%[67,68]。在成人，部分文献推荐所有原发腮腺恶性肿瘤常规行颈部淋巴结清扫[67]部分推荐若如肿瘤直径 >3cm、高级别肿瘤、面瘫、腺体外侵犯和淋巴导管浸润等行颈部淋巴结清扫[69]。还有一部分研究支持对高级别肿瘤患者行肩胛舌骨肌上清扫术，对未分化和鳞状细胞癌患者行选择性淋巴结清扫[70]。对于儿童原发肿瘤患者，一般只有临床证据显示颈部淋巴结转移时才建议行颈淋巴结清扫[15,20,23,26]。有研究者建议，针对存在临床证据显示高 TNM 分期或发现高病理分级的，应同时行颈部淋巴结清扫术[14]。由于儿童患者特别是年龄越小淋巴结增生越常见，儿童患者的临床影像学检查鉴别更加复杂[59]。因此应行淋巴结活检，如术中冰冻检查显示淋巴结转移[26,30,69]，则应对患者行改良颈淋巴结清扫术。

成人患者中，良性腮腺肿瘤术后永久面神经麻痹或瘫痪的发生率为 3%～5%[71,72]，一过性面神经功能障碍的发生率为 46%～65%[71,72]，肿瘤摘除术的术后并发症更高[73]。儿童患者腮腺切除术后面部神经麻痹的发生率 5%～33%[11,15,18,21,30]。和成人相比，儿童出现面肌无力的风险更高。一项研究称，在其研究的 21 名患者中，有 10 名患者发生术中面神经单个或多个分支误切事件[26]。婴儿发生该风险的概率更高[21]。如需行面神经切除术，应在术前规划面神经移植术[14]。众所周知和腮腺浅叶切除术相比，腮腺全切术术后出现一过性面神经功能障碍和 Frey 综合征的可能性更高[74]。

Frey 综合征又称味觉出汗综合征，表现为腮腺术后出现面部潮红和出汗。原因为耳颞神经的副交感神经纤维与支配皮肤的交感神经末梢发生错位愈合。约 5%～50% 的患者可出现该症状，经淀粉 - 碘测试可以发现大多数腮腺手术患者有此综合征[75]。根据文献报道，儿童患者术后 Frey 综合征的发生率为 0～47%[15,18,21,22,76]。儿童患者通常可自愈[76]。成人患者可用 A 型肉毒毒素注射治疗[75]。

术后并发症还包括瘢痕增生和瘢痕疙瘩，需局部类固醇注射治疗[18]。此外，腮腺或下颌腺切除可导致涎腺囊肿[18]。

放射治疗

术后放疗被证明在任何年龄阶段都能有助于提高涎腺恶性肿瘤的局部控制和区域控制率[77]。放疗的适应证包括高度恶性肿瘤（如腺样囊腺癌、鳞状细胞癌、多形性腺瘤癌和未分化癌）、肉眼或病理显示神经或软组织侵犯、颈部转移以及原发病灶不能完全切除[14, 15, 26]。鉴于和成人相比儿童放疗后并发症发生率较高（儿童发生率为51%；成人为27%），因此，多数情况下针对儿童行辅助化疗[11, 29]。对儿童群体而言，最严重的并发症为面部发育迟缓[78]和继发恶性肿瘤[16, 40-42]。为尽量减少潜在风险，对儿童患者应尽量采用适形放疗技术，如调强放射治疗或质子治疗[79]。

化疗

化疗对于涎腺肿瘤的作用尚无定论。一般情况下，仅针对进展性局部或转移性肿瘤且不适合手术或放疗的患者行化疗[14]。对成人涎腺肿瘤患者行姑息性化疗高质量研究数据甚少，儿童患者的数据则更少。据报道，一些化疗方案的缓解率高达50%，但是缓解持续时间通常较短，一般从6个月到12个月不等。文献报道，高级别黏液表皮样癌具有化疗敏感性，但没有确切证据证明化疗能够改善患者的生存率[80]。因此，化疗的主要目的是针对疾病快速进展引起的继发性症状进行姑息治疗。

预后和结局

据报道，涎腺肿瘤复发率为7%～20%[15, 81]。阳性切缘患者容易发生局部或区域复发，复发率和肿瘤分级无关。大部分儿童涎腺恶性肿瘤的5年生存率（OS）接近95%，成年人为59%[11]。数据表明和成人相比，儿童小恶性涎腺肿瘤的预后更好[48]。以上数据说明，年龄较小的患者多为低度病变，病变本身的预后比年龄较大的患者好[82, 83]。数据表明儿童和成人患者如患同样分期同样分级恶性肿瘤的，其结局差异不大[15, 20, 21]。

一项大型单机构研究报道，16名儿童患者在研究截止前死亡，其中13名患者发生癌症相关死亡，4名患者发生远处转移，2名患者发生终末继发恶性肿瘤（急性淋巴细胞白血病）[11]。对于所有年龄组而言，预后不良的相关因素包括：男性、高级别肿瘤，肿瘤直径>2.5cm、神经浸润、淋巴结转移、软组织侵犯、肉眼病灶残留及除黏液表皮样癌或腺泡细胞癌之外的其他病理类型[11, 31, 77]。对所有年龄阶段患者

进行调查发现，低级别肿瘤的5年生存率为92%～100%；中级别肿瘤的5年生存率为62%～92%；高级别肿瘤的5年生存率为0～43%[15, 70, 82, 83]。儿童涎腺恶性肿瘤患者在未来20年里的继发癌症风险为3.2%，与涎腺肿瘤的病理学类型无关[84]。

随访

儿童涎腺恶性肿瘤的随访取决于其肿瘤病理类型、分级、分期和治疗方式。有各种随访方案，如可对儿童黏液表皮癌患者每季度到每半年随访一次，共持续5年，5年后改为每年随访一次[85]。鉴于肿瘤的不可预知性以及存在发生继发恶性肿瘤的可能性，目前的普遍共识是需要对患者实施长期随访。有研究者建议随访周期至少持续20年[86]。

黏液表皮样癌

黏液表皮样癌（mucoepidermoid carcinoma，MEC）是成人和儿童最常见的原发涎腺恶性肿瘤[11]。黏液表皮样癌约占所有年龄患者上皮癌的30%，而在儿童涎腺肿瘤则占60%[12]。大体病理上肿瘤质硬，表面光滑，可为囊性或实性，颜色为白色、棕色或粉色，边界清楚或边缘浸润[4]。显微镜下，黏液表皮样癌由黏液样细胞、表皮样细胞和中间细胞组成了表皮样和分泌样结构。不同细胞及其排列方式和囊性成分不同导致肿瘤的组织学分级多变（图39.2）。

已经提出了一些分级系统但尚未被普遍接受，如美国军队病理研究所（Armed Forces Institute of Pathology，AFIP）分级系统（表39.6）、改良Healey系统[87]和Brandwein系统[64]。虽然这些分级系统都

表39.6   黏液表皮样癌的AFIP评分系统

组织学特点	分值
囊性成分<20%	2
入侵神经	2
坏死	3
有4分裂或者更多/10hpf	3
退行性变	4
肿瘤等级	范围
低危	0～4
中危	5～6
高危	≥7

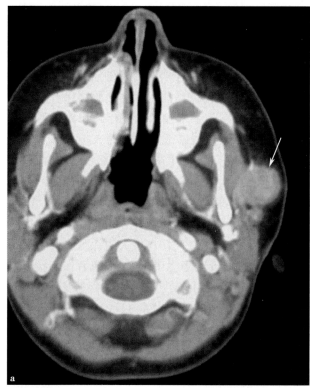

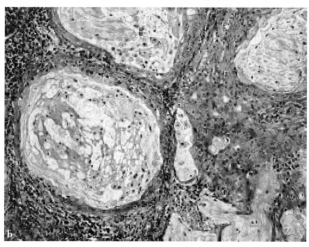

图 39.2　黏液表皮样癌。a. CT 示腮腺肿物（箭所示）内分界较清晰的肿物。b. 镜下示肿瘤呈充满黏液的囊肿形态并伴鳞状肿瘤细胞

不理想，但遵循同一分级系统评估病情更直观[61]。据观察，小于 5% 的低级别黏液表皮样癌患者发生淋巴转移扩散，而高达 80% 的高级别黏液表皮样癌患者发生淋巴转移扩散[88]。一般情况下，低级别黏液表皮样癌可由肿瘤切除治疗，而高级别黏液表皮样癌则需行同侧颈淋巴清扫和辅助放疗[89]。据文献报道，低级别黏液表皮样癌的 5 年总体生存率为 92%～100%，中级别肿瘤为 62%～92%，而高度恶性的黏液表皮样癌则为 0～43%[61]。

腺泡细胞癌（acinic cell carcinoma，ACC）

腺泡细胞癌占所有涎腺恶性肿瘤的 10% 左右，占腮腺恶性肿瘤的 9%～17%、颌下腺恶性肿瘤的 1%～4% 及小涎腺恶性肿瘤的 1%～3%[90-92]。文献报道儿童患者发生腺泡细胞癌比例与上述相似[19, 26]。腺泡细胞癌多见于女性，成人患者女男比例高达 2∶1。

腺泡细胞癌的典型临床表现为生长缓慢的肿物。1/3 的患者感到疼痛，但是和其他涎腺恶性肿瘤不同的是，出现疼痛并非表明预后不良[93]。绝大多数腺泡细胞癌（88%）为局部发病[94]。高达 10% 的患者可发生面神经麻痹[95]。最常见的转移部位为颈部，其次为肺和骨[93]。肉眼观，腺泡细胞癌一般呈界限清楚或不清楚的单发结节，切面呈分叶状，棕色至红色，质地可软可硬，可为实性或囊性[4]。肿瘤细胞排列为四种组织类型，包括实体型、微囊型、乳头囊状型和滤泡型。同一肿瘤可包括多种组织亚型，因此很难根据组织类型对其分型[96]。

由于该肿瘤的无痛性，最初研究者将其归类为良性肿瘤，并在早期的分期系统中使用腺泡细胞"肿瘤"这一术语来命名该疾病，而非腺泡细胞"癌"。发现该疾病具有复发性和转移性后，研究者将其更合理地归类为"癌"[97]。腺泡细胞癌被视为低度恶性的肿瘤，但和其他低风险肿瘤相比，该病的淋巴结转移速度更快、复发率更高[61]。分级系统根据肿瘤浸润性、髓样结构、腺管形态、纤维组织增生、细胞异型性、核分裂象及未分化细胞比例确定是否为预后不良的高度恶性肿瘤[98]。但是，该病的病理亚型与预后关系不大，因此上述分度系统的使用广泛程度较低[99]。目前，腺泡细胞癌的分级尚未达成共识[100]。分期与腺泡细胞癌预后相关，复发和预后不良的相关因素包括肿瘤较大、腮腺深叶受累、局部浸润、出现临床症状时即发现转移及肿瘤切除不完全[4, 100]。Ⅰ期、Ⅱ期和Ⅲ期的局部控制率分别为 85%、63% 和 43%[101]。大量研究显示，疾病预后和生长分数（MiB1 单克隆抗体标记）相关，分值越高预后越差[99]。

与其他涎腺肿瘤相同，手术切除并保证切缘阴性是首选治疗。暂无数据表明选择性颈淋巴清扫术能提高生存率[102]。如临床确定存在颈部淋巴结转移，则需行同侧颈淋巴结清扫。针对复发肿瘤、模糊或阳性切缘、肿瘤破溃、淋巴结转移、腺体外侵犯或肿瘤直径 >4cm 时推荐行放射治疗[94]。

从生物学角度分析,成人的腺泡细胞癌的侵袭性低于腺样囊腺癌或中高度恶性黏液表皮样癌,儿童亦相同[33]。82%的患者在5年内发生首次复发和转移[93],和腺样囊腺癌相似,腺泡细胞癌可有局部复发延迟[30]。对所有年龄段患者,腺泡细胞癌的无瘤生存期最长,预后最佳,10年生存率高达85%～88%[92]。

腺样囊腺癌(adenoid cystic carcinoma,AdCC)

腺样囊腺癌占成人涎腺恶性肿瘤的20%～30%。虽然大量研究将黏液表皮样癌视为最常见的类型[103,104],但是许多研究尤其是北欧地区发现腺样囊腺癌比黏液表皮样癌的发病率更高或两者发病率相当[90,92,105]。对大量儿科回顾性研究的综合分析发现,腺样囊腺癌约占儿童涎腺恶性肿瘤的8.8%[13-15,18-20,25,26,28-30,32,33]。和黏液表皮样癌和腺泡细胞癌不同,多数成人腺样囊腺癌的发病部位为小涎腺(36%)或颌下腺和舌下腺(27%)[106,107];另外,相比其他涎腺肿瘤,腺样囊腺癌还常见于鼻窦、泪腺和气管。文献报道,几乎所有儿童腺样囊腺癌患者的发病部位为腮腺(表39.7),少数童年期腺样囊腺癌的发病部位为泪腺[108]、喉部和小涎腺[109]。

和其他涎腺肿瘤相似,腺样囊腺癌的临床表现为生长缓慢的肿物;但由于腺样囊腺癌易发生神经浸润,因此常见疼痛和麻木等症状[106]。约50%的成人患者[110]和40%的儿童患者[30]的临床症状为显著疼痛。该症状和神经浸润相关,据报道,神经浸润的发生率为43%～51%[111]。较大肿瘤(T3和T4)的神经浸润发生率(60%)远大于较小肿瘤(T1和T2)的神经浸润发生率(23.5%)。腺样囊腺癌患者的其他主诉因肿瘤的位置不同而不同,如溃疡、鼻塞、声音嘶哑和呼吸困难等[110]。高达10%的患者可出现远处转移,主要为肺转移[106]。

肉眼观,典型腺样囊腺癌呈质硬、分界清晰的浅褐色无包膜肿物,并浸润周围正常组织[4]。虽然其名称为腺样囊腺癌,但实体肿瘤切面难见明显的囊性间隙。显微镜下,腺样囊腺癌呈双相性,由导管和基底或肌上皮细胞构成,小基底样细胞包围在囊腔周围[30]。组织形态分为筛状型、管状型和实质型,与预后相关。其中筛状型最常见,具有"瑞士奶酪"样腺体结构,细胞排列成团片样,被囊性间隔分开。腺样囊腺癌分级系统见表39.8。实性成分预示预后不良。

目前WHO分类系统根据肿瘤组织形态的主导类型分级[61]。其他预后因素包括:年龄>45岁、病程进展快、出现麻痹(感觉异常)症状、肿瘤大小、淋巴结转移、远处转移、组织学类型以及肿瘤残留等[112]。

多学科综合治疗是成人腺样囊腺癌患者的标准治疗手段,特别是手术加术后放疗。和单纯手术治疗相比,术后放疗能够改善患者的5年局部复发率和无病存活率[107]。对于所有头颈部恶性肿瘤而言,必须权衡放疗的益处与其导致的长期副作用。腺样囊腺癌的整体临床过程缓慢,但是肿瘤始终增长。其5年生存率良好,约为75%～80%,但15年生存率较差,约为35%[63,111]。在最大的儿童腺样囊腺癌系列研究中,每5名患者中,仅1名患者在初次治疗后7年内仍然存活且未见任何其他疾病证据;另外4名患者则在出现临床症状后11～28年内相继死亡(在长期随访的基础上)[30]。显然,需要对腺样囊腺癌患者实施终生随访。

表39.7 儿童腺样囊腺癌的解剖学位置分布

论著/年份	参考	腮腺	下颌/舌下	小涎腺	其他	总计
Baker,1985年	30	5	0	0	0	5
Ribeiro,2002年	20	2	1	0	0	3
Yu,2002年	19	2	0	0	0	3
Ellies,2006年	13	3	0	0	0	3
Guzzo,2006年	15	1	0	0	0	1
Ogato,1994年	25	1	0	0	0	1
总计		14	1	1	0	16
比例		88	6	6	0	100

表39.8 腺样囊腺癌常用分级系统对比(摘自Seethala 2009[61],经Springer Science+Business Media许可)

分级	Perzin,1978年[113] Szanto,1984年[62]	分级	Spiro,1992年[63]
1	主要为管状,未见实成分	1	多为管状或筛状(实性成分未作规定)
2	主要为筛状,实性成分<30%		
3	实性成分>30%	2	实性成分占50%
		3	多为实性成分

涎腺母细胞瘤（sialoblastoma）

涎腺母细胞瘤是一种极为罕见的肿瘤，文献报道不足 50 例[114]。早期的涎腺恶性肿瘤分类未将涎腺母细胞瘤归为独立实体。最初，研究者认为涎腺母细胞瘤是一种良性肿瘤[115]，后因该疾病具有侵袭性、生长迅速、易复发和转移[116]，再加上文献报道肿瘤相关死亡率[116,117]，涎腺母细胞瘤最终归类为恶性肿瘤[4,103]。

因涎腺母细胞瘤常在产前、出生或出生后不久[118]的超声检查时发现并确诊，因此研究者将其视为一种先天性疾病[118]。但是，但是也有文献报道 5 岁时候才诊断涎腺母细胞瘤的案例[119]。约 75% 的涎腺母细胞瘤发生在腮腺[4,120]，其余发生在颌下腺[121]。文献曾经报道异位涎腺组织[122]和小涎腺[123]发生涎腺母细胞瘤的病例报告。男女发病比例为 2:1[4]。患者的主要临床表现包括腮腺或颌下腺无症状肿物，如肿物较大，则可伴皮肤坏死[124]和面神经麻痹[125]。影像学检查可见肿瘤为膨胀生长的分叶状肿物。MRI 的 T1 加权示等信号肿瘤，T2 加权示高信号肿瘤，强化不均匀[124]。切取活检对于鉴别其他恶性肿瘤如横纹肌肉瘤非常重要[4]。

虽然涎腺母细胞瘤的组织学形态呈多样性，但是典型的涎腺母细胞瘤由大量基底细胞样上皮细胞构成，其细胞质较少，细胞核呈圆形、卵圆形，可见单个或多个小核仁，染色质颗粒较细[4,114]（图 39.3）。根据其组织学特征（如核分裂象、坏死和间变）将肿瘤分为预后良好型和预后不良型[116]。鉴于一些预后良好的肿瘤复发后，再行组织学检查往往提示预后不良的，因此前述分类的准确度尚待商榷[126]。涎腺母细胞瘤广泛表达 S-100 和波形蛋白、平滑肌肌动蛋白和 p63。细胞角蛋白常呈现典型的管状结构[126]。

首选治疗为保证切缘阴性的完整切除。但是较大的肿瘤常不可切除，需要行其他辅助治疗。对该年龄阶段的患者实施外部放射治疗存在一定争议，但有文献报道实施短距离放疗有效[127]。对一些病变较广泛或发生转移的患者实施化疗也有一定疗效[120,122]。化疗可诱导肿瘤缩小，有利于后续手术切除[120]。涎腺母细胞瘤的局部复发较常见（38%）[120]。局部复发和远处转移可通过二次手术切除[116]、化疗[118]、放疗或综合治疗[116,122]，因此其总体预后相对较好[4,120]。文献曾报道出现两名死亡患者，这两名患者为新生儿，在诊断和治疗前发生死亡，因此其死亡原因不

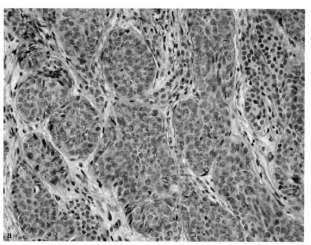
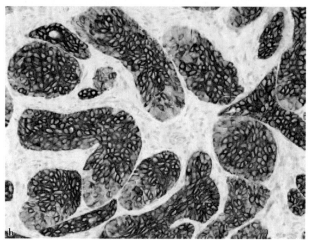

图 39.3　涎腺母细胞瘤。a. 肿瘤排列为巢状，外由发育良好的基底膜包围；常可见核分裂象。b. 肿瘤细胞对低分子量角蛋白（CK19 免疫染色）呈强阳性

明[116,128]。另有一名死亡患者 1 岁时首次出现腮腺肿物，但是直到 4 岁才确诊，属延误诊断，当时对该患者行广泛切除术，但术后 15 个月内复发，复发后化疗和再次手术治疗无效[117]。

多形性腺瘤（pleomorphic adenoma）

儿童和青少年多形性腺瘤患者均较罕见，约占所有涎腺肿瘤的 2%[18,129]，相比之下，成人多形性腺瘤较常见（占所有涎腺肿瘤的 65%）[130]。对多项研究进行综合分析显示，病变部位主要为腮腺（62%；范围 56%～77%），其次是颌下腺（26%；范围 11%～40%）和小涎腺（12%；范围 0～21%）[12,19,25,26,28,29,129]。和成人相似，该疾病为女性多发，文献报道男女比例约为 1:1.4[129]。其典型临床表现为生长缓慢的肿物，从肿物发生到出现症状的平均时间约为 12 个月[18,129]。疼

痛症状罕见,如发生疼痛,则多因肿瘤坏死[131]。根据文献报道,多形性腺瘤很少继发面神经麻痹[132];如出现面神经麻痹,应高度怀疑为恶性肿瘤。

肉眼观多形性腺瘤表面呈结节状,边界清楚(图39.4)。切面观可反映肿瘤的细胞构成,白色实性外观为上皮或肌上皮细胞构成,蓝色或半透明外观为软骨样组织构成,质软的黏液样外观为黏液样组织构成。各个多形性腺瘤之间和同一肿瘤不同部位之间均有不同的组织像[133]。其典型组织学特征为上皮或肌上皮细胞呈矩阵排列[134]。上皮细胞和基质所占的比例与肿瘤的侵袭性无关[133]。首选治疗为保证切缘阴性的手术切除。根据病变部位选择腮腺浅叶切除术或腮腺全切术[129]。通过手术局部控制率可达 95% 以上[135],但单纯肿瘤摘除术的复发率接近 43%[136]。术后放疗存在一定争议,有研究者主张在肿瘤破溃或存在残余肿瘤时行术后放疗以降低复发率[137]。如需进行术后放疗,对于儿童患者尤其应谨慎考虑放疗的并发症[138]。

多形性腺瘤是一种有恶变潜能的良性肿瘤。据估计恶性多形性腺瘤的平均发病率为 6.2%[139]。恶变可能和病变的持续时间相关,前 5 年的恶变率约为 1.5%,如病程超过 15 年,则其恶变率提高为 9.5%[140]。儿童恶性多形性腺瘤极为罕见,回顾性研究综合分析中仅有 4 名儿童恶性多形性腺瘤患者[20, 25, 32]。儿童患者生存期长,文献曾报道有首次切除后 30 年复发的病例,因此必须对儿童患者实施长期随访[134]。

张雪溪 译

季 彤 校

参考文献

1. Levin RJ, Bradley MK. Neuroectodermal antigens persist in benign and malignant salivary gland tumor cultures. Arch Otolaryngol Head Neck Surg. 1996;122:551–7 (discussion 577–8).
2. Eversole LR. Histogenic classification of salivary tumors. Arch Pathol. 1971;92:433–43.
3. Dardick I, Burford-Mason AP. Current status of histogenetic and morphogenetic concepts of salivary gland tumorigenesis. Crit Rev Oral Biol Med. 1993;4:639–77.
4. Barnes L, Eveson JW, Reichart P, Sidransky D. Tumours of the salivary glands. World Health Organization Classification of Tumours, Pathology and Genetics of Head and Neck Tumours. Lyon: IARC Press; 2005. p. 209–81.
5. Gibbons MD, Manne U, Carroll WR, Peters GE, Weiss HL, Grizzle WE. Molecular differences in mucoepidermoid carcinoma and adenoid cystic carcinoma of the major salivary glands. Laryngoscope. 2001;111:1373–8.
6. Alcedo JC, Fabrega JM, Arosemena JR, Urrutia A. Imatinib mesylate as treatment for adenoid cystic carcinoma of the salivary glands: report of two successfully treated cases. Head Neck. 2004;26:829–31.
7. Frierson HF Jr, El-Naggar AK, Welsh JB, et al. Large scale molecular analysis identifies genes with altered expression in salivary adenoid cystic carcinoma. Am J Pathol. 2002;161:1315–23.
8. Kiyoshima T, Shima K, Kobayashi I, et al. Expression of p53 tumor suppressor gene in adenoid cystic and mucoepidermoid carcinomas of the salivary glands. Oral Oncol. 2001;37:315–22.
9. Pinkston JA, Cole P. Incidence rates of salivary gland tumors: results from a population-based study. Otolaryngol Head Neck Surg. 1999;120:834–40.
10. Sun EC, Curtis R, Melbye M, Goedert JJ. Salivary gland cancer in the United States. Cancer Epidemiol Biomarkers Prev. 1999;8:1095–100.
11. Sultan I, Rodriguez-Galindo C, Al-Sharabati S, Guzzo M, Casanova M, Ferrari A. Salivary gland carcinomas in children and adolescents: a population-based study, with comparison to adult cases. Head Neck. 2011;33:1476–81.
12. Krolls SO, Trodahl JN, Boyers RC. Salivary gland lesions in children. A survey of 430 cases. Cancer. 1972;30:459–69.
13. Ellies M, Schaffranietz F, Arglebe C, Laskawi R. Tumors of the salivary glands in childhood and adolescence. J Oral Maxillofac Surg. 2006;64:1049–58.
14. Rahbar R, Grimmer JF, Vargas SO, et al. Mucoepidermoid carcinoma of the parotid gland in children: a 10-year experience. Arch Otolaryngol Head Neck Surg. 2006;132:375–80.
15. Guzzo M, Ferrari A, Marcon I, et al. Salivary gland neoplasms in children: the experience of the Istituto Nazionale Tumori of Milan. Pediatr Blood Cancer. 2006;47:806–10.
16. Vedrine PO, Coffinet L, Temam S, et al. Mucoepidermoid carci-

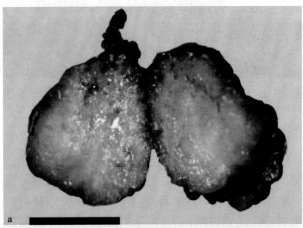

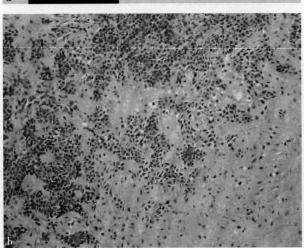

图 39.4 多形性腺瘤。a. 大体标本,分界清晰,切面反光,呈灰白色软骨外观。b. 镜下示肿瘤的不同细胞结构,照片右下角以软骨基质为主,左上角则是由上皮细胞构成的蜂窝结构

noma of salivary glands in the pediatric age group: 18 clinical cases, including 11 s malignant neoplasms. Head Neck. 2006;28:827–33.

17. da Cruz PDE, Pires FR, Alves FA, Almeida OP, Kowalski LP. Salivary gland tumors in children and adolescents: a clinicopathologic and immunohistochemical study of fifty-three cases. Int J Pediatr Otorhinolaryngol. 2004;68:895–902.

18. Ethunandan M, Ethunandan A, Macpherson D, Conroy B, Pratt C. Parotid neoplasms in children: experience of diagnosis and management in a district general hospital. Int J Oral Maxillofac Surg. 2003;32:373–7.

19. Yu GY, Li ZL, Ma DQ, Zhang Y. Diagnosis and treatment of epithelial salivary gland tumours in children and adolescents. Br J Oral Maxillofac Surg. 2002;40:389–92.

20. Ribeiro Kde C, Kowalski LP, Saba LM, de Camargo B. Epithelial salivary glands neoplasms in children and adolescents: a forty-four-year experience. Med Pediatr Oncol. 2002;39:594–600.

21. Orvidas LJ, Kasperbauer JL, Lewis JE, Olsen KD, Lesnick TG. Pediatric parotid masses. Arch Otolaryngol Head Neck Surg. 2000;126:177–84.

22. Bull PD. Salivary gland neoplasia in childhood. Int J Pediatr Otorhinolaryngol. 1999;49 Suppl 1:S235–8.

23. Kessler A, Handler SD. Salivary gland neoplasms in children: a 10-year survey at the children's hospital of Philadelphia. Int J Pediatr Otorhinolaryngol. 1994;29:195–202.

24. Rogers DA, Rao BN, Bowman L, et al. Primary malignancy of the salivary gland in children. J Pediatr Surg. 1994;29:44–7.

25. Ogata H, Ebihara S, Mukai K. Salivary gland neoplasms in children. Jpn J Clin Oncol. 1994;24:88–93.

26. Callender DL, Frankenthaler RA, Luna MA, Lee SS, Goepfert H. Salivary gland neoplasms in children. Arch Otolaryngol Head Neck Surg. 1992;118:472–6.

27. Fonseca I, Martins AG, Soares J. Epithelial salivary gland tumors of children and adolescents in southern Portugal. A clinicopathologic study of twenty-four cases. Oral Surg Oral Med Oral Pathol. 1991;72:696–701.

28. Lack EE, Upton MP. Histopathologic review of salivary gland tumors in childhood. Arch Otolaryngol Head Neck Surg. 1988;114:898–906.

29. Shikhani AH, Johns ME. Tumors of the major salivary glands in children. Head Neck Surg. 1988;10:257–63.

30. Baker SR, Malone B. Salivary gland malignancies in children. Cancer. 1985;55:1730–6.

31. Byers RM, Piorkowski R, Luna MA. Malignant parotid tumors in patients under 20 years of age. Arch Otolaryngol. 1984;110:232–5.

32. Dahlqvist A, Ostberg Y. Malignant salivary gland tumours in children. Acta Otolaryngol. 1982;94:175–9.

33. Castro EB, Huvos AG, Strong EW, Foote FW Jr. Tumors of the major salivary glands in children. Cancer. 1972;29:312–7.

34. Leuin SC, Cunningham MJ, Curtin H, Faquin WC. Childhood acinic cell carcinoma of the accessory parotid gland: a rare combination. Int J Pediatr Otorhinolaryngol Extra. 2007;2:1–5.

35. Walterhouse DO, Pappo AS, Baker KS, et al. Rhabdomyosarcoma of the parotid region occurring in childhood and adolescence. A report from the Intergroup Rhabdomyosarcoma Study Group. Cancer. 2001;92:3135–46.

36. Shapiro NL, Bhattacharyya N. Clinical characteristics and survival for major salivary gland malignancies in children. Otolaryngol Head Neck Surg. 2006;134:631–4.

37. Takeichi N, Hirose F, Yamamoto H, Ezaki H, Fujikura T. Salivary gland tumors in atomic bomb survivors, Hiroshima, Japan. II. Pathologic study and supplementary epidemiologic observations. Cancer. 1983;52:377–85.

38. Saku T, Hayashi Y, Takahara O, et al. Salivary gland tumors among atomic bomb survivors, 1950–1987. Cancer. 1997;79:1465–75.

39. Spitz MR, Tilley BC, Batsakis JG, Gibeau JM, Newell GR. Risk factors for major salivary gland carcinoma. A case-comparison study. Cancer. 1984;54:1854–9.

40. Loy TS, McLaughlin R, Odom LF, Dehner LP. Mucoepidermoid carcinoma of the parotid as a second malignant neoplasm in children. Cancer. 1989;64:2174–7.

41. Kaste SC, Hedlund G, Pratt CB. Malignant parotid tumors in patients previously treated for childhood cancer: clinical and imaging findings in eight cases. AJR Am J Roentgenol. 1994;162:655–9.

42. Verma J, Teh BS, Paulino AC. Characteristics and outcome of radiation and chemotherapy-related mucoepidermoid carcinoma of the salivary glands. Pediatr Blood Cancer. 2011;57:1137–41.

43. Tsai CC, Chen CL, Hsu HC. Expression of Epstein-Barr virus in carcinomas of major salivary glands: a strong association with lymphoepithelioma-like carcinoma. Hum Pathol. 1996;27:258–62.

44. Schuller DE, McCabe BF. The firm salivary mass in children. Laryngoscope. 1977;87:1891–8.

45. Byrne MN, Spector JG. Parotid masses: evaluation, analysis, and current management. Laryngoscope. 1988;98:99–105.

46. Tincani AJ, Del Negro A, Araujo PP, et al. Management of salivary gland adenoid cystic carcinoma: institutional experience of a case series. Sao Paulo Med J. 2006;124:26–30.

47. Moraes P, Pereira C, Almeida O, Perez D, Correa ME, Alves F. Paediatric intraoral mucoepidermoid carcinoma mimicking a bone lesion. Int J Paediatr Dent. 2007;17:151–4.

48. Galer C, Santillan AA, Chelius D, et al. Minor salivary gland malignancies in the pediatric population. Head Neck. 2012;34(11):1648–51.

49. Oldham KT, Aiken JA. Pediatric head and neck. In: Mulholland MW, Lillemoe KD, Doherty GM, Maier RV, Simeone DM, Upchurch GR, editors. Greenfield's surgery: scientific principles & practice. 5th ed. Philadelphia: Lippincott Williams & Wilkins; 2010.

50. Yuh WT, Sato Y, Loes DJ, et al. Magnetic resonance imaging and computed tomography in pediatric head and neck masses. Ann Otol Rhinol Laryngol. 1991;100:54–62.

51. Kaneda T, Minami M, Ozawa K, et al. MR of the submandibular gland: normal and pathologic states. AJNR Am J Neuroradiol. 1996;17:1575–81.

52. Yousem DM, Kraut MA, Chalian AA. Major salivary gland imaging. Radiology. 2000;216:19–29.

53. Parker GD, Harnsberger HR. Clinical-radiologic issues in perineural tumor spread of malignant diseases of the extracranial head and neck. Radiographics. 1991;11:383–99.

54. Freling NJ, Molenaar WM, Vermey A, et al. Malignant parotid tumors: clinical use of MR imaging and histologic correlation. Radiology. 1992;185:691–6.

55. Sumi M, Van Cauteren M, Sumi T, Obara M, Ichikawa Y, Nakamura T. Salivary gland tumors: use of intravoxel incoherent motion MR imaging for assessment of diffusion and perfusion for the differentiation of benign from malignant tumors. Radiology. 2012;263(3):770–7.

56. Colella G, Cannavale R, Flamminio F, Foschini MP. Fine-needle aspiration cytology of salivary gland lesions: a systematic review. J Oral Maxillofac Surg. 2010;68:2146–53.

57. Liu ES, Bernstein JM, Sculerati N, Wu HC. Fine needle aspiration biopsy of pediatric head and neck masses. Int J Pediatr Otorhinolaryngol. 2001;60:135–40.

58. Cho HW, Kim J, Choi J, et al. Sonographically guided fine-needle aspiration biopsy of major salivary gland masses: a review of 245 cases. AJR Am J Roentgenol. 2011;196:1160–3.

59. Cunningham MJ. Salivary gland surgery. In: Bluestone CD, editor. Surgical Atlas of Pediatric Otolaryngology. 1st ed. Hamilton: BC Decker Inc; 2002. p. 515–38.

60. Zarbo RJ. Salivary gland neoplasia: a review for the practicing pathologist. Mod Pathol. 2002;15:298–323.

61. Seethala RR. An update on grading of salivary gland carcinomas. Head Neck Pathol. 2009;3:69–77.

62. Szanto PA, Luna MA, Tortoledo ME, White RA. Histologic grading of adenoid cystic carcinoma of the salivary glands. Cancer. 1984;54:1062–9.

63. Spiro RH, Huvos AG. Stage means more than grade in adenoid cystic carcinoma. Am J Surg. 1992;164:623–8.

64. Brandwein MS, Ferlito A, Bradley PJ, Hille JJ, Rinaldo A. Diagnosis and classification of salivary neoplasms: pathologic challenges and relevance to clinical outcomes. Acta Otolaryngol. 2002;122:758–64.

65. Longo F, Manola M, Villano S, et al. Treatment of the facial nerve and the neck in malignant parotid gland tumors. Tumori. 2003;89:257–9.

66. Revenaugh PC, Knott PD, Scharpf J, Fritz MA. Simultaneous anterolateral thigh flap and temporalis tendon transfer to optimize facial form and function after radical parotidectomy. Arch Facial Plast Surg. 2012;14:104–9.

67. Zbaren P, Schupbach J, Nuyens M, Stauffer E. Elective neck dissection versus observation in primary parotid carcinoma. Otolaryngol Head Neck Surg. 2005;132:387–91.

68. Rodriguez-Cuevas S, Labastida S, Baena L, Gallegos F. Risk of nodal metastases from malignant salivary gland tumors related to tumor size and grade of malignancy. Eur Arch Otorhinolaryngol. 1995;252:139–42.

69. Medina JE. Neck dissection in the treatment of cancer of major salivary glands. Otolaryngol Clin North Am. 1998;31:815–22.

70. Spiro RH, Armstrong J, Harrison L, Geller NL, Lin SY, Strong EW. Carcinoma of major salivary glands. Recent trends. Arch Otolaryngol Head Neck Surg. 1989;115:316–21.

71. Mehle ME, Kraus DH, Wood BG, et al. Facial nerve morbidity following parotid surgery for benign disease: the Cleveland Clinic Foundation experience. Laryngoscope. 1993;103:386–8.

72. Laccourreye H, Laccourreye O, Cauchois R, Jouffre V, Menard M, Brasnu D. Total conservative parotidectomy for primary benign pleomorphic adenoma of the parotid gland: a 25-year experience with 229 patients. Laryngoscope. 1994;104:1487–94.

73. Donovan DT, Conley JJ. Capsular significance in parotid tumor surgery: reality and myths of lateral lobectomy. Laryngoscope. 1984;94:324–9.

74. Witt RL. The significance of the margin in parotid surgery for pleomorphic adenoma. Laryngoscope. 2002;112:2141–54.

75. Kyrmizakis DE, Pangalos A, Papadakis CE, Logothetis J, Maroudias NJ, Helidonis ES. The use of botulinum toxin type A in the treatment of Frey and crocodile tears syndromes. J Oral Maxillofac Surg. 2004;62:840–4.

76. Xie CM, Kubba H. Parotidectomy in children: indications and complications. J Laryngol Otol. 2010;124:1289–93.

77. Weber RS, Byers RM, Petit B, Wolf P, Ang K, Luna M. Submandibular gland tumors. Adverse histologic factors and therapeutic implications. Arch Otolaryngol Head Neck Surg. 1990;116:1055–60.

78. Denys D, Kaste SC, Kun LE, Chaudhary MA, Bowman LC, Robbins KT. The effects of radiation on craniofacial skeletal growth: a quantitative study. Int J Pediatr Otorhinolaryngol. 1998;45:7–13.

79. Schoenfeld JD, Sher DJ, Norris CM Jr, et al. Salivary gland tumors treated with adjuvant intensity-modulated radiotherapy with or without concurrent chemotherapy. Int J Radiat Oncol Biol Phys. 2012;82:308–14.

80. Airoldi M, Brando V, Giordano C, Gabriele P, Bussi M, Cortesina G. Chemotherapy for recurrent salivary gland malignancies: experience of the ENT Department of Turin University. ORL J Otorhinolaryngol Relat Spec. 1994;56:105–11.

81. Auclair PL, Goode RK, Ellis GL. Mucoepidermoid carcinoma of 2 salivary glands. Evaluation and application of grading criteria in 143 cases. Cancer. 1992;69:2021–30.

82. Clode AL, Fonseca I, Santos JR, Soares J. Mucoepidermoid carcinoma of the salivary glands: a reappraisal of the influence of tumor differentiation on prognosis. J Surg Oncol. 1991;46:100–6.

83. Nascimento AG, Amaral LP, Prado LA, Kligerman J, Silveira TR. Mucoepidermoid carcinoma of salivary glands: a clinicopathologic study of 46 cases. Head Neck Surg. 1986;8:409–17.

84. Neglia JP, Friedman DL, Yasui Y, et al. Second malignant neoplasms in five-year survivors of childhood cancer: childhood cancer survivor study. J Natl Cancer Inst. 2001;93:618–29.

85. April MM, Brodsky LS, Cunningham MJ, Harari PM, Harrison L, Poje CP. Mucoepidermoid carcinoma in a 10-year-old girl. Head Neck. 1997;19:431–5.

86. Batsakis JG. Staging of salivary gland neoplasms: role of histopathologic and molecular factors. Am J Surg. 1994;168:386–90.

87. Batsakis JG, Luna MA. Histopathologic grading of salivary gland neoplasms: I. Mucoepidermoid carcinomas. Ann Otol Rhinol Laryngol. 1990;99:835–8.

88. Moll R, Ramaswamy A. The pathology of lymphogenic metastatic spread. In: Werner JA, Davis RK, editors. Metastases in head and neck cancer. Berlin: Springer; 2005. p. 75.

89. Aro K, Leivo I, Makitie AA. Management and outcome of patients with mucoepidermoid carcinoma of major salivary gland origin: a single institution's 30-year experience. Laryngoscope. 2008;118:258–62.

90. Bjorndal K, Krogdahl A, Therkildsen MH, et al. Salivary gland carcinoma in Denmark 1990–2005: a national study of incidence, site and histology. Results of the Danish Head and Neck Cancer Group (DAHANCA). Oral Oncol. 2011;47:677–82.

91. Eveson JW, Cawson RA. Salivary gland tumours. A review of 2410 cases with particular reference to histological types, site, age and sex distribution. J Pathol. 1985;146:51–8.

92. Wahlberg P, Anderson H, Biorklund A, Moller T, Perfekt R. Carcinoma of the parotid and submandibular glands—a study of survival in 2465 patients. Oral Oncol. 2002;38:706–13.

93. Ellis GL, Corio RL. Acinic cell adenocarcinoma. A clinicopathologic analysis of 294 cases. Cancer. 1983;52:542–9.

94. Hoffman HT, Karnell LH, Robinson RA, Pinkston JA. Menck HR. National cancer data base report on cancer of the head and neck: acinic cell carcinoma. Head Neck. 1999;21:297–309.

95. Laskawi R, Rodel R, Zirk A, Arglebe C. Retrospective analysis of 35 patients with acinic cell carcinoma of the parotid gland. J Oral Maxillofac Surg. 1998;56:440–3.

96. Schwarz S, Zenk J, Muller M, et al. The many faces of acinic cell carcinomas of the salivary glands: a study of 40 cases relating histological and immunohistological subtypes to clinical parameters and prognosis. Histopathology. 2012;61(3):395–408.

97. Guimaraes DS, Amaral AP, Prado LF, Nascimento AG. Acinic cell carcinoma of salivary glands: 16 cases with clinicopathologic correlation. J Oral Pathol Med. 1989;18:396–9.

98. Batsakis JG, Luna MA, el-Naggar AK. Histopathologic grading of salivary gland neoplasms: II. Acinic cell carcinomas. Ann Otol Rhinol Laryngol. 1990;99:929–33.

99. Suzzi MV, Alessi A, Bertarelli C, et al. Prognostic relevance of cell proliferation in major salivary gland carcinomas. Acta Otorhinolaryngol Ital. 2005;25:161–8.

100. Timon CI, Dardick I. The importance of dedifferentiation in recurrent acinic cell carcinoma. J Laryngol Otol. 2001;115:639–44.

101. Spiro RH, Huvos AG, Strong EW. Acinic cell carcinoma of salivary origin. A clinicopathologic study of 67 cases. Cancer. 1978;41:924–35.

102. Zbaren P, Schupbach J, Nuyens M, Stauffer E, Greiner R, Hausler R. Carcinoma of the parotid gland. Am J Surg. 2003;186:57–62.

103. Ellis GL, Auclair PL. Tumors of the salivary glands. AFIP Atlas of Tumor Pathology. 4th ed. Silver Spring MD: ARP Press; 2008. p. 225–30.

104. Etit D, Ekinci N, Tan A, Altinel D, Dag F. An analysis of salivary gland neoplasms: A 12-year, single-institution experience in Turkey. Ear Nose Throat J. 2012;91:125–9.

105. Onyango JF, Awange DO, Muthamia JM, Muga BI. Salivary gland tumours in Kenya. East Afr Med J. 1992;69:525–30.

106. Sur RK, Donde B, Levin V, et al. Adenoid cystic carcinoma of the salivary glands: a review of 10 years. Laryngoscope. 1997;107:1276–80.

107. Shen C, Xu T, Huang C, Hu C, He S. Treatment outcomes and prognostic features in adenoid cystic carcinoma originated from the head and neck. Oral Oncol. 2012;48:445–9.

108. Thavaraj V, Sridhar MR, Sethi A, Arya LS. Adenoid cystic carcinoma of the lacrimal gland. Indian J Pediatr. 2003;70:751–3.

109. Ustundag E, Iseri M, Aydin O, Dal H, Almac A, Paksoy N. Adenoid cystic carcinoma of the tongue. J Laryngol Otol. 2000;114:477–80.

110. Nascimento AG, Amaral AL, Prado LA, Kligerman J, Silveira TR. Adenoid cystic carcinoma of salivary glands. A study of 61 cases with clinicopathologic correlation. Cancer. 1986;57:312–9.

111. Fordice J, Kershaw C, El-Naggar A, Goepfert H. Adenoid cystic carcinoma of the head and neck: predictors of morbidity and mortality. Arch Otolaryngol Head Neck Surg. 1999;125:149–52.

112. da Cruz PDE, de Abreu AF, Nobuko Nishimoto I, de Almeida OP, Kowalski LP. Prognostic factors in head and neck adenoid cystic carcinoma. Oral Oncol. 2006;42:139–46.

113. Perzin KH, Gullane P, Clairmont AC. Adenoid cystic carcinomas

arising in salivary glands: a correlation of histologic features and clinical course. Cancer. 1978;42:265–82.

114. Ellis GL. What's new in the AFIP fascicle on salivary gland tumors: a few highlights from the 4th Series Atlas. Head Neck Pathol. 2009;3:225–30.

115. Ellis GL, Auclair PL. Tumors of the salivary glands. Atlas of Tumor Pathology. 3rd ed. Washington DC: Armed Forces Instiute of Pathology; 1996. p. 132–42.

116. Williams SB, Ellis GL, Warnock GR. Sialoblastoma: a clinicopathologic and immunohistochemical study of 7 cases. Ann Diagn Pathol. 2006;10:320–6.

117. Tatlidede S, Karsidag S, Ugurlu K, Sadikoglu B, Tanik C, Bas L. Sialoblastoma: a congenital epithelial tumor of the salivary gland. J Pediatr Surg. 2006;41:1322–5.

118. Siddiqi SH, Solomon MP, Haller JO. Sialoblastoma and hepatoblastoma in a neonate. Pediatr Radiol. 2000;30:349–51.

119. Alvarez-Mendoza A, Calderon-Elvir C, Carrasco-Daza D. Diagnostic and therapeutic approach to sialoblastoma: report of a case. J Pediatr Surg. 1999;34:1875–7.

120. Prigent M, Teissier N, Peuchmaur M, et al. Sialoblastoma of salivary glands in children: chemotherapy should be discussed as an alternative to mutilating surgery. Int J Pediatr Otorhinolaryngol. 2010;74:942–5.

121. Vidyadhar M, Amanda C, Thuan Q, Prabhakaran K. Sialoblastoma. J Pediatr Surg. 2008;43:e11–3.

122. Shet T, Ramadwar M, Sharma S, Laskar S, Arora B, Kurkure P. An eyelid sialoblastoma-like tumor with a sarcomatoid myoepithelial component. Pediatr Dev Pathol. 2007;10:309–14.

123. Saffari Y, Blei F, Warren SM, Milla S, Greco MA. Congenital minor salivary gland sialoblastoma: a case report and review of the literature. Fetal Pediatr Pathol. 2011;30:32–9.

124. Yekeler E, Dursun M, Gun F, et al. Sialoblastoma: MRI findings. Pediatr Radiol. 2004;34:1005–7.

125. Simpson PR, Rutledge JC, Schaefer SD, Anderson RC. Congenital hybrid basal cell adenoma—adenoid cystic carcinoma of the salivary gland. Pediatr Pathol. 1986;6:199–208.

126. Brandwein M, Al-Naeif NS, Manwani D, et al. Sialoblastoma: clinicopathological/immunohistochemical study. Am J Surg Pathol. 1999;23:342–8.

127. Shan XF, Cai ZG, Zhang JG, Zhang J, Gao Y, Yu GY. Management of sialoblastoma with surgery and brachytherapy. Pediatr Blood Cancer. 2010;55:1427–30.

128. Stones DK, Jansen JC, Griessel D. Sialoblastoma and hepatoblastoma in a newborn infant. Pediatr Blood Cancer. 2009;52:883–5.

129. Fu H, Wang J, Wang L, Zhang Z, He Y. Pleomorphic adenoma of the salivary glands in children and adolescents. J Pediatr Surg. 2012;47:715–9.

130. Mendenhall WM, Mendenhall CM, Werning JW, Malyapa RS, Mendenhall NP. Salivary gland pleomorphic adenoma. Am J Clin Oncol. 2008;31:95–9.

131. Chen YK, Lin CC, Lai S, et al. Pleomorphic adenoma with extensive necrosis: report of two cases. Oral Dis. 2004;10:54–9.

132. Jecker P, Hartwein J. Facial paralysis in benign parotid tumor: case report and review of the literature. Laryngorhinootologie. 1993;72:204–6.

133. Michaels L, Hellquist HB. Ear, nose and throat histopathology. 2nd ed. New York:Springer; 2001.

134. Rodriguez KH, Vargas S, Robson C, et al. Pleomorphic adenoma of the parotid gland in children. Int J Pediatr Otorhinolaryngol. 2007;71:1717–23.

135. Leverstein H, van der Wal JE, Tiwari RM, van der Waal I, Snow GB. Surgical management of 246 previously untreated pleomorphic adenomas of the parotid gland. Br J Surg. 1997;84:399–403.

136. Krolls SO, Boyers RC. Mixed tumors of salivary glands. Long-term follow-up. Cancer. 1972;30:276–81.

137. Barton J, Slevin NJ, Gleave EN. Radiotherapy for pleomorphic adenoma of the parotid gland. Int J Radiat Oncol Biol Phys. 1992;22:925–8.

138. Wang CC. Unnecessary morbidity following irradiation of lateralized head and neck carcinoma. Int J Radiat Oncol Biol Phys. 1992;22:1155–6.

139. Gnepp DR. Malignant mixed tumors of the salivary glands: a review. Pathol Annu. 1993;28 Pt 1:279–328.

140. Seifert G. Histopathology of malignant salivary gland tumours. Eur J Cancer B Oral Oncol. 1992;28B(1):49–56.

40 肉瘤：骨性病变

Lillian M. Guenther and Katherine A. Janeway

儿童头颈部骨肉瘤

概述和流行病学

骨肉瘤（osteosarcoma）是儿童最常见的恶性骨肿瘤。美国的年发病率约为 400 例 / 年，骨肉瘤占所有恶性儿童骨肿瘤的 56%[18]。儿童骨肉瘤的常见发病部位包括股骨远端、胫骨近端和肱骨，此外还可见骨盆部位发病，但是发病率相对较低。骨肉瘤的发病高峰为 10～20 岁，和青春期快速发育有关。许多数据显示男性发病率稍高于女性[18]。

鉴于成人及儿童头颈部骨肉瘤（head and neck osteosarcoma，HNOS）的发病率均较低，因此这方面的文献多为病例报告和病例分析。约 8% 的骨肉瘤发生在头颈部，主要为颌骨[9]。儿童头颈部骨肉瘤患者的发生率则更低。在 St. Jude 儿童研究医院的一项 812 例儿童骨肿瘤研究中，仅 18 名（4.8%）儿童头颈部骨肉瘤患者[9]。附肢骨骼的骨肉瘤多发生于 10～20 岁，而头颈部骨肉瘤多在 20～30 岁发病，因此，头颈部骨肉瘤多为成人患者[13]（图 40.1）。

临床表现

综合分析儿童和成人头颈部骨肉瘤发现，最常见的发病部位为下颌骨（45%～49%），其次是上颌骨（47%～40%）[17, 23]。根据仅有的几篇儿童头颈部骨肉瘤报告，18 名患者的发病部位没有差异（上颌骨和下颌骨各占 44.5%），约 11% 为其他部位受累[9]。多数头颈部骨肉瘤患者的临床表现为疼痛，局部肿物和张口受限。需要警惕颌骨骨肉瘤的临床症状需与牙源性感染鉴别。研究发现约 44% 的患者首诊因怀疑牙病选择口腔门诊[15]。头颈部骨肉瘤还可出现一些其他罕见的症状，如脑神经麻痹、眼球突出或颅内压增高等[31]。

病因和生物学

和所有骨肉瘤相似，头颈部原发骨肉瘤的病因尚未明确。遗传性视网膜母细胞瘤是儿童头颈部骨肉瘤最显著的危险因素。此外还有其他危险因素，如放疗史和癌症易感综合征等。一般情况下，Li-Fraumeni

图 40.1 原发骨肉瘤在不同年龄群体中的发病部位频率分布

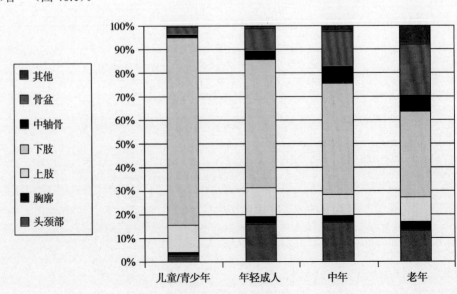

图例：其他、骨盆、中轴骨、下肢、上肢、胸廓、头颈部

横轴：儿童/青少年、年轻成人、中年、老年

和 Rothmund-Thomson 综合征患者易患骨肉瘤，但不一定为头颈部骨肉瘤。Paget 病患者也易患骨肉瘤，但是因 Paget 病主要患病群体为老年人，因此本文不再赘述。

Li-Fraumeni 综合征为常染色体显性遗传，主要涉及 *TP53* 基因胚系突变，该突变可导致恶性肿瘤发病率增加，其中包括骨肉瘤。对大量 *TP53* 突变携带者数据库的研究（2003 年出版）表明，其发生的肿瘤中 13.4% 为骨肉瘤 [32]。但是，文献未表明 Li-Fraumeni 综合征患者的骨肉瘤和散发型骨肉瘤存在发病部位的差异。

Rothmund-Thomson 综合征是一种常染色体隐性遗传疾病，可见皮肤异色等皮肤异常及骨发育缺陷。1990 年，研究者首次发现该疾病可能导致骨肉瘤的发病率增加。目前，尚未有 Rothmund-Thomson 综合征相关头颈部骨肉瘤方面的文献报道，其发病部位为四肢骨骼 [24]。

遗传性视网膜母细胞瘤由 13 号染色体长臂上的 *RB1* 基因杂合种系突变致病 [1]。约 50% 的儿童遗传性视网膜母细胞瘤的继发肿瘤（患视网膜母细胞瘤后）为骨肉瘤 [20]。起初，人们认为遗传性视网膜母细胞瘤导致骨肉瘤风险增加的原因是治疗视网膜母细胞瘤时眼部放疗所致的 DNA 损伤，但目前人们已发现遗传性视网膜母细胞瘤的遗传缺陷可增加骨肉瘤的发病率。该因素与辐射暴露因素在导致肿瘤的原因中各自独立，临床可见继发骨肉瘤的部位和接受放射治疗的部位相距较远，如有些患者可在四肢发病。同时，辐射暴露也增加遗传性视网膜母细胞瘤患者患头颈部骨肉瘤的风险。儿童遗传性视网膜母细胞瘤患者接受放射治疗后，患颅骨骨肉瘤的几率是普通人的 2000 倍，患四肢骨肉瘤的几率是普通人的 500 倍 [26]。无论是成人还是儿童头颈部骨肉瘤患者，常可见遗传性视网膜母细胞瘤病史。在173 名小儿和成人头颈部骨肉瘤患者中，约 4% 的患者有遗传性视网膜母细胞瘤病史 [23]，18 名儿童头颈部骨肉瘤患者中，约 33% 有遗传性视网膜母细胞瘤病史。一般情况下，视网膜母细胞瘤在 5 岁前可确诊，而继发骨肉瘤可能直到患者成年才确诊。

因其他儿童头颈部肿瘤（如白血病、脑肿瘤及横纹肌肉瘤等软组织肿瘤）的放射治疗所致的继发骨肉瘤较罕见，其潜伏期常可达十年或以上 [34]。值得注意的是，纵观所有文献记录，放疗后继发的头颈部骨肉瘤的患者生存率较原发头颈部骨肉瘤低，说明放疗后继发头颈部骨肉瘤的恶性程度更高 [17, 15]。

诊断和分期

对初发的头颈部骨肿瘤，应先在活检前行全面的影像学检查并选择合适的活检方法。平片可初步确定患区位置，以便进一步检查和确定新生骨或溶骨的范围，但由于头颈部区域骨质结构重叠，肿物显影模糊，限制了平片检查的作用。通过横断面影像可见骨皮质破坏和软组织肿块内肿瘤骨形成。CT 可很好地显示肿瘤与邻近结构的关系，此外可通过 CT 重建 3D 术前肿瘤图（图 40.2）。MRI 可清晰显示软组织受累情况 [9]。高达 15%～20% 的骨肉瘤患者在诊断时已发生转移扩散。骨肉瘤最常见的远处转移部位为肺，其次为骨。胸部 CT 和骨扫描可作为骨肉瘤分期及确认是否存在远端转移的检查手段之一 [42]。

确诊头颈部骨肉瘤需行组织活检。传统方式为经手术切开获取组织进行活检。近来普遍为介入引导下经皮穿刺活检，尤其是三级医疗中心，介入放射学专家和儿童实体瘤患者较多，这种活检方式更为普遍。针芯活检的诊断率在不同操作者间差异很大，范围在 78% 到 95% [4, 22, 41]。随着技术的更新及使用者熟悉程度的加深，最新研究显示，其诊断率接近上述范围的上限。无论使用何种活检方式，如果可能，应尽量获取肿物的软组织成分，这对提高诊断率至关重要。鉴于常在手术切除前进行新辅助化疗，因此手术活检一般采用切开活检而不是切除活检。据文献报道，骨肉瘤易沿活检工具造成的通道复发，因此，无论是经皮或手术活检，进入部位都应选取手术切除时能覆盖的范围进行 [8]。

需与头颈部骨肉瘤进行鉴别诊断的疾病包括其他原发性恶性骨肿瘤、其他骨受累恶性肿瘤、良性骨肿瘤及感染性和炎症性疾病（见表 40.1）。病理检查时，可见骨肉瘤是由多形性细胞和骨样组织构成的恶性肿瘤。据其异型、分化和坏死程度可分为低、中或高度。儿童低度肿瘤非常少见。头颈部骨肉瘤常富含软骨基质（图 40.2）。

疾病自然史

头颈部骨肉瘤和长骨骨肉瘤的转移倾向性不同，包括其诊断时、首次手术和（或）药物治疗后的转移倾向性。对已有的儿童及成人肿瘤案例研究发现，原发头颈部骨肉瘤确诊时，极少发生转移，与之相反，约 25% 的骨肉瘤是以远处转移瘤确诊的。St.

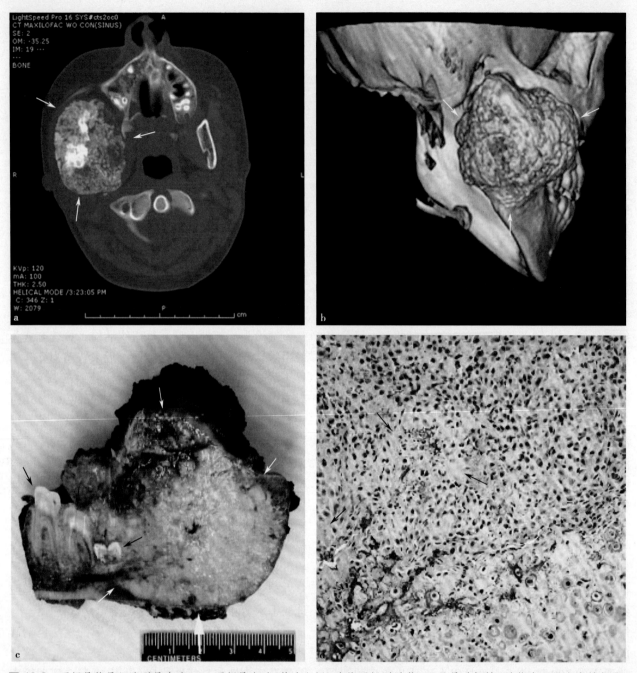

图 40.2　下颌骨软骨细胞型骨肉瘤。a. 下颌骨右后（箭头之间）球状不规则肿物，可见骨破坏性，肿物内可见斑点性钙化。
b. 下颌骨后肿物三维重建（箭之间）。c. 切除标本切片，实质破坏性肿物（白色箭之间），呈白灰色，可见颗粒状钙化和坏死
区。黑色箭示白齿的切除部分。d. 细胞肿瘤，由较大的非典型细胞构成，可见局灶性骨样组织（箭所示）。照片右下角可见软
骨基质

Jude 儿童队列研究发现，18 名头颈部骨肉瘤患者确
诊时候均未发生远处转移[9]。St. Louis 于 1973 年发
表的 5 名儿童患者研究表示，这 5 名患者在确诊时
均未发生转移[10]。Anderson 对 12 名 12～21 岁患者
进行的回顾性研究也得出相同结论，患者确诊时均
无远处转移证据[21]。

治疗策略

　　非头颈骨肉瘤的标准治疗方法是全身化疗结合
局部控制，同时采用扩大范围肿瘤全切术。数据显
示，单纯手术治疗后 80% 以上的非头颈部骨肉瘤因
微转移病灶而发生远处转移[26]。经手术切除合并化
疗可提高整体生存率[25]。但是，由于缺乏头颈部骨

表40.1 头颈部骨肉瘤的鉴别诊断

其他恶性原发骨肿瘤

尤因肉瘤

软骨肉瘤

纤维肉瘤

以骨肿瘤为临床表现为其他恶性肿瘤

淋巴瘤

神经母细胞瘤

转移性横纹肌肉瘤

转移性黑色素瘤

朗格汉斯细胞组织细胞增生症

良性骨肿瘤

动脉瘤样骨囊肿

骨母细胞瘤

骨样骨瘤

单房性骨囊肿

血管瘤

传染性/炎症性

骨髓炎

慢性复发性多病灶性骨髓炎

肉瘤化疗效果方面的数据，对头颈部骨肉瘤是否采用化疗仍存争议。

化疗

非头颈部骨肉瘤的标准化疗方案包括四个疗程的多柔比星、顺铂和大剂量甲氨蝶呤加两个疗程的多柔比星和大剂量甲氨蝶呤（图40.3），该方案简称MAP。一些医疗机构尤其是欧洲会在该治疗方案中加入异环磷酰胺、降低多柔比星的剂量[3, 27]。术前行两个周期MAP诱导化疗有利于手术切除，但也可术后再行化疗。鉴于头颈部骨肉瘤的自然史和其他骨肉瘤不同，因此化疗的作用尚不确切。

如上所述，头颈部骨肉瘤的不同之处在其转移率较低。在评估化疗对头颈部骨肉瘤生存率影响的回顾性研究中，混杂因素不可避免，因此难以评估化

疗的作用。Sloan-Kettering癌症中心对根治术后合并新辅助化疗的成人和儿童患者研究发现，化疗未能显著改善其无事件生存率。但是在该项研究中，使用化疗治疗仅限于确诊为高度或无法切除的肿瘤或存在头颈部骨肉瘤诱因如患视网膜母细胞瘤的患者[33]。对于切除后阳性切缘或无法手术切除的头颈部骨肉瘤患者，回顾性研究表明，接受化疗的患者结局更好，但是研究样本不足[31]。

1997年，评估化疗在头颈部骨肉瘤治疗中的作用且同时纳入成人和儿童数据的两项荟萃分析表明，这两项研究的结论相反。第一项荟萃研究仅强调辅助化疗，研究认为接受化疗组（50%）和手术组的5年存活率无显著差异；但是，这项研究并未讨论手术切缘或肿瘤可手术切除性这两项重要影响预后的因素[23]。第二项研究的作者得出结论，认为合并化疗后，能够显著延长患者存活率和改善患者结局，且对接受全切术和不完全切除术的头颈部骨肉瘤患者无显著差异。研究者建议对头颈部骨肉瘤患者和非头颈部骨肉瘤患者采取相同的治疗方案[38]。

在儿科，头颈部骨肉瘤患者一般采用化疗，并将其纳入儿童肿瘤化疗方案研究中[14, 27]。为确定化疗对儿童头颈部骨肉瘤患者的影响，应采用随机对照试验，但是患者数量不能达到随机对照试验的要求。

局部控制：手术

骨肉瘤对放疗不敏感，头颈部骨肉瘤也是，需要手术彻底切除且手术切缘阴性才能得到确切的局部控制效果。对非头颈部骨肉瘤而言，是否可手术切除是一项影响预后的重要因素。因此，骨盆骨肉瘤相较其他部位预后更差[19]。同样，回顾性研究显示，阴性手术切缘的头颈部骨肉瘤手术全切术是最显著的预后因素，和整体生存率显著相关[17, 33, 42]。其中，对儿童群体的回顾性研究中，对头颈部骨肉瘤患者进行Kaplan-Meier存活分析显示，接受全切术患者的5年存活率为75%，非全切术或活检患者的5年存活率为35%，且与是否接受辅助化疗无关[9]。

周	1	2	3	4	5	6	7	8	9	10	11	12	13	14	15	16	17	18	19	20	21	22	23	24	25	26	27	28	29
化疗	A P			M	M	A P			M	M	手术	A P			M	M	A P			M	M	A		M	M	A		M	M

A=多柔比星，持续输注75mg/m^2，超过48小时
P=顺铂，每天60mg/m^2，2天
M=甲氨蝶呤，12gm/m^2×1次，最大剂量20gm

图40.3 骨肉瘤 MAP 化疗方案

鉴于颚、颈、颅骨切除的解剖结构复杂，头颈部骨肉瘤手术难度较大。下颌肿瘤便于手术，切缘阴性率最高，因此预后最好，其次是上颌骨病变，颅骨肿瘤最难以切除。手术目标为切缘阴性的肿瘤全切术，但头颈部区域较难实现。手术切除的最佳切缘范围仍备受争议，需保证既能够充分切除骨肉瘤且能降低局部复发风险。临界切缘和病灶内切除与预后较差和局部复发相关 [5]。一般情况下，对肢体骨肉瘤手术而言，软组织切缘为 2～5mm，骨髓切缘为 2～3cm。骨肉瘤采用 Enneking 分期系统进行病理 / 手术分期（表 40.2）[11]。儿童骨肉瘤多为高度恶性（G2）侵犯型，即肿瘤穿透骨皮质。因此，儿童骨肉瘤多为 Enneking ⅡB 期或Ⅲ期。

局部控制：放疗

头颈部区域的放疗研究尚不充分，尤其是儿童群体，相关回顾性研究文献中，接受放疗的儿童患者样本较少，无法对其作用得出明确结论 [9, 12]。1997年，Smeele 对头颈部骨肉瘤化疗方案的回顾性研究报告指出，该研究中 34% 的患者接受放射治疗作为化疗和 / 或手术治疗的辅助疗法，或仅接受放疗。通过分析发现，放疗对于疾病结局的改善作用并不显著 [38]。但在 2009 年 Anderson 的回顾性研究中，放疗可能发挥关键作用，尤其是对手术切缘阳性患者，该研究显示，接受放疗后，不完全切除或手术切缘阳性患者的 5 年存活率为 80%，而仅接受手术治疗者的 5 年存活率为 31%[17]。因此，目前认为放疗对骨肉瘤的治疗仅限于手术切缘阳性且肿瘤无法进一步切除的患者。

转归

骨肉瘤的五年整体生存率为 65%～70%。头颈部骨肉瘤的五年整体生存率略高，全切术患者的五年生存率为 60%～75%[9, 39]（图 40.4）。颚骨肉瘤的

表40.2　Enneking 骨肉瘤分期系统 [11]

分期	恶性程度	部位	转移
ⅠA	G1	T1	M0
ⅠB	G1	T2	M0
ⅡA	G2	T1	M0
ⅡB	G2	T2	M0
Ⅲ	G1, 2	T1, T2	M1

G1 低度，可见少量核分裂象，分化程度相对良好
G2 高度，核分裂程度较高，分化程度较低
T1 肿瘤范围较局限或局限于原发病灶的解剖结构内
T2 肿瘤呈侵犯型或延伸至原发病灶的解剖结构外
M0 未见远处转移
M1 可见远处转移

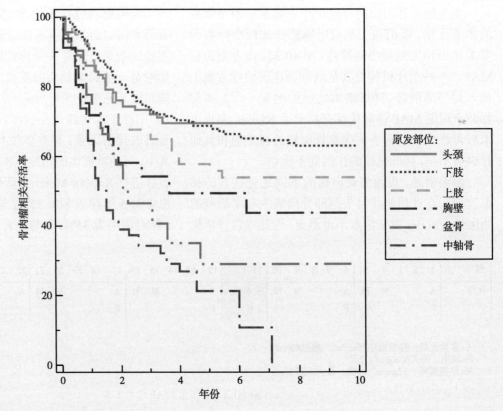

图 40.4　骨肉瘤各发病部位生存率（SEER 9 数据库，1996—2005 年）[30]

原发部位：
- 头颈
- 下肢
- 上肢
- 胸壁
- 盆骨
- 中轴骨

骨肉瘤相关存活率

年份

五年生存率是否显著高于其他头颈部骨肉瘤尚无证据支持[23]。复发的非头颈部骨肉瘤几乎均会发生远处转移，常见部位为肺和骨，原部位复发者<5%。而头颈部骨肉瘤则相反，多为局部复发，远处转移仅占7%～17%[42]。一项儿童患者研究发现，32%的患者在术后局部复发，颌部、颅骨病变的复发率无显著差异[12]。侵袭性更强的辐射相关头颈部肿瘤亦如此，一项相关患者的研究发现，约86%的患者发生局部复发，而非远处转移[31]。头颈部骨肉瘤也可发生远处转移，和其他骨肉瘤相似，最常见肺转移[15]。此外需指出的是，局部复发肿瘤常不可切除，因局部肿瘤负荷过大可最终导致显著发病率和死亡率，因此局部复发并非好的转归。

儿童头颈部尤因肉瘤

概述和流行病学

尤因肉瘤是第二常见的儿童恶性原发性骨肿瘤，在美国，每年约有200例儿童患者发病。和骨肉瘤相似，青少年的发病高峰和生长速度高峰期一致。女性高峰发病年龄为10～14岁，男性为15～19岁。尤因肉瘤有一项较特别的人口结构学特点，即非洲或亚洲后裔的患病率极低[29]。

头颈部尤因肉瘤仅占4%～9%，因此头颈部可作为罕见发病部位[2, 37]。和头颈部骨肉瘤相似，头颈部尤因肉瘤文献数据仅限于病例报告和病例分析。关于该病最全面的研究是将患者分为4组，共计29名头颈部尤因肉瘤病例[37]。

临床表现

和其他部位的尤因肉瘤相似，头颈部尤因肉瘤常呈疼痛性肿物。头颈部尤因肉瘤最常见发病部位包括颅骨和上下颌，也有文献报道眼眶、鼻腔及颈椎发生尤因肉瘤。这些不常见部位发生尤因肉瘤的临床表现包括眼球突出、动眼神经功能障碍、脊髓压迫症状[2, 37]。病例报告记录的罕见头颈发病部位包括喉、鼻窦和甲状腺[6, 7, 45]。

高达15%～20%的尤因肉瘤患者在诊断时已经发生远处转移，其中最常见的转移部位包括肺、骨和骨髓。转移性肉瘤患者往往存在多个部位受累。确诊时，远处转移很少累及局部区域淋巴结[28, 35]。虽然数据有限，但头颈部尤因肉瘤的远处转移可能和其他肉文肉瘤的远处转移相似[2]。

病因和生物学

和多数儿童恶性肿瘤一样，尤因肉瘤的原因尚不清楚。95%的尤文肿瘤患者存在EWSR1基因易位，多数同时伴有FLI1（E-26（ETS）家族转录因子）易位[36]。易位如何导致转化尚不明确，这是当前研究的热点领域。和骨肉瘤不同，癌症易感性综合征的尤因肉瘤的发生率较低，且放疗后继发尤因肉瘤的概率也较低[40]。虽然尤因肉瘤被列为原发性骨肿瘤，其起源细胞尚未明确，25%的肿瘤源于骨骼外部位。而头颈部尤因肉瘤多发生在罕见的骨骼外部位。

诊断和分期

尤因肉瘤的放射学特征和骨肉瘤的特征不同，但无法仅通过影像学检查鉴别这两种原发骨肿瘤。和骨肉瘤一样，需行组织活检做出明确诊断。MRI是评估原发肿瘤的最佳影像学手段。一些情况下，也可使用CT对于骨肿瘤进行检查。完整的尤因肉瘤分期评估检查应至少包括胸部CT扫描和骨扫描。PET-CT可检出尤因肉瘤，一般作为骨扫描的辅助支持手段。儿童患者分期常规行双侧骨髓穿刺活检。

头颈部尤因肉瘤需要和骨肉瘤进行鉴别诊断，具体见表40.1。当头颈部尤因肉瘤发生在罕见的骨骼外部位时，则需要与更多其他疾病进行鉴别诊断，其中包括软组织肉瘤，如横纹肌肉瘤和其他软组织肉瘤以及可在发生尤因肉瘤部位出现的其他恶性疾病（如鼻咽癌）。

尤因肉瘤活检方法和骨肉瘤基本相同（见前文讨论）。可通过手术切开和放射学引导下针芯活检等方式获得活检组织。无论使用何种方法，均须在儿童头颈部诊疗中心由经验丰富者实施活检。除极少数例外情况，不应对尤因肉瘤实施前期切除或切除活检。尤其是头颈部尤因肉瘤，常采用放疗进行局部控制，而非手术治疗（见局部控制：外科手术和放射治疗）。

组织学检查可见尤因肉瘤呈小而圆的蓝细胞肿瘤（图40.5）。尤因肉瘤存在CD99膜染色类型，可用免疫组化检测CD99协助诊断。95%的尤因肉瘤存在EWSR1易位，因此也可通过荧光原位杂交检测是否存在EWSR1易位[36]。

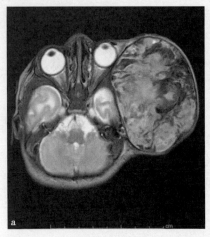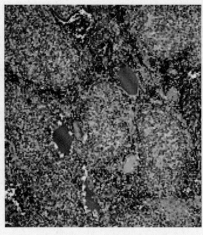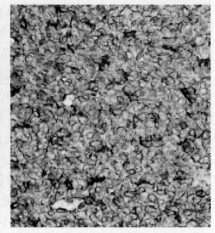

图40.5　尤因肉瘤/恶性原始神经外胚层肿瘤。a.较大的异构破坏性肿物,颅骨受累。b.未分化小圆细胞,聚焦形成非典型花环状。c.肿瘤细胞呈CD99强免疫反应性,较分散

治疗策略

因为头颈部尤因肉瘤的自然史和非头颈部尤因肉瘤相似,因此两者的治疗方法相同。尤因肉瘤的标准治疗方法是由化疗和手术或放疗局部控制组成的综合治疗方法。

化疗

在统一使用现代多学科治疗尤因肉瘤前,其整体生存率<45%[18]。随着现代多学科治疗(纳入化疗)的发展,局部肿瘤患者的总体生存率已达到80%[44]。过去30年里,研究者针对化疗方案进行了大型前瞻性Ⅲ期临床试验,并根据这些试验得出目前的标准治疗方法。使用长春新碱、多柔比星、环磷酰胺、异环磷酰胺和依托泊苷这五种药物的化疗方案治疗尤因肉瘤可获得最佳结局,压缩化疗间期为两周[16, 44](图40.6)。

局部控制:手术和放疗

和骨肉瘤不同,放射治疗和阴性切缘手术切除均可有效局部控制尤因肉瘤。阴性切缘手术切除是否能够降低局部复发率尚存争议。因其他影响预后的因素如肿瘤大小、肿瘤部位和转移性疾病的存在,通过随机对照试验研究该课题的可行性较低,现有数据仅足以实施回顾性研究。回顾性研究(包括最近对前瞻性儿童肿瘤组试验患者进行的大型回顾性研究)发现,通过手术或手术合并放疗对尤因肉瘤进行局部控制相比,单纯放疗进行局部控制的局部复发率略有上升[35, 43]。但是,因为局部复发较罕见,

因此局部复发率略有上升并不代表疾病相关死亡风险增加[43]。因此,针对尤因肉瘤患者选择最佳局部控制方法时,应根据疾病控制、急性并发症、迟发效应、功能损害及手术对外表的影响和放疗等因素进行多学科讨论,针对个体情况作出个性化决策。如患者所在诊疗中心没有局部控制尤因肉瘤方面的经验,应考虑转诊至专业诊疗中心,寻求最佳局部控制方法。通过阴性切缘全切术治疗头颈部尤因肉瘤,难以控制其对患者外表的影响,放疗成为常用的局部控制方法[2, 37]。

因尤因肉瘤原发肿瘤经化疗后可显著收缩,因此,如实施诱导化疗,则应在诱导化疗后再行局部控制手术,降低手术难度。仅采用手术进行局部控制的,为达到局部控制效果,手术切缘必须阴性。和骨肉瘤相似,能够降低局部复发率风险的最佳切缘范围尚不明确。治疗尤因肉瘤时,放射剂量因临床情况不同而异。一般剂量为55.8Gy。

转归

使用现代多学科治疗局部尤因肉瘤的5年整体生存率可达80%[16, 44]。转移性尤因肉瘤的结局较差,其5年生存率约为30%~40%[35]。除转移性病变外,尤因肉瘤的预后影响因素还包括年龄、大小及大年龄患者肿瘤的解剖位置。肿瘤越大,结局越差。头颈部可能是预后良好的因素。有病例分析研究显示,和其他部位相比,头颈部尤因肉瘤的结局更好,但颈椎尤因肉瘤除外,其结局和非头颈部尤因肉瘤相似。但是该病例分析研究中的患者并未接受现代

诱导（局部控制前）：

周	1	3	5	7	9	11	13
长春新碱	*		*		*		
多柔比星	*		*		*		
环磷酰胺	*		*		*		局部控制[1]
异环磷酰胺		*		*		*	
依托泊苷		*		*		*	
非格司亭	*	*	*	*	*	*	

合并（局部控制后或局部控制过程中）

周[2]	13	15	17	19	21	23	25	27
长春新碱	*		*		*		*	
多柔比星[3]	*		*					
环磷酰胺	*		*		*		*	
异环磷酰胺		*		*		*		*
依托泊苷		*		*		*		*
非格司亭	*	*	*	*	*	*	*	*

[1] 经手术、放疗或两者实现局部控制
[2] 放疗（如有）期间继续化疗
[3] 两个长春新碱、多柔比星和环磷酰胺周期中仅使用长春新碱和环磷酰胺，不使用多柔比星。放疗期间继续化疗时，不得在放疗的同时使用多柔比星，并在放疗后暂停数周，避免引起再放射

图40.6 北美尤因肉瘤标准化疗方案

多学科治疗，使用现代多学科治疗非头颈部尤因肉瘤是否能够消除头颈部和非头颈部病变转归上的差异尚未可知。

曹 隽 姬婷婷 译
张学军 校

参考文献

1. Albright JT, Topham AK, Reilly JS. Pediatric head and neck malignancies: US incidence and trends over 2 decades. Arch Otolaryngol Head Neck Surg. 2002;128:655–9.
2. Allam A, El-Husseiny G, Khafaga Y, et al. Ewing's sarcoma of the head and neck: a retrospective analysis of 24 cases. Sarcoma. 1999;3:11–5.
3. Anninga JK, Gelderblom H, Fiocco M, et al. Chemotherapeutic adjuvant treatment for osteosarcoma: where do we stand? Eur J Cancer. 2011;47:2431–45.
4. Ayala AG, Zornosa J. Primary bone tumors: percutaneous needle biopsy. Radiologic-pathologic study of 222 biopsies. Radiology. 1983;149:675–9.
5. Bacci G, Longhi A, Versari M, et al. Prognostic factors for osteosarcoma of the extremity treated with neoadjuvant chemotherapy: 15-year experience in 789 patients treated at a single institution. Cancer. 2006;106:1154–61.
6. Chirila M, Muresan M, Ciuleanu E, et al. Extraosseous Ewing sarcoma and peripheral primitive neuroectodermal tumor of the thyroid gland: Case report and review. Ear Nose Throat J. 2013;92:E3–6.
7. Coskun BU, Cinar U, Savk H, et al. Isolated maxillary sinus Ewing's sarcoma. Rhinology. 2005;43:225–8.
8. Davies NM, Livesley PJ, Cannon SR. Recurrence of an osteosarcoma in a needle biopsy track. J Bone Joint Surg Br. 1993;75:977–8.
9. Daw NC, Mahmoud HH, Meyer WH, et al. Bone sarcomas of the head and neck in children: the St Jude Children's Research Hospital experience. Cancer. 2000;88:2172–80.
10. Dehner LP. Tumors of the mandible and maxilla in children. I. Clinicopathologic study of 46 histologically benign lesions. Cancer. 1973;31:364–84.
11. Enneking WF, Spanier SS, Goodman MA. A system for the surgical staging of musculoskeletal sarcoma. Clin Orthop Relat Res. 1980;106:20.
12. Gadwal SR, Gannon FH, Fanburg-Smith JC, et al. Primary osteosarcoma of the head and neck in pediatric patients: a clinicopathologic study of 22 cases with a review of the literature. Cancer. 2001;91:598–605.
13. Garrington GE, Scofield HH, Cornyn J, et al. Osteosarcoma of the jaws. Analysis of 56 cases. Cancer. 1967;20:377–91.
14. Goorin AM, Schwartzentruber DJ, Devidas M, et al. Presurgical chemotherapy compared with immediate surgery and adjuvant chemotherapy for nonmetastatic osteosarcoma: Pediatric Oncology Group Study POG-8651. J Clin Oncol. 2003;21:1574–80.
15. Granowski-LeCornu M, Chuang SK, Kaban LB, et al. Osteosarcoma of the jaws: factors influencing prognosis. J Oral Maxillofac Surg. 2011;69:2368–75.
16. Grier HE, Krailo MD, Tarbell NJ, et al. Addition of ifosfamide and etoposide to standard chemotherapy for Ewing's sarcoma and primitive neuroectodermal tumor of bone. N Engl J Med. 2003;348:694–701.
17. Guadagnolo BA, Zagars GK, Raymond AK, et al. Osteosarcoma of the jaw/craniofacial region: outcomes after multimodality treatment. Cancer. 2009;115:3262–70.
18. Gurney JG SA BM Malignant bone tumors. In: Ries LAG SM, Gurney JG, editors. Cancer incidence and survival among children and ado-

lescents: United States SEER Program 1975–1995, NIH Pub; 1999

19. Isakoff MS, Barkauskas DA, Ebb D, et al. Poor survival for osteosarcoma of the pelvis: a report from the Children's Oncology Group. Clin Orthop Relat Res. 2012;470:2007–13.

20. Hansen MF, Koufos A, Gallie BL, et al. Osteosarcoma and retinoblastoma: a shared chromosomal mechanism revealing recessive predisposition. Proc Natl Acad Sci USA. 1985;82:6216–20.

21. Huh WW, Holsinger FC, Levy A, et al. Osteosarcoma of the jaw in children and young adults. Head Neck. 2012;34:981–4.

22. Jelinek JS, Murphey MD, Welker JA, et al. Diagnosis of primary bone tumors with image-guided percutaneous biopsy: experience with 110 tumors. Radiology. 2002;223:731–7.

23. Kassir RR, Rassekh CH, Kinsella JB, et al. Osteosarcoma of the head and neck: meta-analysis of nonrandomized studies. Laryngoscope. 1997;107:56–61.

24. Leonard A, Craft AW, Moss C, et al. Osteogenic sarcoma in the Rothmund–Thomson syndrome. Med Pediatr Oncol. 1996;26:249–53.

25. Link MP, Goorin AM, Miser AW, et al. The effect of adjuvant chemotherapy on relapse-free survival in patients with osteosarcoma of the extremity. N Engl J Med. 1986;314:1600–6.

26. Link MP, Gebhardt MC, Meyers PA. Osteosarcoma in principles and practice of pediatric oncology. In: Pizzo PA, Poplack DG, editors. Priciples and Practice of Pediatric Oncology. 5th edn. Philadelphia: Lippincott Williams & Wilkins; 2006. pp 1074–115.

27. Meyers PA, Schwartz CI, Krailo MD, et al. Osteosarcoma: the addition of muramyl tripeptide to chemotherapy improves overall survival—a report from the Children's Oncology Group. J Clin Oncol. 2008;26:633–8.

28. Miser JS, Goldsby RE, Chen Z, et al. Treatment of metastatic Ewing sarcoma/primitive neuroectodermal tumor of bone: evaluation of increasing the dose intensity of chemotherapy—a report from the Children's Oncology Group. Pediatr Blood Cancer. 2007;49:894–900.

29. National Cancer Institute. Cancer epidemiology in older adolescents and young adults 15–29 years of age, including SEER incidence and survival: 1975–2000. Bethesda: National Cancer Institute, NIH; 2006.

30. National Cancer Institute. Surveillance Epidemilogy and End Results. SEER*Stat Database. http://www.seer.cancer.gov.

31. Oda D, Bavisotto LM, Schmidt RA, et al. Head and neck osteosarcoma at the University of Washington. Head Neck. 1997;19:513–23.

32. Olivier M, Goldgar DE, Sodha N, et al. Li–Fraumeni and related syndromes: correlation between tumor type, family structure, and TP53 genotype. Cancer Res. 2003;63:6643–50.

33. Patel SG, Meyers P, Huvos AG, et al. Improved outcomes in patients with osteogenic sarcoma of the head and neck. Cancer. 2002;95:1495–503.

34. Patel AJ, Rao VY, Fox BD, et al. Radiation-induced osteosarcomas of the calvarium and skull base. Cancer. 2011;117:2120–6.

35. Rodriguez-Galindo C, Liu T, Krasin MJ, et al. Analysis of prognostic factors in ewing sarcoma family of tumors: review of St. Jude Children's Research Hospital studies. Cancer. 2007;110:375–84.

36. Sankar S, Lessnick SL. Promiscuous partnerships in Ewing's sarcoma. Cancer Genet. 2011;204:351–65.

37. Siegal GP, Oliver WR, Reinus WR, et al. Primary Ewing's sarcoma involving the bones of the head and neck. Cancer. 1987;60:2829–40.

38. Smeele LE, Kostense PJ, van der Waal I, et al. Effect of chemotherapy on survival of craniofacial osteosarcoma: a systematic review of 201 patients. J Clin Oncol. 1997;15:363–7.

39. Smith RB, Apostolakis LW, Karnell LH, et al. National Cancer Data Base report on osteosarcoma of the head and neck. Cancer. 2003;98:1670–80.

40. Spunt SL, Rodriguez-Galindo C, Fuller CE, et al. Ewing sarcoma-family tumors that arise after treatment of primary childhood cancer. Cancer. 2006;107:201–6.

41. Stoker DJ, Cobb JP, Pringle JA. Needle biopsy of musculoskeletal lesions. A review of 208 procedures. J.Bone Joint Surg Br. 1991;73:498–500.

42. Sturgis EM, Potter BO. Sarcomas of the head and neck region. Curr Opin Oncol. 2003;15:239–52.

43. DuBois SG, Krailo M, Gebhardt M, Donaldson S, Marcus KJ, Dormans J, Shamberger RC, Sailer S, Nicholas R, Healey J, Tarbell N, Devidas M, Meyer J, Granowetter L, Womer RB, Bernstein M, Marina N, Grier HE. Local and distant failure according to mode of local control in patients with localized Ewing sarcoma of bone: a report from the Children's Oncology Group. Connective Tissue Oncology Society Annual Meeting; 2012..

44. Womer RB, West DC, Krailo MD, et al. Randomized controlled trial of interval-compressed chemotherapy for the treatment of localized Ewing sarcoma: a report from the Children's Oncology Group. J Clin Oncol. 2012;30:4148–54.

45. Yang YS, Hong KH. Extraskeletal Ewing's sarcoma of the larynx. J Laryngol Otol. 2004;118:62–4.

肉瘤：非横纹肌肉瘤软组织肉瘤

41

Allison O'Neill and Carlos Rodriguez-Galindo

概述

肉瘤（sarcomas）是一种间充质起源的恶性肿瘤。每年大约 1500 名儿童被诊断为骨或软组织肉瘤 [1, 2]。横纹肌肉瘤（rhadomyosarcoma，RMS）是最常见的头颈部肉瘤，约占头颈部肿瘤的 50%[3, 4]。剩余 50% 的肿瘤中，仅 5% 为骨或软组织起源的非横纹肌肉瘤 [5]。美国横纹肌肉瘤协作组（intergroup rhabdomyosarcoma Study，IRS）已建立了治疗儿童横纹肌肉瘤的多学科治疗方法，但针对非横纹肌肉瘤的软组织肉瘤的治疗方法尚无统一定论。本章主要研究头颈部非横纹肌肉瘤的软组织肉瘤。

要点

- 头颈部非横纹肌肉瘤的软组织肉瘤极为罕见。
- 治愈的关键因素是手术完全切除和放射治疗。
- 辅助化疗和放射治疗的作用尚待商榷。

生物学和流行病学

头颈部非横纹肌肉瘤的软组织肉瘤的生物学特征因组织学诊断而异。鉴于头颈部非横纹肌肉瘤的软组织肉瘤较罕见，其流行病学数据也较少。

病理生理学

- 头颈部非横纹肌肉瘤的软组织肉瘤可起源于多种组织结构，包括骨、原始神经外胚层组织、脂肪和结缔组织。多数小儿肿瘤的实际病因尚不明确，对于该类肿瘤亦如此。

- 儿童头颈部非横纹肌肉瘤的软组织肉瘤目前已知的一个危险因素是恶性肿瘤放疗史。最常见的放疗相关肿瘤是骨肉瘤，但是，其他肿瘤也有报道 [6, 7]。

组织病理学

头颈部非横纹肌肉瘤的软组织肉瘤的组织病理学特征因组织学诊断不同而差异显著。

- Nasri 等人对加州大学洛杉矶分校头颈部非横纹肌肉瘤的软组织肉瘤的病人进行回顾性综述研究发现，1955—1988 年间 229 名头颈部肉瘤患者中，有 65 名小儿患者（29%），其中有 33 名为非横纹肌肉瘤的软组织肉瘤 [4]。其病例类型包括：纤维肉瘤、滑膜肉瘤、骨肉瘤、隆突性皮肤纤维肉瘤（dermatofibrosarcoma protuberans，DFSP）、恶性纤维组织细胞瘤（malignant fibrous histiocytoma，MFH）、软骨肉瘤、血管肉瘤、平滑肌肉瘤、脂肪肉瘤及未归类肉瘤。

- Smith 等人则对该类疾病做出描述，包括（婴儿）纤维肉瘤、隆突性皮肤纤维肉瘤、上皮样肉瘤、滑膜肉瘤、恶性纤维组织细胞瘤、血管外皮细胞瘤、软骨肉瘤、骨肉瘤、平滑肌肉瘤、脂肪肉瘤和软组织透明细胞肉瘤 [5]。

- Horowitz 等报道称，1962—1983 年间，St. Jude 儿童研究医院所有部位非横纹肌肉瘤的软组织肉瘤仅占儿童期肿瘤的 1.4%[8]。

- Holsinger 等人对 55 例小儿肿瘤患者（鼻腔及鼻窦受累）进行逾 45 年的回顾性分析发现，多数肿瘤的病因学显示其并非肉瘤 [9]。

分子 / 遗传病理学

由于该部位可能存在诸多诊断，应先搜集组织学和组织起源证据，针对可能性较高的诊断结果实施分子/基因检测。下面是肿瘤亚型及其对应的常见染色体易位：

- 纤维肉瘤（婴儿）：t(12；15)(p13，q25) 致 ETV6-NTRK3 融合 [10]
- 隆突性皮肤纤维肉瘤（DFSP）：t(17；22)(q22；q13) 致 COL1A1 和 PDGFB 基因融合 [11]
- 滑膜肉瘤：t(X；18)(P11.2；q11.2) 致 SS18-SSX1 或 SS18-SSX2 融合 [12]
- 尤因肉瘤：t(11；22)(q24，q12)，致 EWS-FL1 融合 [13]

荧光原位杂交（fluorescent in situ hybridization，FISH）和逆转录酶-聚合酶链反应（reverse transcriptase-polymerase chain reaction，RT-PCR）有助于评估上述易位情况，尤其适用于无法通过细胞遗传学检查检出的情况。

发病率和患病率

- 如前所述，美国每年约有 1500 名儿童被诊断患有骨或软组织肉瘤，其中，头颈部非横纹肌肉瘤的软组织肉瘤的比例非常小。目前，无可用的重复发病率和患病率数据。

与其他疾病状态和综合征的关系

- 虽然有文献报道头颈部肉瘤与相关先存条件有关，但因报道数量太少，无法得出具体的相关性 [14]。
- 携带种系 RB1 突变（13 号染色体长臂）的视网膜母细胞瘤幸存者在放疗部位有继发骨肉瘤和软组织肉瘤的风险 [15]，患病风险是正常人的 500 倍以上。

临床表现

具体症状因确诊肿瘤的部位而异。头颈部非横纹肌肉瘤的软组织肉瘤并未按照横纹肌肉瘤的分区方法而分为眼眶、脑膜、非眼眶和非脑膜型。这是因为该类肿瘤可起源于多种组织结构，包括多种软组织和骨 [16]。非横纹肌肉瘤的软组织肉瘤典型的表现是固定的不可移动肿物。根据受累部位不同，我们可以判定该类肿瘤可引起脑神经障碍、听觉或声音

变化、眼球突出、耳痛、流鼻涕、呼吸道阻塞或骨性畸形等症状。

扩散模式

- 转移扩散模式与肿瘤的组织学分类相关。一般肉瘤存在向肺、骨和骨髓扩散的倾向。除非肺转移范围广或进展迅速，一般肺转移无任何症状，发生骨转移时，受损部位常疼痛。骨髓病变可致外周血计数降低。

临床表现评估

体格检查

- 推荐行全面的头颈部病史询问和体格检查，以确定肿瘤的位置和大小，以及是否存在异常淋巴结病变。应评估脑神经功能有无受损。应常规进行鼻内窥镜和喉镜检查。如有必要，应安排眼科医师、听觉医师及耳鼻喉（ear, nose, and throat, ENT）外科医师会诊。

初期影像学检查

由于需要进行鉴别诊断的肿瘤范围广泛（见下文）以及存在良性病变的可能性，故而应仔细斟酌选择何种影像学检查手段。影像学检查须评估原发肿瘤的起源和受累范围、大小（单位：cm）、是否超出颅底范围、是否脑膜受累及是否侵入相邻结构等。

- 可用超声波检查作为首轮影像学检查，评估儿童颅外以及头颈部肿物。随着高分辨率灰度超声技术的发展，超声波对病变内部结构的检查能力得到提高。多普勒超声尤其适用于血管畸形的评估 [17]。
- 磁共振成像（magnetic resonance imaging，MRI）具有软组织对比度高、空间分辨率优异、多平面成像且不产生电离辐射的特点，十分适用于头颈部肿瘤（图 41.1）。除上述优势外，MRI 的缺点是，需要对年龄较小的儿童实施 30～45 分钟的麻醉 [17]。
- 静注造影剂前后可行常规自旋回波（spin-echo，SE）T1、T2 加权序列。弥散加权成像在显示头颈部肿物的表征特点上具有优势。近期研

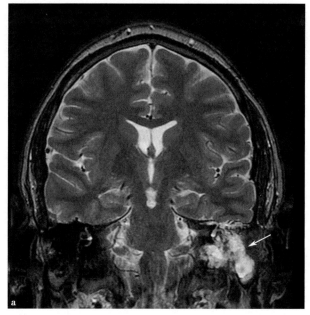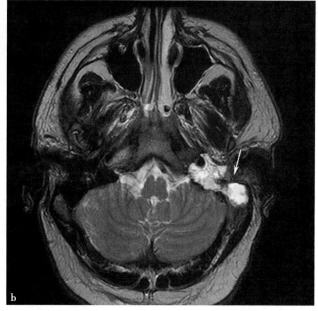

图 41.1 冠状位(a)和轴向(b)T2 图像，患者男性，16 岁，图示左颞下窝大血管肉瘤(箭所示)

究发现，恶性病变和良性病变的表观扩散系数 (apparent diffusion coefficient，ADC)存在显著差异，使用该系数鉴别良恶性病变的灵敏度达 94%，特异性达 91%[18]。

- CT 易识别骨病变，可检出是否存在骨侵蚀。
- 正电子发射断层扫描(positron emission tomography，PET)和 PET-CT 对小儿恶性肿瘤的作用正处于发展阶段(见分期章节了解更多)；其对软组织肉瘤的作用较明显[19]。

活检

- 可通过切开或穿刺活检进行组织取样。如可能，首选麻醉下切开活检。如无法进入病灶，则采用闭式手段，如细针穿刺和切割针活检。如组织体积较小，则可能增加取样误差，造成结果不准确，妨碍分子检查[20]。内镜技术对鼻窦及鼻咽部肿瘤的探查和活检起重要作用。应在切开活检时送检冰冻切片用，确保病理组织充分。

- 头颈部非横纹肌肉瘤的软组织肉瘤是否存在淋巴结受累，尚无明确证据。如影像学检查或临床检查发现存在问题，则应同时对患者行淋巴结清扫。有淋巴结扩散倾向的肉瘤包括滑膜肉瘤、血管肉瘤、上皮样肉瘤和透明细胞肉瘤等。

- 头颈部肉瘤由不同细胞起源的间质肿瘤构成，因此其病理表现差异较大。常见非横纹肌肉瘤的软组织肉瘤见图 41.2～图 41.5。

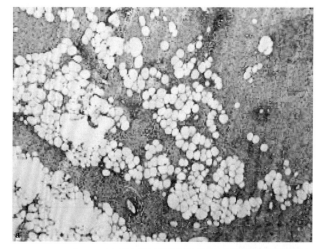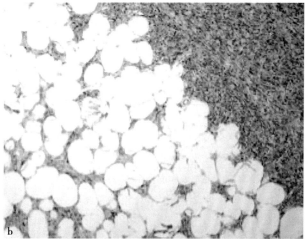

图 41.2 软组织肉瘤病理表现：隆突性皮肤纤维肉瘤。a. 梭形细胞非限制性增生，浸润皮下组织。肿瘤广泛浸润脂肪组织小叶。b. 免疫组化：肿瘤细胞弥漫，呈 CD34 强反应

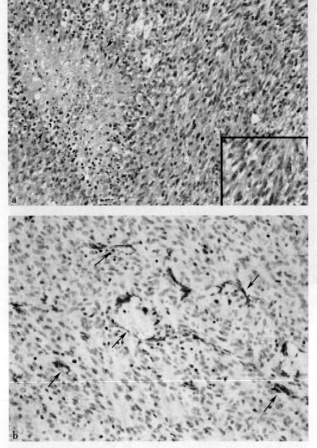

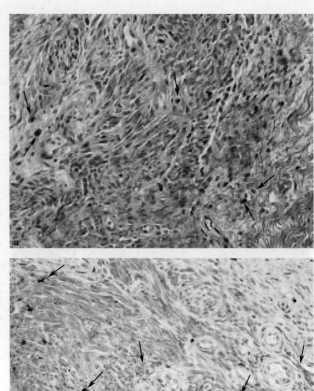

图 41.3　软组织肉瘤病理表现：小儿纤维肉瘤。a. 蜂窝梭形细胞瘤，有丝分裂活跃，可见细胞凋亡和坏死区（箭头之间）。b. 肿瘤常呈多血管分支，似血管外皮细胞瘤（箭所示）。内皮细胞与 CD31 抗体结合，呈高亮

图 41.4　软组织肉瘤病理学表现：滑膜肉瘤。a. 梭形细胞簇，有丝分裂速率不同，可见肥大细胞穿插（箭所示）。b. 肿瘤细胞对上皮细胞膜抗原呈灶性免疫反应（箭所示）

鉴别诊断

　　头颈部非横纹肌肉瘤的软组织肉瘤需要和一些良性疾病及恶性疾病进行鉴别诊断（见表 41.1）。

表 41.1　非横纹肌肉瘤的软组织肉瘤的鉴别诊断

恶性肿瘤	良性病变
1. 神经母细胞瘤	血管瘤 / 淋巴管瘤
2. 黑色素瘤	骨化性纤维瘤
3. 朗格汉斯细胞组织细胞增生症	神经鞘瘤
4. 鼻咽癌	血管畸形
5. 基底细胞癌	良性纤维组织细胞瘤
6. 淋巴瘤	巨细胞肉芽肿
7. 嗅神经母细胞瘤	神经纤维瘤
	骨软骨瘤

其他检查 / 分期

实验室检查

- 全血细胞计数与差异、肝功能检查、电解质检查。
- 如 CT 或 MRI 检查显示可能存在骨侵蚀或软脑膜强化，则应行腰椎穿刺检查。
- 双侧骨髓穿刺活检（如已知发生骨髓转移的肉瘤）。

影像学检查

- 除对原发病变部位进行影像学检查、诊断活检和淋巴结检查（如前所述）外，还应检查是否发生转移，具体检查如下：
  - 胸部 CT 扫描：建议检查是否存在肺结节。该方式无法鉴别良恶性病变，因此其作用有限 [21]。

－ 正电子发射断层摄影术：文献报道，PET/CT 对远处转移、淋巴结转移的检查优于传统影像学检查手段[19.22]。对于儿童头颈部非横纹

肌肉瘤的软组织肉瘤，PET 尚不属于常规检查，但可作为近似标准手段。

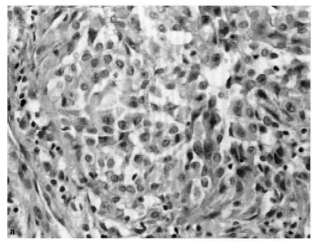

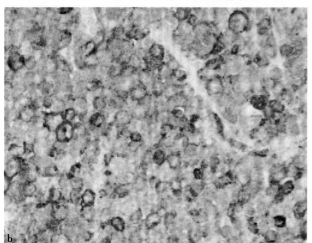

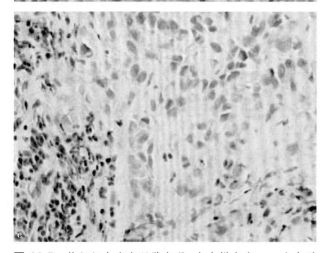

图 41.5　软组织肉瘤病理学表现：上皮样肉瘤。a. 大中型上皮样细胞呈巢状，嗜酸性细胞质丰富，圆形至卵圆形细胞核，开放染色质，单个核仁，核仁明显。b. 免疫组化下，肿瘤细胞对 Cam5.2 细胞角蛋白呈弥漫性胞浆染色。c. 肿瘤细胞内，可见特征性核 INI-1 丢失。与此相反，图片右下角可见淋巴细胞上内核 INI-1 保留

治疗

非横纹肌肉瘤的软组织肉瘤的治疗方案不如横纹肌肉瘤的明确。但是，仍应由多学科小儿肿瘤团队协作治疗，团队除营养师、心理医师和保健治疗医师外，还应纳入肿瘤科医师，放射科医师、头颈外科医师、整形外科医师和神经外科医师。

手术

常规治疗方法为活检后积极手术切除[23]。根据美国横纹肌肉瘤协作组（IRS），横纹肌肉瘤的手术切除范围与预后有显著相关性[24]。据文献报道，对于非横纹肌肉瘤的软组织肉瘤，手术切除范围和残留病灶同样是影响其预后的因素[4, 8, 25, 26]。Nasri 等人证实，口腔、咽部和皮肤部位的该类肿瘤预后最佳，原因可能是这些部位易于手术切除[4]。虽然阴性切缘的肿瘤全切术患者存活率最高，但肿瘤发生部位常不易切净，如增大手术切除范围可致死亡率显著升高。

鉴于手术的重要作用，非横纹肌肉瘤的软组织肉瘤的分组和横纹肌肉瘤研究分组结果相似，主要体现手术切除范围（表 41.2）。

表 41.2　病变分组（基于手术切除范围）

Ⅰ组	局部病变，完全切除
	局限于肌肉 / 原发器官内
	肌肉 / 原发器官外邻近结构受累 / 浸润，如穿过筋膜
Ⅱ组	大体全切，存在区域扩散证据
	微小残留病灶
	完全切除区域性病变和受累的淋巴结，无微小残留
	区域性病变和受累的淋巴结大体全切，但存在残留病灶和（或）远端淋巴结（源自原发部位）组织学受累的证据
Ⅲ组	不完全切除，有残留病灶
	仅做活检
	原发病灶大体切除
Ⅳ组	发病时即存在远处转移
	肺、肝、骨、骨髓、脑、远端肌肉 / 淋巴结
	脑脊液、胸膜或腹腔积液细胞学检查阳性以及胸膜或腹膜表面种植

病理分级和分期

肿瘤病理分级如下：

Ⅰ组

- 黏液和高分化脂肪肉瘤
- 深位隆突性皮肤纤维肉瘤
- 高分化或婴儿（≤4岁）纤维肉瘤
- 高分化或婴儿（≤4岁）血管外皮细胞瘤
- 高分化恶性外周神经鞘瘤
- 骨外黏液样软骨肉瘤
- 血管瘤样恶性纤维组织细胞瘤

Ⅱ组

- 不属于Ⅰ组或Ⅲ组的肉瘤，其中：表面坏死区域小于15%和（或）有丝分裂计数小于或等于5个核分裂象/10个高倍镜视野（40倍物镜下）。
- 核异型不显著，且肿瘤无明显富集细胞化是其诊断的次级指标。

Ⅲ组

- 多形性或圆形细胞脂肪肉瘤
- 间质软骨肉瘤
- 骨外骨肉瘤
- 恶性蝾螈瘤
- 腺泡状软组织肉瘤
- 血管肉瘤
- 滑膜肉瘤
- 恶性周围神经鞘瘤
- 恶性纤维组织细胞瘤
- 不属于Ⅰ组或Ⅱ组的肉瘤，其中：表面坏死区域大于15%和（或）有丝分裂计数大于5个核分裂象/10个高倍镜视野（40倍物镜下）。
- 显著的核异型或细胞质成分不定，可归为此类。

分期

分期	原发肿瘤	区域淋巴结	远端转移	病理分级
Ⅰ	任何部位	N0	M0	G1、G2
Ⅱ	T1a、T1b、T2a	N0	M0	G3
Ⅲ	T2b	N0	M0	G3
Ⅳ	任何部位	N1	任何部位	任何部位
	任何部位	任何部位	M1	任何部位

原发肿瘤

- T1a 期：肿瘤最大直径小于或等于5cm，表浅
- T1b 期：肿瘤最大直径小于或等于5cm，深
- T2a 期：肿瘤最大直径>5cm，表浅
- T2b 期：肿瘤最大直径>5cm，深

注：浅表肿瘤是指位于浅筋膜之上且未侵及浅筋膜；深肿瘤是指完全位于浅筋膜下方或位于浅筋膜表面但侵及浅筋膜。头颈部肿瘤多为深肿瘤。

区域淋巴结

- N0：无区域淋巴结转移
- N1：存在区域淋巴结转移

远处转移

- M0：无远处转移
- M1：存在远处转移

病理分级

- G1：分化良好
- G2：中等分化
- G3：分化差

化疗和放疗

化疗和放疗的作用尚不清楚，许多研究表明化疗和放疗对非横纹肌肉瘤的软组织肉瘤的效果甚微[4, 23]。Lyos等人发现，针对伴有残留的高危病变进行辅助放疗和化疗，5年存活率为75%[23]。成人研究数据显示，对存在残留病灶的头颈部肿瘤，术后放疗的作用十分重要[27]。一般放射剂量需大于4500cGy[4, 28]。

一般情况下，头颈部肉瘤的治疗应遵循下述准则：
- 手术切除应作为首选方案。
- 肿瘤较小（≤5cm）的患者，全切后无需后续治疗。对于有微小残留病灶的患者，应行辅助放疗（5580cGy）。
- 切除肿瘤较大（>5cm）的患者，因存在局部和全身复发的风险，应考虑辅助放疗（5580cGy）和化疗（异环磷酰胺和阿霉素6个疗程）。
- 无法行手术切除的患者应先接受新辅助化疗，而后是手术和放疗。也可术前同步放化疗，有利于手术切除。这是目前北美和欧洲主要治疗团队均采用的治疗方法。具体方法是，患者接

受两个疗程的异环磷酰胺和阿霉素化疗，然后合并异环磷酰胺化疗和原发肿瘤 4500cGy 放疗；最后手术切除原发肿瘤（以切缘无镜下残留为目标）。全切患者无需再接受放疗。如术后存在残余肿瘤，应对原发病灶行强化放疗（肉眼残留者 1980cGy；镜下残留者 1080cGy）。如患者对术前化疗有反应，则建议行辅助化疗。

个别疾病需采用损伤较低的个性化治疗方案，如下：

1. 和其他非横纹肌肉瘤的软组织肉瘤相比，婴儿纤维肉瘤和婴儿血管外皮细胞瘤的治疗方式非常不同；虽然其临床表现严重，但临床预后良好。推荐使用保守治疗方式，包括新辅助化疗（由长春新碱 + 放线菌素 D 构成的 VA 方案或 VA + 环磷酰胺构成的 VAC 方案）和保守手术治疗；应避免采用根治性切除术和放疗[29]。

2. 硬纤维瘤病有两种亚型，一种具有局部侵袭性和破坏性，另一种可在不干预的情况下趋于稳定；两种亚型均无转移潜能。腹腔外头颈部硬纤维瘤呈无痛性病程，预后较好[30]。经观察或保守治疗，确定肿瘤行为，即可鉴别这两种肿瘤亚型。侵袭性增长的肿瘤患者需进行前期手术切除或低剂量新辅助化疗，诱导或稳定病情；常用方案为甲氨蝶呤和长春花碱组合[31]。也可采用新辅助化疗或放疗，但因可能对小儿患者的生长发育造成影响及继发肿瘤，常推迟使用[32]。是否经初始手术完全切除病灶是影响无事件存活率（event-free survival, EFS）的主要因素[33]。文献报道，任何部位均可能出现局部治疗失败，失败率为 10%～77%[32, 34-37]。

3. 婴儿肌纤维瘤或肌纤维瘤病，头颈部可受累，病程三分之一的时间里可呈孤立病变或多中心病变，其中多中心病变可分为软组织受累和内脏受累（图 41.6）[38]。内脏受累型多中心肌纤维瘤病即使化疗，其发病率和死亡率仍较高；但其他各型经单纯手术或观察治疗均预后良好[39]。局限于皮肤的病变自发缓解率较高[40]。极少情况下，如病变快速增长或其增长可致局部损伤（如眼眶），则可采用化疗（硬纤维瘤化疗方法为的氨甲蝶呤 / 长春新碱）。近期研究证据表明，婴儿血管外皮细胞瘤、肌纤维瘤和肌纤维瘤病是同一肿瘤的不同成熟阶段[41]。

放疗并发症

头颈部放射治疗可造成下述影响：面部发育、神经内分泌功能失调、视力 / 眼眶问题、牙齿异常、原发肿瘤部位组织不对称、甲状腺功能低下、继发恶性肿瘤及智力和学习能力下降等[42]。

预后

- 鲜有关于小儿头颈部非横纹肌肉瘤的软组织肉瘤整体预后情况的文献记录，文献记录其 5 年存活率约为 50%～60%。

- 成人文献中，关于肿瘤分级对预后的影响做出了描述；儿童文献中，Sollacio 等人报道肿瘤分级对局部和远端复发及整体预后有影响[43]。

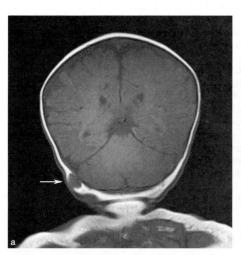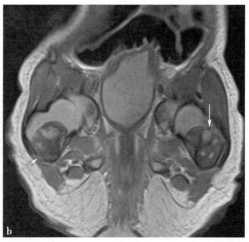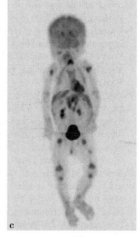

图 41.6 婴儿肌纤维瘤病患者，2 月龄，右颈部肿物（见 a 中箭）。再次检查，可见多发骨、软组织纤维肌瘤（双侧股骨头受累，见 b 中箭），PET 扫描（c）示氟代脱氧葡萄糖（FDG）热图

- 伴有转移的患者存活时间较短,其 5 年生存率小于 20%。

随访

医院就诊的频率

- 应在治疗后至少 6 周进行影像学检查,避免将残留病变和治疗后变化相混淆。如治疗后瘤床仍较稳定,达 3 个月或以上,则怀疑肿瘤残留。
- 治疗结束后,第一年应在每 3 个月赴医院就诊并进行实验室检查(血常规,血生化),第二年应每 6 个月一次,从第三年开始每年一次。

影像学检查的频率

- 进行上述医院就诊时,应同时接受胸部 X 线照射检查(chest x-ray,CXR)和原发疾病影像学检查(首选 MRI)。

黄　程　李斯慧 译
马晓莉 校

参考文献

1. Gurney JG, Swensen AR, Bulterys M. Malignant bone tumors SEER data pediatrics. National Cancer Institute; 1975–1995. pp. 99–110.
2. Gurney JG, Young JL Jr, Roffers SD, Smith MA, Bunin GR. Soft tissue sarcomas SEER data pediatrics. National Cancer Institute; 1975–1995. pp. 111–124.
3. Pappo AS, Shapiro DN, Crist WM, Maurer HM. Biology and therapy of pediatric rhabdomyosarcoma. J Clin Oncol. 1995;13:2123–39.
4. Nasri S, Mark RJ, Sercarz JA, Tran LM, Sadeghi S. Pediatric sarcomas of the head and neck other than rhabdomyosarcoma. Am J Otolaryngol. 1995;16:165–71.
5. Smith R, Robinson RA. Head and neck malignancies, pediatric otolaryngology head and neck surgery. St. Louis:Mosby; 1998.
6. Koshy M, Paulino AC, Mai WY, Teh BS. Radiation-induced osteosarcomas in the pediatric population. Int J Radiat Oncol Biol Phys. 2005;63:1169–74.
7. Raney RB, Asmar L, Vassilopoulou-Sellin R, et al. Late complications of therapy in 213 children with localized, nonorbital soft-tissue sarcoma of the head and neck: a descriptive report from the Intergroup Rhabdomyosarcoma Studies (IRS)-II and—III. IRS Group of the Children's Cancer Group and the Pediatric Oncology Group. Med Pediatr Oncol. 1999;33:362–71.
8. Horowitz ME, Pratt CB, Webber BL, et al. Therapy for childhood soft-tissue sarcomas other than rhabdomyosarcoma: a review of 62 cases treated at a single institution. J Clin Oncol. 1986;4:559–64.
9. Holsinger FC, Hafemeister AC, Hicks MJ, Sulek M, Huh WW, Friedman EM. Differential diagnosis of pediatric tumors of the nasal cavity and paranasal sinuses: a 45-year multi-institutional review. Ear Nose Throat J. 2010;89:534–40.
10. Gadd S, Beezhold P, Jennings L, et al. Mediators of receptor tyro-
sine kinase activation in infantile fibrosarcoma: a children's oncology group study. J Pathol. 2012;228:119–30.
11. Salgado R, Llombart B, M Pujol R, et al. Molecular diagnosis of dermatofibrosarcoma protuberans: a comparison between reverse transcriptase-polymerase chain reaction and fluorescence in situ hybridization methodologies. Genes Chromosomes Cancer. 2011;50:510–7.
12. Przybyl J, Sciot R, Rutkowski P, et al. Recurrent and novel SS18-SSX fusion transcripts in synovial sarcoma: description of three new cases. Tumour Biol. 2012;33(6):2245–53.
13. Sankar S, Lessnick SL. Promiscuous partnerships in Ewing's sarcoma. Cancer Genet. 2011;204:351–65.
14. Hayani A, Mahoney DH Jr, Hawkins HK, Steuber CP, Hurwitz R, Fernbach DJ. Soft-tissue sarcomas other than rhabdomyosarcoma in children. Med Pediatr Oncol. 1992;20:114–8.
15. Goorin AM, Abelson HT. Frei E 3rd. Osteosarcoma: fifteen years later. N Engl J Med. 1985;313:1637–43.
16. Turner JH, Richmon JD. Head and neck rhabdomyosarcoma: a critical analysis of population-based incidence and survival data. Otolaryngol Head Neck Surg. 2011;145:967–73.
17. Lloyd C, McHugh K. The role of radiology in head and neck tumours in children. Cancer Imaging. 2010;10:49–61.
18. Abdel Razek AA, Gaballa G, Elhawarey G, Megahed AS, Hafez M, Nada N. Characterization of pediatric head and neck masses with diffusion-weighted MR imaging. Eur Radiol. 2009;19:201–8.
19. Jadvar H, Connolly LP, Fahey FH, Shulkin BL. PET and PET/CT in pediatric oncology. Semin Nucl Med. 2007;37:316–31.
20. Bisogno G, De Rossi C, Gamboa Y, et al. Improved survival for children with parameningeal rhabdomyosarcoma: results from the AIEOP soft tissue sarcoma committee. Pediatr Blood Cancer. 2008;50:1154–8.
21. Van Rijn RR, Wilde JC, Bras J, Oldenburger F, McHugh KM, Merks JH. Imaging findings in noncraniofacial childhood rhabdomyosarcoma. Pediatr Radiol. 2008;38:617–34.
22. Volker T, Denecke T, Steffen I, et al. Positron emission tomography for staging of pediatric sarcoma patients: results of a prospective multicenter trial. J Clin Oncol. 2007;25:5435–41.
23. Lyos AT, Goepfert H, Luna MA, Jaffe N, Malpica A. Soft tissue sarcoma of the head and neck in children and adolescents. Cancer. 1996;77:193–200.
24. Daya H, Chan HS, Sirkin W, Forte V. Pediatric rhabdomyosarcoma of the head and neck: is there a place for surgical management? Arch Otolaryngol Head Neck Surg. 2000;126:468–72.
25. Fontanesi J, Pratt C, Kun L, et al. Local-regional non-rhabdomyosarcomatous soft tissue sarcomas of the head and neck. Int J Radiat Oncol Biol Phys. 1990;19:995–9.
26. Brizel DM, Weinstein H, Hunt M, Tarbell NJ. Failure patterns and survival in pediatric soft tissue sarcoma. Int J Radiat Oncol Biol Phys. 1988;15:37–41.
27. Tran LM, Mark R, Meier R, Calcaterra TC, Parker RG. Sarcomas of the head and neck. Prognostic factors and treatment strategies. Cancer. 1992;70:169–77.
28. Kinsella TJ, Miser JS, Triche TJ, Horvath K, Glatstein E. Treatment of high-risk sarcomas in children and young adults: analysis of local control using intensive combined modality therapy. NCI Monogr. 1988;6:291–6.
29. Orbach D, Rey A, Cecchetto G, et al. Infantile fibrosarcoma: management based on the European experience. J Clin Oncol. 2010;28:318–23.
30. Salas S, Dufresne A, Bui B, et al. Prognostic factors influencing progression-free survival determined from a series of sporadic desmoid tumors: a wait-and-see policy according to tumor presentation. J Clin Oncol. 2011;29:3553–8.
31. Skapek SX, Ferguson WS, Granowetter L, et al. Vinblastine and methotrexate for desmoid fibromatosis in children: results of a Pediatric Oncology Group Phase II Trial. J Clin Oncol. 2007;25:501–6.
32. Francis WP, Zippel D, Mack LA, et al. Desmoids: a revelation in biology and treatment. Ann Surg Oncol. 2009;16:1650–4.
33. Meazza C, Bisogno G, Gronchi A, et al. Aggressive fibromatosis in children and adolescents: the Italian experience. Cancer. 2010;116:233–40.
34. Karakousis CP, Mayordomo J, Zografos GC, Driscoll DL. Desmoid

tumors of the trunk and extremity. Cancer. 1993;72:1637–41.

35. Miralbell R, Suit HD, Mankin HJ, Zuckerberg LR, Stracher MA, Rosenberg AE. Fibromatoses: from postsurgical surveillance to combined surgery and radiation therapy. Int J Radiat Oncol Biol Phys. 1990;18:535–40.

36. Pritchard DJ, Nascimento AG, Petersen IA. Local control of extra-abdominal desmoid tumors. J Bone Joint Surg Am. 1996;78:848–54.

37. Rock MG, Pritchard DJ, Reiman HM, Soule EH, Brewster RC. Extra-abdominal desmoid tumors. J Bone Joint Surg Am. 1984;66:1369–74.

38. Behar PM, Albritton FD, Muller S, Todd NW. Multicentric infantile myofibromatosis. Int J Pediatr Otorhinolaryngol. 1998;45:249–54.

39. Wiswell TE, Davis J, Cunningham BE, Solenberger R, Thomas PJ. Infantile myofibromatosis: the most common fibrous tumor of infancy. J Pediatr Surg. 1988;23:315–8.

40. Gopal M, Chahal G, Al-Rifai Z, Eradi B, Ninan G, Nour S. Infantile myofibromatosis. Pediatr Surg Int. 2008;24:287–91.

41. Mentzel T, Calonje E, Nascimento AG, Fletcher CD. Infantile hemangiopericytoma versus infantile myofibromatosis. Study of a series suggesting a continuous spectrum of infantile myofibroblastic lesions. Am J Surg Pathol. 1994;9:922–30.

42. Fromm M, Littman P, Raney RB, et al. Late effects after treatment of twenty children with soft tissue sarcomas of the head and neck. Experience at a single institution with a review of the literature. Cancer. 1986;57:2070–6.

43. Sollaccio RJ, Conrad C, Mendenhall NP, Mareus RR, Million RR, Springfield DS, Enneking WF. Soft tissue sarcoma in children: analysis of prognostic factors. J Radiation Oncol Biol Phy. 1986;12:133 (abstract 82).

42 肉瘤：横纹肌肉瘤

Allison O'Neill, Karen Watters, Reza Rahbar and
Carlos Rodriguez-Galindo

概述

横纹肌肉瘤（rhabdomyosarcoma，RMS）是一组形态和临床表现各异的恶性肿瘤，其病理结构与发育中的骨骼肌相似。头颈部横纹肌肉瘤约占所有儿童横纹肌肉瘤的三分之一[1]。该疾病可划分为三种类型，分别为：眼眶型、脑膜型和非眼眶非脑膜型。一般头颈部横纹肌肉瘤的预后良好，但脑膜区肿瘤的预后一般较差。根据发病部位、组织学类型和手术切除可行性，该疾病的治疗手段各异，包括多药物化疗和局部控制等方法。

要点

- 头颈部横纹肌肉瘤分类包括眼眶、脑膜和非眼眶非脑膜型。脑膜部位病变预示预后不良，眼眶肿瘤预后良好。
- 其治疗手段包括全身化疗和局部控制，局部控制采取手术、放疗或两者兼而有之。对眼眶和脑膜肿瘤，手术难度较大。
- 约 70% 的局部横纹肌肉瘤患者获得治愈；但疾病结局仍取决于诸多预后因素，包括肿瘤大小、位置、组织学类型、分期和患者年龄[2]。

生物学和流行病学

横纹肌肉瘤是一种来源于未分化骨骼肌的恶性肿瘤，从组织学分类角度分析，可根据其与未受神经支配的正常胎儿肌肉相似程度进行分类[3]。该疾病可分为胚胎型（60%）或腺泡型（20%）以及多形型或未分化型（20%）[4, 5]。胚胎型横纹肌肉瘤可发生

于各个部位，其中头颈部区域是最常见部位，约占29%，眼眶肿瘤占 11%。腺泡型更常见于四肢，但仍有近 22% 的腺泡型肿瘤累及头颈部[6]。

病理生理学

- 横纹肌肉瘤表达骨骼肌发育中的标记，因此，该疾病被认为是肌细胞源性。与大多数儿童肿瘤的起源一样，该病的病因尚不明确。

组织病理学

横纹肌肉瘤是儿童期小圆蓝细胞肿瘤中的一种。横纹肌肉瘤细胞（或称之为"成肌细胞"）沿肌细胞发育过程而呈现出多样分化。光学镜下可见明显的肌肉横纹。具有预后意义的病理分组如下：

- 胚胎型横纹肌肉瘤（55%）：胚胎型横纹肌肉瘤的组织学特点为肌样基质上梭状原始圆形细胞紧密包裹或松散排列（图 42.1）[5]。分化程度较高的横纹肌肉瘤细胞形状各异（蝌蚪状、球拍状或带状细胞），可见横纹[5]。葡萄状变异型占胚胎型横纹肌肉瘤的 5%，其特点显微镜下可见多倍体肿物和肿瘤细胞在皮下聚集。该类肿瘤发生于鼻咽粘膜。胚胎型横纹肌肉瘤的整体预后良好。

- 腺泡型横纹肌肉瘤（20%）：腺泡型横纹肌肉瘤的特点是由纤管隔形成空腔，含丰富嗜酸性胞浆的圆形恶性肿瘤细胞在腔内自由浮动（图 42.2）。因其类似肺泡结构，故得名腺泡型。美国横纹肌肉瘤协作组（intergroup rhabdomyosarcoma study，IRS）病理学会曾将含 50% 以上该类成分的肿瘤划为腺泡型肉瘤，但现在，只要肿瘤病理中含有不同分化程度的该种结构，即可做出诊断[7]。一般青春期年龄组多为腺泡型，由于其

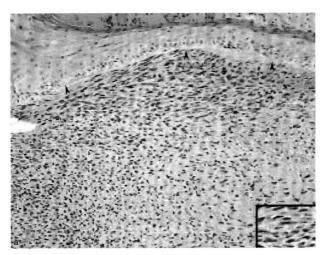

肌细胞生成素

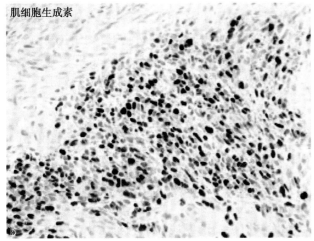

图 42.1　右耳胚胎型横纹肌肉瘤。a. 非典型细胞增殖，呈梭行，核深染，胞质少且细长，呈嗜酸性。角化鳞状黏膜下可见肿瘤生长，箭头上方。上皮下肿瘤细胞增生更密集，细胞结构和粘液少，位置更深。高倍图中可见密集细胞区。b. 大面积肿瘤细胞，对肌细胞生成素呈强核免疫反应性

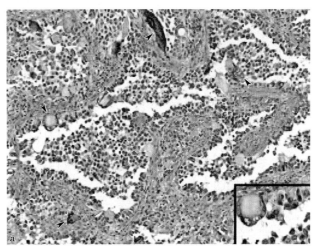

肌细胞生成素

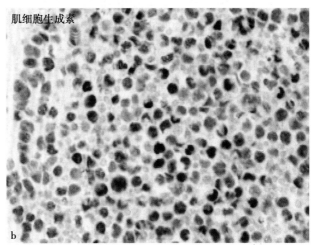

图 42.2　腺泡型横纹肌肉瘤。a. 典型的腺泡状结构，由结缔组织小梁间隔组成。大圆形肿瘤细胞，中心处呈非粘性生长，似附着于外周结缔组织小梁。偶可见大多形性巨大肿瘤细胞（箭头）。高倍镜下见圆形肿瘤细胞和巨大多核肿瘤细胞，如插图所示。b. 多数肿瘤细胞核对肌细胞生成素呈强免疫反应

侵袭性和转移性，其预后较差，且常见淋巴及全身转移。10 岁以下小儿组腺泡型肿瘤患者的预后相对较好。

- 未分化 / 多形型横纹肌肉瘤（25%）：多形型横纹肌肉瘤的归类难度较大，该类型可同时具有胚胎型和腺泡型的组织学特征 [8]，也可用"非特指横纹肌肉瘤"表示。位于头颈部的该类型肿瘤逾 75% 会被划分为胚胎型或腺泡型横纹肌肉瘤 [9]。

免疫组化表达肌肉特异性蛋白是病理诊断最重要的标志物，包括结蛋白、肌肉特异性肌动蛋白和肌细胞生成素（图 42.1 和图 42.2）[10, 11]。

分子 / 遗传病理学

横纹肌肉瘤存在染色体异常，可用于确诊 [12]。

有些染色体异常是重要的预后因素，并可影响治疗。

- 胚胎型横纹肌肉瘤和 11 号染色体短臂特定位点的杂合缺失（11p15）相关。杂合缺失和胰岛素样生长因子 2 过度表达相关，这在肿瘤发生中发挥作用。胚胎型横纹肌肉瘤的 DNA 含量介于二倍体和超二倍体之间。多篇文献报道，DNA 倍数对 RMS 具有预后意义，超二倍体的存活率大于四倍体。但是，也有对此提出异议的研究文献 [13-15]。

- 腺泡型横纹肌肉瘤与 13 号染色体长臂 FKDR 基因和 2 号染色体的 PAX3 家族基因或 1 号染色体的 PAX7 基因易位有关 [12]。PAX3 是在胚胎发育过程中表达的转录调节蛋白，是间充质前体发育成肌细胞的重要因子 [16]。该易位导致

PAX3 编码的神经肌肉发育转录因子的 DNA 结合结构域，和转录激活区 FKHR（一种较常见的转录因子）融合，但是目前尚未充分了解发生这种融合的结果 [17, 18]。虽然如此，所得到的杂交分子是一种强效转录激活因子，可激活和抑制其他可致细胞生长异常的基因。

- TP53 突变和胚胎型和腺泡型 RMS 均相关 [19, 20]。突变肿瘤抑制基因的产物的表达和生存率降低以及肿瘤的未分化倾向有关 [21, 22]。
- 有文献报道了 n-myc 基因表达增加（10% 的腺泡型患者）以及 N-ras 和 K-ras 原癌基因点突变（常见于胚胎型）与横纹肌肉瘤的发生发展相关。
- 荧光原位杂交（fluorescent in situ hybridization, FISH）可以用来确定是否存在上述易位、评估 FKHR 基因是否断裂；反转录（即逆转录）聚合酶链反应（reverse transcription polymerase chain reaction, RT-PCR）可检测腺泡型横纹肌肉瘤的特异性易位，尤其是无法进行细胞学检测时。

发病率和患病率

- 美国每年约有 850 例软组织肉瘤患者，横纹肌肉瘤约占 40%（即 350 例）；其中 50% 以上为 10 岁以下的儿童患者 [6]。
- 所有横纹肌肉瘤中，约 35% 位于头颈部区域，其中 75% 局限于眼眶或脑膜 [1]。
- 过去 30 年里，头颈部横纹肌肉瘤的发生率略增加，整体发病率达 0.041/ 十万人，年增长率为 1.16%（P<0.005），有统计学意义 [9]。

年龄分布

- 对 558 例横纹肌肉瘤患者的回顾性研究发现，0～19 岁小儿头颈部横纹肌肉瘤患者约占总人数的三分之二，发病高峰年龄介于 0～9 岁。其他为成人患者，年龄为 20～55 岁 [9]。该病的平均发病年龄为 5 岁。
- 胚胎型横纹肌肉瘤中，5 岁以下小儿患者约占总数的 80%，在 15～19 岁组患者占 64%。从 5 岁以下小儿患者到 15～19 岁患者，腺泡型横纹肌肉瘤的相对百分比从 15% 上升到 30%[6]。胚胎型横纹肌肉瘤和腺泡型横纹肌肉瘤之间的年龄差异可以部分反映其在小儿头颈部肿瘤中的高发病率。病理类型上大多数为胚胎型。

性别差异

- 研究发现头颈部横纹肌肉瘤呈轻微的男性好发趋势，但并无统计学意义 [9, 23]。

地理分布

- 头颈部横纹肌肉瘤肿瘤方面的文献较少，故而无法得出其地理分布数据。

危险因素

- 有限的证据证实，横纹肌肉瘤和下列环境暴露相关：父亲抽烟、母亲毒品滥用、使用抗生素、社会经济地位低或（子宫内）电离辐射 [24-26]。头颈部横纹肌肉瘤的危险因素尚无相关数据。

与其它疾病状态和综合征的关系

- 横纹肌肉瘤多为散发病例；其中 9% 是综合征相关的。许多遗传综合征被认为和横纹肌肉瘤的早期发展相关 [27]（见表 42.1）。
- 横纹肌肉瘤的发病位置和重大出生缺陷有关。一项尸检研究显示，115 名小儿横纹肌肉瘤患者中，约 32% 至少存在一种先天异常 [6, 28]。

临床表现

具体症状因确诊肿瘤的部位而异。头颈部横纹肌肉瘤分为三个亚型：眼眶型、脑膜型和非眼眶非脑膜型 [9]。

眼眶型

- 眼睑：划分为"眼眶类"。眼源性横纹肌肉瘤较为罕见，通常起源于结膜。
- 眼眶：该区域包括含眼球、神经血管及眼外肌在内的骨性区域。肿瘤偶可侵及眶骨壁并延伸至鼻窦。
- 眼眶横纹肌肉瘤的典型症状是隐匿起病，伴有突发的单侧眼球突出，眼球向下移位或向颞侧移位。患者也可出现逐渐加重的眼睑或结膜水肿及红斑、可触及的肿物、眼肌麻痹（患眼无法

表42.1 儿童和青少年横纹肌肉瘤相关的遗传综合征

1. 神经纤维瘤病
2. Beckwith-Weidemann 综合征
3. Li Fraumeni 综合征
4. Rubinstein-Taybi 综合征
5. Costello 综合征
6. Gorlin 基底细胞痣综合征

内收）或睑下垂（上睑下垂）。Gandhi 等人在综述研究中称，约 11% 的患者在意外伤害后出现症状；仅 10%～20% 的患者出现眼痛或眼眶痛症状[29]。

脑膜型（约占头颈部横纹肌肉瘤的 40%）

- 中耳：患者可出现耳前或耳下肿物，说明肿物为腮腺来源。肿物可沿鼓膜延伸至外耳道，而被误认为起源于外耳道。因此，一般肿瘤表现出临床症状即为晚期。患该类型肿瘤可出现耳痛、耳漏带血和耳聋等症状[30, 31]。也可能和面神经麻痹（第七对颅神经）相关。

- 鼻腔及鼻窦：鼻腔周围的三个鼻窦（上颌窦、筛窦、蝶窦）中任意一个均可发生肿瘤。鼻窦肿瘤可蔓延至其他鼻窦。上颌窦或筛窦肿瘤可侵入眼眶。患者可伴发鼻窦炎，其他表现包括鼻塞和血性或粘液脓性鼻漏。偶可见眼球突出（图42.3）。

- 鼻咽：鼻咽肿瘤一般位于鼻中隔前侧背部、蝶窦上侧、软腭下侧及咽壁侧后方。该类型肿瘤可致上呼吸道阻塞、新发作性睡眠呼吸暂停或外展（第六对颅神经）神经麻痹。

- 颞下窝／翼腭及咽旁：发生在该部位的肿瘤一般来源于靠近腮腺深叶内侧和咽部靠近中线处的肌肉组织。

- 约 65%～80% 的脑膜型患者有高危因素，包括颅内受累、颅底浸润及脑神经麻痹（出现临床症状时）：动眼神经（第三对颅神经）、滑车（第四对颅神经）和外展（第六对颅神经）神经受累引起复视。某些情况下，霍纳综合征可作为仅有的临床表现。如颅内受累，可出现头痛和乳头水肿。7% 的患者出现临床症状时已发生淋巴结受累[10]。

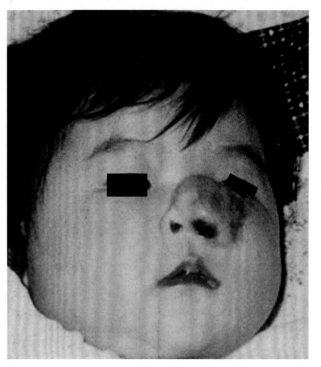

图42.3 女，4月龄，左鼻和上颌窦快速增生病变。病变被误诊为婴儿血管瘤，对常规治疗无反应。活检证实为胚胎型横纹肌肉瘤

- Zorzi 等人的回顾性综述研究发现，35 名脑膜型横纹肌肉瘤患儿中，54% 的患者存在脑神经麻痹，面神经受累最常见[32]。美国横纹肌肉瘤协作组和欧洲研究团队进行的大型研究发现，鼻咽和鼻窦是脑膜型肿瘤最常见的发病部位[33]。

非眼眶／非脑膜亚型

- 该亚型可在浅表位置（脸颊、外耳和头皮等）或深部位置（腮腺、咽、腭、喉和颈部等）发病。

- 浅表肿瘤表现为无痛性肿物，深位（如口咽和喉部）肿瘤可表现为吞咽困难、发音困难和／或呼吸道阻塞症状。腮腺肿瘤可表现为面神经麻痹（Ⅶ）。除脸颊和头皮具有腺泡型肿瘤的倾向外，非脑膜亚型肿瘤多为胚胎型。

- 甲状腺和甲状旁腺也可发病，但较罕见。

演变模式

- 脑膜病变的位置较深，常呈潜伏状态，因此临床预后较差。肿瘤生长到一定大小后，才可从外界检出肿瘤的存在。

- 横纹肌肉瘤最常见的转移部位为肺、骨和骨髓。除非肺转移范围较广或进展迅速，一般肺转移无任何症状，然而发生骨转移时，受累部位常伴有疼痛。骨髓转移可致外周血细胞计数降低。

临床表现评估

体格检查

- 推荐详细询问病史和全面的头颈部体格检查，确定肿瘤的位置和大小、是否存在淋巴结转移。应检查颅神经。应常规进行鼻内窥镜和喉镜检查。如有必要，应安排眼科医师、听觉医师及耳鼻喉外科医师转诊。

初期影像学检查

- 核磁共振成像（magnetic resonance imaging，MRI）具有软组织对比度高、空间分辨率优异、多平面成像且不产生电离辐射的特点，十分适用于头颈部横纹肌肉瘤。除上述优势外，MRI 的缺点是，需要对年龄较小的儿童实施 30～45 分钟的麻醉[34]。

- 静注造影剂前后行常规自旋回波（spin-echo，SE）T1、T2 加权序列。T2 加权图像上可见横纹肌肉瘤相对脑组织呈低信号。冠状对比增强脂肪抑制 T1 加权图像可用于检测脑膜型肿瘤（图 42.4）。容积内插屏气检查（或 VIBE）可迅速成像和三维重建，可检测是否存在颅底轻微畸形和神经周围肿瘤扩散。动态对比增强 MRI 可检查体内肿瘤血管，并可评估是否存在治疗后肿物残留。

- 诊断原发部位病变可采用 CT 扫描，随访则首选 MRI 影像学检查手段。CT 检查时，横纹肌肉瘤常呈均质肿物，常可见坏死。CT 扫描易识别是否存在骨侵蚀[35]（图 42.5）。

- 影像学检查须了解原发肿瘤的起源和局部范围、其大小（单位：厘米）、肿瘤是否延伸至颅底外、是否存在颅前窝、颅中窝和颅后窝受累、硬脑膜强化和周围神经强化[29]。

活检

- 可通过切开或穿刺活检进行组织取样。如可能，首选麻醉下切开活检。如无法进入病灶，则采用闭式手段，如细针穿刺和切割针活检。如组织体积较小，则可能增加取样误差，造成结果不准确，影响分子检查[36]。内镜技术对鼻窦及

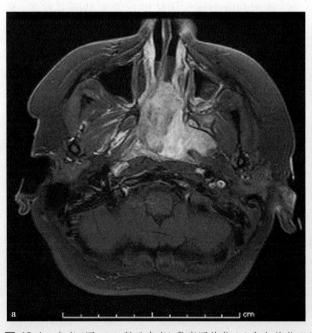
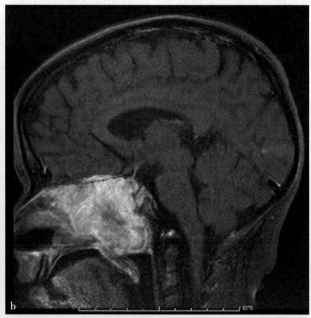

图 42.4　患者（图 42.3 所示患者）鼻窦冠状位（a）和矢状位（b）T1 加权高分辨率 MR 图像。可见不均匀强化的分叶状多细胞肿物，边界较清晰。病变中心位于鼻咽腔内，延伸进入左眶下裂、左咀嚼肌间隙和左侧翼腭窝，由后向前方侵犯固有鼻腔，向前侵及前颅底蝶骨水平和垂体窝前侧，左侧海绵窦受累，向前经左侧卵圆孔沿下颌神经延伸至颅内。沿颅前窝底、左颅中窝及沿鞍背和斜坡背侧可见异常硬脑膜强化，提示肿物向颅内扩展

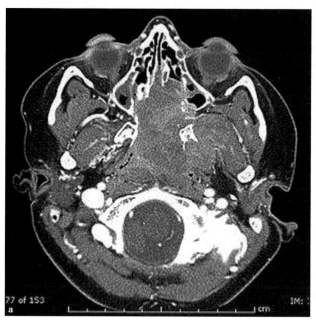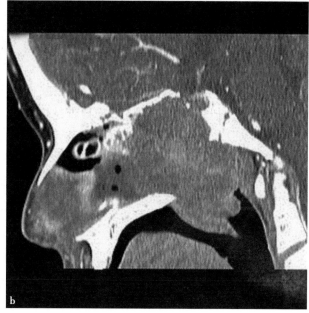

图 42.5 冠状位（a）和矢状位（b）CT 检查，男性患者，10 岁，左侧鼻塞、左耳痛、鼻音过轻和第 6 颅神经麻痹 6 周，症状逐渐加重。可见较大的鼻咽肿物，伸入鼻腔；鼻中隔、蝶窦前壁和鼻窦底完全破坏；骨颅底开裂。鼻腔活检证实为胚胎型横纹肌肉瘤

鼻咽部肿瘤的探查和活检起重要作用。应在切开活检时制作冷冻切片，确保样本充分。如提示横纹肌肉瘤，则可在该麻醉下行骨髓穿刺细胞学检查。

- 儿童肿瘤学会对横纹肌肉瘤做出的方案是，CT 扫描（切片厚度小于 5mm）时，如淋巴结短轴 >15mm 或临床触诊发现其 >10mm，则认为是恶性肿瘤。影像学文献称，低回声、脂肪中心闭塞的球形淋巴结需注意[34]。如检出该类淋巴结，建议行前期颈淋巴结清扫[37]。

稳定病情

- 小儿头颈部横纹肌肉瘤多较稳定。如眼眶型横纹肌肉瘤患者出现视力下降，则建议立即开始化疗。并可给予类固醇消炎，针对突眼给予局部用药来保护视力。

鉴别诊断

头颈部横纹肌肉瘤的鉴别诊断包括良性和恶性的肿瘤。横纹肌肉瘤最大的挑战是需要和低分化小圆蓝细胞肿瘤（见表 42.2）进行鉴别。

表 42.2 横纹肌肉瘤的鉴别诊断

肿瘤病变	良性病变
1. 非霍奇金淋巴瘤	血管瘤 / 淋巴管瘤
2. 鼻咽癌	鼻息肉
3. 骨肉瘤	神经鞘瘤
4. 尤因肉瘤和原始神经外胚叶肿瘤	丛状神经纤维瘤
5. 青少年血管纤维瘤	巨细胞肉芽肿
6. 神经母细胞瘤	腮腺肿瘤
7. 纤维、软骨、滑膜肉瘤	骨化性纤维瘤
8. 淋巴结病	颈部囊肿
9. 淋巴增殖性病变，朗格汉斯细胞组织细胞增生症	血管畸形
10. 视神经胶质瘤	纤维性结构不良

其他检查 / 分期

实验室检查

- 全血细胞计数与差异、肝功能检查、电解质检查。
- 鉴别诊断时，如考虑可能存在其他病因，则可行乳酸脱氢酶和血沉 /C 反应蛋白。
- 小儿眼眶或脑膜患者，如颅底侵蚀或颅内扩散，则应行腰穿。

● 双部位骨髓穿刺和活检。

影像学检查

● 除对原发病变部位进行影像学检查、诊断性活检和淋巴结检查（如上）外，还应检查是否发生转移，如下：

- 胸部 CT 扫描：建议检查是否存在肺结节。该方式无法鉴别良恶性病变，因此其作用有限[38]。

- 核医学骨扫描：欧洲和小儿肿瘤学会方案推荐该方式；但其是否能够检出溶骨性病变，尚存争议[39]。

- 正电子发射断层扫描（positron emission tomography，PET）：该检查对原发肿瘤、局部淋巴结和骨转移进行分期的准确性相同[40,41]。文献报道，PET/CT 对远处转移、淋巴结转移的检查优于传统影像学检查[42]。对于小儿头颈部横纹肌肉瘤，PET 尚不属于常规检查，但可作为近似标准手段。

探讨头颈部横纹肌肉瘤的治疗前，应先讨论其分期和分组分类。目前，针对治疗方案的分期系统为儿童肿瘤学会软组织肉瘤委员会（the Soft Tissue Sarcoma Committee of the Children's Oncology Group，COG-STS）所制定[43]。

分期

分期的依据是肿瘤的位置和大小及是否发生转移（表 42.3）。多数头颈部肿瘤为 Ⅲ 期。据文献，IRS-Ⅳ 中 Ⅰ 期、Ⅱ 期、Ⅲ 期和 Ⅳ 期的 3 年无事件存活率（failure-free survival，FFS）分别为 86%、80%、68% 和 25%[43]。

肿瘤：

T1：局限于原发的解剖学部位

T2：向周围组织延伸和 / 或固定

a. 直径≤5 厘米

b. 直径>5 厘米

区域淋巴结：

N0：临床无区域淋巴结受累

N1：临床区域淋巴结未受肿瘤累及

Nx：区域淋巴结的临床状态不明确

转移

M0：无远处转移

M1：存在远处转移

表 42.3　肿瘤分期（根据肿瘤位置、大小和是否存在转移）

分期	位置	T	大小	N	M
Ⅰ	眼眶、头颈部（除脑膜型）	T1 或 T2	a 或 b	N0 或 N1 或 Nx	M0
Ⅱ	脑膜型	T1 或 T2	a	N0 或 Nx	M0
Ⅲ	脑膜型	T1 或 T2	a	N1	M0
			b	N0 或 N1 或 Nx	M0
Ⅳ	所有类型	T1 或 T2	a 或 b	N0 或 N1	M1

手术分组

分组依据为手术切除后的肿瘤状态及肿瘤切缘（表 42.4）。

说明

眼眶型肿瘤，侵及骨壁并进入鼻窦的，则应视为脑膜型。

颞窝源性肿瘤，长入腮腺的，仍视为脑膜型。

危险度分组

危险度分组的划分依据包括分期、手术分组和病理学表现（表 42.5）。据报道，低危、中危和高危患者的 3 年 FFS 率分别为 88%、55%～75% 和 <30%[43]。

表 42.4　手术分组（根据手术切除范围）

Ⅰ组	局部病变，完全切除
	局限于肌肉 / 原发器官内
	肌肉 / 原发器官外临近结构受累 / 浸润，如穿过筋膜
Ⅱ组	大体全切，存在区域扩散证据
	镜下病灶残留
	完全切除区域性病变和受累淋巴结，无镜下残留
	大体全切区域性病变和受累的淋巴结，但存在残留病灶和 / 或远处淋巴结
	（源自原发位置）组织学受累的证据
Ⅲ组	不完全切除大体残留病灶
	仅做活检
	原发病变大体切除后
Ⅳ组	发病时即存在远处转移病变
	肺、肝、骨、骨髓、脑、远处肌肉 / 淋巴结
	脑脊液、胸膜或腹腔积液细胞学检查阳性以及胸膜或腹膜表面种植

表 42.5 疾病危险度分组(根据组织学类型、分期和手术分组)

COG-STS 危险度分组			
危险度分组	组织学类型	分期	分组
低危(35%)[a]	胚胎型	Ⅰ	Ⅰ、Ⅱ、Ⅲ
	胚胎型	Ⅱ、Ⅲ	Ⅱ、Ⅲ
中危(50%)	胚胎型	Ⅱ、Ⅲ	Ⅲ、Ⅳ[b]
	腺泡型	Ⅰ、Ⅱ、Ⅲ	Ⅰ、Ⅱ、Ⅲ
高危(15%)	胚胎型或腺泡型	Ⅳ	Ⅳ[c]

[a] 低危组有两种亚型:亚型 1(危险性最低):1 期或 2 期,Ⅰ组或Ⅱ组;或 1 期Ⅲ组(仅限眼眶型)。亚型 2:1 期,Ⅲ组;或 3 期,Ⅰ、Ⅱ组
[b] 中危组包括:10 岁以下的转移的胚胎型横纹肌肉瘤患者
[c] 高危组包括:10 岁以上的转移的胚胎型横纹肌肉瘤患者

治疗

治疗前,须考虑下述两个重要因素:

- 相应治疗方法的预期治愈率。
- 治疗相关的急性毒性和长期毒性。

多学科治疗方法

应由多学科小儿肿瘤团队进行治疗,除营养师、心理学医师和物理治疗医师外,还应由肿瘤科医师和放射科医师、头颈外科医师、整形外科和神经外科医师参与协作。

经多项临床试验,目前已经发展成为系统的横纹肌肉瘤治疗方案。通常情况下,小儿横纹肌肉瘤患者接受跨学科治疗方案:IRSG(北美)、SIOP(欧洲)、CWS(德国)和 ICS(意大利)方案。目前,横纹肌肉瘤的治疗主要包括化疗、手术和放疗(作为辅助治疗)。治疗应着眼于在不影响功能和外表的前提下进行局部控制并消除转移。有效的低风险的多学科综合治疗可改善横纹肌肉瘤患者的预后。目前,非转移的横纹肌肉瘤患者的存活率已从 70 年代的 25% 左右提高到 70% 以上。

化疗

化疗是横纹肌肉瘤的主要治疗方法,因为无论其是否可进行手术治疗,在确诊时均被认为已发生微小转移。IRS 协会研究数据显示,多药联合化疗可显著改善无进展存活率和整体存活率[44,45]。

在美国和欧洲,长春新碱、放射菌素 D 和环磷酰胺(VAC)或异环磷酰胺(VAI)已成为联合化疗的金标准。放线菌素 D 主要用于强化放疗效果。针对各临床组和病变部位的连续大型随机试验对各个研究组的化疗方案不断做出修改。低危患者经标准 VAC 化疗,结局良好(存活率大于 90%)。该组患者中,一部分(一小部分,包括所有胚胎型眼眶肿瘤患者)可不使用烷化剂治疗[46]。多数中危组患者(头颈部)则须使用较强的烷化剂治疗,联合 VAC 或 VAI 方案[47];与放疗相结合,该组患者的存活率接近 60%~70%[48]。转移性肿瘤患者预后较差,需更高强度的化疗。但年龄 <10 岁的胚胎型患者的结局和中危组更接近[49]。

手术治疗

- 文献中,对于使用手术作为主要治疗方法的作用进行了批判性探讨[50]。因为 50% 的治疗失败发生在原发肿瘤部位,因此,研究者再次研究手术切除作为主要控制手段的作用。此外,患者治疗过程中,避免并发症也成为重要的考虑因素之一,如放疗后面部生长停滞和继发恶性肿瘤。
- 新确诊患者中,约 10% 的肿瘤可完全消除[44,45]。
- 非脑膜部位的肿瘤更适合使用手术完全切除;这些部位包括耳、颧骨、软腭、舌、声门上侧喉部。
- 脑膜型肿瘤的手术难度较大;多数患者不适用于全切术,即使在牺牲主要功能或影响外表也很难通过全切术治疗该类型。
- 一些新型手术方法可根除原发肿瘤和残余病灶,包括颅面和颅底手术、微血管和神经移植等。也可采用颅内/颅外手术方法切除整块肿瘤(图 42.6、图 42.7)。如切缘较窄,则可对周围组织进行活检,检查是否存在局部残留病灶。采用微血管技术,使用移植的游离组织进行即刻修复可降低功能损害和外表畸形。针对侧颅底病变,可采用颞下窝入路,可控制主要神经血管结构。通过该方式,可清除颞下窝内容物,切除颅底病变,如有必要,还可切除脑组织(图 42.7)。
- 阴性切缘全切术的存活率最高,并可避免放疗[51-54]。但是,如头颈部横纹肌肉瘤手术的死亡风险较高,则不鼓励将手术作为主要治疗手段。
- 和非头颈部横纹肌肉瘤一样,远处转移灶切除不适用于头颈部横纹肌肉瘤[55]。

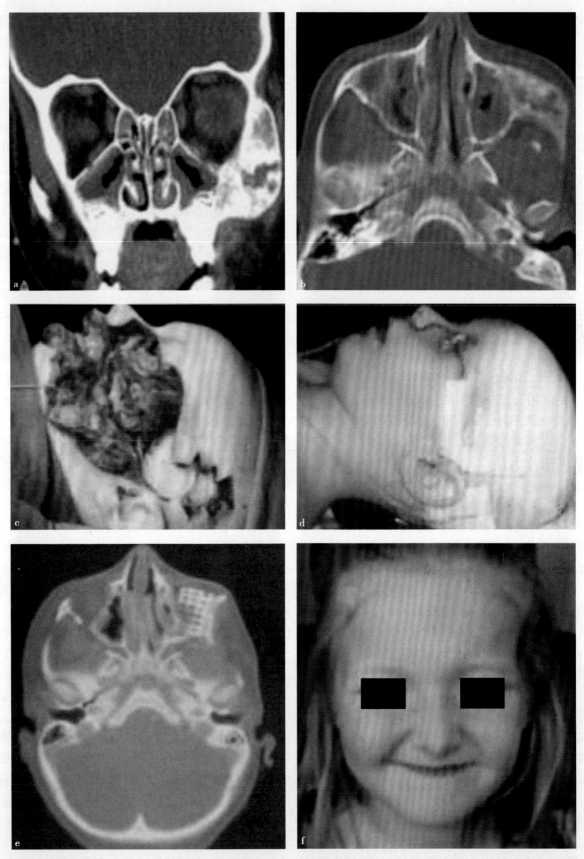

图42.6　鼻旁窦冠状位(a)和矢状位(b)CT，患者女性，4岁，左颌骨和左眼眶外侧壁胚胎型横纹肌肉瘤化疗后。经改良韦伯-弗格森术式完全切除肿瘤，保留左面部神经(c)。(d)图为手术结束关闭创口。利用骨和颞肌重建缺陷，使用钛板重建眶外侧壁。术后1年CT扫描(e)可见眼眶眶底板。(f)为患者1年术后。双侧面神经运动近似对称

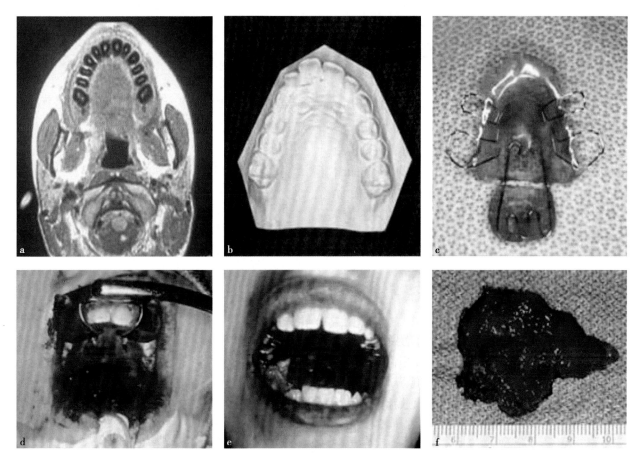

图 42.7 冠状位 CT 图像（a），患者女性，14 岁，软腭腺泡型横纹肌肉瘤。术后缺陷使用假体。术前制作假体模具（b）。（c）为封闭板。行上颌骨部分切除，包括软腭。（d）为术中图像，可见软腭缺陷，（e）为假体就位。切除标本大小为 4cm×3cm（f）

放疗

COG 的小儿横纹肌肉瘤患者和微小残留病灶综述研究称，不遵守放疗准则可致较高的局部区域复发风险[56]。除可全切的低危肿瘤外，放疗是其他肿瘤治疗方案的重要组成部分。

中危患者（根据 COG 的 ARST0531）

- I 组，腺泡型（1～3 期）：完全切除切缘，第 1 周到第 3 周化疗，第 4 周放疗 3600cGy[57]
- II 组，腺泡型（1～3 期）：完全切除切缘阳性和（或）化疗前局部淋巴结转移，第 1～3 周化疗，第 4 周放疗：淋巴结阴性（3600cGy）和淋巴结阳性（4140cGy）
- III 组，胚胎型（1 或 2 期）或腺泡型（1～3 期）：化疗前不完全切除，第 1 至 3 周化疗，第 4 周放疗：眼眶型（4500cGy），非眼眶型（5040cGy）

低危患者（根据 COG 的 ARST0331）

- 眼眶型：予化疗 13 周。根据下述情形给予术后放疗：
  II 组：淋巴结未受累，3600cGy
  淋巴结受累，4140cGy
  III 组：4500cGy，与淋巴结是否受累无关
- 非眼眶非脑膜型：予化疗 13 周，然后予放疗，放疗剂量如下：
  II 组：淋巴结未受累（3600cGy，淋巴结受累（4140cGy）
  III 组：表浅部位，淋巴结未受累，待全切
  术后：
  - 全部切除：淋巴结未受累（3600cGy）
  - 镜下残留：淋巴结未受累（3600cGy），淋巴结受累（4140cGy）
  - 肉眼残留：和淋巴结是否受累无关（5040cGy）
- 脑膜型非眼眶型：予化疗 13 周。根据下述情形给予术后放疗：

2 期，Ⅱ组：3600cGy

3 期，Ⅱ组：淋巴结未受累（3600cGy），淋巴结受累（4140cGy）

对Ⅱ～Ⅳ组所有美国横纹肌肉瘤协作组的数据表明，对脑膜受累的小儿患者，及早开始放疗（2 周内）可降低局部治疗失败率[58]。

超分割加速放疗（hyper-fractionated accelerated radiotherapy, HART）和调强放疗（intensity-modulated radiotherapy, IMRT）可对目标区域提供高剂量放射，且不对周围器官造成影响。在小儿头颈部横纹肌肉瘤治疗中，这两种放疗手段以及质子束放疗的使用频率越来越高[59, 60]。

并发症

头颈部放疗可造成下述影响：面部发育异常、神经内分泌功能失调、视力 / 眼眶问题、牙齿异常、原发肿瘤部位组织不对称、甲状腺功能低下、继发恶性肿瘤及智力和学习能力下降等。相比放疗，听力异常多和肿瘤位置或顺铂治疗相关[61, 62]。

预后

- 小儿横纹肌肉瘤的治疗结局取决于下述因素：解剖位置、患者年龄、分期和组织学类型（危险度分组依据）。
- 不良预后因素包括：年龄偏大、发生转移、肿瘤体积较大、腺泡型和脑膜部位[63]（见表 42.6）。
- 据文献，低危、中危和高危患者的 3 年无事件存活率分别为 88%、55%～75% 和 <30%。
- 最不利的预后因素是确诊时即发生转移：即使采取积极治疗，已发生转移患者的长期存活率仅为 20%[9]。

表 42.6   小儿横纹肌肉瘤的不良预后因素

1. 确诊年龄 >10 岁或 <1 岁
2. 腺泡型
3. 脑膜位置
4. 肿瘤直接颅内侵润
5. 肿瘤较大（>5cm）
6. 颅底侵蚀
7. 颅神经麻痹

复发

- 多达三分之一的患者发生局部或转移性复发，虽然进行积极治疗，预后仍较差；尽管进行手术和放疗，其中仍有 50%～95% 的患者因疾病进展而死亡。
- Raney 等人报道称，对复发肿瘤行全切的治疗结局较好[64]。经手术治疗的患者结局更好（其 5 年存活率为 54%；非手术组的 5 年存活率为 24.7%），据观察，同时接受放疗的患者，其整体存活率可提高至 61.4%[65]。

随访

医院就诊的频率

- 应在治疗后至少 6 周进行影像学检查，避免将残留病变和治疗后变化相混淆。如治疗后瘤床仍较稳定，达 3 个月或以上，则怀疑肿瘤残留。
- 治疗结束后，第一年应在每 3 个月赴医院就诊并进行实验室检查（血常规，血生化），第二至三年应每 4 个月一次，从第四年开始 6 个月一次，以后每年一次。

影像学检查的频率

进行上述医院就诊时，应同时接受胸部 X 线照射检查（chest x-ray, CXR）和原发部位影像学检查（首选 MRI）。

张雪溪   房孝莲 译

马晓莉   黄 程 李斯慧 校

参考文献

1. Pappo AS, Shapiro DN, Crist WM, Maurer HM. Biology and therapy of pediatric rhabdomyosarcoma. J Clin Oncol. 1995;13:2123–39.
2. Simon JH, Paulino AC, Smith RB, Buatti JM. Prognostic factors in head and neck rhabdomyosarcoma. Head Neck. 2002;24:468–73.
3. Horn RC Jr, Enterline HT. Rhabdomyosarcoma: a clinicopathological study and classification of 39 cases. Cancer. 1958;11:181–99.
4. Newton WA Jr, Soule EH, Hamoudi AB, et al. Histopathology of childhood sarcomas, intergroup rhabdomyosarcoma studies I and II: clinicopathologic correlation. J Clin Oncol. 1988;6:67–75.
5. Agamanolis DP, Dasu S, Krill CE Jr. Tumors of skeletal muscle. Hum Pathol. 1986;17:778–95.

6. Gurney JG, Young JL Jr, Roffers SD, Smith MA, Bunin GR. Soft tissue sarcomas SEER data pediatrics. National Cancer Institute; 1975–1995; 111–124.

7. Tsokos M, Webber BL, Parham DM, et al. Rhabdomyosarcoma. A new classification scheme related to prognosis. Arch Pathol Lab Med. 1992;116:847–55.

8. Kodet R, Newton WA Jr, Hamoudi AB, Asmar L, Jacobs DL, Maurer HM. Childhood rhabdomyosarcoma with anaplastic (pleomorphic) features. A report of the intergroup rhabdomyosarcoma study. Am J Surg Pathol. 1993;17:443–53.

9. Turner JH, Richmon JD. Head and neck rhabdomyosarcoma: a critical analysis of population-based incidence and survival data. Otolaryngol Head Neck Surg. 2011;145:967–73.

10. Dias P, Parham DM, Shapiro DN, Webber BL, Houghton PJ. Myogenic regulatory protein (MyoD1) expression in childhood solid tumors: diagnostic utility in rhabdomyosarcoma. Am J Pathol. 1990;137:1283–91.

11. Parham DM, Webber B, Holt H, Williams WK, Maurer H. Immunohistochemical study of childhood rhabdomyosarcomas 2 related neoplasms. Results of an intergroup rhabdomyosarcoma study project. Cancer. 1991;67:3072–80.

12. Barr FG. Molecular genetics and pathogenesis of rhabdomyosarcoma. J Pediatr Hematol Oncol. 1997;19:483–91.

13. Shapiro DN, Parham DM, Douglass EC, et al. Relationship of tumor-cell ploidy to histologic subtype and treatment outcome in children and adolescents with unresectable rhabdomyosarcoma. J Clin Oncol. 1991;9:159–66.

14. San Miguel-Fraile P, Carrillo-Gijon R, Rodriguez-Peralto JL, Badiola IA. Prognostic significance of DNA ploidy and proliferative index (MIB-1 index) in childhood rhabdomyosarcoma. Am J Clin Pathol. 2004;121:358–65.

15. Kilpatrick SE, Teot LA, Geisinger KR, et al. Relationship of DNA ploidy to histology and prognosis in rhabdomyosarcoma. Comparison of flow cytometry and image analysis. Cancer. 1994;74:3227–33.

16. Goulding MD, Chalepakis G, Deutsch U, Erselius JR, Gruss P. Pax-3, a novel murine DNA binding protein expressed during early neurogenesis. EMBO J. 1991;10:1135–47.

17. Sorensen PH, Lynch JC, Qualman SJ, et al. PAX3-FKHR and PAX7-FKHR gene fusions are prognostic indicators in alveolar rhabdomyosarcoma: a report from the children's oncology group. J Clin Oncol. 2002;20:2672–9.

18. Barr FG, Galili N, Holick J, Biegel JA, Rovera G, Emanuel BS. Rearrangement of the PAX3 paired box gene in the paediatric solid tumour alveolar rhabdomyosarcoma. Nat Genet. 1993;3:113–7.

19. Felix CA, Kappel CC, Mitsudomi T, et al. Frequency and diversity of p53 mutations in childhood rhabdomyosarcoma. Cancer Res. 1992;52:2243–7.

20. Taylor AC, Shu L, Danks MK, et al. P53 mutation and MDM2 amplification frequency in pediatric rhabdomyosarcoma tumors and cell lines. Med Pediatr Oncol. 2000;35:96–103.

21. Qualman SJ, Coffin CM, Newton WA, et al. Intergroup rhabdomyosarcoma study: update for pathologists. Pediatr Dev Pathol. 1998;1:550–61.

22. Parham DM. Pathologic classification of rhabdomyosarcomas and correlations with molecular studies. Mod Pathol. 2001;14:506–14.

23. Hicks J, Flaitz C. Rhabdomyosarcoma of the head and neck in children. Oral Oncol. 2002;38:450–9.

24. Grufferman S, Wang HH, DeLong ER, Kimm SY, Delzell ES, Falletta JM. Environmental factors in the etiology of rhabdomyosarcoma in childhood. J Natl Cancer Inst. 1982;68:107–13.

25. Hartley AL, Birch JM, McKinney PA, et al. The inter-regional epidemiological study of childhood cancer (IRESCC): case control study of children with bone and soft tissue sarcomas. Br J Cancer. 1988;58:838–42.

26. Grufferman S, Schwartz AG, Ruymann FB, Maurer HM. Parents' use of cocaine and marijuana and increased risk of rhabdomyosarcoma in their children. Cancer Causes Control. 1993;4:217–24.

27. Ruymann FB, Maddux HR, Ragab A, et al. Congenital anomalies associated with rhabdomyosarcoma: an autopsy study of 115 cases. A report from the Intergroup Rhabdomyosarcoma Study Committee (representing the Children's Cancer Study Group, the Pediatric Oncology Group, the United Kingdom Children's Cancer Study Group, and the Pediatric Intergroup Statistical Center). Med Pediatr Oncol. 1988;16:33–9.

28. Yang P, Grufferman S, Khoury MJ, et al. Association of childhood rhabdomyosarcoma with neurofibromatosis type I and birth defects. Genet Epidemiol. 1995;12:467–74.

29. Gandhi PD, Fleming JC, Haik BG, Wilson MW. Ophthalmic complications following treatment of paranasal sinus rhabdomyosarcoma in comparison to orbital disease. Ophthal Plast Reconstr Surg. 2011;27:241–6.

30. Dehner LP, Chen KT. Primary tumors of the external and middle ear. III. A clinicopathologic study of embryonal rhabdomyosarcoma. Arch Otolaryngol. 1978;104:399–403.

31. Wiatrak BJ, Pensak ML. Rhabdomyosarcoma of the ear and temporal bone. Laryngoscope. 1989;99:1188–92.

32. Zorzi AP, Grant R, Gupta AA, Hodgson DC, Nathan PC. Cranial nerve palsies in childhood parameningeal rhabdomyosarcoma. Pediatr Blood Cancer. 2012;59:1211–4.

33. Bisogno G, Compostella A, Ferrari A, et al. Rhabdomyosarcoma in adolescents: a report from the AIEOP Soft Tissue Sarcoma Committee. Cancer. 2012;118:821–7.

34. Freling NJ, Merks JH, Saeed P, et al. Imaging findings in craniofacial childhood rhabdomyosarcoma. Pediatr Radiol. 2010;40:1723–38; quiz 855.

35. Scotti G, Harwood-Nash DC. Computed tomography of rhabdomyosarcomas of the skull base in children. J Comput Assist Tomogr. 1982;6:33–9.

36. Bisogno G, De Rossi C, Gamboa Y, et al. Improved survival for children with parameningeal rhabdomyosarcoma: results from the AIEOP soft tissue sarcoma committee. Pediatr Blood Cancer. 2008;50:1154–8.

37. Newman AN, Rice DH. Rhabdomyosarcoma of the head and neck. Laryngoscope. 1984;94:234–9.

38. Van Rijn RR, Wilde JC, Bras J, Oldenburger F, McHugh KM, Merks JH. Imaging findings in noncraniofacial childhood rhabdomyosarcoma. Pediatr Radiol. 2008;38:617–34.

39. Daldrup-Link HE, Franzius C, Link TM, et al. Whole-body MR imaging for detection of bone metastases in children and young adults: comparison with skeletal scintigraphy and FDG PET. AJR Am J Roentgenol. 2001;177:229–36.

40. Tateishi U, Hosono A, Makimoto A, et al. Comparative study of FDG PET/CT and conventional imaging in the staging of rhabdomyosarcoma. Ann Nucl Med. 2009;23:155–61.

41. Klem ML, Grewal RK, Wexler LH, Schoder H, Meyers PA, Wolden SL. PET for staging in rhabdomyosarcoma: an evaluation of PET as an adjunct to current staging tools. J Pediatr Hematol Oncol. 2007;29:9–14.

42. Volker T, Denecke T, Steffen I, et al. Positron emission tomography for staging of pediatric sarcoma patients: results of a prospective multicenter trial. J Clin Oncol. 2007;25:5435–41.

43. Breneman JC, Lyden E, Pappo AS, et al. Prognostic factors and clinical outcomes in children and adolescents with metastatic rhabdomyosarcoma—a report from the Intergroup Rhabdomyosarcoma Study IV. J Clin Oncol. 2003;21:78–84.

44. Crist W, Gehan EA, Ragab AH, et al. The third intergroup Rhabdomyosarcoma Study. J Clin Oncol. 1995;13:610–30.

45. Crist WM, Anderson JR, Meza JL, et al. Intergroup rhabdomyosarcoma study-IV: results for patients with nonmetastatic disease. J Clin Oncol. 2001;19:3091–102.

46. Raney RB, Walterhouse DO, Meza JL, et al. Results of the Intergroup Rhabdomyosarcoma Study Group D9602 protocol, using vincristine and dactinomycin with or without cyclophosphamide and radiation therapy, for newly diagnosed patients with low-risk embryonal rhabdomyosarcoma: a report from the Soft Tissue Sarcoma Committee of the Children's Oncology Group. J Clin Oncol. 2011;29:1312–8.

47. Spunt SL, Smith LM, Ruymann FB, et al. Cyclophosphamide dose intensification during induction therapy for intermediate-risk pediatric rhabdomyosarcoma is feasible but does not improve outcome: a report from the soft tissue sarcoma committee of the children's oncology group. Clin Cancer Res. 2004;10:6072–9.

48. Arndt CA, Stoner JA, Hawkins DS, et al. Vincristine, actino-

mycin, and cyclophosphamide compared with vincristine, acti-nomycin, and cyclophosphamide alternating with vincristine, topotecan, and cyclophosphamide for intermediate-risk rhab-domyosarcoma: children's oncology group study D9803. J Clin Oncol. 2009;27:5182–8.

49. Weigel BLE, Anderson JR, Galster A, Arndt CA, Michalski J, Hawkins DS, Meyer WH. Early results from Children's Oncol-ogy Group (COG) ARST0431: Intensive multidrug therapy for patients with metastatic rhabdomyosarcoma (RMS). J Clin Oncol. 2010. ASCO Annual Meeting Proceedings (Post-Meeting Edition).

50. Gradoni P, Giordano D, Oretti G, Fantoni M, Ferri T. The role of surgery in children with head and neck rhabdomyosarcoma and Ewing's sarcoma. Surg Oncol. 2010;19:e103–9.

51. Daya H, Chan HS, Sirkin W, Forte V. Pediatric rhabdomyosarcoma of the head and neck: is there a place for surgical management? Arch Otolaryngol Head Neck Surg. 2000;126:468–72.

52. Maurer HM, Gehan EA, Beltangady M, et al. The Intergroup Rhab-domyosarcoma Study-II. Cancer. 1993;71:1904–22.

53. Wharam MD, Beltangady MS, Heyn RM, et al. Pediatric orofacial and laryngopharyngeal rhabdomyosarcoma. An Intergroup Rhab-domyosarcoma Study report. Arch Otolaryngol Head Neck Surg. 1987;113:1225–7.

54. Stevens MC. Treatment for childhood rhabdomyosarcoma: the cost of cure. Lancet Oncol. 2005;6:77–84.

55. Temeck BK, Wexler LH, Steinberg SM, McClure LL, Horowitz M, Pass HI. Metastasectomy for sarcomatous pediatric histologies: results and prognostic factors. Ann Thorac Surg. 1995;59:1385–9; discussion 90.

56. Million L, Anderson J, Breneman J, et al. Influence of noncompli-ance with radiation therapy protocol guidelines and operative bed recurrences for children with rhabdomyosarcoma and microscopic residual disease: a report from the Children's Oncology Group. Int J Radiat Oncol Biol Phys. 2011;80:333–8.

57. Breneman J, Meza J, Donaldson SS, et al. Local control with reduced-dose radiotherapy for low-risk rhabdomyosarcoma: a report from the Children's Oncology Group D9602 study. Int J Radiat Oncol Biol Phys. 2012;83:720–6.

58. Michalski JM, Meza J, Breneman JC, et al. Influence of radiation therapy parameters on outcome in children treated with radiation therapy for localized parameningeal rhabdomyosarcoma in Inter-group Rhabdomyosarcoma Study Group trials II through IV. Int J Radiat Oncol Biol Phys. 2004;59:1027–38.

59. Curtis AE, Okcu MF, Chintagumpala M, Teh BS, Paulino AC. Local control after intensity-modulated radiotherapy for head-and-neck rhabdomyosarcoma. Int J Radiat Oncol Biol Phys. 2009;73:173–7.

60. Yock T, Schneider R, Friedmann A, Adams J, Fullerton B, Tarbell N. Proton radiotherapy for orbital rhabdomyosarcoma: clinical out-come and a dosimetric comparison with photons. Int J Radiat Oncol Biol Phys. 2005;63:1161–8.

61. Paulino AC, Simon JH, Zhen W, Wen BC. Long-term effects in children treated with radiotherapy for head and neck rhabdomyo-sarcoma. Int J Radiat Oncol Biol Phys. 2000;48:1489–95.

62. Raney RB, Asmar L, Vassilopoulou-Sellin R, et al. Late compli-cations of therapy in 213 children with localized, nonorbital soft-tissue sarcoma of the head and neck: A descriptive report from the Intergroup Rhabdomyosarcoma Studies (IRS)-II and—III. IRS Group of the Children's Cancer Group and the Pediatric Oncology Group. Med Pediatr Oncol. 1999;33:362–71.

63. Mazzoleni S, Bisogno G, Garaventa A, et al. Outcomes and prog-nostic factors after recurrence in children and adolescents with non-metastatic rhabdomyosarcoma. Cancer. 2005;104:183–90.

64. Raney RB Jr, Crist WM, Maurer HM, Foulkes MA. Prognosis of children with soft tissue sarcoma who relapse after achieving a com-plete response. A report from the Intergroup Rhabdomyosarcoma Study I. Cancer. 1983;52:44–50.

65. Klingebiel T, Pertl U, Hess CF, et al. Treatment of children with relapsed soft tissue sarcoma: report of the German CESS/CWS REZ 91 trial. Med Pediatr Oncol. 1998;30:269–75.

甲状舌管囊肿

D.T. Jones and J.W. Jones

43

概述

对于耳鼻咽喉头颈外科医师而言，甲状舌管囊肿（thyroglossal duct cysts，TGDC）病例并不常见，但临床医师每年在大量病例中仍能见到 2～6 例该病变。这是除淋巴结之外最常见的儿童颈部肿物[1]。鉴于其具有继续肿大造成颈部外形改变，导致慢性炎症，偶有恶变的特点，甲状舌管囊肿的诊断及治疗十分重要。其他发生于颈部中线肿物也可呈甲状舌管囊肿表现，因此须对儿童颈部肿物进行正确鉴别诊断。

生物学和流行病学

甲状腺的胚胎发育对于理解甲状舌管病变的病理特征、临床表现和手术治疗的基本原理十分重要。在胚胎发育第四周舌体发育的基础上，甲状腺以细胞集群的形式开始发育[2]。甲状腺起源于外胚层及内胚层相汇处舌管区域的正中点，相当于成人的舌盲孔。原始甲状腺组织发育形成腹侧憩室，向后延伸，在颈部中胚层内通过咽腔层面，到达气管环上的最终位置，整个过程在胚胎发育第 7 周完成。此时，甲状腺主要由产生甲状腺素以及存储胶质的滤泡细胞构成。成熟甲状腺腺体为双重胚胎学起源，后腮体与甲状腺原基结合，最终发育成为可产生降钙素的滤泡旁细胞。

甲状腺在下降过程中，仍通过特殊的上皮细胞通道（即甲状舌管）和舌部相连，甲状舌管是甲状腺移动的标记。甲状舌管的胚胎学研究表明甲状腺明确但间接的发育路径，并与舌骨的发育密切相关[3]。甲状舌管最初行于舌骨腹侧，但当舌骨到达其解剖位置时，甲状舌管的发育路径便会发生改变，舌骨将甲状舌管拉至下方，并包绕舌骨体下缘。随后，甲状舌管向后屈伸，并随着甲状腺被膜与气管环腹侧下降。甲状腺的胚胎发育过程中，任何环节均有发生异常的可能。甲状腺下降过程中，可能遗留少量甲状腺组织沉积，异常组织可增大形成具有功能的甲状腺结节。甲状腺沿甲状舌管移动的过程中，可终止于任何位置，导致功能性异位甲状腺[4]。

当甲状腺下降完成后，于胚胎发育第 10 周甲状舌管与其分离并萎缩退化[5]。而位于甲状腺起源处的甲状舌管残余部分将形成盲孔。在下降通路上的任意位点，甲状舌管都可能发生退化不完全，而形成甲状舌管残留。甲状舌管残留的确切发病率约为 7%，但仅其中小部分表现出临床症状并需要治疗[3]。甲状舌管残迹由导管上皮细胞构成，并保留分泌功能[6,7]。甲状舌管开口阻塞和分泌黏液聚集形成甲状舌管囊肿，常常表现为颈前正中大小不一的肿物，最常位于舌骨正下方与甲状腺正常水平之间。

除肿大淋巴结外，甲状舌管囊肿是儿童最常见的颈部肿物，通常在 10 岁内的幼年时期发病，发病年龄多小于 5 岁[9]。约 35% 的患者可在 30 岁后发病[5]，男女发病率无明显差异[5,9]。甲状舌管囊肿呈散发性，尽管有些家庭中存在多名患者，但不存在任何基因的遗传模式[10]。

临床表现

甲状舌管囊肿常发生于颈部正中，位于舌骨水平或其下方至甲状腺水平上（图 43.1），多表现为颈前正中质韧肿物，不伴其他症状。根据肿物的位置、大小和发病年龄，临床表现不同，常表现为无痛性肿物[8,11]。当囊肿发炎或感染时可出现触痛或充血，常伴发上呼吸道感染。不常见的症状包括：吞咽困难、呛咳、咳嗽或咽部异物感，虽然罕见，但也曾有文献曾报道因气道受累造成婴幼儿猝死的病例[12]。

　　甲状舌管囊肿通常为豌豆大小至2cm范围内，但也可增大至数厘米。通常甲状舌管囊肿触诊质地较韧，活动度好，与皮肤无明显粘连，并可随吞咽活动。甲状舌管囊肿可继发多种临床症状。胚胎发育过程中由于甲状腺与舌的密切关系，导致容易由来源于口腔的细菌引发囊肿的感染。据报道，高达50%的患者存在感染现象[13]。囊肿感染时可表现为炎症反应及触痛明显的脓肿。甲状舌管囊肿一般不与皮肤相通，但感染可致皮肤瘘管形成[14]。

鉴别诊断

　　儿童颈部肿物中，大部分为先天性或感染性因素所致。虽然甲状舌管囊肿是常见的儿童颈中线肿物，但仍需与其他许多疾病相鉴别。即使通过适当的临床评估，仍可能将其他肿物误诊为甲状舌管囊肿，如肿大淋巴结和甲状舌管癌[9, 15]。对于任何儿童颈部肿物，医师必须要谨慎全面的鉴别诊断。中线异位甲状腺是需要和甲状舌管囊肿进行鉴别的最重要病变，多数异位甲状腺患者的整个功能性腺体组织都在异常的中线位置[4]，如切除整个组织将导致终身甲状腺功能减退，因此检查过程中必须确切排除异位甲状腺诊断的可能性。

　　皮样囊肿也易误诊为甲状舌管囊肿[5, 9]。皮样囊肿可在甲状舌管囊肿相同位置的颈中线发病，并且触诊无明显差异。但不同于甲状舌管囊肿，皮样囊肿不随吞咽活动。其他需要鉴别的中线疾病包括：淋巴结、鳃裂囊肿、脂肪瘤、淋巴管畸形和舌下囊肿[5, 9, 16]。

诊断与评估检查

体格检查

　　典型的甲状舌管囊肿质韧，常位于颈中线（图43.2）。应对所有患者进行全面的头颈部检查。临床医师应对舌根和口底视诊及双手触诊，排除舌下囊肿和舌异位甲状腺。随后应触诊检查颈部两侧，通常医师位于患者后方，双手触诊患者颈部两侧，系统检查各个颈部分区，包括中线区域。如患者年纪较小，则可能无法从其背后进行检查。检查时应注意

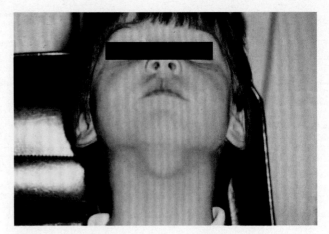

图43.1　颈中线肿物，图示为甲状舌管囊肿的典型表现和位置

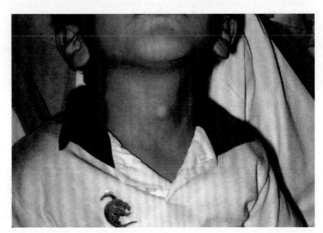

图43.2　对于任何颈中线肿物，均应考虑到甲状舌管囊肿的可能

颌下间隙和沿颈静脉及二腹肌区域是否有肿物。中线肿物应使用双手触诊，同时要求患者做吞咽动作，检查肿物是否随吞咽上下移动。对于低龄儿童，肿物是否随吞咽活动较难观察到。尽管不能全部成功，但建议尝试对甲状腺进行触诊，确定其是否在正确位置。如肿物较小或大小变化，则初次检查时难以确定肿物的位置。如未能确定肿物的位置，则应在检查后请患者或其监护人/父母向医师说明可疑病变位置。甲状舌管囊肿通常不会自行缩小或消失，当确诊甲状舌管囊肿时发生此类症状，则应再次对诊断结果进行鉴别。除非囊肿感染并自发破溃，则一般不存在皮肤瘘口。

实验室检查

　　包括甲状舌管囊肿在内的多数颈中线肿物在切除前无需进行任何实验室检查。多数患者的甲状腺

功能正常,促甲状腺激素(TSH)或其他甲状腺功能检查(TFT)均正常。如需鉴别甲状舌管囊肿和异位甲状腺,或患者出现甲状腺功能减退的临床表现时,则应行甲状腺功能检查[9, 16]。无其他合并症的常规患儿,同时常规实验室数据正常时,治疗前无需进行其他化验。

影像学检查

　　影像学检查的主要目的和优势是确定甲状腺处于正常位置,未发生异位。通常部分异位甲状腺最终需切除,外科医师应在手术前将此可能性告知患者或其监护人[14]。

　　以往临床医师主要依靠甲状腺核素扫描,确定甲状腺的实际位置及是否存在异位功能性甲状腺组织[17]。甲状腺核素结果准确,但需要建立静脉通道、耗时较长、需要患者耐心配合,年龄较小的患儿需要镇静。近年来,许多医疗机构已使用超声检查(ultrasound, US)替代甲状腺核素扫描[8, 14, 18]。超声可检查正常甲状腺及确定甲状舌骨囊肿的病变位置(图43.3和图43.4)。超声检查耗时短,无辐射,预约时间短,一般在初次就诊当天即可安排检查。尽管超声检查能够分辨其他中线异常,但有时存在误诊的可能。例如,婴幼儿胸腺过大可突至颈部,超声检查下可误认成正常甲状腺。本文作者中资历较深者,在25年从业经历中经历过两次这种情形。

　　部分机构使用计算机断层扫描(CT)检查甲状舌骨囊肿(见图43.5a和b)。但CT检查并不是必要的,除非医师认为可能存在超声无法显示的病变。CT造影扫描可适用于复发性甲状舌骨囊肿病例[18]。

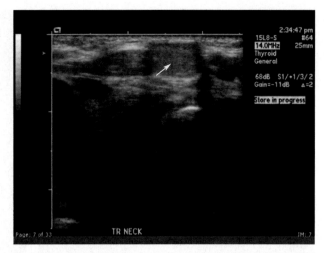

图43.4　超声影像检查,示甲状舌管囊肿的典型位置(箭所指处)

CT扫描可更好地检出其他瘘道或发现其他诊断可能,和甲状腺核素扫描相似,特定患者须在镇静或全身麻醉下接受CT检查。

病理

　　甲状舌管囊肿的病理性质十分明确。囊壁内层为鳞状或假复层纤毛柱状上皮(图43.6)[19],也可见炎性细胞和甲状腺滤泡结构[20]。为避免术后并发症的发生,确切的病理诊断是必需的。如术中发现可能存在异位甲状腺,必须取术中冰冻病理。如冰冻切片提示存在甲状腺腺体组织或无囊状滤泡胶质存在,则必须在术后恢复期行甲状腺核素扫描,以明确存在功能性甲状腺。手术医师还可选择术中探查甲状腺正确位置,以查看是否存在腺体。

　　皮样囊肿是最易误诊为甲状舌管囊肿的颈中线肿物。术中切除后切开肿物,皮样囊肿多由白色干酪样皮脂样物质填充,与此相反,甲状舌管囊肿内常呈褐色黏液样物质。皮样囊肿内无向上的瘘管结构。

治疗

药物

　　甲状舌管囊肿通常不宜用药物治疗。除非存在手术切除指征,一般对病变采取保守治疗并定期随诊。同时应掌握甲状舌管囊肿存在感染风险,部分患者可形成脓肿,需切开引流。通常囊肿继续增

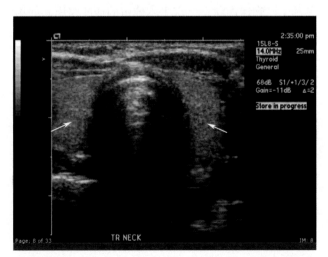

图43.3　超声影像检查,示甲状腺的位置(箭所指处)

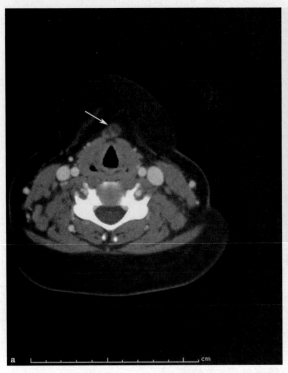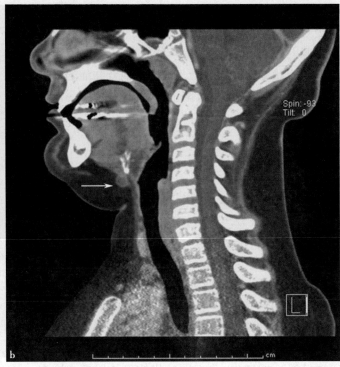

图 43.5　a 和 b 为 CT 扫描，示甲状舌管囊肿的位置（箭所指处）

大导致外形改变，从而需手术切除。囊肿感染时需口服抗生素治疗，直至感染消退。如抗生素不能控制感染，则需切开引流。应告知选择保守治疗的患者，随着时间的推移，约有 1% 的可能性发生甲状舌管癌[21]。非手术治疗患者应每 6～12 个月的密切随访，包括检查肿物的大小及是否存在颈部淋巴结肿大。如认为颈中线肿物为反应性肿大淋巴结，则应给予口服抗生素 10～20 天，观察肿物是否缩小。当甲状舌管囊肿因感染而二次增大时，则口服抗生素治疗后可使其缩小。

手术

甲状舌管囊肿的标准治疗为使用 Sistrunk 术式的完整切除，该术式要求切除舌骨中部和相邻周围瘘管组织[22]。术中需从组织中分离出颈部囊肿，然后仔细分离瘘管结构至舌骨。囊肿多位于舌骨前，也有舌骨内部受累的文献报道[23, 24]。舌骨中部与病变组织一起完全切除十分重要，而后继续分离，尽可能至舌根处。囊肿可能边界不清，难以和周围组织分离，尤其是发生炎症和感染时。分离过程中，应切除囊肿、瘘管及周围约 3 毫米的核心区域组织（图 43.7）。镜下，甲状舌管残余常可见分支管道，因此分离囊肿及其邻接管道和周围组织时，应避免暴

力操作致附属瘘管残留，增加了复发和二次手术的风险[6]。

甲状舌管囊肿位于颈部并紧贴喉部和气管，因此切除囊肿的过程中不得有丝毫侵入呼吸道。术中侵入呼吸道可造成真声带、气管、声门上结构和食道的严重损伤。如术中进入呼吸道和颈部出现气肿，则应行喉镜和支气管镜检查，确保喉部和气管未发生损伤。如发现任何明确损伤应立即修复，尤其声门受损时。如喉损伤修复不及时将导致术后预后不良。

Sistrunk 术式的术后复发率为 3%[25, 26]。二次手术时应注意扩大包括复发区域在内的切除范围及深度[27]，以确保切除上一次手术残留的病变组织。如第一次手术未切除舌骨中部，则二次手术必须将其切除。

当甲状舌管囊肿形成脓肿，则应先在手术室中进行简单的切开引流，并对引流物进行细菌培养。充分灌洗伤口并用纱布包扎，3 或 4 天可缓解。切开术后静脉使用抗生素 24～48 小时，可快速有效地控制感染。由于甲状舌管囊肿易反复感染，一旦感染消退后，应尽早安排患者接受全切手术。不推荐在感染期间行彻底切除治疗。如炎症较重，可能无法确定囊肿及其附属瘘管的位置，而增加手术难度。同时因为组织间隙不明确，增加了周围结构受损的风险。经过正确的处理治疗，囊肿的感染和脓肿可快速消退。

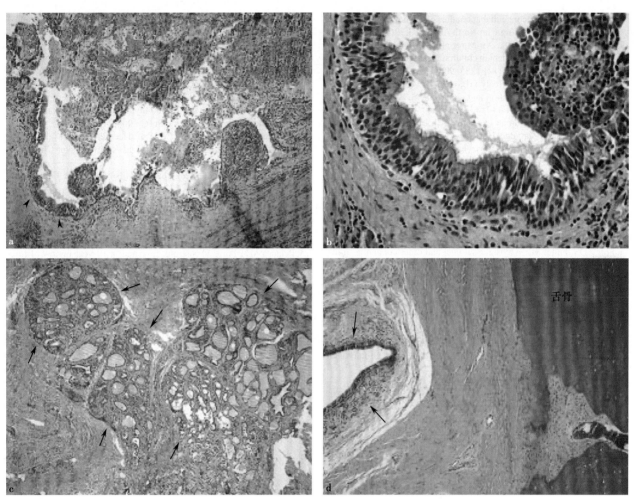

图 43.6　颈中线甲状舌管囊肿。a. 较大的软组织囊肿，内层为结构良好的呼吸道纤毛上皮（箭头所指），可见表面脱落上皮细胞、细胞碎片、炎性细胞及黏液。b. 高倍镜下可见呼吸道纤毛上皮（此为 a 中箭头所指部分的高倍镜像）。c. 甲状腺组织异位岛，滤泡结构完整（箭之间）。d. 舌骨旁可见甲状舌管残余（箭之间）

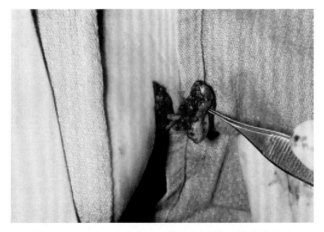

图 43.7　Sistrunk 术式，示囊肿和附着甲状舌管切除

如果手术当天不能确定囊肿位置，应考虑推迟手术并定期复诊，并在肿物再次出现时重新接受检查。在术前未触及明确病变时，颈部探查手术可能无功而返，无法找出肿物或瘘管。如大小变化的肿物怀疑甲状舌管囊肿诊断时，则通过包含有或没有增强 CT 的定期随诊可最终确诊。疑似病变的明确诊断需要耐心和时间。

耿江桥　龙　婷 译

刘原虎 校

参考文献

1. Enepekides DJ. Management of congenital anomalies of the neck. Facial Plast Surg Clin North Am. 2001;9(1):131–45.
2. Sadler TW. Langman's medical embryology. 11th ed. Philadelphia: Lippincott Williams and Wilkins; 2010. S. 277–9.
3. Ellis PD, van Nostrand AW. The applied anatomy of thyroglossal tract remnants. Laryngoscope. 1977;87(5):765–70.
4. Mussak EN, Kacker A. Surgical and medical management of midline ectopic thyroid. Otolaryngol Head Neck Surg. 2007;136(6):870–2.
5. Allard RH. The thyroglossal cyst. Head Neck Surg. 1982;5(2):134–46.
6. Soucy P, Penning J. The clinical relevance of certain observations on the histology of the thyroglossal tract. J Pediatric Surg. 1984;19(5):506–9.

7. Todd NW. Common congenital anomalies of the neck. Embryology and surgical anatomy. Surg Clin North Am. 1993;73(4):599–610.

8. Brousseau VJ, Solares CA, Xu M, et al. Thyroglossal duct cysts: presentation and management in children versus adults. Int J Pediatr Otorhinolaryngol. 2003;67(12):1285–90.

9. Radkowski D, Arnold J, Healy GB, et al. Thyroglossal duct remnants. Preoperative evaluation and management. Arch Otolaryngol Head Neck Surg. 1991;117(12):1378–81.

10. Greinwald JH Jr, Leichtman LG, Simko EJ. Hereditary thyroglossal duct cysts. Arch Otolaryngol Head Neck Surg. 1996;122(10):1094–6.

11. Josephson GD, Spencer WR, Josephson JS. Thyroglossal duct cyst: the New York Eye and Ear Infirmary experience and a literature review. Ear Nose Throat J. 1998;77(8):642–4, 646–7, 651.

12. Byard RW, Bourne AJ, Silver MM. The association of lingual thyroglossal duct remnants with sudden death in infancy. Int J Pediatr Otorhinolaryngol. 1990;20(2):107–12.

13. Solomon JR, Rangecroft L. Thyroglossal-duct lesions in childhood. J Pediatr Surg. 1984;19(5):555–61.

14. Foley DS, Fallat ME. Thyroglossal duct and other congenital midline cervical anomalies. Semin Pediatr Surg. 2006;15(2):70–5.

15. Peretz A, Leiberman E, Kapelushnik J, et al. Thyroglossal duct carcinoma in children: case presentation and review of the literature. Thyroid. 2004;14(9):777–85.

16. Tracy TF Jr, Muratore CS. Management of common head and neck masses. Semin Pediatr Surg. 2007;16(1):3–13.

17. Pinczower E, Crockett DM, Atkinson JB, et al. Preoperative thyroid scanning in presumed thyroglossal duct cysts. Arch Otolaryngol Head Neck Surg. 1992;118(9):985–8.

18. Gupta P, Maddalozzo J. Preoperative sonography in presumed thyroglossal duct cysts. Arch Otolaryngol Head Neck Surg. 2001;127(2):200–2.

19. Chandra RK, Maddalozzo J, Kovarik P. Histological characterization of the thyroglossal tract: implications for surgical management. Laryngoscope. 2001;111(6):1002–5.

20. Hirshoren N, Neuman T, Udassin R, et al. The imperative of the Sistrunk operation: review of 160 thyroglossal tract remnant operations. Otolaryngol Head Neck Surg. 2009;140(3):338–42.

21. Heshmati HM, Fatourechi V, van Heerden JA, et al. Thyroglossal duct carcinoma: report of 12 cases. Mayo Clin Proc. 1997;72(4):315–9.

22. Sistrunk WE. The surgical treatment of cysts of the thyroglossal tract. Ann Surg. 1920;71(2):121–2.

23. Bourjat P, Cartier J, Woether JP. Thyroglossal duct cyst in hyoid bone: CT confirmation. J Comput Assist Tomogr. 1988;12(5):871–3.

24. Podoshin L, Fradis M, Goldstein J, et al. Intrahyoid thyroglossal cyst. J Laryngol Otol. 1989;103(5):539–42.

25. Pelausa ME, Forte V. Sistrunk revisited: a 10-year review of revision thyroglossal duct surgery at Toronto's Hospital for Sick Children. J Otolaryngol. 1989;18(7):325–33.

26. Bennett KG, Organ C, Willliams R. Is the treatment for thryroglossal duct cysts too extensive? Am J Surg. 1986;152(6):602–5.

27. Patel NN, Hartley BE, Howard DJ. Management of thyroglossal tract disease after failed Sistrunk's procedure. J Laryngol Otol. 2003;117(9):710–2.

甲状腺肿瘤

B.P. Modi and R.C. Shamberger

44

概述

甲状腺肿瘤（thyroid tumors）可表现为弥漫性甲状腺肿大（甲状腺肿）以及伴或不伴甲状腺炎的局灶性结节。弥漫性甲状腺肿常因 Graves 病或桥本甲状腺炎所致。本章主要探讨儿童甲状腺结节疾病的病理生理特点和临床诊疗。其他累及甲状腺的病变（如甲状舌管囊肿和甲状旁腺肿瘤）请参考本书其他章节。

尽管儿童甲状腺结节较罕见，但相较于成人，儿童甲状腺病变更倾向于恶性。对于所有 >1cm 的结节，需行细针穿刺抽吸细胞学检查（fine needle aspiration，FNA）以明确诊断，根据细胞学检查结果确定下一步手术治疗方案。对于儿童甲状腺恶性肿瘤须行手术干预时，应由经验丰富的高年资医师主刀，在达到充分切除病变的同时，尽量减少并发症的发生。此外，甲状腺恶性肿瘤综合治疗除手术外，还包括甲状腺激素抑制治疗、放射性碘（radioactiveiodine，RAI）治疗，同时需进行实验室检验和影像学监测。需特别警惕的是表现为甲状腺恶性肿瘤的综合征出现，如 PTEN 错构瘤综合征（PTEN hamartoma tumor syndrome）和多发性内分泌瘤病（multiple endocrine neoplasia，MEN）综合征。

要点

- 尽管儿童甲状腺结节更倾向于恶性病变，且更易发生转移，但儿童分化型甲状腺癌的预后较好。
- 超声和超声引导下细针抽吸是诊断甲状腺结节良恶性的主要检查方法。
- 应根据细针穿刺抽吸的细胞学结果（Bethesda 报告系统），实施甲状腺结节的手术治疗。一般情况下，采取甲状腺近全切除和选择性颈淋巴结清扫术，以达到甲状腺癌局部控制，并有利于放射性碘治疗和术后监测复发指标血清甲状腺球蛋白含量。
- 总体而言，分化型甲状腺癌的治疗应该包括手术治疗、放射性碘治疗和促甲状腺素抑制治疗的综合治疗。

生物学和流行病学

甲状腺主要由甲状腺滤泡上皮细胞组成的滤泡构成，滤泡上皮细胞主要负责合成三碘甲状腺原氨酸（triiodothyronine，T3）和甲状腺素（thyroxine，T4）。滤泡中心部分为储存甲状腺素和含有甲状腺球蛋白的胶质构成。滤泡旁 C 细胞散在分布于滤泡之间，由第四鳃囊分化发育形成，可分泌降钙素。通过上述甲状腺腺体内细胞的不同特点，有助于理解甲状腺癌的细胞来源及实验室检查方法的不同。

下丘脑 - 垂体 - 甲状腺轴包括：下丘脑分泌促甲状腺激素释放激素，垂体前叶分泌促甲状腺刺激素或促甲状腺激素（TSH），然后甲状腺分泌甲状腺激素。甲状腺球蛋白络氨酸发生碘化，其后与碘化的络氨酸相结合形成甲状腺激素（即 T3 和 T4）。作为活性形式的 T3，可与靶细胞的核受体结合，进而结合 DNA 以调节基因转录。通过作用于细胞耗氧量、基础代谢率、脂肪、蛋白质和碳水化合物管理，实现对代谢的调节作用 [1]。

病理生理学

- 弥漫性甲状腺肿是指甲状腺弥漫性肿大。在不需要担心碘摄入的发达国家，儿童弥漫性甲状腺肿多为自身免疫性疾病所致。在 Graves 病或弥漫性毒性甲状腺肿中，甲亢状态为抗体直接攻击甲状腺细胞膜所致。桥本甲状腺炎或慢性淋巴细胞性甲状腺炎，也是一种自身免疫疾病，经过甲状腺功能亢进、正常和减退过程，最终导致甲状腺功能减退[2]。

- 甲状腺结节的描述一般包括构成成分、大小和功能。尽管功能自主性结节（热结节）存在恶性可能，但极其罕见。良性及恶性结节均可为囊性、实性及混合性。

- 以下高危因素指向恶性结节可能性，包括：
  - 发病年龄小
  - 放射线暴露史
  - 结节较大
  - 冷结节
  - 合并颈部淋巴结肿大
  - 既往恶性肿瘤病史
  - 甲状腺癌或癌症综合征家族史
  - 甲状腺炎背景，尚存争议[3]

分子/遗传病理学

- 在 Graves 病中，超过 95% 的患者存在促甲状腺激素受体抗体（TRAb）。而 95% 的桥本甲状腺炎患者，因抗甲状腺微粒体抗体（TMAb）或抗甲状腺过氧化物酶抗体（TPOAb）所致病[2]。

- 原发分化型甲状腺癌主要有三种组织类型[2,4,5]：
  - 乳头状癌；儿童和成人中最常见的病理类型，其病理学特征为砂粒体（一种突出滤泡结构）和细胞核沟（图 44.1）；乳头状癌亚型包括：经典型、滤泡型和弥漫性硬化型等等。
  - 滤泡癌；较少见，在病理上，难以与正常甲状腺组织或滤泡型腺瘤鉴别。
  - 髓样癌；与上述两种组织类型的起源不同，为滤泡旁 C 细胞来源（图 44.2）。该组织类型占甲状腺癌 2%～5%，可单独发生或作为肿瘤

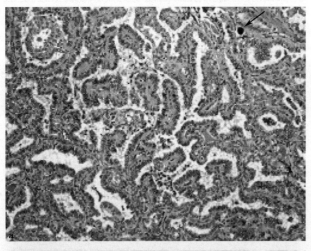

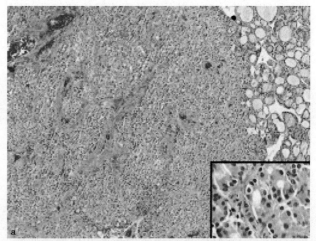

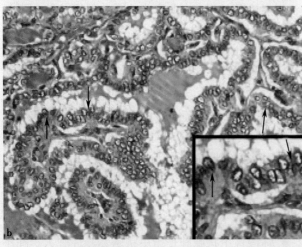

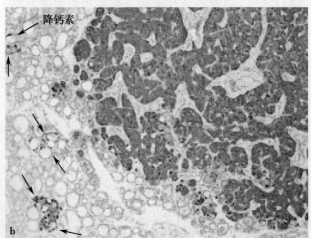

图 44.1　乳头状癌的组织病理学表现。a. 可见明显分支乳头，纤维管状核排列，偶可见砂粒体（箭所示）。b. 核多较大，卵圆形，排列密集（彼此交叠），毛玻璃样（核内包浆包涵体），偶可见核分裂（箭所示）。高倍镜下可见核沟，如箭所示

图 44.2　甲状腺髓样癌的组织病理学表现。a. 髓样癌的结节界限清晰，可见成片的肿瘤细胞，纤维血管密集；肿瘤细胞含圆形细胞核，丰富的嗜酸性细胞质（见插图）。b. 髓样癌结节、相邻的增生细胞和 C 细胞增生灶，包浆对降钙素呈强免疫反应（箭之间）

综合征的部分表现（MEN-2a 和 MEN-2b，家族性甲状腺髓样癌（FMTC））[2, 6]。

- 在 20% 的乳头状癌和 80% 的滤泡癌患者中发现 RAS 原癌基因突变[2, 7]。
- 多发性内分泌瘤病（MEN）和家族性甲状腺髓样癌（FMTC）与 *RET* 原癌基因点突变相关。此外，*RET* 原癌基因点突变与 40% 的散发髓样癌和 35% 的乳头状癌相关[7, 8]。
- 乳头状癌与 *BRAF* 基因突变具有相关性，并且近期研究数据表明，*BRAF* 基因突变可能指示肿瘤恶性程度增加。
- 其他原发甲状腺恶性肿瘤（如淋巴瘤）极其罕见，本章不再赘述[4]。

发病率和流行病学特征

- 据文献报道，儿童甲状腺结节发病率约为 1%[9]。
- 儿童甲状腺结节的恶性发病率相对较高，根据近期文献报告，其发病率约为 12%～35%[9-11]。
- 整体来说，甲状腺癌占儿童恶性肿瘤的 3%。另

有统计表明，约 10% 的甲状腺癌患者为儿童[2]。
- 在新诊断的甲状腺癌病例中，儿童约占 2%[6]。

年龄分布

- 已证实新生儿 Graves 病由母亲所致，Graves 病通常发生在青春期至成年早期。
- 桥本甲状腺炎发病高峰在青春期。
- 与甲状腺结节一样，儿童甲状腺癌的发病高峰为青春期早期（图 44.3）[2, 11]。

性别差异

- Graves 病好发于女性，男女发病率约为 1：5[2]。
- 桥本甲状腺炎好发于女性。
- 儿童甲状腺结节好发于女性，男女发病率约为 1：3.6[11]。
- 儿童甲状腺癌也为女性多发，男女发病率为 1：3.3 至 1：2[2, 11]。

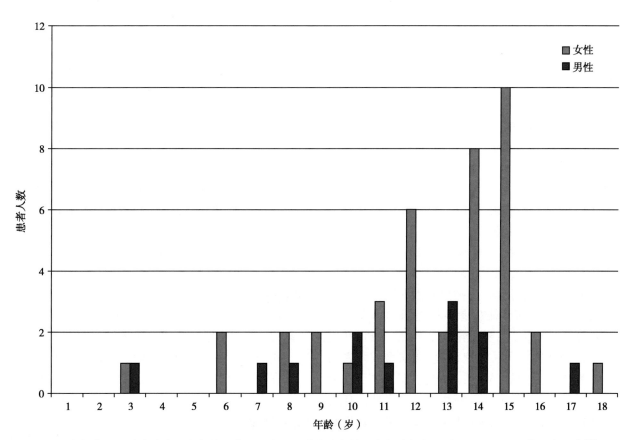

图 44.3　本机构甲状腺结节患者的年龄分布。儿童甲状腺癌的年龄分布与其相似。（来源：S. Scholz 等人的论著[11]，经 Elsevier 许可）

地理 / 种族分布

- 相比黑人女性及任意种族男性，西班牙裔和白人青春期女性最易患甲状腺癌 [6]。

高危因素

- 既往放射线暴露史。颈部定向照射史、环境污染（如切尔诺贝利事件）、或因其他恶性肿瘤而接受放疗等可导致甲状腺癌发病率增加，且呈剂量相关性 [6]。从接受照射到发生甲状腺癌约 4～6 年，但诊断甲状腺恶性肿瘤可能更晚 [2, 12]。
- 既往恶性肿瘤病史也增加甲状腺癌的发病率。甲状腺癌占继发恶性肿瘤的 9%，也是儿童霍奇金淋巴瘤和非霍奇金淋巴瘤幸存者中最常见的继发恶性肿瘤 [6]。反之，在继发甲状腺癌中，霍奇金病是最常见的原发癌症 [2, 12]。
- 年龄是预测甲状腺结节为恶性可能的独立危险因素。一般情况下，20% 的儿童甲状腺结节为恶性，而仅 5% 的成人结节为恶性。并且 10 岁以下儿童的恶性结节发病率更高 [6, 13]。

与其他疾病和综合征的相关性

- 恶性甲状腺髓样癌和 FMTC、MEN 2a 及 MEN 2b 相关。FMTC 的相关性不需多做说明。MEN 2a 包括甲状旁腺功能亢进、嗜铬细胞瘤和甲状腺髓样癌；MEN 2b 亦包括嗜铬细胞瘤和甲状腺髓样癌（medullary thyroid cancer，MTC，无甲状旁腺功能亢进症），且可呈马方综合征及皮肤神经瘤表现。
- 多发性内分泌瘤病（MEN）综合征中甲状腺髓样癌的发病近 100%，常作为首发的恶性肿瘤，也是最常见死因。根据这一原理制定治疗指南，目前该疾病基因突变型已发现 [8]。
- PTEN 错构瘤综合征为抑癌基因 PTEN 基因突变所致。该综合征患者多种组织均可发生良性或恶性增生，主要在乳腺、甲状腺、肠道和皮肤。甲状腺癌可呈滤泡型、乳头状型或两者同时发生。近期数据表明，病变早期发生于儿童期及青少年期，而非曾经猜测的成人期。怀疑该综合征患者一经确诊后，应接受每年定期超声随访 [14]。
- 加德纳综合征（Gardner syndrome），为家族性腺瘤性息肉病（familial adenomatous polyposis，FAP）中一种，为 APC（adenomatous polyposis coli）基因缺陷致病。其特征为多发结肠息肉、骨瘤及其他软组织肿瘤、侵袭性纤维瘤病、视网膜色素沉着及甲状腺癌风险增加。一项系列研究表明，加德纳综合征患者诊断患甲状腺癌的平均年龄为 23 岁，其中许多患者在青春期确诊 [4, 15]。

临床表现

症状

- 绝大部分的儿童分化型甲状腺癌无特异性临床症状，因甲状腺结节而偶然发现颈部单发肿物 [4]。
- 近年来随着影像学检查灵敏度的提高，因创伤或其他适应症行影像学检查时，偶然发现甲状腺结节。此外，儿童恶性肿瘤（如霍奇金淋巴瘤）治疗后随访过程中，常早期或偶然发现甲状腺结节。
- 相比成人，儿童甲状腺癌更易发生颈部淋巴结受累。约 40%～80% 的分化型甲状腺癌患儿在确诊时已存在淋巴结转移，而成人患者仅为 20%～50%。并且远处转移也多见于儿童，约 7%～25% 的患儿发生颈外转移 [5-7, 16]。
- 除单纯的颈部肿物，患者可表现其他临床症状（罕见）。
  - 声音嘶哑；提示患侧声带麻痹、喉返神经受累，提示恶性可能性大 [13]。
  - 吞咽困难；为病变压迫导致。
  - 气促或呼吸困难；为病变压迫导致，尤其是平卧时症状加重，或因弥漫性肺转移所致。和淋巴结受累相似，儿童比成人更易发生肺转移，发生率约为 20%～30% [6]。

疾病进展

- 如上所述，甲状腺癌多为单发结节。如治疗不及时，可发展成为体积较大的原发肿瘤致压迫症状，颈部淋巴结肿大，最终导致肺部并发症。

临床评估

- 儿童颈部结节评估包括：详细病史了解以鉴别

诊断、有重点针对性的体格检查、及相应的影像学和实验室检查（详见下文）。急诊症状罕见。

鉴别诊断

多数患者无症状，或主诉颈部肿物。鉴别诊断范围广泛，但经超声确定病灶位于甲状腺时，即可缩小范围。主要鉴别诊断如下：

- 良性囊肿
- 腺瘤
- 胶质结节
- 增生结节
- 感染性结节
- 淋巴细胞结节
- 分化型甲状腺癌

诊断和评估检查

体格检查

- 体格检查应重点检查原发结节的位置，包括是否随吞咽活动及与相邻近组织的活动度。还应检查其他结节、甲状腺的大小、及是否存在颈部淋巴结肿大。患者的声音评估在查体过程中明显直观[4]。
- 指向恶性肿瘤的相关检查结果，包括孤立单发结节、与甲状腺结节相关的淋巴结肿大、活动度差的固定病变、声音嘶哑。通常因甲状腺肿大而产生的压迫症状，在恶性甲状腺结节中少见。

实验室检验

- 早期实验室检查应包括促甲状腺素检查。此外，如患者存在可疑髓样癌家族史，则应测量血清降钙素水平[4, 6]。

影像学检查

- 儿童任何的颈部结节均应行颈部和甲状腺超声检查，以确定颈部结节的位置。此外，超声描述的结节特征，可提示恶性病变可能。相关的恶性病变特征包括：边界模糊、钙化、低回声实性

或混合性结节、结节内血流丰富、浸润性生长及可疑区域淋巴结[6, 13, 17]。
- 如促甲状腺素受抑制，则应怀疑独立功能性结节，可经甲状腺放射性核素显像确认。尽管有恶性病变可能，但"热"功能性结节恶性的可能性较低，通常针对甲亢采用药物治疗[17]。

病理

- 虽然现在并没有达成一致共识的儿童甲状腺疾病治疗指南，但一般情况下，应对下述结节进行细针穿刺抽吸（FNA）细胞学检查：任何直径大于1cm的实性结节；无论大小、任何超声图像显示有问题的结节；以及存在任何高危因素的结节（年龄、放射线暴露史、家族病史、相关综合征病史）。对于临界大小或明显含有囊性成分的复杂结节，则可以行 FNA 检查或连续超声监测[17, 18]。如初次抽吸后的囊性病变再次复发，则应加强密切监测，FNA 取样或者手术切除以确诊[2, 4]。
- 尽管儿童甲状腺结节的恶性风险较高，但近期数据表明：应用 FNA（尤其是超声引导下 FNA）可对儿童甲状腺结节的治疗产生积极影响。具体来说，当通过 FNA 确诊为良性病变，则可以避免手术。文献报道，FNA 降低良性病变的手术率[6, 9, 17]。虽然在患病儿童中并没有确切的疗效证明，但部分学者仍建议：对恶性肿瘤风险较高的低年龄患儿立即实施手术治疗[2]。
- FNA 成本低廉和准确度高，同时适用于儿童和成人[4]。已由多个机构系列研究证实[6, 9, 11]。在一项专门针对儿童人群的 Meta 分析发现：FNA 对甲状腺恶性肿瘤的的敏感度和特异性达94%和81%，阴性准确率大于98%[19]。
- FNA 技术可检查最大细胞量，无需稀释样本和过量出血。一般情况下，通过超声引导，可对结节的特定部份进行活检，包括结节包膜、特定实性部分及微小钙化的区域。一般使用小号针头（如25~27 号）和标准注射器进行抽吸和取样。每秒来回震荡 3 次，每针 3~5 秒，即可获得良好的细胞结构，且不会造成过量出血。通常每结节抽吸 2~5 针，每针可取 1~2 片样本[17]。即使应用于儿童，FNA 检查耐受良好，也可在活检前局部表面麻醉增加其耐受性。目前有许多组织切片制作方案，迅速制备切片是确保检

表44.1　Bethesda报告系统下的FNA类别及各类别的一般手术治疗方式（来源：E. S. Cibas文献报道[17]，经Elsevier许可）

诊断类别	恶性风险	一般治疗
不能诊断或不符合要求	不适用	再次行超声引导下FNA检查
良性	0～3%	定期随访
异型性	5%～15%	再次行FNA检查
滤泡型肿瘤或疑似滤泡型肿瘤	15%～30%	甲状腺叶切除术
疑似恶性	60%～75%	甲状腺近全切或甲状腺切除后行甲状腺叶切除术（如果有全切的指征）
恶性	97%～99%	甲状腺近全切

查有效，降低标本不合格率的最重要因素。

- FNA细胞检查（Bethesda报告系统）指南已在成人中建立，也适用于儿童[17]。根据细胞学检查结果，可评估恶性肿瘤的可能性，指导手术方案（表44.1）。

  - 不能诊断/不合格：约占10%的甲状腺FNA样本，因样本仅含囊液或几乎无细胞成分。

  - 良性：约占60%～70%甲状腺FNA样本，这也是FNA的最大优势，可避免良性甲状腺结节进行手术切除。良性病变结果可归类为良性滤泡结节或其他甲状腺炎。假阴性率仅0～3%，但仍应对患者实施密切临床随访。当结节突发迅速增长或影像学发现新的可疑变化，应再次实施FNA检查。

  - 异型性：该类别是指不能明确为良性、疑似恶性或恶性的样本。约3%～6%的FNA样本归为此类，这部分中恶性率约为5%～15%。一般情况下，这些病变须再次活检，约80%的病变可得到确诊。但是，临床医师会根据具体临床特征（包括体格检查或超声图像结果），选择对病变进行监测随访或手术切除确诊治疗方案。

  - 滤泡型肿瘤或疑似滤泡型肿瘤：该类别的样本一般细胞较多和不典型细胞结构的滤泡细胞，但无细胞核和细胞特征表明乳头状癌。尽管该类别表现上述异常特征，但仅15%～30%确诊为恶性，包括滤泡癌和滤泡型乳头状癌。其余病变为滤泡腺瘤或多发结节性甲状腺肿的腺瘤样结节。该类别中还有一种特殊亚型，FNA结果显示确诊或疑似Hürthle细胞肿瘤，具有特征性嗜酸性Hürthle细胞。

  - 疑似恶性：该类别的样本内检出具有癌细胞核或结构特点的征象，但是该类细胞数量较少或仅局灶细胞具有上述特点。该类病变中约60%～75%为恶性，非恶性病变多为滤泡型腺瘤。

  - 恶性：FNA穿刺样本的细胞学特征显示为恶性（图44.4），占甲状腺FNA样本的3%～7%，恶性可能性为97%～99%。

- 除传统细胞病理学特征外，近期存在针对已知RET、RAS和BRAF原癌基因突变的分子序列诊断手段，可提高FNA的结果评估。虽然尚未在儿童研究中使用基因序列检测手段，但在成人患者进行的最新研究可阐明其效用。免疫组织学检测对FNA的结果评估还没有发现显著影响[20]。

- 当结节过大（＞4cm）时，FNA细针穿刺活检诊断的敏感性因抽样误差显著下降。因此，对于过大结节应行手术切除，以确诊及治疗。

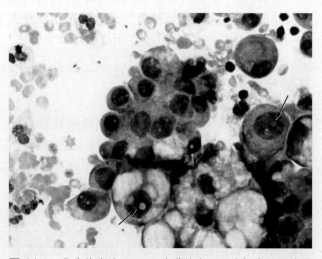

图44.4　乳头状癌的FNA细胞学检查。细胞标本可见肿瘤细胞紧密并列呈球形细胞群，粗颗粒胞浆，胞浆丰富，圆形细胞核，粉末状染色质，明显单核仁，可见特征性假包涵体（箭所示）

治疗

目标 完整切除根治分化型甲状腺癌,同时避免治疗相关并发症。

- 分化型甲状腺癌的治疗目标是彻底根治恶性肿瘤,且避免过度手术或治疗引起相关并发症。因其为惰性肿瘤,且预后良好,因此并不鼓励过于积极的治疗而致严重并发症[6]。
- 多数情况下,可采用多模式联合综合性治疗分化型甲状腺癌。以手术根治性切除原发肿瘤和相关颈部淋巴结为主,放射性碘治疗消融控制残留和转移病变为辅;通过甲状腺激素替代治疗抑制残留甲状腺组织的生长和扩散,系统治疗残留病变。

手术治疗

手术选择 根据 FNA 细胞学检查结果和颈部淋巴结的影像学异常,选择适当的手术方案(表 44.1)。当细胞组织学结果为中间类别时,如异型性、滤泡型肿瘤和疑似恶性肿瘤,患者的个体特征是确定对标准手术方案进行改良的重要因素。一般情况下,如高度怀疑恶性,外科医师可据此实施甲状腺近全切除术治疗。如细胞学检查结果提示中危,外科医师则倾向于行甲状腺部分切除术,如病理回报确诊恶性再行甲状腺全部切除术。甲状腺肿物切除术曾经作为治疗手段之一,但目前认为其并不是恰当的手术方案[2, 5-7]。

- 甲状腺近全切术是治疗乳头状癌的公认手术方案,有助于防止对甲状旁腺和喉返神经造成损伤。保留这些重要结构可减少并发症的发生,且不影响术后生存率[2]。髓样癌的侵袭性强,其手术切除范围应该更广泛,一般行甲状腺全切术加中央区淋巴结清扫。理想情况下,对家族综合征患者而言,手术治疗可作为一种预防手段,尽量避免淋巴结清扫(见下文)。
- 虽然甲状腺腺叶切除可完整切除甲状腺恶性肿瘤,但这种保守方法仅适用于微小的病灶(小于1cm)。只要能够完整切除恶性肿瘤,加大切除范围对存活率没有提高。但是多机构对此进行的回顾性研究缺乏同质性,提出的治疗方法具有一定偏倚,要求对较大的病变或术前更多检查提示的病变采取更积极的治疗手段,如此一

来,增加了确切对比的难度[16, 21]。

- 尽管扩大手术切除范围会轻微地增加风险,但甲状腺全切有利于辅助治疗。因为潜在的恶性残留病变并不需与患者的本体甲状腺组织竞争,放射性碘治疗对甲状腺全切患者的疗效更佳。鉴于甲状腺全切及恶性肿瘤细胞根治手术,术后患者的甲状腺球蛋白水平应接近零,有利于术后监测血清甲状腺球蛋白水平。同样地在髓样癌患者,可通过监测其血清降钙素水平以及早发现复发[2, 6, 22]。最后,根据病理学检查结果提示约 40% 的儿童甲状腺癌为多灶性,因此甲状腺近全切术确保病灶的完整切除[23]。
- 鉴于颈部淋巴结清扫对存活率没有提高,因此一般不常规实施。并且接受大范围颈部淋巴结清扫术后并发症明显增加。因此,只有当查体或超声提示淋巴结转移时,外科医师才实施选择性淋巴结清扫。虽然在最大程度降低手术相关并发症同时不降低存活率,但该治疗方案增加了因复发或淋巴结转移实施二次手术的可能性[2, 6, 7]。如淋巴结清扫需切除高位淋巴结(Ⅱ区颌下淋巴结),为获得更好的术后外形,推荐选择在上方皮肤横纹处再做横向反切口,而非扩大标准颈切口而形成"曲棍球杖"切口。最后,术中使用超声引导下淋巴结清扫术,可确保完全切除所受累淋巴结或影像学检查提示的"可疑"淋巴结。

时机 由于甲状腺乳头状癌的惰性,当确诊时可择期行手术切除。需要特殊处理的例外情况包括:肿瘤进展表现(固定病变,神经受累证据)和非乳头状癌患者。

- 在多发性内分泌瘤病综合征中,甲状腺切除术的手术时间主要根据具体综合征症状,多以患者的基因突变为准。如前所述,甲状腺髓样癌是患者最先表现出的肿瘤,也是最常见的死因。而且,早期发病及疾病高侵袭性可能和个别遗传突变相关。因此,可根据用上述因素确定甲状腺手术切除的最佳时机,避免术前形成早期侵袭性肿瘤,并最大程度降低对患者年龄的限制。
- 建议行甲状腺全切术:家族性甲状腺髓样癌和 MEN 2a 患者为合并大部分基因突变的 5 岁以下,或部分高危型基因突变的 5~8 岁。目前该领域正处于研究阶段,并没有统一的指南建议。对任何家族性甲状腺髓样癌综合征的患者,建议在实施甲状腺切除术时同时行颈中央区淋巴

结清扫术,包括从舌骨到胸骨切迹、颈动脉间范围。按照该标准接受预防性甲状腺切除术的患儿中,80%的甲状腺标本内可检出髓样癌病灶[2, 8, 22]。

- 对MEN 2b而言,尤其RET基因在918位点密码子发生突变的患者,其病变侵袭性更强,早期即发生甲状腺髓样癌。因此,患者应在确诊后接受甲状腺全切术和中央区颈淋巴结清扫术,最佳年龄为6个月到1岁[2, 22]。

并发症   由经验丰富的外科医师实施手术,手术并发症极低。手术切除的范围和并发症发生的危险性相关,包括甲状腺切除范围及淋巴结清扫范围[11]。

- 据文献报道,甲状旁腺功能减退致永久低钙血症的发生率为1%~17%,其发生率多为10%。近期研究显示,随着手术方案越来越趋于保守,发生率降至最低[7, 11, 16, 21]。

- 文献报道的术后暂时低钙血症的发生率差异很大,从5%到50%不等。切除术范围越广泛(腺叶切除和近全切相比)与低钙血症发生率呈显著的正相关性[7, 11, 16]。

- 近几年的文献中,永久性喉返神经损伤极其罕见,发生率为1%~4%[11, 16, 21]。

- 暂时性喉返神经损伤合并声音嘶哑,并于数周至数月恢复,发生率为1%~10%[11, 16]。

- 术后严重血肿需再次手术,一直是所有颈部手术的主要关注并发症,但文献报道较少。创口并发症(包括血肿、气胸及感染)的发生率范围为5%~10%。多数该并发症和大范围淋巴结清扫相关,现已不作为常规治疗手段[16, 21]。因血肿需再次手术的真实发生率可能小于1%。

放射性碘治疗(radiocactive Iodine therapy,RAI)

- 放射性碘治疗用于滤泡癌或乳头状癌患者,以监测隐匿转移或残留病变(^{131}I)和消除残留病灶(^{123}I)。正常甲状腺组织残留量较小时,放射性碘治疗对确定残留病灶并对其进行消融的敏感性最高。因此,放射性碘治疗可以和近全切除术配合使用。除多发性病变外,对于甲状腺叶切除后发现恶性病变残余,这是以完成甲状腺全切术的主要指征之一。存在甲状腺组织残留时,放射性碘治疗在大剂量时有效,但同时增加继发性肺纤维化的风险[7]。

- 术后4~6周,在甲状腺激素戒断后进行放射性碘治疗。甲状腺激素戒断治疗以待促甲状腺素升至30mIU/ml以上,残余甲状腺(正常和恶性)细胞可摄取碘时。戒断2周后进行扫描,但扫描前应确定促甲状腺素的升高水平。一般先进行^{123}I或低剂量^{131}I诊断检查,然后可确定疾病负荷量和^{131}I的消融剂量。一部分治疗中心进行治疗后扫描确定病灶内放射性碘充分摄取。

- 在儿童分化型甲状腺癌的回顾性分析中报道:术后放射性碘治疗的缺乏可增加甲状腺和淋巴结肿瘤复发的风险[6, 24]。

- 尽管放射性碘治疗和治疗前激素替代戒断的耐受性良好,但高剂量放射性碘仍可致肺纤维化[7]。此外,文献报道男童和青年男性患者治疗后发生一过性精子数量和睾丸激素水平下降[5]。

甲状腺激素抑制治疗

- 甲状腺切除术后长期甲状腺激素替代疗法,可抑制促甲状腺素,使其降低至正常水平以下(一般目标为0.1~0.4μU/ml),但需防止甲亢的发生。促甲状腺素抑制的甲状腺激素替代治疗能够同时限制正常和恶性细胞增殖,因此对于防止肿瘤进展和复发具有重要作用[7]。

预后

- 虽然颈部淋巴结和远处转移的发病率较高,但儿童分化型甲状腺癌的预后良好。

- 一项多中心的非髓样甲状腺癌研究表明,经过11年(中位数值)随访发现,总体生存率达67%,疾病进展相关因素包括低龄和术后残留颈部病变。值得注意,虽然原发病灶可能影响手术方式选择,但肿瘤大小和手术与疾病进展风险无明显相关性。该研究显示,在随访期间(整体生存率为98%)仅2名患者发生疾病相关死亡和总共8名患者死亡[16]。

- 另一项多中心针对非髓样甲状腺癌并发远处转移患者的回顾性研究发现,10年总生存率为100%,确诊后5年内无进展生存率为76%,10年内无进展生存率为66%[21]。

随访

医院就诊的频率

- 一般为术后第1个月、3个月、6个月和1年，之后每年复诊一次。包括甲状腺区域和淋巴结体格检查、甲状腺激素抑制治疗的疗效评价、放射性碘扫描消融治疗的准备和随访。

- 通常，甲状腺激素抑制治疗可通过与当地实验室电话随访，确保促甲状腺素抑制效果，和电话随访可确定是否有甲状腺功能减退或亢进症状。

影像学检查的频率

- 每年一次颈部和甲状腺区域的超声检查，评估甲状腺区域内是否复发及颈部淋巴结病变进展情况。

- 术后6周至3个月行放射性碘扫描和消融治疗，可根据患者需要调整。应注意患者在甲状腺激素戒断期间的潜在症状。

郑向前　王生才　译
高　明　校

参考文献

1. Brent GA. The molecular basis of thyroid hormone action. N Engl J Med. 1994;331:847–53.
2. Safford SD, Skinner MA. Thyroid and parathyroid disease in children. Semin Pediatr Surg. 2006;15:85–91.
3. Koo JS, Hong S, Park CS. Diffuse sclerosing variant is a major subtype of papillary thyroid carcinoma in the young. Thyroid. 2009;19:1225–31.
4. Bentley AA, Gillespie C, Malis D. Evaluation and management of a solitary thyroid nodule in a child. Otolaryngol Clin North Am. 2003;36:117–28.
5. Thompson GB, Hay ID. Current strategies for surgical management and adjuvant treatment of childhood papillary thyroid carcinoma. World J Surg. 2004;28:1187–98.
6. Dinauer CA, Breuer C, Rivkees SA. Differentiated thyroid cancer in children: diagnosis and management. Curr Opin Oncol. 2008;20:59–65.
7. Gingalewski CA, Newman KD. Seminars: controversies in the management of pediatric thyroid malignancy. J Surg Oncol. 2006;94:748–52.
8. Danko ME, Skinner MA. Surgical intervention in children with multiple endocrine neoplasia type 2. Curr Opin Pediatr. 2006;18:312–5.
9. Izquierdo R, Shankar R, Kort K, Khurana K. Ultrasound-guided fine-needle aspiration in the management of thyroid nodules in children and adolescents. Thyroid. 2009;19:703–5.
10. Al-Shaikh A, Ngan B, Daneman A, Daneman D. Fine-needle aspiration biopsy in the management of thyroid nodules in children and adolescents. J Pediatr. 2001;138:140–2.
11. Scholz S, Smith JR, Chaignaud B, Shamberger RC, Huang SA. Thyroid surgery at Children's Hospital Boston: a 35-year single-institution experience. J Pediatr Surg. 2011;46:437–42.
12. Green DM. Late effects of treatment for cancer during childhood and adolescence. Curr Probl Cancer. 2003;27:127–42.
13. Niedziela M. Pathogenesis, diagnosis and management of thyroid nodules in children. Endocr Relat Cancer. 2006;13:427–53.
14. Smith JR, Marqusee E, Webb S, et al. Thyroid nodules and cancer in children with PTEN hamartoma tumor syndrome. J Clin Endocrinol Metab. 2011;96:34–7.
15. Bell B, Mazzaferri EL. Familial adenomatous polyposis (Gardner's syndrome) and thyroid carcinoma. A case report and review of the literature. Dig Dis Sci. 1993;38:185–90.
16. Newman KD, Black T, Heller G, et al. Differentiated thyroid cancer: determinants of disease progression in patients <21 years of age at diagnosis: a report from the Surgical Discipline Committee of the Children's Cancer Group. Ann Surg. 1998;227:533–41.
17. Cibas ES. Fine-needle aspiration in the work-up of thyroid nodules. Otolaryngol Clin North Am. 2010;43:257–71, vii–viii.
18. Cooper DS, Doherty GM, Haugen BR, et al. Revised American Thyroid Association management guidelines for patients with thyroid nodules and differentiated thyroid cancer. Thyroid. 2009;19:1167–214.
19. Stevens C, Lee JK, Sadatsafavi M, Blair GK. Pediatric thyroid fine-needle aspiration cytology: a meta-analysis. J Pediatr Surg. 2009;44:2184–91.
20. Ferraz C, Eszlinger M, Paschke R. Current state and future perspective of molecular diagnosis of fine-needle aspiration biopsy of thyroid nodules. J Clin Endocrinol Metab. 2011;96:2016–26.
21. La Quaglia MP, Black T, Holcomb GW 3rd, et al. Differentiated thyroid cancer: clinical characteristics, treatment, and outcome in patients under 21 years of age who present with distant metastases. A report from the Surgical Discipline Committee of the Children's Cancer Group. J Pediatr Surg. 2000;35:955–9; discussion 60.
22. Akerstrom G, Stalberg P. Surgical management of MEN-1 and -2: state of the art. Surg Clin North Am. 2009;89:1047–68.
23. Chadha NK, Forte V. Pediatric head and neck malignancies. Curr Opin Otolaryngol Head Neck Surg. 2009;17:471–6.
24. Handkiewicz-Junak D, Wloch J, Roskosz J, et al. Total thyroidectomy and adjuvant radioiodine treatment independently decrease locoregional recurrence risk in childhood and adolescent differentiated thyroid cancer. J Nucl Med. 2007;48:879–88.

45 静脉畸形

Rafael A. Couto and Arin K. Greene

概述

静脉畸形（venous malformation，VM）是一种低流速脉管异常，其特征为平滑肌异常的薄壁扩张血窦（图 45.1 和图 45.2）[1]，随之出现组织肿大，血液流动停滞而发生凝血。尽管静脉畸形在出生时已存在，但直至其增大或出现症状时才表现明显的临床意义 [2]。静脉畸形多为散发病例，但也存在家族遗传性，如脑海绵状血管瘤（cerebral cavernous malformation，CCM）、皮肤黏膜静脉畸形（cutaneomucosal-venous malformation，CMVM）、球形细胞静脉畸形（glomu-venous malformation，GVM）[3-5]。静脉畸形涉及范围广，从局部皮肤病变到多种组织弥散性病变。静脉畸形可引起出血、疼痛、血栓形成、解剖结构外形改变 / 功能障碍等 [6]，其治疗方法包括硬化治疗和（或）切除。

要点

- 静脉畸形的主要危害在于其可增大进展，尤其是在青春期。并且治疗后复发率高。
- 多数无症状患者，最终仍然需要接受治疗。
- 应在由多学科组成的脉管疾病中心内进行治疗。

生物学和流行病学

静脉畸形源于胚胎发育过程中脉管发育异常，导致血管壁大小、厚度各异的血窦 [1]。90% 的静脉畸形患者呈散发性单发病变，另外 10% 则为多发性家族遗传（球形细胞静脉畸形：8.0%；皮肤黏膜静脉畸形：2.0%）[4, 5]。

病理生理学

- 静脉畸形的增大机制尚不清楚。静脉的非典型结构特点可导致病变扩张，引发淤血、血栓、疼痛、变形和（或）梗阻 [2]。
- 新生血管生成可能在静脉畸形的进展过程中发挥作用。在脑静脉畸形中，缺氧诱导因子（hypoxia-inducible factor，HIF）、基质金属蛋白酶（matrix metalloproteinases，MMPs）、血管内皮生长因子（vascular endothelial growth factor，VEGF）和内皮细胞增殖均表达上调 [7-9]。
- 青春期疾病进展是童年期的 2.6 倍，提示青春期激素可能参与静脉畸形的发病过程 [2]。

分子 / 遗传病理学

- 散发的静脉畸形起因于血管发育异常，约半数病变存在内皮细胞酪氨酸激酶受体 TIE2 的体细胞突变 [4, 5]。TIE2 的配体血管生成素，与血管内皮细胞的稳定相关，突变导致内皮细胞间连接改变，影响静脉的发育 [5, 10]。
- 球形细胞静脉畸形是由球管蛋白基因突变介导的常染色体显性遗传，表现为异常的平滑肌样球细胞分布于扩张的静脉内壁 [11, 12]。
- 皮肤黏膜静脉畸形是 TIE2 受体突变介导的常染色体显性遗传疾病 [10]。
- 脑海绵状血管瘤是 CCM1/KRIT1、CCM2 及 CCM3 基因突变介导的常染色体显性遗传病 [13-15]。

发病率与患病率

- 静脉畸形是脉管疾病诊治中心收治的最常见疾病，占转诊患者的 36.8%[16]。

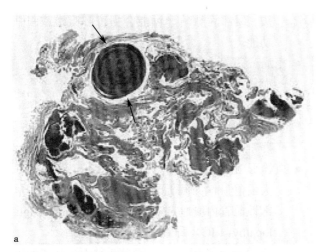

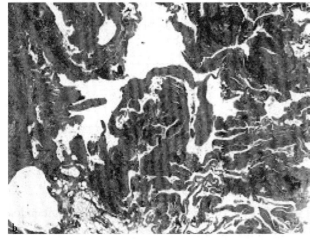

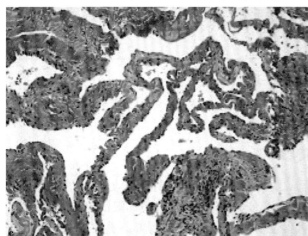

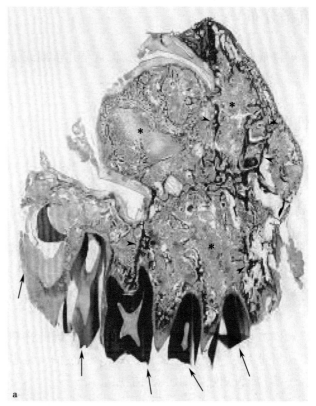

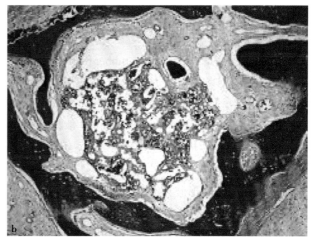

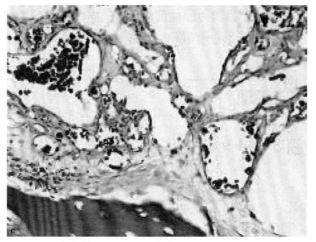

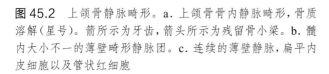

图 45.1 颈部静脉畸形。a. 肌内静脉畸形由较大的不规则排列薄壁脉管组成,箭所示为静脉石。b. 大小不一的脉管连续分布于少量基质内。c. 异常静脉,扁平内皮细胞及薄层的变异肌层

图 45.2 上颌骨静脉畸形。a. 上颌骨骨内静脉畸形,骨质溶解(星号)。箭所示为牙齿,箭头所示为残留骨小梁。b. 髓内大小不一的薄壁畸形静脉团。c. 连续的薄壁静脉,扁平内皮细胞以及管状红细胞

年龄分布

- 静脉畸形在出生时已存在,但直至儿童期或青春期显现临床症状[2]。

性别差异

- 男女性发病率无显著差异。

高危因素

- 球形细胞静脉畸形、皮肤黏膜静脉畸形或脑海绵状血管瘤患者的后代遗传风险为50%[11-15]。
- 推荐只使用孕酮的口服避孕药,因为雌激素的促血管生成活性更强[6, 17-20]。
- 孕妇的静脉畸形扩张风险并未增加,因此怀孕并非禁忌[2]。不过对于存在显著病变的女性患者,应告知妊娠期症状可能加重。

与其它疾病和综合征的关系

- 蓝色橡皮疱痣综合征(blue rubber bleb nevus syndrome,BRBNS)为一种罕见的疾病,在皮肤、软组织和胃肠道内存在多发静脉畸形[21]。
- Bockenheimer 弥漫性静脉扩张症,是一种大范围的肢端静脉畸形,侵犯皮肤、皮下组织、肌肉和骨骼[22]。
- 先天性静脉畸形肢体肥大综合征(Kippel-Trénaunay syndrome,KTS),描述毛细血管 - 淋巴管 - 静脉畸形(CLVM),合并肢端肥大。
- 颅骨骨膜窦为颅面部软组织 / 皮肤静脉畸形,经颅相通硬脑膜静脉系统。

临床表现

症状

- 出血
  - 头 / 颈部静脉畸形可出现黏膜出血。
  - 蓝色橡皮疱痣综合征可引起消化道出血和慢性贫血。
- 解剖结构变形 / 压迫

- 头 / 颈部静脉畸形可能会损害呼吸道或眼眶功能。
- 疼痛
  - 血栓和静脉石形成所致。
  - 肌肉静脉畸形可能会导致纤维化和挛缩。
  - 球形细胞静脉畸形通常比散发静脉畸形疼痛严重。
- 血栓形成
  - 大的静脉畸形可形成静脉淤积池,易产生局部性血管内凝血(localized intravascular coagulopathy,LIC),导致血栓形成和疼痛[23]。
  - 与深静脉系统交通的静脉扩张症,存在血栓形成以及肺栓塞的风险[6]。

鉴别诊断

- 动静脉畸形(arteriovenous malformation,AVM)
- 毛细血管畸形(capillary malformation,CM)
- 先天性血管瘤(congenital hemangioma,CH)
- 婴幼儿血管瘤(infantile hemangioma,IH)
- 卡波西血管内皮瘤(kaposiform hemangioendothelioma,KHE)
- 淋巴管畸形(lymphatic malformation,LM)

诊断与评价

体格检查

静脉畸形

约 90% 的静脉畸形通过病史以及体格检查确诊[24, 25]。静脉畸形可表现为局限于局部的病变,也可累及多种组织以及重要结构。几乎所有的病变均累及黏膜、皮肤和(或)皮下组织,其中 50% 影响深部结构(如肌肉、骨骼、关节、脏器等)[4],而主要的鉴别诊断是淋巴管畸形。

- 临床症状:
  - 静脉畸形呈蓝色,质软,可压缩;依据发病部位可致病变增大。
  - 静脉畸形通常大于 5cm(56%),并为单发病变(99%),位于四肢(48.3%)、头 / 颈(30.3%)、躯干(16.6%)或脏器(4.8%)[16]。
  - 静脉畸形为低流速畸形;可使用手持多普勒

检查排除高流速血管异常病变（例如，动静脉畸形、血管瘤）[6]。

球形细胞静脉畸形（GVM）

对存在静脉畸形家族史的患者，应检查是否存在球形细胞静脉畸形。该疾病为常染色体显性遗传，应告知患者可能将有关基因遗传给后代[6]。同时患者易于形成新病灶[4, 12]。

- 临床症状：
  - 局限于皮肤和皮下组织。病变多 <5cm，多发（70%）[4]。
  - 四肢（76%）、躯干（14%）或头部 / 颈部（10%）受累[4]。
  - 相比静脉畸形，疼痛明显，尤其触诊时[12]。

皮肤黏膜静脉畸形（GMVM）

对存在相似疾病家族史的患者，应检查是否存在皮肤黏膜静脉畸形。为常染色体显示遗传，应告知患者疾病的遗传模式。

- 临床症状
  - 病变较小（76%<5cm），多发（73%），分布为头部 / 颈部（50%）、四肢（37%）和躯干（13%）[4]。
  - 和球形细胞静脉畸形不同，皮肤黏膜静脉畸形无明显触痛[4]。

实验室检查

- 较大的静脉畸形存在血流停滞而凝血的风险。
  - 血浆 D- 二聚体和纤维蛋白裂解产物可升高[26]。
  - 抗凝血酶、纤维蛋白原和 V、Ⅷ和ⅩⅢ因子可降低[26]。
  - 凝血酶原和部分凝血活酶时间正常[26]。

影像学检查

一般应用于体积较大和深部的静脉畸形，较小的浅表病灶无需影像学检查。

超声检查

无需镇静即可进行。表现为可压缩、无回声至低回声、有分隔[27]。静脉石呈强回声、伴声影[28]。

计算机断层扫描（CT）

CT 检查可发现是否存在骨受累[6]。

磁共振成像（MRI）

MRI 适用于深部的体积较大病变、或病变性质不明确的静脉畸形，可用于确诊、确定畸形范围、制定诊疗方案[6]。在 T2 加权图像，静脉畸形呈高信号，静脉石呈低信号[6]。注射钆造影剂后，静脉畸形强化[29]。

静脉造影

一般并不用于明确诊断，多用于硬化治疗过程。

病理

一般不需要对静脉畸形进行病理组织学诊断。当影像学检查不能确诊时，则可进行病理检查。静脉畸形的病理组织学特征：异常的静脉血管薄壁，平滑肌层的不规则排列（见图 45.1 和图 45.2）[1]。静脉腔内可见血栓或静脉石（见图 45.1a）[1]。球形细胞静脉畸形的特征是为特异性的立方形肌肉样"血管球细胞"包绕异常静脉（见图 45.3）[1]。

治疗

非手术治疗

静脉畸形药物治疗无效。位于四肢且体积较大的静脉畸形患者，应穿戴定制服装以阻止血流停滞，最大限度地减少血管扩张、局部性血管内凝血、静脉石形成和缓解疼痛[23, 26, 30]。由于静脉血栓导致反复疼痛，患者可每日口服阿司匹林（81mg）进行预防[6]。发生严重局部性血管内凝血或存在弥散性血管内凝血（disseminated intravascular coagulation, DIC）风险的患者应服用抗凝剂低分子量肝素（low-molecular-weight heparin, LMWH）或华法林治疗[26, 31]。如存在抗凝药物使用禁忌或抗凝治疗无效，可置上下腔静脉滤器[26]。

手术治疗

指征

静脉畸形为良性病变，不产生严重症状的病变一般不需要干预。一般在引起疼痛、畸形或对重要结构产生威胁时，静脉畸形进行治疗。一般采取硬

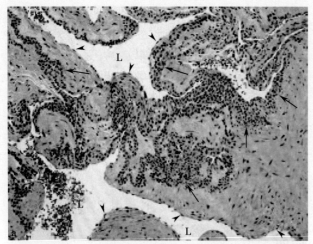

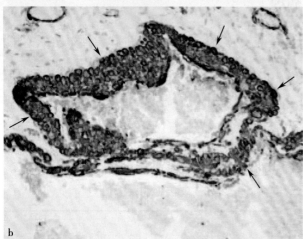

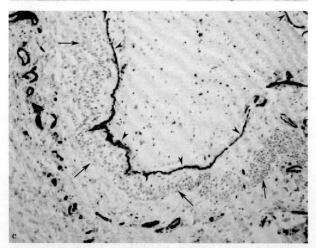

图 45.3　球形细胞静脉畸形。a. 静脉弯折，由均匀的球细胞（箭所示）层层包围。静脉通道内层为扁平内皮细胞（箭头所示），血管腔（L）形状不规则。b. 球细胞（箭所示）对平滑肌肌动蛋白呈强弥漫性免疫反应。c. 内皮细胞对 CD31 呈强免疫反应（箭头所示），周围球细胞无反应（箭所示）

化剂和（或）切除治疗。如解剖敏感区受累或导致严重畸形时，则需早期治疗。如情况允许下应在麻醉风险最低，在患者达到 12 个月龄后治疗 [6]。约在 3.5 岁时开始形成长期记忆和自尊意识，因此应在该年龄前进行治疗，避免畸形对患者产生心理影响 [6]。部分父母选择等患儿长大到能够做决策时，再决定是否继续进行手术干预，尤其是畸形程度较轻时。但是，如病变随时间继续增大，则可能增大治疗难度。

硬化治疗

硬化治疗为治疗静脉畸形的一线治疗手段，比手术切除更安全和有效（见图 45.4）[6, 28, 32]。硬化治疗是指在病变组织内注射硬化剂，引起炎症、细胞变性、血栓形成并萎缩。对于弥漫性病变，采取靶向治疗特定有临床症状部位 [6, 28]。症状缓解或血管无注射空间时，方可停止硬化治疗。硬化治疗可缩小病灶，缓解症状，但无法治愈疾病。因此，硬化治疗后的畸形，须经外科手术进一步治疗 [6]。

本机构常用硬化剂包括十四烷基硫酸钠（STS）、无水乙醇（95%～98%）和博来霉素 [6, 28]。乙醇对静脉畸形的毒性大于十四烷基硫酸钠，但因可能致局部和系统并发症，使用时需格外小心 [6, 28]。小病灶可非影像引导下治疗，取 3% 的十四烷基硫酸钠经生理盐水稀释至 1% 的溶液 [6]。

溃疡是最常见的局部并发症，尤其在皮肤受累的病变或使用乙醇作为硬化剂时 [6, 28, 32, 33]。创面可能延期愈合，可根据创面深度选择局部抗生素或换药 [6]。硬化剂渗出可引起一过性或永久性神经损伤，尤其是使用乙醇时 [6, 28, 32, 33]。硬化剂外渗进入肌肉可致肌肉萎缩和挛缩 [6, 28, 32, 33]。特殊部位治疗后肿胀需密切监测。眼眶注射可引起眶间隔综合征，因此治疗后应立即请眼科医师检查患者情况 [6, 28]。

在使用大剂量硬化剂治疗体积较大病变时，更易致系统性并发症，包括溶血、血红蛋白尿和少尿 [6, 28]。为防止肾损伤，应给予患者静脉补液以碱化尿液 [6, 28]。对于存在血栓栓塞风险的患者，可在治疗前后给予低分子肝素治疗 14 天 [6, 28]。

手术切除

静脉畸形切除可导致大失血、医源性损伤和（或）毁容。手术切除一般不作为一线治疗，原因如下：①很难实现病灶完全切除；②复发率高；③出血和医源性损伤风险大；④切除后所致畸形比静脉畸形更严重。当较小的局限性病灶可完全切除时，可考虑手

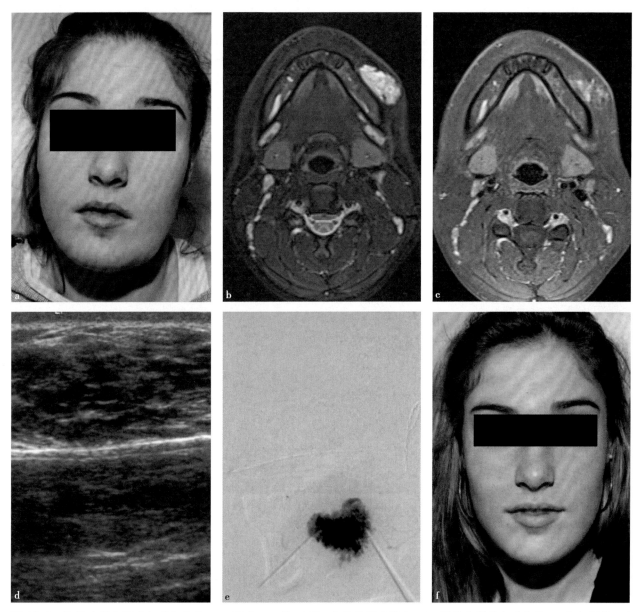

图 45.4 静脉畸形的管理与硬化治疗。a. 患者，15 岁，女型，左脸颊病变肿大。b. 脂肪抑制轴向磁共振 T2 加权图像，示局部静脉畸形，脸颊受累。c. 轴向 T1 加权图像，注射造影剂，示病灶不均匀强化。d. 超声检查，可压缩低回声静脉腔，可见静脉壁回声。e. 静脉造影，海绵状静脉畸形，可见微小引流静脉。f. 十四烷基硫酸钠硬化治疗后 2 个月，解决面部不对称问题。引自（经 Elsevier 许可）：Greene AK, Alomari AI, Management of Venous Malformations，87，2011. Clinics in Plastic Surgery，38/1.

术治疗，或在经过硬化治疗后症状明显时。

通常，静脉畸形行手术切除前应先经过数月的硬化治疗，以便于切除、改善预后、降低复发率（图 45.5）[6]。因为硬化治疗可致静脉畸形转换成瘢痕组织，从而降低失血、医源性损伤和复发的风险。对于接受长期抗凝治疗的患者，应在手术前后 12 小时内停止抗凝作用，防止出血并发症[26, 28]。如手术当日纤维蛋白原水平较低，则应给予血浆蛋白[32]。球形细胞静脉畸形为较小的局部病灶，不适合使用硬化

治疗，因此手术切除常作为其一线治疗手段[6]。

经冠（前额、眼眶）、睑板（眼睑）、耳前 - 颊 - 口咽入路（面颊）或横向黏膜（唇）切口切除头颈部病变。为减少失血，应给予局部麻醉和肾上腺素。对需要切除的特殊位置的病变（如过度生长的嘴唇）应避免全切，而进行部分切除治疗，因为全切所致畸形比静脉畸形更严重（见图 45.5）[6]。建议对弥漫性静脉畸形行分期逐区切除。告知患者和家属静脉畸形再次膨大可能，未来可能需要再次治疗。

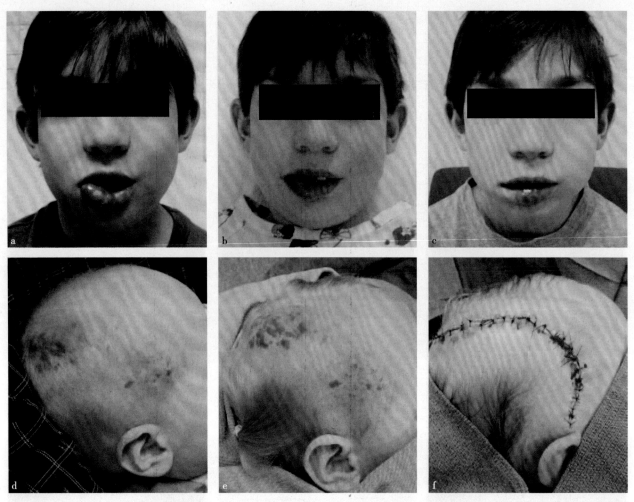

图 45.5　静脉畸形治疗方案：硬化治疗后手术切除。a. 患者，5 岁，男性，下唇静脉畸形。b. STS 硬化剂治疗 3 次后静脉畸形缩小；因静脉畸形病灶被纤维组织替代，无法继续硬化治疗。c. 切除残留静脉畸形，做横向黏膜切口切除疤痕组织，6 周后面部轮廓改善。d. 患者 7 月龄，女性，头皮静脉畸形。e. 十四烷基硫酸钠硬化剂治疗 3 次后静脉畸形缩小。可进入畸形静脉空间堵塞，无法继续硬化治疗。f. 切除残留静脉畸形和瘢痕组织。引自（经 Elsevier 许可）：Greene AK, Alomari AI, Management of Venous Malformations, 89, 2011. Clinics in Plastic Surgery, 38/1.

预后

手术治疗

硬化治疗

70% 至 90% 的患者可达到病变缩小，症状改善（见图 45.4）[6, 28, 32, 33]。但经硬化治疗后，血管畸形可再次膨大 [6]。例如，经十四烷基硫酸钠硬化治疗 6 个月后，45% 的患者发生部分再通 [34]。患者常常需接受终身治疗。

切除

手术切除后复发十分常见。因病变多累及重要结构并且很难确定畸形的范围，因此通常只部分切除。

王生才　龙　婷 译
范新东　苏立新 校

参考文献

1. Gupta A, Kozakewich H. Histopathological of vascular anomalies. Clin Plast Surg. 2011;38(1):31–44.
2. Hassanein AH, Mulliken JB, Fishman SJ, et al. Venous malformation: risk of progression during childhood and adolescence. Ann Plast Surg. 2012;68(2):198–201.
3. Labauge P, Enjolras O, Bonerandi JJ, et al. An association between autosomal dominant cerebral cavernous and a distinctive hyperkeratotic cutaneous vascular malformations in 4 families. Ann Neurol. 1999;45:250–4.
4. Boon LM, Mulliken JB, Enjolras O, et al. Glomuvenous malformation (glomangioma) and venous malformation: distinct clinico-

pathologic and genetic entities. Arch Dermatol. 2004;140:971–6.

5. Limaye N, Wouters V, Uebelhoer M, et al. Somatic mutations in angiopoietin receptor gene TEK cause solitary and multiple sporadic venous malformations. Nat Gen. 2009;41:118–24.

6. Greene AK, Alomari AI. Management of venous malformation. Clin Plast Surg. 2011;38(1):83–93.

7. Notelet L, Houtteville JP, Khour S, et al. Proliferating cell nuclear antigen (PCNA) in cerebral cavernomas: an immunohistochemical study in 42 cases. Surg Neurol. 1997;47:364–70.

8. Sure U, Freman S, Bozinov O, et al. Biological activity of adult cavernous malformations: a study of 56 patients. J Neurosurg. 2005;102(2):342–7.

9. Bicer A, Gucu B, Ozkan A, et al. Expressions of angiogenesis associated matrix metalloproteinases and extracellular matrix proteins in cerebral vascular malformations. J Clin Neurosci. 2010;17:232–6.

10. Vikkula M, Boon LM, Carraway KL, et al. Vascular dysmorphogenesis caused by an activating mutation in the receptor tyrosine kinase TIE2. Cell. 1996;87:1181–90.

11. Brouillard P, Boon LM, Mulliken JB, et al. Mutations in a novel factor, glomulin, are responsible for glomuvenous malformations ("glomangiomas"). Am J Hum Genet. 2002;70:866–74.

12. Brouillard P, Ghassibe M, Pennington A, et al. Four common glomulin mutations cause two thirds of glomuvenous malformations ("familial glomangiomas"): evidence for a founder effect. J Med Genet. 2005;42:e13.

13. Labergele-Couteulx S, Jung HH, Labauge P, et al. Truncated mutations in CCM1, encoding KRIT1, cause cavernous angiomas. Nat Genet. 1999;23:189–93.

14. Labauge P, Brunereau L, Levy C, et al. The natural history of familial cerebral cavernomas: a retrospective MRI study of 40 patients. Neuroradiology. 2000;42:327–32.

15. Pagenstecher A, Stahl S, Sure U, et al. A two-hit mechanism causes cerebral cavernous malformations: complete inactivation of CCM1, CCM2 or CCM3 in affected endothelial cells. Hum Mol Genet. 2009;18:911–8.

16. Greene AK, Liu AS, Mulliken JB, et al. Vascular anomalies in 5621 patients: guidelines for referral. J Peditr Surg. 2011;46(9):1784–9.

17. Johanisson E, Oberholzer M, Swahn ML, et al. Vascular changes in the human endometrium following the administration of the progesterone antagonist RU 486. Contraception. 1989;39:103–17.

18. Hyder SM, Huang JC, Nawaz Z, et al. Regulation of vascular endothelial growth factor expression by estrogens and progestins. Environ Health Perspect. 2000;108(Suppl 5):785–90.

19. Heryanto B, Rogers PA. Regulation of endometrial endothelial cell proliferation by oestrogen and progesterone in the ovariectomized mouse. Reproduction. 2002;123:107–13.

20. Kayisli UA, Luk J, Guzeloglu-Kayisili O, et al. Regulation of angiogenic activity of human endometrial endothelial cells in culture by ovarian steroids. J Clin Endocrinol Metab. 2004;89:5794–802.

21. Fishman SJ, Smithers CJ, Folkman J, et al. Blue rubber bleb nevus syndrome: surgical eradication of gastrointestinal bleeding. Ann Surg. 2005;241:523–8.

22. Kubiena HF, Liang MG, Mulliken JB. Genuine diffuse phlebectasia of Bockenheimer: dissection of an eponym. Pediatr Derm. 2006;23:294–7.

23. Mazoyer E, Enjolras O, Laurian C, et al. Coagulation abnormalities associated with extensive venous malformations of the limbs: differentiation from Kasabach-Merritt syndrome. Clin Lab Haematol. 2002;24:243–51.

24. Mulliken JB, Glowacki J. Hemangiomas and vascular malformations in infants and children: a classification based on endothelial characteristics. Plast Reconstr Surg. 1982;69:412–22.

25. Finn MC, Glowacki J, Mulliken JB. Congenital vascular lesions: clinical application of a new classification. J Pediatr Surg. 1983;18:894–900.

26. Adams DM, Wentzel MS. The role of the hematologist/oncologist in the care of patients with vascular anomalies. Pediatr Clin N Am. 2008;55:339–55.

27. Paltiel H, Burrows PE, Kozakewich HP, et al. Soft-tissue vascular anomalies: utility of US for diagnosis. Radiology. 2000;214:747–54.

28. Choi DJ, Alomari AI, Chaudry G, et al. Neurointerventional management of low-flow vascular malformations of the head and neck. Neuroimag Clin N Am. 2009;19:199–218.

29. Burrows RE, Laor T, Paltiel H, et al. Diagnostic imaging in the evaluation of vascular birthmarks. Dermatol Clin. 1998;16:455–88.

30. Enjolras O, Ciabrini D, Mazoyer E, et al. Extensive pure venous malformations in the upper or lower limb: a review of 27 cases. J Am Acad Dermatol. 1997;36:219–25.

31. Dompmartin A, Acher A, Thibon P, et al. Association of localized intravascular coagulopathy with venous malformations. Arch Dermatol. 2008;144:873–7.

32. Berenguer B, Burrows PE, Zurakowski D, et al. Sclerotherapy of craniofacial venous malformations: complications and results. Plast Reconstr Surg. 1999;104:1–11.

33. Burrows PE, Mason KP. Percutaneous treatment of low flow vascular malformations. J Vasc Interv Radiol. 2004;15:431–45.

34. Yamaki T, Nozaki M, Sakurai H, et al. Prospective randomized efficacy of ultrasound-guided foam sclerotherapy with ultrasound-guided liquid sclerotherapy in the treatment of symptomatic venous malformations. J Vasc Surg. 2008;47:4578–84.